谨以此书献给
河北省眼科医院建院110周年

眼眶病
临床实践与思考

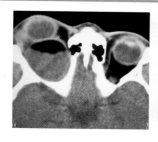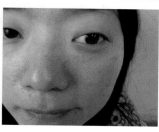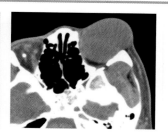

主　编　高占国

副主编　刘立民　任明玉　高　宇

编　者　（以姓氏笔画为序）

宁俊恩　卢文胜　冯子峰　刘　芳

刘立民　刘秀军　任明玉　伊朝晖

李　静　李砚彬　邵　燕　单会青

张　越　张清生　张军红　高占国

高　宇　韩　冬　韩少磊

人民卫生出版社

图书在版编目（CIP）数据

眼眶病临床实践与思考/高占国主编．—北京：人民卫生出版社，2014

ISBN 978-7-117-19461-7

Ⅰ．①眼…　Ⅱ．①高…　Ⅲ．①眼眶疾病-诊疗　Ⅳ．①R777.5

中国版本图书馆CIP数据核字（2014）第147544号

人卫社官网　www.pmph.com	出版物查询，在线购书
人卫医学网　www.ipmph.com	医学考试辅导，医学数据库服务，医学教育资源，大众健康资讯

眼眶病临床实践与思考

主　　编：高占国

出版发行：人民卫生出版社（中继线 010-59780011）

地　　址：北京市朝阳区潘家园南里 19 号

邮　　编：100021

E - mail：pmph @ pmph.com

购书热线：010-59787592　010-59787584　010-65264830

印　　刷：北京汇林印务有限公司

经　　销：新华书店

开　　本：787 × 1092　1/16　　印张：21

字　　数：511 千字

版　　次：2014年8月第1版　　2015年11月第1版第2次印刷

标准书号：ISBN 978-7-117-19461-7/R · 19462

定　　价：158.00 元

打击盗版举报电话：010-59787491　E-mail: WQ @ pmph.com

（凡属印装质量问题请与本社市场营销中心联系退换）

序 一

眼眶是位于颅面部的重要空间，解剖位置深在，间隙狭小，内含视觉器官的各种重要结构，与颌面外科、耳鼻喉科、神经科、颅底外科所涉解剖部位相邻。眼眶解剖位置的复杂性和组织发生的多样性，使眼眶疾病的诊断和治疗富有挑战性。近20余年，随着科学技术的发展，医学各学科都有长足的进展，尤其是新的医学影像诊断技术的临床应用，新的治疗设备的开发，生物医学工程和病因诊断学的基础研究进入眼眶病临床后，眼眶疾病的临床诊断水平和治疗方法进入了一个崭新的时代。

高占国主任师从我国眼眶病研究的鼻祖宋国祥教授，长期从事眼眶疾病的临床诊治工作，积累了丰富的临床经验，保存了大量的完善的病例资料。他带领的团队在诊治眼眶病方面做了大量的工作，他们将这些经验和典型病例总结，撰写出《眼眶病临床实践与思考》一书。该书共分十四章，涵盖眼眶原发病、继发病及转移病、肿瘤性和非肿瘤性以及各种组织来源的疾病。作者一改系统专业书的编写结构，将临床诊治的典型病例资料，影像检查典型图像以及治疗结果呈现，并加以个人和国内国际认同观点的阐述，其形式适于临床医生的学习，具有针对性强的特点，易于临床眼眶病医生掌握。该书内容丰富，展示了大量的影像资料，实用性很强，从书中我们看到了他们团队多年在临床一线的执着与进取，也为他们将此书面世而高兴。

我相信该书会成为初学眼眶病的医生的极有价值的参考书，会受到临床医生的欢迎。也会为眼眶病患者带来福音。

何彦津

2014年3月21日

时值河北省眼科医院（原邢台眼科医院）建院110周年之际，高占国主任医师等编著的《眼眶病临床实践与思考》一书即将出版发行，深感欣慰。此书是凝聚了他的心血与智慧之结晶，充分体现了他对发展眼科事业的执着和不懈追求。

河北省眼科医院（原邢台眼科医院）创建于清光绪三十年（1904年），至今已经走过了110个春秋。在各种复杂性眼眶肿瘤、眶颅沟通性肿瘤、甲状腺相关眼病、眶内炎性假瘤的综合治疗等方面的诊断和治疗达国内先进水平，病人辐射山西、山东、河南、河北等十余个省市。

高占国主任医师于20世纪80年代师从老一辈眼眶病专家宋国祥教授，从事眼眶病与眼肿瘤专业的临床工作30余年，始终坚守在眼科临床和科研一线，是我院的知名眼科专家，一直致力于眼眶病与眼眶肿瘤方面的临床研究，积累了丰富的诊治经验，为我院的眼科学科的发展建设做出了重要贡献。

眼眶病属眼科范畴，与颅脑外科、耳鼻喉头颈外科、颌面外科、医学影像学、组织病理学及全身各系统疾病都有广泛的密切联系，病因复杂，种类繁多，同种和异种疾病在临床表现和治疗方式上千差万别，不一类同，具有一定的特殊性和复杂性，个体化治疗尤为突出，眼眶病的诊治一直被认为是眼科领域的难点之一，因此通过临床实践、不断探索诊治经验，对提高眼眶病的诊断和治疗水平尤为重要。

编者将多年来收集的典型病例和影像学资料经过归纳、总结、分析，筛选了有代表性的典型病例和翔实图片，展示各种眼眶病的临床表现特征，并以此穿针引线，以影像学图谱的形式贯穿全文，使读者能直观地了解各种眼眶疾病的诊治要点。编者从临床实践出发，通过解析每一例典型病例的临床表现和影像特征，用简短、精练的文字进行评述，扼要地阐明不同病变的临床特征，使读者们能够"身临其境"地掌握各种眼眶疾病诊断和鉴别诊断的依据。

本书另一特点是通过这些典型病例结合个人经验、国内外最新诊断和治疗方法进行总结分析，扩大思维方式，以不同角度、不同视野进行阐述，深入探讨眼眶病的最新发展动态，反映当前的技术和水平，并以作者思考的形式为读者提供诊治策略和思路，对扩展眼眶病的临床诊断和治疗方法的选择具有较高的借鉴和参考价值，适合各级临床医师阅读。

　　本书编者都是工作在临床一线的中青年医师，在老一辈医学专家不断探索、服务病人的精神感召下，以我院"防盲剔苦、治病救人"的院训为宗旨，编写此书，以示自勉，他们这种锲而不舍的追求精神难能可贵，祝愿我国眼眶病专业的明天会有更好、更快的发展。

河北省眼科医院　院长
河北省重点实验室　主任
中华中医药学会眼科分会　副主任委员
享受国务院特殊津贴　专家
2014年3月25日

眼眶病虽属眼科范畴，但它所涉及的范围非常广泛，除眼科领域之外，与眶周各器官及全身各系统疾病都有密不可分的联系，可谓病变复杂，种类繁多。由于眼眶疾病的复杂性、特殊性，我国广大眼眶病学者们在临床和科研工作中不断地为之努力和探索，通过理论研究、临床实践、经验积累，不断推进眼眶病事业的向前发展。

在我国，由宋国祥教授为开创者的眼眶病专业，经过几代人的不懈努力，临床诊治技术、影像学诊断、基础研究等领域不断发生质的飞跃。自老一辈眼眶病专家宋国祥教授主编的《眼眶病学》问世以来，相继有《现代眼肿瘤眼眶病学》、《眼科肿瘤学》、《眼眶手术学及图解》等眼眶病专著出版，为我国眼眶病专业的发展作出了卓越贡献，本书的作者们被他们的奉献精神所感染、所激励。鉴于我国人口众多，眼眶病的发病率逐年增加，而专门从事眼眶病的专业人员不多，漏诊、误诊、误治情形时有发生，眼眶病的诊断方法和治疗技术需要不断加强和普。作者从近30年、尤其近几年来积累的眼眶病临床资料、典型病例和影像图片中经过认真筛选，加以总结，结合临床实践经验，带领本专业团队，编著了《眼眶病临床实践与思考》一书，希望能通过"看图识病"的方式，供临床一线的医生学习和参考，帮助临床医师快速、直观地掌握眼眶病的诊治要点。

本书共分十四章，从大量的临床资料中，按照眼眶病分类挑选200余个典型病例、600余张图片进行归纳，力求文字简练、通俗易懂，以典型病例为引线，从诊断要点、影像学特征、临床与治疗分析等方面，结合当前最新的临床诊断和治疗方法，通过临床实践与思考贯穿进行解析。

本书中有的疾病按照临床分型或分类选择典型病例，如甲状腺相关性眼病临床类型，眼眶淋巴组织增生性病变病理分类、眶内炎性假瘤的临床分类等，力求从疾病的不同侧面反映其临床表现特点；有的从一种肿瘤或病变的不同部位或不同的影像学特征作为典型病例的选择，以便使读者能从不同角度更好地了解病变的多样化临床表现特征，为临床诊断提供信息。

所有选取的典型病例均为作者治疗过的患者，病例资料和影像图片齐备、完整、真实。作者们在繁忙的工作之余认真整理、核对，初稿形成后又投入了大量时间进行反复修改、斟酌，力求内容恰当、分析无误、观点正确。

在此书的编写过程中，得到了河北省眼科医院、河北省眼病治疗中心张铭连院长、李瑞峰、吴彦超副院长的鼎力支持与鼓励；天津医科大学博士生导师、全国著名眼眶病专家何彦津教授在百忙中审阅全文并作序，在此一并致谢。

由于作者水平有限，时间仓促，尽管在编写过程中参阅了大量国内外文献，但因能力所限，仍会有不足和错误之处，恳请老师和同道们批评指正，不胜感激。

本书的出版如能为临床一线的医师们提供帮助，将倍感欣慰。

高占国
2014年3月1日于邢台

目 录

第一章　眼眶病临床诊断与治疗概述

眼眶内含许多重要结构，是视器的重要组成部分。眼眶疾病虽属于眼科范畴，但所涉及的医学领域较为广泛，除眼科疾病之外，还与耳鼻喉头颈外科、口腔颌面外科、神经外科、医学影像学等学科密切相关。眼眶病虽然不常见，但种类众多，有的与全身疾病有着较为密切的关系，因此，全面学习相关学科知识，深入了解各种疾病的特点以及内在联系，在临床和实际工作中有着重要的现实意义。

第一节　组织解剖与眼眶病发生的关系

眼眶是位于颅顶骨和颅面骨之间的骨性空腔，由额骨、蝶骨、颧骨、上颌骨、腭骨、泪骨和筛骨七块骨骼组成，左右各一，两侧对称。骨性眼眶的形状大致呈底向前，尖向后的锥体形，前后最大径线 40~50mm。眼眶壁分别由眶上壁、眶内壁、眶下壁和眶外壁组成。眼眶的毗邻有鼻窦、颅脑，相互间有较多沟通，各种疾病可互相蔓延和扩散，全身各部位的恶性肿瘤也可通过血行转移至眼眶。一些特征性的病变如白血病、组织细胞增生症也常发生于眼眶。

（一）眼眶壁

眶上壁呈三角形，前部由额骨眶板、后部小部分由蝶骨小翼构成。除蝶骨小翼部分骨质较厚外，其余均较薄且质脆。故当颅脑外伤时，额骨眶板易骨折，这时血液及脑脊液可进入眶周皮下组织，形成眶周及皮下淤血。眶上壁常被周围病变所侵犯，恶性肿瘤常破坏眶上壁蔓延至颅内，额窦黏液囊肿侵蚀骨壁进入眶内，黄色瘤病骨侵犯、神经纤维瘤骨缺损也常在此发生。脑膜瘤、骨纤维异常增生、骨肿瘤也多发生于眶上壁。

泪腺窝位于眶上壁颞侧，额骨颧突之后、颧额缝的嵴以上的区域内，其内容纳泪腺及部分脂肪。在胚胎发育时，颧额缝是上皮细胞最常见陷入的部位，这些上皮细胞逐渐形成皮样囊肿或表皮样囊肿。主泪腺位于眼眶颞上缘后的泪腺窝内，其组织结构和唾液腺相似，包含有泪腺泡和导管，是泪腺上皮性肿瘤和非上皮性肿瘤常见的发病部位，也是淋巴组织增生性病变的最多见发生部位。泪腺窝通常很平滑，但当泪腺部发生恶性肿瘤或复发性泪腺多形性腺瘤合并有骨质破坏时，可触及骨面粗糙不平，手术时需尽量刮除或咬除受侵犯的骨质，以免再发。

眶内壁呈长方形，由上颌骨额突、泪骨、筛骨纸板、蝶骨体四块不甚规则的眶骨组成。其中筛骨纸板所占面积最大，其特点是骨质菲薄如纸，半透明，由于筛骨的这种特点，鼻腔的炎症、良、恶性肿瘤都会通过眶内壁侵犯眼眶，常见有眶蜂窝织炎、骨膜下脓肿、眶内真菌感染、继发性眶内恶性肿瘤等，而且当颅骨和眶部受钝性损伤时，很容易致使菲薄的眶内壁形成裂口或骨折。同时，上颌骨额突、泪骨等处骨缝是皮样囊肿或表皮样囊肿的常见发生部位。

眶下壁下方大部分为上颌窦，后部为腭骨眶突。眶下壁骨板厚约 0.5mm，故上颌窦的炎症及肿瘤极易突破下壁而入眶，是上颌窦黏液囊肿、鳞状细胞癌的好发部位。外伤也易致下眶壁骨折导致眶内组织疝入上颌窦内，出现眼球内陷或运动障碍等临床表现。

眶外壁呈三角形，由在后的蝶骨大翼及在前的颧骨组成。眶外壁下部稍朝上，后部微突向眶腔，中央部平。底边在前有眶外缘组成，上界边为眶上裂及颧额缝，下界边为眶下裂。眶上裂位于眶外壁与眶上壁之间，为蝶骨大翼和小翼之间的裂隙。眶上裂与颅中窝相通，有较多重要神经、血管经过。由外上至内下依次为：①通过眶上裂宽部而在纤维环外的有泪腺神经、额神经、眼上静脉及滑车神经、泪腺动脉返支；②通过眶上裂宽部而在纤维环内的有动眼神经上支、鼻睫状神经、睫状神经节的交感根、动眼神经下支、展神经及眼下静脉；③眼眶中的绝大部分血液均经由眼上静脉通过眶上裂进入海绵窦。因此，颅内或眶内肿瘤可通过眶上裂相互蔓延，影像学常表现有眶上裂的扩大、骨质吸收或破坏，颜面部和眶内的炎症或脓毒栓子也可通过眼上静脉进入海绵窦形成海绵窦栓塞或脓毒血症，危及生命。颅内或眶内病变侵犯眶上裂及外伤的损伤，会导致脑神经功能障碍，表现有眼球固定不动、上睑下垂、瞳孔散大、角膜知觉减退、眼上静脉回流障碍和眼球突出等临床表现，称之为眶上裂综合征，如若同时波及视神经，出现视力下降或丧失，则称之为眶尖综合征。眶外壁后部的外后面为颅中窝，蝶骨大翼缺失，大脑颞叶前部可膨入眶内。

眶外壁是眶腔四壁中最坚固的，尤其是眶缘部。眶外壁前缘较短，双眼平视时可达眼球赤道部。这种结构不仅使我们有了更宽阔的颞侧视野，同时也为行眶肿瘤摘除术经外路入眶创造了条件，但是，这样眼球较易受到来自颞侧的损伤。眶内恶性肿瘤还可通过破坏的眶外壁向颞窝及颅内侵犯。

眶下裂位于眶外壁和眶下壁之间，起始于视神经孔外下方，近眶上裂内端。①通过眶下裂的血管、神经有：三叉神经上颌支、眶下动脉、颧神经、蝶颧神经节分支及翼腭丛的眼下静脉分支；②其中来源于上颌神经的眶下神经，经过眶下沟及眶下管支配下眼睑、面颊部、上唇及上半牙齿的感觉，当眼眶底部发生病变时，可致上颌部疼痛或有三叉神经的上颌支麻痹及眼球突出、复视等临床表现。

（二）眼睑

眼睑主要是由皮肤、睑板及结膜等组织构成。其主要功能是保护眼球不受伤害并协助瞳孔调节进入眼内的光线。

眼睑分为上睑和下睑，覆盖在眼球的表面。上下睑的游离缘称为睑缘，上下睑缘之间扁圆形区域称为睑裂。上下睑内外两侧连接部分被称为内、外眦。睑缘厚约 2mm，可分为前缘和后缘，或称为睑缘前唇和后唇。前唇圆钝，生有睫毛，睫毛功能可阻挡灰尘异物，减弱过强光线进入眼内，并有美观作用。睑缘后唇呈直角，与眼球紧贴，有利于泪液在眼球前表面分布与流动。后唇之前是排列整齐的睑板腺导管开口，睑板腺内分泌物排出不畅，管内脂肪酸分解，如无细菌感染可形成肉芽组织，继则形成睑板腺囊肿，如有急性化脓性炎症，则形成睑板腺炎。另外由于腺管呈垂直走向，故行睑板肿物手术时，手术切口应垂直于睑缘，尽量避免损伤大量睑板腺。

眼睑皮肤是全身皮肤最薄的部位。眼睑皮肤常暴露于日光，是眼睑皮肤肿瘤和肿瘤样病变的好发部位，皮肤附件的肿瘤也是眼科常见病。根据眼睑解剖特征，前部和眶周的特异性或非特异性炎症可表现红肿、疼痛、眼睑功能障碍、上睑下垂、结膜水肿等特征，同时可反映眼眶疾病的急性、亚急性或慢性的严重程度和表现类型。眶前部炎症和眼球密切相关，眼睑恶性肿瘤眶内侵犯时影像学检查可明确病变的侵犯程度。

（三）眼外肌

六条眼外肌分为四条直肌和两条斜肌。直肌中一对为水平直肌（内直肌和外直肌），另一对为垂直肌（上直肌和下直肌）。除下斜肌起源于上颌骨鼻泪管开口外侧浅窝处外，其余均起自于眶尖部的总腱环。直肌的止端是薄而宽的肌腱，附着于眼球赤道前部的巩膜上。斜肌的止端附着于眼球赤道后部的巩膜上，一般斜肌的附着点比直肌的附着点更加容易变异。这些肌肉的正常功能，是使眼球在脑神经的支配下，各个方向保持协调的自主性运动和保持双眼的单视功能，但也是免疫性疾病，如甲状腺相关眼病、肥大性肌炎的好发部位，一些原发于肌肉的良性肿瘤、眶内肿瘤对肌肉的压迫移位和发生于肌肉的原发性、继发性及转移性恶性肿瘤均可导致肌肉的功能破坏、运动失常，而出现眼球突出、眼球运动障碍、复视等。支配眼外肌的脑神经功能障碍常表现肌肉的麻痹和运动障碍，炎症可使肌肉肿胀增粗及运动性疼痛。

（四）泪道

泪液排出系统由泪点、泪小管、泪囊及鼻泪管 4 部分组成。泪点位于上下睑缘内侧端一个圆形隆起上，为泪道的起始部位，泪小管是介于泪点与泪囊之间的膜性管道，泪囊位于内眦韧带后面，泪骨的泪囊窝内。泪囊大致呈梨形，长约 12mm，上方为盲端，下方与鼻泪管相连续。鼻泪管长约 5~6mm，鼻道部鼻泪管开口于下鼻道。泪囊壁衬以两层上皮，内层为柱状上皮，外层为扁平上皮。泪囊是肿瘤的好发部位，恶性多见，大多数为原发性上皮性肿瘤（约 75%），非上皮肿瘤占 25%，少数为邻近组织侵犯。主要表现为血性分泌物、泪囊肿块和溢泪。炎症因素最为常见。无论何种泪道病变，如炎症性肿胀或组织增生，肿瘤压迫或阻塞，瘢痕性粘连，都可以引起泪道阻塞，使泪液不能流入鼻腔而导致溢泪。

（五）泪腺

泪腺位于眶外上方泪腺窝内。是一种外分泌腺，呈扁平淡黄色杏仁状，借结缔组织固定于眶骨膜上。泪腺是炎症、上皮性和非上皮性肿瘤好发部位，泪腺炎症表现为眼睑肿胀、疼痛和眼睑下垂，泪腺肿瘤常导致眼球向鼻下方突出移位并触及泪腺部肿物。

（六）肌锥

位于视神经和直肌之间，由眼外肌鞘膜围成之圆锥状空隙，又称为肌圆锥内间隙。前被眼球筋膜及其与肌鞘膜相连处所限，后达视神经孔周围的 Zinn 纤维环。间隙内有血管、神经和大量脂肪并有视神经通过，如此间隙内发生出血或渗出一般不会达到眼睑中及球结膜下。在肌圆锥内的良性肿瘤可由外、下直肌或外、上直肌之间直接进入摘除。肌圆锥内间隙的肿瘤常表现眼球轴性突出，眶尖部炎症常引起眼球轻度突出、疼痛、肌肉肿胀、眼球运动障碍。

（七）眼眶间隙

眼眶间隙是由骨膜、眶隔膜、眼球筋膜等膜状结构组成的四个界限清楚的特别间隙：

1. 骨膜下（骨膜外）间隙　它是眶骨与骨膜间的潜在间隙，前达眶缘，后至眶尖视神经孔。除眶缘、眶尖、视神经孔、骨缝、眶上、下裂等处骨膜与骨质紧密相连外，容易被肿瘤、渗出物或血肿分离，也是皮样囊肿、鼻窦黏液囊肿的好发部位。切除骨膜下间隙病变手术时，虽然已入眶内，但有骨膜所隔，故不易伤及眶内组织。此间隙病变常使眼球向一侧移位。

2. 周边间隙　它是骨膜与肌鞘膜之间的间隙，前为眶隔，后达眶尖，由大量脂肪充填，有神经、血管和肌肉（上睑提肌、各直肌及斜肌）。若间隙中有异常液体如血液或脓液，可向前达球结膜下。此间隙是大多数肿瘤发生的位置，包括泪腺的各种肿瘤及肿瘤样病变、海绵状血管瘤、血管畸形等，作开眶手术经皮肤切口进入眶内时，要切开骨膜才能暴露在此间隙的肿瘤。

3. 中央间隙　即肌圆锥内间隙，前以眼球筋膜和眶隔，周围以四条直肌及肌间膜为界。海绵状血管瘤、视神经肿瘤、神经鞘瘤、神经纤维瘤、静脉性血管瘤等多发生于此间隙，主要表现为眼球的正前方突出和视力减退，此间隙神经、血管的重要结构很多，手术分离时需特别注意。

4. 巩膜上间隙　是眼球和眼球筋膜之间的潜在间隙。两者之间由疏松结缔组织连接。眼内肿瘤向外扩展时，可破坏并穿破巩膜到达此间隙。此间隙的炎症性病变，包括眼球内和眶内的炎症可使间隙增宽，如眼球筋膜炎和筋膜水肿可表现眼环增厚。

（八）视神经

视神经管为前起于视神经孔，后通到颅中窝，长约 8~10mm 的骨性管道。管的方向朝向前、向外，并稍向下。此管前口即视神经孔，呈垂直的椭圆形，而后口呈水平椭圆形，管中段呈正圆形。两侧视神经管在颅内开口的距离 14.7mm，眶尖开口的距离约为28~30mm。视神经管的内侧与蝶窦外侧壁接壤，其后与后组筛窦相邻。视神经管长者，其内侧较薄，故当筛窦有炎症时很易通过较薄的骨壁影响视神经。视神经管中通过的组织有：视神经，眼动脉及交感神经。视神经是发生肿瘤、炎症、损伤的常见部位，尤其是视神经胶质瘤、脑膜瘤的起源。不论是视神经本身还是视神经鞘膜的肿瘤，它们的临床特征、进展和表现可有不同。眶内或颅内良性或恶性肿瘤常因造成视神经管扩大、破坏而相互蔓延，少数可见视神经孔缩小，如蝶骨嵴脑膜瘤。

（九）眼眶血管

1. 颈内动脉分支　眶内组织主要从眼动脉得到血液供应，眼动脉是颈内动脉的分支，是在颅腔内，颈内动脉刚刚离开海绵窦时分出的。眼动脉在眼眶内重要的分支有视网膜中央动脉、睫状动脉、泪腺动脉、肌动脉、眶上动脉、筛后动脉、筛前动脉、上下睑内侧动脉、额动脉、鼻梁动脉、脑膜前动脉及颈外动脉分支。眼动脉与颈内动脉呈钝角，视网膜中央动脉是眼动脉第一根分支，眶内其他动脉分支如泪腺动脉、肌动脉、眶上动脉、额动脉等也起自于眼动脉且多分布在眶内的上方，由于这些特殊的解剖关系，故转移癌多发生于球内，眶内转移癌多位于眶上方，眼外肌也是转移癌的常见部位。

2. 眼眶静脉分支　眼眶的静脉大致有三个回流方向。首先由眼上、下静脉组成向后回流进入海绵窦及颅静脉系统；其次为眼静脉与内眦静脉组成的向前回流进入面静脉系统；最后是眼下静脉向下回流进入翼丛系统。主要静脉有眼上静脉、眼下静脉、内眦静脉。

眼眶血管性疾病约占眼眶病的第四位，病理上疾病类型很多，主要是先天性发育异常的血管瘤和血管畸形，它们可表现为无血流的血管畸形、静脉血流的静脉畸形和动脉血流的血管畸形，病生理学上具有血流动力学异常的少见。海绵状血管瘤属于低动脉血流的血管病变，动静脉血管瘤的动脉血流较少进入眼眶静脉系统，后天获得的血管性病变多见于动静脉瘘。

由于眼眶内血流丰富，眼眶是转移性肿瘤常见的部位之一，许多全身性的恶性肿瘤均有通过血行转移至眼眶的可能，以消化道／肝、乳腺、甲状腺癌多见，也是全身造血系统疾病常累及的器官。眶内静脉缺乏静脉瓣，眼眶及颜面部的炎症及脓毒栓子极易造成海绵窦栓塞。

（十）神经

眶内除视神经之外，有运动神经、感觉神经、自主神经和睫状神经节。主要包括动眼神经、滑车神经、展神经、三叉神经的第一支眼神经、面神经，这些神经均来自于颅内，通过眶上裂进入眼眶，支配眼球及眼眶部的运动、感觉、调节等功能。由于眼眶内包含丰富的神经组织，既有中枢神经，又有周围神经末梢及神经节，因此可发生中枢神经肿瘤、末梢神经肿瘤和神经节细胞肿瘤。眼眶外伤的损伤、炎症及肿瘤的侵犯和压迫常导致神经功能障碍而出现一系列的症状和体征，如眶尖综合征、眶上裂综合征、动眼神经麻痹、展神经麻痹等。

第二节　眼眶病临床检查与诊断思路

在眼眶病的诊断与治疗过程中，首先应根据疾病的发生特点、发病部位及临床体征进行分析，以便为下一步检查、诊断和治疗提供分析的思路。

（一）眼眶病临床特点分析

眼眶疾病涉及眼科、耳鼻喉科、口腔颌面外科、神经外科以及内分泌科等众多学科，属于边缘性学科，其发病有其自身特点。

1. 年龄特点　眼眶疾病的发病情况在不同年龄段有其各自特点。以肿瘤为例，就良性病变而讲，2 岁以下多见于毛细血管瘤，2 岁以上青少年儿童主要为迷芽瘤与错构瘤，以皮样囊肿或表皮样囊肿等解剖结构异常性疾病较多，而这一时期眼眶炎症性病变的发病率也较高，包括感染性或非感染性急、慢性炎症；恶性肿瘤中，儿童以视网膜母细胞瘤与横纹肌肉瘤较为常见。

成人除迷芽瘤与错构瘤外，眶内疾病以炎性假瘤、神经源性、淋巴组织增生性疾病、泪腺肿瘤、甲状腺相关眼病、血管瘤、继发性肿瘤及外伤多见，其他获得性肿瘤如黏液囊肿、植入性囊肿也较多见，眼表肿瘤主要是基底细胞癌、鳞状细胞癌。即使成人发病也有各自特点，如老年人恶性肿瘤的发生率较高，主要是原发性、继发性或转移性恶性肿瘤。

同类型的肿瘤在不同年龄段发病也不同，以血管性肿瘤为例，毛细血管瘤多发生于儿童，静脉性血管瘤多发生于幼年至青年时期，而海绵状血管瘤则常见于成年人。因此，在不同病种的诊治中，应注意其年龄特点。

2. 性别特点　眼眶肿瘤的性别倾向性不明显，仅在某些眼眶疾病中，存在性别差异。婴儿时期的毛细血管瘤女性多于男性，儿童和青年时期的横纹肌肉瘤男性多于女性。甲状腺相关眼病患者中，伴有甲状腺功能亢进者以女性多见，甲状腺功能正常者以男性多见；眼眶外伤患者也以男性多见。

3. 发病与进展　眼眶疾病的发生与发展有各自特点。感染性疾病、血管性病变和某些恶性肿瘤发病快，眶内血肿、气肿、血管畸形出血、眶蜂窝织炎等发病较急，可在数小时甚至数分钟内发生；表现为急性炎症型的炎性假瘤或儿童恶性肿瘤，如横纹肌肉瘤、眼眶转移性恶性肿瘤发病较急，进展迅速，一至二周内即可出现明显变化；通常原发性、先天性或获得性良性肿瘤及解剖结构性疾病早期缺乏自觉症状和体征，进展缓慢。大部分甲状腺相关眼病患者病程进展缓慢，症状轻微，持续时间较长，有的可达十余年。只有少数甲状腺相关眼病患者转为严重型，进展迅速，短时间可出现明显眼球突出，导致视力受损、暴露性角膜炎等。炎性假瘤有时可表现为急性、亚急性或慢性特征。

4. 眼别特点　部分眼眶疾病较常发生于双眼，而大部分以单眼较为常见。眼眶肿瘤多以单眼为主，甲状腺相关眼病却以双眼常见。眼眶淋巴瘤、炎性假瘤、转移癌也可发生于双侧。

5. 视力减退、疼痛和复视　视力减退在视神经肿瘤与眶尖部肿瘤中较为常见，早期可能无明显的复视及运动障碍，主要症状为逐渐的视力减退。炎性假瘤、严重甲状腺相关眼病、眼眶外伤、眼眶出血等疾病复视、眼球突出、运动障碍和疼痛也较为常见，部分恶性肿瘤因进展较快的侵蚀性破坏，导致视神经受压和周围结构受侵也可在短时间内出现视力减退并伴有疼痛，而良性肿瘤因进展缓慢，视力受损迟缓，较少表现疼痛，但常有眼球突出移位、复视。继发性肿瘤主要为疼痛、上睑下垂和眼球突出，血管瘤和淋巴组织增生性病变也可有上述表现。

6. 发病部位分析　根据病变的所在位置来分析肿瘤的来源，颞上方病变多来源于泪腺，眶内鼻侧肿瘤要考虑鼻窦病变，肌锥内肿瘤多源于神经性肿瘤和海绵状血管瘤。

（二）影像学检查的优势与应用分析

1. 超声　眼眶超声检查主要包括：A 型超声、B 型超声，超声生物显微镜、三维超声和多普勒超声。超声检查已是眼和眼眶病诊断中不可缺少的检查方法。超声检查主要包括病变位置、形态轮廓、内部回声情况、边界情况或周围回声、压缩性或柔韧性、后壁或后方回声以及与周邻关系，必要时可进行频谱分析，以观察病变内的血流情况，为临床诊断与鉴别诊断提供初步参考。

2. X 线　尽管目前已较少应用，但在某些诊断仍有较高临床应用价值。眼部 X 线检查适用于眼球突出、眼眶外伤、异物定位和泪道阻塞等症。柯氏位适于观察眶腔，眶壁、眶上裂，以及额窦、前组筛窦和颅骨，是检查眼球突出、眶骨折和异物定位常采用的体位。瑞氏位显示视神经孔和后组筛窦具有优势，也可观察眶内壁、眶顶和额窦；两侧眶分别摄影，便于比较。瓦氏位便于观察眶顶、眶底和上颌窦，也可观察在柯氏位上所显示的结构。眶侧位像观察眶顶、眶底、上颌窦和蝶鞍，但均为两侧重叠像。根据临床需要，还可以采用其他投照体位，如颅底，头颅正、侧位等。

3. 计算机断层扫描　眼眶计算机断层扫描（Computer Tomography，CT）检查包括平片和强化两种方法。CT 平片是指未应用任何高密度造影剂情况下摄取的图像。眶内大部分容积被脂肪占据，脂肪密度较低，一般情况低于 –90Hu，眼眶内一些重要结构和非含脂占位病变 CT 值均大于 +30Hu，与其相邻脂肪的密度差异甚大，因而对于眶内病变的揭示，摄取平片足以达到目的。强化 CT 是指静脉内注射高密度造影剂（如泛影葡胺、阿米培克等）以后摄取的 CT 片。一般病变内含血管较多，血液内含有较多高密度造影剂；病变内血眼屏障遭到破坏，从血管渗出的造影剂也多，所以病变的增强明显大于其周围的正常组织。眶内肿瘤蔓延至颅内或颞窝内，因其与脑和颞肌的 CT 值接近，不强化不足以显示病变的眶外部分；另外，强化前、后均测 CT 值，并予以对比，观察强化形态、强化程度和强化是否均匀等，也具有鉴别诊断意义。如环形强化多为囊肿，高度强化多为含血管较多、血眼屏障破坏严重的病变如肉瘤，不均匀渐进性强化是海绵状血管瘤早期的典型表现。摄取平片或强化片，无论哪种方法，都存在断层方向、层厚和层距问题。根据检查目的和部位加以选择，包括水平扫描、冠状扫描和眶矢状重建三个方向。此外，螺旋 CT 开发了三维重建软件，利用二维像的数据形成三维像，通过界面各部亮度差异，给人以真实的立体感，骨性眼眶和眶内软组织均可形成三维像；三维 CT 对立体定位及选择眼眶手术进路有很大帮助。利用螺旋 CT 快速连续扫描，实现在监视屏中实时显示被检组织的体层像，了解病变情况。在病变表面皮肤置一标记物，确定穿刺点，在 CT 监视下，针体绕过眼球，进至病变内穿刺或穿切，取出标本，进行细胞学或组织学检查；对于小病灶也可利用介入方法进行治疗。

4. 磁共振成像　磁共振成像（magnetic resonance imaging，MRI）在揭示眶内肿瘤等方面有很大的优势，它具有优良的软组织分辨率，图像清晰，对病变的显示全面而直观，可显示病变形态、大小、位置，也可以显示周围结构的继发改变，进行准确的空间定位，MRI 的横轴位、矢状位、冠状位三维立体扫描，可准确、清楚地显示出病变与眼外肌、视神经、眶壁的关系，对眶内血管性肿瘤、神经源性肿瘤、眶颅沟通性肿瘤及甲状腺相关性眼病等的诊断具有重要价值，并对眼眶肿瘤的手术入路的选择起很好的提示作用；MRI 的成像参数多，根据不同的信号强度，即可提示病变的组织结构，以明确肿瘤的定性诊断。一般 T_1WI 显示解剖结构较为清楚，T_2WI 显示病变的特征较好，具有鉴别意义。应用 MRI 增强和脂肪抑制技术，较未使用此技术的扫描序列上更能清楚地显示病变的范围、大小，而且可显示在未使用此技术扫描序列上不能显示的病变和一些特征。

（三）全身检查对眼眶疾病的诊断和思考

眼眶内组织与全身性疾病的关系极其密切，许多眼眶疾病又可以反映全身疾病的严重程度和状况。体格检查可收集患者病生理变化的各种信息，利用信息建立合理的诊疗计划。检查应包括①视功能检查；②眼球检查；③眼压检查；④眼球运动检查；⑤眼眶检查：a.眶缘与眶周检查，b.眼球突出度检查，c.眶压测量；⑥眼眶病影像检查；⑦视野及电生理；⑧血管造影；⑨实验室检查；⑩全身相关检查。

通过上述检查，能够系统全面地了解疾病的发展状况、严重程度、侵犯范围、疾病的性质和病变部位以及和全身的关系，有利于诊断和鉴别诊断，为下一步治疗提供依据。

眼眶外伤时应首先观察生命体征的情况，排除休克、颅脑损伤、急腹症、身体其他部位的骨折等情况，不可一味关注眼眶损伤而忽视全身情况的检查，以免造成无可估量的损失；但对于颅脑等损伤，患者处于昏迷状况时，也应常规观察眼部情况，以便在全身情况稳定后，眼部损伤可以得到及时治疗，特别是视神经病变，如错过最佳治疗时期，往往无挽救措施。

眼眶肿瘤相对于全身肿瘤较为少见，并且多为良性肿瘤，即使是恶性肿瘤，预后也较好；但由于部分肿瘤为全身病变的一部分，故在进行检查时不可忽视全身情况的检查；同样眼眶疾病可蔓延或转移至全身其他部位，如脉络膜黑色素瘤等，即使在病变初期，瘤细胞可能随血液扩散至全身其他部位，甚至以转移灶为首诊原因。故不可只顾"局部"而忽视"整体"，因为全身情况不但影响着疾病的诊断，而且与治疗措施的选择以及预后息息相关。

眼眶炎症，特别是眶蜂窝织炎，可蔓延至颅内甚至全身，而危及生命，故应高度警惕。眼眶先天性疾病可能合并有身体其他部位的畸形或改变，应详细检查，以免遗漏。

内分泌性疾病（如甲状腺相关眼病）、造血系统有关的疾病（淋巴瘤、白血病）需要全身检查和实验室检查，以便了解全身情况制定诊断和治疗方案。

（四）病理检查

细胞是组成人体的基本单位，通过对病变组织变异细胞的技术分析，了解病变的损伤、坏死、萎缩、修复及异常增殖的细胞学改变特征，这些检查方法包括细胞学、细胞化学、免疫组织化学、电子显微镜学和分子技术，通过分析细胞的图像变化来诊断。但临床中有许多不典型的图像为临床诊断带来困难，需要进行特殊的技术处理和结合临床资料进行鉴别。

第三节　眼眶病治疗方法选择

随着国内外医学的飞速发展，眼眶疾病治疗领域的新理论、新观点也发生了重大变化。除外科治疗外，放射治疗、介入治疗、免疫治疗、生物治疗、基因治疗等方法逐渐成熟与完善。

（一）外科治疗

外科手术曾是治疗肿瘤的唯一方法，并仍然是目前治疗眼眶肿瘤的主要方法。手术治愈的基本原则是全部去除肿瘤组织，包括避免脱落肿瘤细胞的种植，把医源性的、淋巴管和血管的播散减轻到最低程度，使切除的原发肿瘤周围保持一个完整的正常组织缘。因此，外科切除的范围应该包括：①原发肿瘤周围的全部切缘应保持有正常组织；②切缘情况不能确定时应采取冷冻切片检查；③切除全部累及的区域淋巴结；④切除累及的邻近器官；⑤整块切除活检区域和肿瘤窦道。

眼眶手术方法有多种，包括基本的手术入路和在此基础上的改良方式。基本的开眶入路方式主要分为前路开眶术、外侧开眶术、内侧开眶术、经颅开眶术及鼻内镜下手术入路等。眼眶手术应在良好照明的直视下操作或显微镜下的外科操作技术，避免损伤眶内组织与结构；手术入路选择主要是根据肿瘤的位置、范围及性质确定，术前通过现代医学影像学技术使肿瘤的大小、位置及其与周围结构的关系构成一个非常清晰的立体三维图像，才能使手术医师真正做到心中有数，选择出最佳手术方案，达到治疗疾病而又保护视觉功能的目的。

（二）肿瘤的化学治疗

肿瘤的化学治疗主要是应用药物杀灭或抑制过度增殖的肿瘤细胞，进而达到治疗目的。根据药物作用，抗肿瘤药物主要分为6类：①通过阻碍脱氧核苷酸合成，干扰脱氧核糖核酸（deoxyribonucleic acid，DNA）合成类药物；②通过烷化作用与 DNA 交叉联结，破坏 DNA 的结构与功能类药物；③干扰核酸合成中的转录过程，阻碍 RNA 的合成类药物；④抑制拓扑异构酶，影响 DNA 合成，引起 DNA 断链类药物；⑤损伤纺锤体，使有丝分裂停滞类药物；⑥分子靶向药物，针对细胞周期和凋亡调节因子、法尼基转移酶等，以蛋白激酶类抑制剂为主。

化疗的必要条件：①活检证实的残存或转移瘤；②有可见的体征，辅助化疗时除外；③令人满意的行为评分与营养状况；④签署知情同意书；⑤最低限度正常的骨髓、肾和肝功能，有时心肺功能亦重要；⑥有效的监护与支持设备。

在临床工作中，主要采用联合化疗，联合化疗的原则为：①应选择单独应用时有效的药物；②选择作用机制不同的药物；③尽可能选择无交叉毒性的药物；④每一药物均应以最大剂量给予；⑤剂量限制性毒性相似的药物，只有减少剂量才能确保安全，但降低疗效；⑥在化疗期间应有较短的期间，以使正常组织得以恢复。

化疗的疗效评定可分为：完全缓解、部分缓解、病情稳定、病情进展或复发。

（三）糖皮质激素在眼眶病治疗中的应用

糖皮质激素是一种甾体类激素，由肾上腺皮质束状带分泌，具有广泛的生理作用，如调节碳水化合物、脂肪及蛋白质的合成与代谢，抗炎、抗病毒、抗休克及抑制免疫应答的作用，临床上已广泛应用于治疗各种炎性疾病和免疫性疾病。

按照作用时间糖皮质激素类药物可分为短效、中效与长效三类。短效药物如氢化可的松和可的松，作用时间多在 8~12 小时；中效药物如泼尼松、泼尼松龙、甲泼尼龙，作用时间多在 12~36 小时；长效药物如地塞米松、倍他米松，作用时间多在 36~54 小时。

糖皮质激素类药物的给药途径包括口服、肌内注射、静脉注射或静脉滴注等全身用药，以及吸入、局部注射、点滴和涂抹等局部用药。

在眼眶疾病中，主要应用于：①自身免疫性疾病，如甲状腺相关眼病等；②炎性疾病，如特发性炎性假瘤、慢性泪腺炎等；③血管性疾病，如毛细血管瘤等；④眼眶手术后，以减轻组织水肿与炎性反应；⑤眶尖部损伤，如外伤性视神经病变、眶尖综合征、眶上裂综合征等，减轻组织水肿对眶尖部重要结构的压迫；⑥部分眼眶淋巴造血系统肿瘤，如淋巴瘤等，术前可以起到减瘤作用。

（四）放射治疗

放射治疗为当前眼眶肿瘤重要的治疗手段之一。按照射线源与人体的位置关系可将放射治疗的实施方式分为外照射与内照射两种，放射治疗的常用方法有立体定向放射和三维适形放射治疗。放射治疗适应证：①眼眶内复杂的静脉性血管瘤；②视神经鞘脑膜瘤向视神经管内蔓延，眶内异位脑膜瘤及蝶骨嵴脑膜瘤，手术残留或患者视功能好，或者向颅内蔓延手术危险性大者；③眶后部肿瘤，特别是侵及眶尖者，患者对手术有顾虑，或术后病变残留者；④恶性肿瘤的综合治疗；⑤部分甲状腺相关眼病的治疗。

放射外科采用立体定向导向，使用单次高剂量聚焦电离辐射准确地集中于靶灶上，达到损毁作用，从而起到与手术相似的目的。放射外科技术包括伽玛刀（γ刀）、带电粒子术和 X 刀，这 3 种放射外科技术经过不断改进、更新换代，在定位的准确性、治疗靶点的适形性和治疗过程的自动化程度方面都在不断提高和完善。近年来，也用于眶内某些恶性肿瘤的治疗。此方法的放射剂量与外照射治疗一致，优点是放射部位局限，铅制保护屏保护眼球等正常组织，不引起或少引起放疗并发症。粒子刀是将含有放射物质的针体刺入肿瘤内直接照射病变，或局部切除肿瘤后置于手术床预防复发。此法在大脏器肿瘤治疗中得到较好疗效，对于眶内肿瘤已有应用，疗效有待观察。

组织间近距离放疗根据放射性核素的植入方式不同，肿瘤组织间近距离治疗分为短暂种植和永久植入。近距离敷贴放疗已用于治疗眼眶疾病的治疗。将敷贴器置于肿瘤邻近部位，主要用于治疗球内肿瘤，如视网膜母细胞瘤和脉络膜黑色素瘤（缝于巩膜表面）的治疗效果得到肯定。近年来，也用于眶内某些恶性肿瘤的治疗。此方法的放射剂量与外照射治疗一致，优点是放射部位局限，铅制保护屏保护眼球等正常组织，不引起或少引起放疗并发症。

（五）物理治疗

包括高温治疗、冷冻治疗、激光治疗、光动力学治疗，通过破坏细胞的代谢、细胞内DNA 合成、蛋白质变性等作用达到治疗目的。

（六）介入治疗

肿瘤的介入治疗虽是一门新兴的医学科学，但因其具有微创、高效、安全、可重复性强等优点，在肿瘤的治疗领域中已经成为最富有活力和具有前途的分支学科。

根据操作途径介入治疗可分为血管性和非血管性介入技术。肿瘤血管性介入治疗是在诊断性血管造影的基础之上，通过导管向病灶供血血管内注射药物或栓塞剂，以达到治疗肿瘤等疾病目的的方法，其技术包括经导管动脉灌注术及经导管动脉化疗栓塞术。非血管性介入技术是在影像设备的引导下，对非心血管部位作介入性诊疗。其中经皮非血管技术较为安全，并发症较少。

动脉灌注化学治疗是介入治疗的一种，利用动脉血流将抗癌药物直接输送到肿瘤部位，可以提高局部药物浓度，减轻全身不良反应，提高疗效。经颈动脉内给药化学治疗的方法主要优势在于：①可直接作用于肿瘤区的血管系统，取得较佳的治疗效果；根据不同靶器官肿瘤细胞清除率的不同，经动脉给药的次数可多于经典的经静脉给药次数，同时该系统的毒副作用不会增加；②可使肿瘤体积缩小，利于手术；③可以诱导肿瘤细胞坏死，杀灭边界外的亚临床病变，减少局部复发，降低手术造成潜在瘤细胞播散的机会，利于手术完整切除肿瘤。

介入栓塞是在医学影像设备的引导下，将特制的导管、导丝等精密器械引入人体，对体内病灶进行诊断和局部治疗，是应用现代高科技手段进行的一种微创性治疗，目前已应用于眼眶静脉曲张、眼眶动静脉瘘等的治疗中。与手术切除相比较，该方法可以减轻术后眼球内陷，防止出血，操作简单易行，故风险较小，并发症少，并可应用于复杂且范围较大的静脉曲张。

（七）生物治疗

生物治疗主要通过激活细胞外凋亡途径克服对通过诱导细胞内凋亡的一些治疗的耐受，通过直接诱导肿瘤细胞凋亡或者抑制肿瘤的抗凋亡分子达到治疗目的。因为生物治疗不损伤正常细胞的 DNA，也不影响正常细胞的遗传稳定，所以能够避免传统肿瘤治疗引起的副作用，因而生物治疗具有重要意义。

（八）基因治疗

基因治疗是伴随着 DNA 重组技术的成熟而发展起来的分子水平的治疗手段，即通过纠正或补偿患者细胞中的缺陷基因，关闭或抑制异常表达的基因，从而达到治疗目的的一种生物医学技术。基因治疗为生物治疗的重要组成部分，其是将有治疗作用的一段基因序列通过一定方式导入机体，通过转基因高水平表达，获得治疗效应的引种生物医学技术手段。根据插入的目的基因种类，基因治疗策略可分为五大类：免疫基因治疗、恢复抑癌基因功能、因致癌基因的异常活化、杀伤肿瘤细胞和抑制肿瘤血管形成。但基因治疗目前在眼眶疾病的治疗领域较为少见。

　　视网膜母细胞瘤是婴幼儿最常见的眼内恶性肿瘤，传统的治疗方法主要采取眼球或眼眶内容物摘除术、放射疗法及化学疗法，但均不能明显改善预后，且视网膜母细胞瘤的远期影响往往是破坏性的损伤。随着医学的发展，对视网膜母细胞瘤的治疗已从挽救患儿的生命转变为改善患儿的生存质量、尽量保留眼球、保存有用视力。基因治疗的发展为视网膜母细胞瘤治疗及改善视网膜母细胞瘤预后带来了契机。

参 考 文 献

1. Taoka T，Lwasaki S，Uehida H，et al．Enhancement pattern of normal extraocular muscles in dynamic contrast-enhanced MR imaging with fat suppression．Acta Radiol，2000，41（3）：211-216．

2. Kim MS，Park K，Kim JH，et al．Gamma knife radiosurgery for orbital tumors．Clin Neurol Neurosurg，2008，110（10）：1003-1007．

3. Stieber VW．Radiation therapy for visual pathway tumors．J Neuro ophthalmol，2008，28（3）：222-230．

4. Stafford SL，Pollock BE，Leavitt JA，et al．A study on the radiation tolerance of the optic nerves and chiasm after stereotactic radiosurgery．Int J Radiat Oncol Biol Phys，2003，55（5）：1177-1181．

5. Lim YJ，Leem W．Two cases of gamma knife radiosurgery for low grade optic chiasm glioma．Stereotact Funct Neurosurg，1996，66（1）：174-183．

6. Morita A，Coffey RJ，Foote RL，et al．Risk of injury to cranial nerves after gamma knife radiosurgery for skull base meningiomas：experience in 88 patients．J Neurosurg，1999，90（1）：42-49．

7. Rhoton AL Jr．Rhoton's Cranial Anatomy and Surgical Approaches．New York：Lippineoot，2007．303-334．

8. 刘琳，宋国祥，张虹．B 型超声在诊治眼眶血肿中的应用价值．中国实用眼科杂志，2010，28（10）：1105-1107．

9. 宋国祥，朱豫．我国眼眶病诊断和治疗水平亟待提高．中华眼科杂志，2002，38（07）：385-387．

10. 肖利华，鲁小中，陶海，等．外侧开眶术的临床疗效观察，中华眼科杂志，2002，38：392-395．

11. 闫静，任明玉，赵红，等．眶区皮样囊肿的 CT 表现．中国实用眼科杂志，2011，29（05）：498-500．

12. 丁莹，张虹，宋国祥．影像检查在眼外肌占位中的诊断价值．中国实用眼科杂志，2011，29（09）：948-951．

13. 刘东，徐德生，张志远，等．眼眶肿瘤的伽玛刀放射外科治疗．中华神经外科杂志，2011，27（10）：984-986．

第二章　眼眶囊肿与先天性发育异常

眼眶囊肿分为先天与后天两类，前者与胚胎发育异常有关，一般发病年龄较早，随青春发育而增长，主要为皮样和表皮样囊肿，后者按不同病因而定，与外伤、炎症、寄生虫等有关。眼眶囊肿病理分类大致有以下几种：皮样或表皮样囊肿、皮脂腺囊肿、血囊肿、潴留性囊肿、骨囊肿、植入性囊肿、浆液性囊肿、寄生虫囊肿等。有些囊肿壁为结膜或呼吸道上皮，属于单纯性囊肿，内容为清澈液体。

先天性颅眶骨发育异常可导致眼眶畸形，是引起假性突眼的常见原因，几乎所有的这些眼眶畸形都与面部畸形有关，最常见原因是由于额骨、蝶骨等组成的眼眶上部以及上颌骨、颧骨等组成的眼眶下部均未很好地向前发展，导致整个眼眶骨性框架在前后方向变短，使眼眶的实际容积极度变小，以致无法容纳正常眼球，眼球突出于眼眶之外，眼睑无法正常闭合。这种由于眶内容积变小而眼球突出的疾病有 Crouzon 综合征（俗称"地包天"）、Apert 综合征、先天性尖头畸形、先天性蝶骨大翼异位、脑积水等。

第一节　皮样和表皮样囊肿

皮样和表皮样囊肿是一种眼睑和眼眶区域相对常见的囊性病变，是由复层鳞状上皮构成的上皮性囊肿。在组织学上，如囊壁仅含有鳞状上皮细胞，不含有皮肤附件，名为表皮样囊肿；含有表皮和皮肤附件，如毛发、皮脂腺、汗腺等，称为皮样囊肿。因二者发病机制一致，临床表现上无从区分，故统称为皮样囊肿。

【病例摘要1】　患者男性，20岁，因发现右眼球逐渐突出3年入院。3年前无意间发现右眼球突出，并逐渐加重，未经任何治疗。无外伤史、手术史。眼科检查：视力右眼0.8，左眼1.0。眼球突出度：右眼20mm，左眼13mm，眶距96mm。眶压：右眼T+2，左眼Tn。右眼球向前下方突出，向上运动受限，于上方眶间隙可触及边界不清肿物，表面光滑，有弹性，不被推动，眼球前节及眼底未见异常。左眼未见明显异常。眼眶CT显示右侧眶腔一致性普遍扩大，视神经上方肌锥内可见软组织密度肿物，肿物充满眶腔，眼球被挤压向前移位，肿物有包膜并见液平面，上方脂肪液平面为负值区。MRI于T_1WI液平上方为高信号，下方为中等信号，T_2WI为高信号，液平之间有低密度间隔，增强后囊壁被强化。T_2WI脂抑显示液平上方为低信号，下方为高信号。临床诊断：右眼眶内皮样囊肿。全身麻醉下行右前路开眶肿瘤摘除术，术中分离囊壁时破裂，有乳糜状内容物及毛发外溢，取出囊内部分内容物，缩小囊腔后完整摘除囊壁，骨壁碘酊烧灼，生理盐水冲洗眶腔，分层缝合皮肤。病理诊断：右眼眶内皮样囊肿（图2-1-1）。

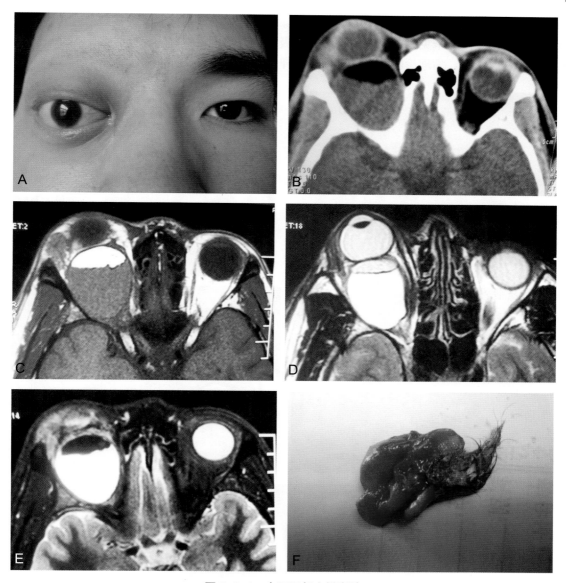

图 2-1-1　右眶深部皮样囊肿

A. 患者右侧眼球突出；B. 眼眶 CT 显示肿物内有液平面，液平上方为负值区；C～E. 眼眶 MRI 显示 T_1WI 液平上方为高信号，下方为中等信号；T_2WI 为高信号，压脂像液平上方为低信号，下方为高信号；F. 瘤内含有毛发及皮肤附件结构

【病例摘要2】　患者女性，24岁，因左眼球逐渐突出2年，门诊检查发现眶内肿物入院。患者无任何不适，入院前未经任何治疗，无外伤史、手术史。眼科检查：视力右眼 1.0，左眼 0.6。眼球突出度：右眼 13mm，左眼 18mm，眶距 95mm。眶压右侧 Tn，左侧 T+2。右眼正常；左眼球向前下方突出，向上运动受限，外上方深部眶间隙可触及边界不清肿物，有弹性，结膜无充血，其余未见明显异常。CT 显示眶腔不规则扩大，眶外壁及蝶骨部分吸收变薄，有明显骨凹形成，病变呈负值区，边界清楚，上直肌受压向鼻侧移位。MRI 于 T_1WI 为高信号、T_2WI 为中高混杂信号，T_2 压脂为低信号。临床诊断：左侧眶

13

内肿物。于全身麻醉下行左外侧开眶肿瘤摘除术，术中分离囊壁时囊肿破裂，有黄白色油脂性内容物溢出，未见有毛发等附件结构，吸除内容物，将囊壁完整摘除，眶腔冲洗，切口皮肤分层缝合。病理诊断：左侧眶内表皮样囊肿（图 2-1-2）。

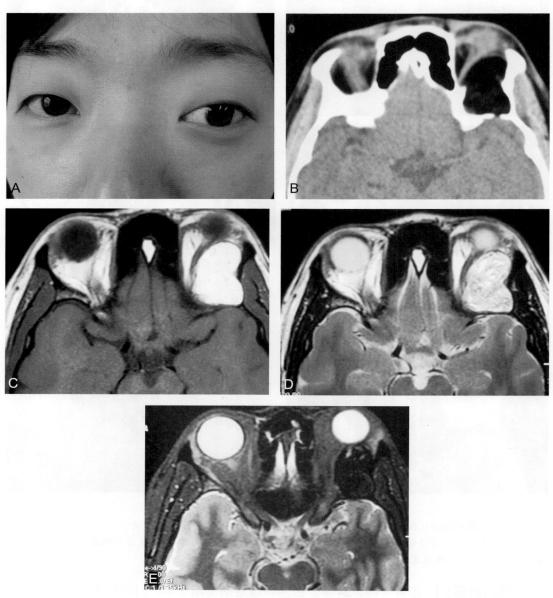

图 2-1-2　眶深部表皮样囊肿

A. 左侧眼球前下方突出；B. 眼眶 CT 肿物内为负值区，骨壁受压局限性凹陷；C~E. 眼眶 MRI 显示 T_1WI 为高信号，T_2WI 为中高混杂信号；压脂时信号衰减明显，呈低信号

【病例摘要3】　患者女性，78 岁，因左眼球逐渐突出 20 年入院。眼科检查：视力右眼 0.2，左眼光感。眼球突出度：右眼 13mm，左眼 22mm，眶距 97mm。眶压右侧 Tn，左侧 T+2。右眼晶状体不均匀混浊，眼底窥视不清；左眼球向前下方突出，向上运动不能，

睑裂不能闭合，外上方泪腺区触及边界不清肿物，质硬，不活动，结膜充血，轻度水肿，角膜轻度混浊，瞳孔大小正常，晶状体全部混浊，眼底窥不入。CT 显示泪腺区边界清楚的卵圆形软组织肿物，眼球及视神经受压向鼻下方移位，眶腔局限性扩大，矢状位见眶顶骨质变薄，骨质部分吸收，肿物内密度不均。临床诊断：左侧眶内肿物。全身麻醉下行前路开眶肿瘤摘除术，肿物完整摘除，肿物内充满脂质、角化上皮物及毛发。病理诊断：左侧眶内皮样囊肿（图 2-1-3）。

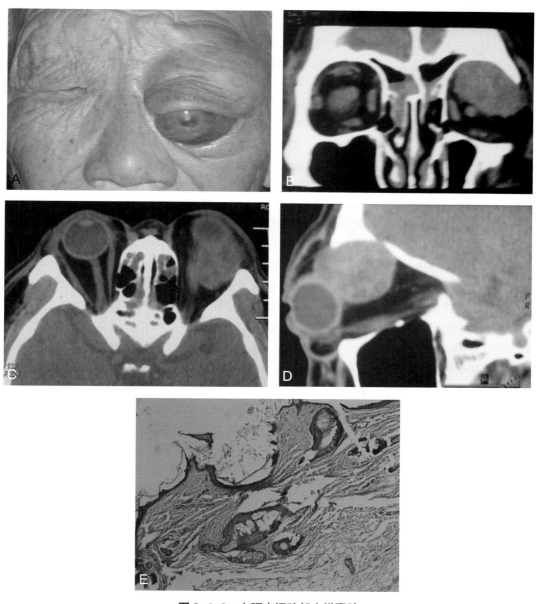

图 2-1-3　左眶内泪腺部皮样囊肿

A. 左侧眼球鼻下方突出；B~D. 眼眶 CT 显示肿物呈椭圆形，密度均匀，边界清楚，泪腺窝局限性扩大，局部骨壁吸收；E. 病理：HE×40

【图片点评】　病例 1~3 均为眶深部囊肿，因其囊肿内成分不同，影像表现为多样性，骨质改变也因病变的位置不同而表现各异。但它们共同的临床表现是缓慢的发病过程和渐进性眼球突出。病例 1 为皮样囊肿，CT 显示有包膜并见脂质液平面，MRI 因囊肿内液平上下成分不同表现不同的信号特征。病例 2 为表皮样囊肿，CT 表现囊内为一致性负值区，MRI 在 T_1WI 与 T_2WI 呈脂肪样高信号，压脂时为低信号，提示囊内为油脂性内容物。病例 3 为泪腺部皮样囊肿，因囊肿内充满脱落上皮物和毛发等混杂成分而呈高低密度不均，无负值区，临床上需要和泪腺肿瘤相鉴别。

【临床诊断提要】

1. 发生于胚胎期，任何年龄均可发病，青少年多见，少数发生于老年人。

2. 病程缓慢，眶前部囊肿发现早，眶缘后深部肿瘤较晚出现症状，如有破裂或继发感染则快速出现炎症特征。

3. 发生部位多在眼眶外上方，其他任何部位也可发现。

4. 表现特征　眶前部囊肿表面光滑，边界清楚，质硬或软，有的有波动感，多数发生于骨缝处，和骨膜粘连不能推动，少数可活动。深部肿瘤表现缓慢的眼球突出、移位，眼球运动受限，视神经和眼球受压视力减退，眼底出现压迫性改变。

5. 90% 为无痛性肿块效应，个别患者发生囊肿破裂、瘘管形成和感染性炎症。

6. 肿瘤生长方式为膨胀性，对周围组织产生挤压性改变。

7. 影像学特征　B 超呈圆形或不规则占位，边界清楚，内回声依内容物成分不同表现各异，彩色多普勒缺乏血流信号。CT 发现骨质常有压迫性骨凹、骨孔、骨缺损等改变，病变内有负值区。MRI 病变区 T_1WI 和 T_2WI 多呈高信号，也可因内容物成分不同信号各异。

【临床与治疗分析】　皮样和表皮样囊肿临床上比较常见，可发生于任何年龄，以中青年多见，约占住院眼眶肿瘤的 8.30%~12.10%，闫静等报道占眶内肿瘤的 6.0%~9.2%，位于眼眶良性肿瘤的第四位。在眼眶的囊性肿物中以皮样和表皮样囊肿最多见，吴桐等报道 70 例眼眶囊肿，皮样囊肿 22 例，占 31.42%，吴培培报道 134 例眼眶囊性病变，皮样和表皮样囊肿 104 例，占 77.61%。眼眶囊肿可发生于眼眶的任何部位，常见于眶周与肌锥外，眶区占 50%，眶内占 10%，肌锥内较少见。

皮样囊肿是由于胚胎发育时，表皮外胚层的皮肤未能完全发育至体表，陷于中胚叶中，形成皮样囊肿，发生部位常与骨缝有关，鼻侧多发生于额泪缝，颞侧多起源于颧额缝。眶周囊肿位置表浅，易发现。眶深部囊肿有的与眼眶骨膜相连而成为囊壁的一部分，少数皮样囊肿骑跨在眶内外或眶颅之间。发生于眼眶外上方泪腺区的囊肿，常出现类似泪腺肿瘤的症状及体征。眼眶及眶周任何部位的皮样囊肿，均呈膨胀性的肿块效应，对邻近组织呈挤压，缓慢生长。

位于浅表皮下的皮样囊肿通常发生于儿童（图 2-1-4），表现为肤色正常，可触及圆形、椭圆形肿块，光滑，质硬或有波动性，弹性好，如果与骨膜无粘连，可有一定活动度，无自发性疼痛，但眶前部囊肿有时会因外伤或碰撞发生破裂，引起局部疼痛性炎症反应。

眶深部的皮样囊肿可发生于任何眼眶骨缝，也可以发生在眼肌及骨膜间隙或肌锥内，骨内皮样或表皮样囊肿罕见。位于眶深部的皮样囊肿临床表现出现较晚，病变进展缓慢，甚至静止一段较长时间，所以有些患者就诊较晚。眶深部的囊肿长大到一定程度可压迫眼

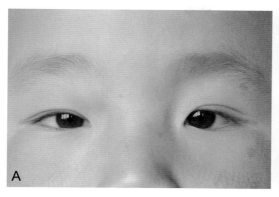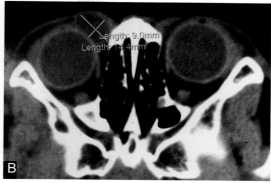

图 2-1-4 眼眶表浅皮样囊肿

A. 右上睑鼻侧皮肤隆起；B. 眼眶 CT 横轴位显示鼻上方眶缘囊性肿物

球、肌肉，造成突眼、眼位偏斜、视力下降等，眶缘难以触及瘤体，需借助影像学检查才能明确诊断。深部眶壁发生的囊肿有的呈哑铃形，与颞窝或颅内沟通（图 2-1-5）。囊肿本身的自发性破裂继发炎症反应，或外伤、手术等原因，均可因感染性炎症、皮样囊肿手术摘除不彻底导致的上皮残留等而形成瘘管（图 2-1-6），如不及时处理，可能形成局部脓肿，甚至引起眶蜂窝织炎（图 2-1-7）。

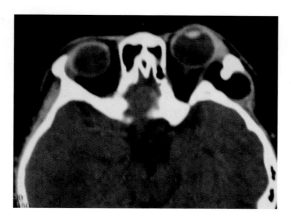

图 2-1-5 眶深部哑铃形皮样囊肿

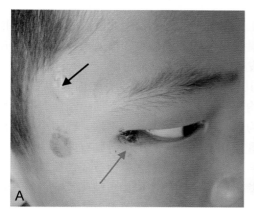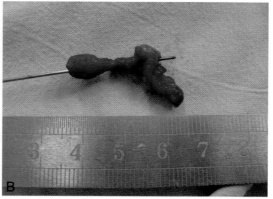

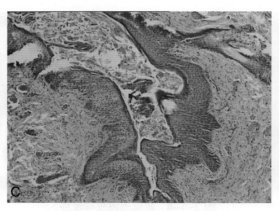

图 2-1-6 皮样囊肿瘘管

A. 箭头为瘘管口；B. 瘘管标本；C. 光镜下表现：瘘管 HE×40

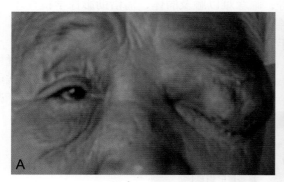
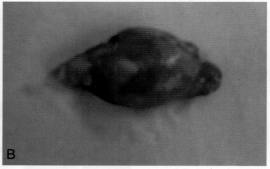

图 2-1-7 皮样囊肿感染

A. 左眶部囊肿感染；B. 手术切除标本

　　骨内表皮或皮样囊肿临床报道不多，潘叶报道 2 例眼眶骨内表皮样囊肿，笔者也遇一例骨内皮样囊肿（图 2-1-8），发现渐进性左眼球突出 2 年，检查见泪腺窝部呈骨样饱满，影像学检查发现骨内低密度肿物，术中凿开骨壁，内容物为豆腐渣样，部分骨壁吸收。有意义的是这 3 例囊肿部位均位于外上方骨内。骨内表皮或皮样囊肿根据临床报道，多发生于长骨、管状骨、掌骨、指骨、颅骨、颌骨等，其综合原因有：①胚胎发育时期胚胎原始组织残留于骨内发展而来；②有外伤史，上皮组织嵌入深部组织内的一种植入现象；③包埋于颅骨内的鳞状上皮岛缓慢生长而成。而发生于眶骨罕见，其发生原因潘叶等认为可能是植入的上皮在骨内生长且包裹在骨壳内形成囊肿。笔者考虑是否和植入至额颧缝的上皮细胞移位于骨内发展而成有关，因为额颧缝是发生囊肿的最多见部位。

　　多数囊肿为圆形，半圆形或不规则肿物，其边界清楚，但因囊性肿物内容物不同，B 超显示内回声多样，回声差异很大，如囊内为均匀一致的液体，显示无回声暗区，在囊肿内有脱落的上皮碎屑，毛发及脂肪混杂时表现为内回声多，回声分布不均，或中央为强回声光团，周围为液性暗区，此点可与海绵状血管瘤相鉴别，大的皮样囊肿有时囊内可发现呈较强回声的间隔；肿物有明显的可压缩性，声衰减不明显，加之囊性效应，后囊壁回声较强；肿物后壁骨线的移位和断裂提示相邻骨壁出现压陷性吸收和骨质破坏，应进行其他影响检查，进一步证实，彩色多普勒血流成像显示囊内因缺乏血管而无彩色血流。

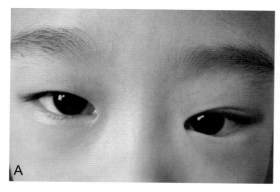 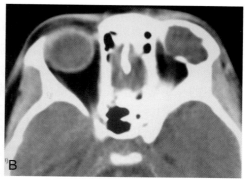

图 2-1-8　骨内皮样囊肿
A. 左侧眼球向鼻下方突出移位；
B. 眼眶 CT 横轴位显示额骨内低密度肿物，骨质受压变薄，向眶内膨胀，眶腔变小

　　眼眶皮样囊肿和表皮样囊肿表现类似，CT 有特征性发现，多数可做出准确的定性诊断，主要是根据病变位置、病变的内密度及骨改变来定性的，但由于囊肿内成分多样化，各成分混杂比例不同，密度不一，构成了影像上表现多样化，大部分病例 CT 可发现邻近骨质改变，CT 能清楚显示囊肿的位置、形状、内容物、范围以及与邻近组织的关系。皮样囊肿因含有皮脂、毛发等，使内密度显示高低不均，CT 值有负值区。有时病变内充满脱落上皮物和毛发等混杂成分而呈高低密度不均，可无负值区。在眼眶肿瘤中除脂肪瘤外，仅有皮样或表皮囊肿有负值区。皮样囊肿内无血管组织，CT 增强扫描表现为囊壁本身强化，内容物不被强化。囊肿压迫骨壁形成的凹窝、孔洞，肿瘤呈圆形或哑铃形，这些都有助判断。但肌锥内皮样囊肿与骨壁不相邻，故不形成骨壁局限性压迫凹陷，CT 负值不明显时更易与血管瘤相混淆。

　　皮样囊肿的 MRI 表现有其特征性，多为混杂信号，并有分层和液平面。上层多为油脂，T_1WI 为高信号，T_2WI 为高信号，下层成分混杂，信号不均，囊内液体 T_1WI 呈低信号，T_2WI 呈高信号，其他软组织成分在 T_1WI 与 T_2WI 可呈中等信号。囊内既有汗液又有脂质者 T_1WI 和 T_2WI 均呈高信号。

　　本例 1 眶内皮样囊肿发生于肌锥内，临床少见，表现眶腔普遍扩大，无局部骨凹陷改变，易误诊为其他良性占位，但根据影像学皮样囊肿的典型表现特征容易诊断，其特征性表现有负值区，这一点是皮样囊肿所特有的。病例 2 患者为表皮样囊肿，因囊内成分呈液性脂质物质，故影像表现和皮样囊肿有不同之处，表现 CT 为弥漫性负值区，MRI 在 T_1WI、T_2WI 均为高信号。病例 3 因囊肿内充满脱落上皮物和毛发等混杂成分而呈高低密度不均，而无负值区。

　　该 3 例患者在临床及影像上均具有典型眼眶囊肿特征，他们的发病过程均较缓慢，病史较长，具有无痛性肿块，发病年龄多为青少年时期，病变呈非浸润性占位效应和压迫性骨改变。3 例患者囊肿内负值区或高低混杂内容改变不同于周围组织密度的物质，几乎所有的病例都有毛囊皮脂腺组织或头发。囊肿的临床和影像特征在 3 例典型病例中均有所体现，因此，临床诊断率较高。这 3 例患者在手术时也因囊肿的大小、位置、深浅及同周围邻近关系的不同，采取不同的手术方式，手术中首先分离眶内囊壁，较大囊肿吸除内容物后便于完整切除囊壁。如有骨凹或骨缝时，囊壁去除困难，可用咬骨钳或骨凿磨平，不能残留上皮组织。

皮样和表皮样囊肿一般和其他良性肿瘤较易鉴别，主要是根据病变的负值区和特征性的骨性改变，肿瘤缺乏负值区时有时鉴别困难，尤其是眶深部或肌锥内囊肿。在泪腺窝部主要是和原发或继发的泪腺肿瘤鉴别。黏液囊肿虽影像学上有囊性效应，但多和鼻窦有关，受累的鼻窦常有扩张和骨质缺损，鼻窦内常伴有炎症性混浊，部分黏液囊肿有鼻部或眼眶外伤病史。

治疗以手术为主，眼眶囊肿手术关键在于囊壁去除彻底，以免术后复发。遇较大囊肿剥离囊壁困难时，为减少对邻近组织的损伤，可先吸取囊内容物，缩小囊腔再去囊壁。当巨大囊肿囊壁极度扩张，紧贴骨壁无法剥离时，在去净囊内容物后，须对囊壁进行清刮，并用苯酚、乙醇、盐水分别处理，以减少囊肿复发。对囊肿形成的瘘管需要彻底清除囊壁或坏死组织及死骨，避免囊壁及坏死组织残留，和鼻窦沟通的瘘管应同时治疗鼻窦炎。有感染的依细菌培养结果选择敏感抗生素。

【作者思考】　皮样和表皮样囊肿发病率较高，以其临床与影像学表现特征诊断较易，完整的手术摘除、避免术后复发是治疗的关键。有的手术较为复杂，有骨凹、骨嵴，构成多房性囊肿，应手术时首先凿除骨嵴，彻底分离囊壁，再一并取出，较大囊肿可行囊内摘除后再摘除囊壁。骨缝内容易残留上皮组织，是术后复发的根源，要彻底刮除，必要时碘酊烧灼。与眶外壁骑跨的哑铃形深部囊肿，最好行外侧壁切开，充分暴露术野，连同囊肿壁相连的骨膜一并切除，可以减少复发率。

第二节　先天性小眼球合并囊肿

先天性小眼球合并眼眶囊肿为眼眶先天性疾病，多发生于一侧眼眶，双眼先天性小眼球伴发眼眶囊肿者少见。

【病例摘要1】　患者女性，23岁，因自幼发现左眼肿物入院。患者生后发现左眼下睑肿物，随年龄增长而增大。无家族史，无特殊生活环境史，身体健康，全身检查未见明显异常，血尿常规及生化检查均在正常范围。眼科检查：视力右眼光感不明确，左眼无光感。右眼窝内陷，眼眶前口较正常人小，睑裂窄小，长约18mm，下眼睑轻度外翻，结膜轻度充血，翻开上、下睑可见结膜呈漏斗状，尖端为白色增厚，嘱转动眼球时，可见结膜组织随其转动，考虑为发育不良的眼球；左眼窝内陷，可触及眼眶前口较正常人小，睑裂窄小，长约21mm，下眼睑外翻，下睑部可见一约30mm×30mm大小，浅蓝色肿物，肿物表面皮肤变薄，有色素沉着，可见粗大血管，肿物与表面皮肤无粘连，基底部活动差，可透光，结膜轻度充血，由于肿物较大，限制检查，未见明显眼球结构。彩色多普勒超声检查：左眼下睑可见一前后径为41mm的低回声区，内回声基本均匀一致，未见血流信号。后部回声区内可见动脉频谱血流信号，似视网膜中央动脉。CT扫描可见双侧眼球萎缩，其内可见点状钙化影，双侧视神经变细，左侧眼球前下方可见大小约43mm×33mm×33mm卵圆形略低密度影，边缘光滑，内密度均匀，CT值约24.41Hu，双眼眶较正常为小，双侧鼻窦正常。临床诊断：左侧眼眶囊肿，双侧先天性小眼球，双侧小睑裂畸形。入院后于全身麻醉下，自左下睑睫毛下切口，分离皮下组织后可见到黄色囊性肿物，位于眶前及眶下部，肿物约40mm×30mm大小，于其后方可见一6mm×4mm小眼球样物与之相连。术后标本检查显示：大体可见囊肿呈 40mm×35mm×35mm，呈空腔状，囊壁较薄，光滑，囊肿一侧有一小球状物，切面呈实性，可见色素组织。镜下可见左眼先天性小眼球，囊壁为神经外胚叶组织。病理诊断：先天性小眼球合并眼眶囊肿（图 2-2-1）。

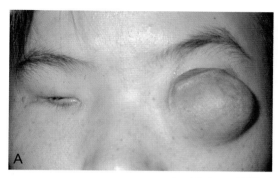
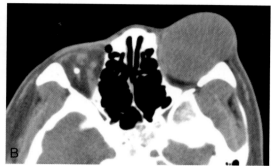
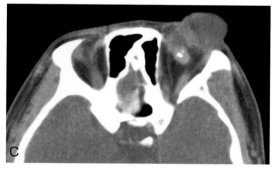

图 2-2-1　双眼先天性小眼球合并眼眶囊肿

A. 双眼先天性小眼球，左侧眼眶囊性肿物；B ~ C. 眼眶 CT 横轴位显示双侧均为小眼球，左侧眼眶合并囊肿

【病例摘要 2】　患者男性，12 岁，因自幼发现右眼小眼球伴下睑肿物入院。顺产第一胎，无家族史，体健。患者生后被发现右眼不能睁眼，医院检查发现小眼球埋没于上方结膜囊内，以后逐渐发现下眼睑隆起，逐渐加重，未经任何治疗。全身检查未见明显异常，血尿常规及生化检查均在正常范围。眼科检查：视力右眼无光感，左眼 1.0。右眼窝内陷，睑裂窄小，下睑外翻，可触及边界不清紫青色肿物，拉开上、下睑可见结膜呈漏斗状，上方穹隆部结膜下可见小眼球。结膜轻度充血。彩色多普勒超声检查：右眼下睑可见低回声肿物，肿物约 30mm×30mm 大小，内回声基本均匀一致，边界清楚，未见血流信号。CT 显示右眼球较小，球内有钙斑，内外直肌显示清楚，脂肪密度正常，隐约可见眼球后视神经，眼球前下方有密度均匀肿物，和小眼球分界不清；左眼未见异常。临床诊断：右眼先天性小眼球合并眼眶囊肿。全身麻醉下行小眼球和囊肿摘除术，术中发现囊肿和眼球内沟通，囊内为清亮液体，术中人工骨植入，术后病理诊断：右眼先天性小眼球合并眼眶囊肿，囊肿为发育不全的神经外胚层组织（图 2-2-2）。

【图片点评】　病例 1 患者为双侧、病例 2 为单侧先天性小眼球合并眼眶囊肿，小眼球位置均在囊肿的后上方，边界清楚，内有钙化，能够充分体现该类疾病的特征，囊肿位于眼眶下方，与无功能、钙化的小眼球紧密相连。

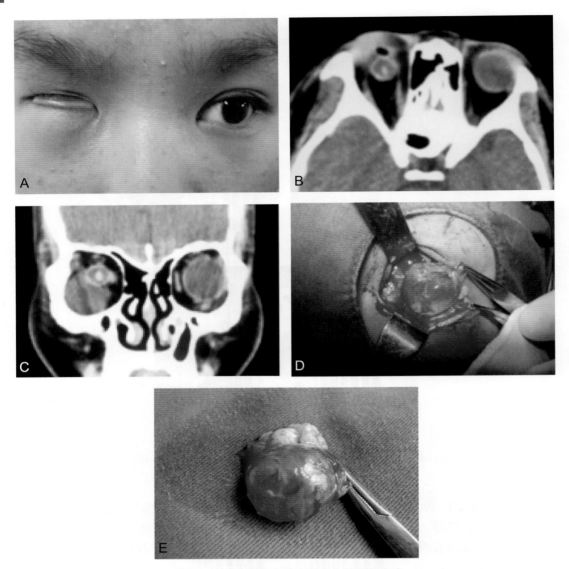

图 2-2-2　右眼先天性小眼球合并眼眶囊肿

A. 右睑裂窄小，下睑外翻，可触及边界不清紫青色肿物；B ~ C. 眼眶 CT 显示小眼球，球内钙化灶，前下方囊性肿物；D. 术中见肿物呈囊性；E. 大体标本

【临床诊断提要】

1. 发病年龄　先天发病，自幼便可发现。

2. 发病原因　先天性胚胎发育过程中胚裂不全闭合，与遗传和基因突变有关。

3. 临床特征　睑裂小，小眼球或看不到眼球，囊肿常位于眶下方或下睑内侧。1/3 为双侧。

4. 影像学检查　眼球小，有时发现钙化斑，其下可见囊性肿物，囊肿与典型无功能小眼球相黏附，部分患者可发现眼眶扩大。

【临床与治疗分析】　先天性小眼球合并眼眶囊肿，是因为在胚胎发育 7~17mm 约胚胎第 5~7 周时，胚裂不能闭合，神经上皮增殖通过开口，导致眼眶囊肿的形成，但此前部分内陷的视泡还可进一步发育产生表面外胚层结构，无论眼球多小，多可见眼球进一步发育分化的角膜、虹膜、晶状体、玻璃体、脉络膜等结构。本病与遗传和基因突变有关，基因研究发现，不同小眼球家系的致病基因位于不同的染色体区域，提示小眼球疾病的致病因非常复杂，可能涉及多个基因。此外，环境因素对该疾病的外显率也有一定的影响。病理检查囊肿壁的结构大致分为两层，内层以发育不全的神经外胚层组织为主，可见到发育不良的视网膜结构，多不连续，外层多与巩膜壁相延续，以纤维结缔组织成分为主，结构上类似于巩膜。该两例患者均无家族史，也未生活在特殊环境中，故发病原因尚不清楚，可能和基因突变有关。

先天性小眼球合并眼眶囊肿在儿童眼眶疾病中比较少见，国内多为个案报道，国外统计发病率为每百万新生儿中有 1.4~3.5 个发病。丛培芹等回顾分析 67 例眼眶病住院患儿的临床资料，先天性小眼球合并囊肿仅 2 例。王毅等对 13 年间诊治的 14 例该病的患者分析，仅发现 1 例为双眼先天性小眼球合并左眼眶囊肿，1 例为双眼先天性小眼球合并双眼眶囊肿。在临床上，患者往往在新生儿阶段即被发现，单侧发病多见，约 1/3 为双侧。本两例患者一例为双眼先天性小眼球合并左眼眶囊肿，1 例为单眼先天性小眼球合并眼眶囊肿。

因胚裂闭合不全大多数发生在眼球的鼻下方，造成相应部位的葡萄膜缺失，故囊肿的发生多位于眼球的鼻下、下睑之后，表现下睑的膨隆，少数囊肿位于小眼球上方或鼻上方，而表现上睑的隆起（图 2-2-3）。患者可触及皮下囊性肿物，无压痛且不能推移，外观呈紫青色或青紫色，其典型表现为前眶部的突起肿物及与之相连的一个结构严重异常的小眼球。在一些病例中眼球常常被囊肿完全包围，以致临床上误诊为无眼球。本病可分为三种情况：正常大小的眼球合并小囊肿，无明显临床表现；囊肿明显伴眼组织缺损（虹膜、晶状体、脉络膜等）；巨大囊肿把眼球挤到后下方，前部仅看到囊肿。

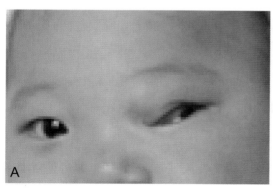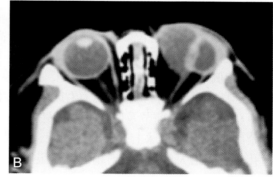

图 2-2-3 先天性小眼球合并眼眶囊肿

A. 患儿 5 个月，上睑囊性肿物，眼球外下方移位；B. CT 横轴位显示和小眼球相连的鼻上方囊性肿物，内密度均匀一致

影像学特征在 CT 上表现为发育好的眼球同健侧眼球类似，有的形成钙斑，囊肿内中等密度肿物影，圆形或不规则，常位于眶下部，经过眼眶 CT 检查可以明确眼眶情况，眶腔不同程度扩大。通常由于患者为小眼球，眶内压力较小，常导致眼眶发育不良。根据胚胎发育特点，可以观察到囊肿与眼球玻璃体相沟通，其内密度一致。部分患者超声可以清楚显示囊肿与玻璃体腔沟通。MRI 囊肿 T_1WI 为低信号，T_2WI 高信号。

该两例患者小眼球内均有钙化灶，和囊肿分界不清，病例1患者从CT上证实眼眶较正常为小，并且双侧眼球萎缩，双侧视神经变细。但是由于囊肿的存在对眼眶起到一定的压力支撑作用，邻近囊肿侧眼眶较对侧大。在手术中发现囊肿与小眼球紧密相连，因无法分离而一并摘除。一般认为，如果囊肿未影响外观和其他并发症，在患者年龄较小时，虽然部分患者无视力，但不能轻易单纯摘除眼球，否则眼眶失去内容物的压力支撑，眼眶发育不良将更加严重，故该两例患者选择年龄大后或成年、且眼部囊肿较大，影响外观时实施手术治疗。

本病主要和先天性囊性眼鉴别，后者是由于胚胎发育在2~7mm约胚胎第三周时遭遇有害因素，继而影响视泡的内陷，胚眼不能进一步分化形成眼部组织结构，只能形成一结构简单的囊肿所造成，表面外胚层发育来的晶状体、角膜及结膜上皮、眼睑上皮及其衍生物等缺失。

治疗一是保守，二是手术。由于先天性小眼球合并囊肿时眶容积的变化和囊肿大小有关，囊肿较小，生长缓慢，眼球结构基本完整且有一定视力可观察随访；与眼球相连的小囊肿，和眼球相连范围较小，可单纯切除小囊肿，修补破损的眼球壁，保留残存的视功能，并可改善外观；如眼球发育不良，大的囊肿影响外观可手术摘除，如眼眶发育好，可植入义眼台。

【作者思考】　该病为先天性疾病，临床诊断较为容易，主要依靠影像学检查；治疗方法主要依靠手术治疗，但不宜过早去除囊肿，使眼眶失去眶内容物的支撑而导致眼眶发育畸形。

第三节　血　囊　肿

眼眶血肿是由于各种原因导致眶内出血，血液积存于眶内，外被机化膜包绕而形成的囊性肿物，因具有占位效应，常引起眶压增高、眼球突出及运动受限和其他眼功能障碍，处理不当会导致严重后果。

【病例摘要1】患者女性，23岁，因左眼部突然肿胀3天入院。患者妊娠3个月，无其他全身病史。眼科检查：视力右眼1.0，左眼0.1，眼球突出度右眼12mm，左眼17mm，眶距96mm。右眼前节及眼底检查未见异常；左眼球突出，下睑轻度内翻，上睑下垂，皮下紫红色淤血，眼球上下转明显受限，结膜中度充血，下方角膜可见约2mm上皮缺损，瞳孔较对侧稍大，对光反射稍迟钝，眼底检查未见异常。眼眶CT示左眼上方可见密度不均匀软组织影，眼球受压向外下移位。临床诊断：左侧眶内骨膜下血肿，孕3个月。入院检查血常规、凝血功能均正常，给予脱水剂、止血及神经营养药物对症治疗，患者眼球突出逐渐好转，视力逐渐提高，入院后一周眼眶MRI示左眼球上方肌锥外见梭形信号影，T_1WI、T_2WI均呈高信号，边界清，眼球受压向下移位。因患者为妊娠妇女，考虑手术可能影响胎儿，遂于入院后第10天行血肿穿刺抽吸，抽出暗黄色不凝液体约6ml，患者突出的眼球复位，运动恢复正常，加压包扎，观察1天未再出血。出院后随访1个月患者左眼恢复正常（图2-3-1）。

【病例摘要2】患者女性，39岁，因左眼球突然突出3天入院。高血压病史5年。入院后血压130/90mmHg，血常规、凝血功能均正常。眼科检查：视力右眼0.25，左眼0.15。

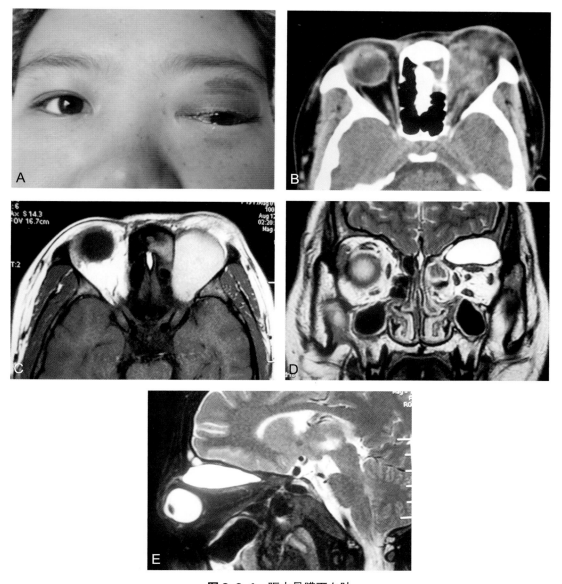

图 2-3-1　眶内骨膜下血肿

A. 左眼球向下突出、移位，上睑皮下淤血；B. 眼眶 CT 横轴位显示左眶内眼球上方软组织密度影；
C~D. MRI 显示 T_1WI、T_2WI 均呈高信号；E. 矢状位显示血肿呈梭形

眼球突出度右眼 11mm，左眼 14mm，眶距 89mm。眶压右眼 Tn，左眼 T+1。右眼前节及眼底检查未见异常；左眼球上下转动轻度受限，结膜轻度充血，角膜透明，瞳孔大小正常，对光反射灵敏，眼底检查未见异常。眼眶 CT 示左眼球后下方肌锥内外间隙高密度软组织肿块影，密度均匀，MRI 检查显示 T_1WI 为高信号，T_2WI 为中等信号，内信号不均，边界清楚。临床诊断：左眼眶内血肿，高血压病。给予脱水剂、止血及神经营养药物对症治疗 5 天，眼球仍有突出，行下方结膜切开入路肿物摘除术，术中见球后暗红色囊性肿物，边界不清，形状不规则，向肿物内注入耳脑胶凝固，分离周围粘连，病变完整摘除，病理诊断：血管畸形伴血肿，术后眼球复位（图 2-3-2）。

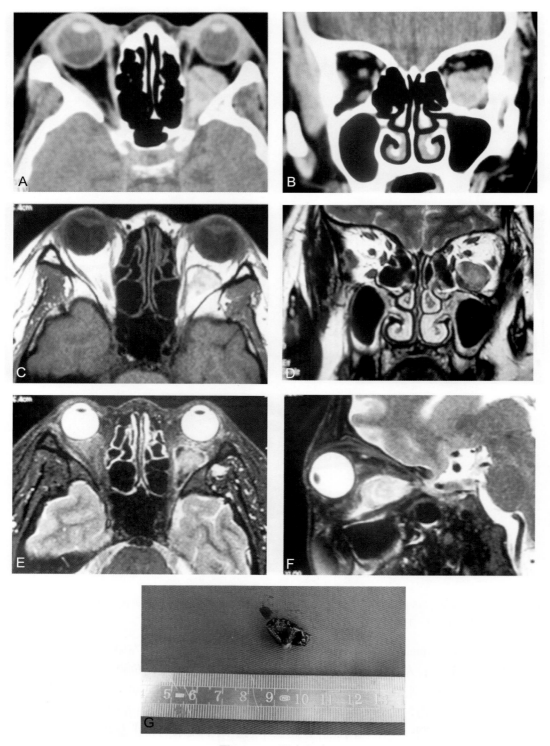

图 2-3-2　眶内血肿

A~B. 眼眶 CT 显示球后下方肌锥内外高密度肿块；C~D. MRI 显示 T_1 呈高信号、T_2 中等信号，内信号不均；E~F. MRI 压脂像呈周围和中央不一致的中、高混杂信号；G. 异常血管团合并血肿

【图片点评】　病例 1 患者左眼上睑皮下紫红色淤血，眼球突出移位，早期 CT 为边界不清的软组织密度影，伤后 10 天 T_1WI、T_2WI 均表现为高信号，病变位于眶顶部，呈梭形，边界清楚，上直肌受压移位，提示为眶顶骨膜下血囊肿。病例 2 于 CT 显示为肌锥内外血肿，出血后 8 天 MRI 显示信号不一致，呈中、高混杂信号。

【临床诊断提要】

1. 年龄与性别　可发生于任何年龄，无性别差异。

2. 发病原因　外伤、眶内血管畸形、血管瘤、手术并发症、血液病等。

3. 发病特点　起病突然，逐渐加重。

4. 眼部表现　突然眼球突出，甚至眼球脱臼，皮肤及结膜下淤血，视力下降，甚至丧失。有时伴有瞳孔散大、视乳头水肿、视网膜出血和眼压升高。

5. 全身症状　头痛、恶心、呕吐、进食差等。

6. 影像学检查　CT 及 MRI 表现依出血部位不同而异，可为锥形、类圆形、梭形的高密度影。MRI 依出血时间不同信号各异，慢性期血囊肿 T_1WI、T_2WI 均为高信号。

【临床与治疗分析】　眼眶血肿是一种由于血液或血性产物组成的肿块，出血后其外发生反应性成纤维细胞增生形成纤维性囊壁。血囊肿是指早已存在的眼眶病变如血管瘤、血管畸形、淋巴管瘤等破裂出血而形成的肿物，外壁由内皮细胞相衬。造成眶内出血的原因很多，主要为自发性和外伤性出血两类。自发性血肿多合并有眼眶或全身系统性疾病，如局限性眼眶血管病变，文献报道主要为眶内静脉畸形以及血小板聚集异常所致，其余患者则无明确诱因。外伤性眶内血肿有 3 个来源：眶内血管性、骨源性和颅源性，因有明确的外伤原因，且常合并有骨折，诊断较易。

自发性眶内出血无明显性别和年龄差异，表现为突然发病。由于血流进入眶内，导致眶内容增加，出现眶内占位效应，压迫眼球使之突出移位、运动障碍及复视，个别可出现上睑下垂，如出血过多且位于后方，压迫视神经，可出现视力下降，眼球脱臼，甚至视力丧失，位置比较表浅的出血，皮下或结膜下可见淤血，血肿位于皮下者可触及肿块，因为眶内容积增大，可出现睑内翻，睑裂闭合不全和暴露性角膜炎。

由于眶内血肿主要由外面的纤维膜和其内的血性内容物组成，出血 7 天内的患者 B 超表现为中等回声或其内回声密集，有的显示为实性肿物，考虑与血肿内有凝血块，尚未完全液化有关，大于 7 天的大部分表现为液性低回声，可能与血肿已经液化有关。因血肿内无血管组织，故 CDFI 无血流信号。CT 检查根据血肿部位不同而异，眶后部呈前宽后窄的锥形，光滑清晰，前部显示为类圆形高密度影。CT 出现此影像考虑与眼眶结构有关，由于眼眶呈锥形，其开口处较宽大，眶尖较窄小，故在眶后部的血液由于压力原因向前移动，形成前宽后窄的锥形结构，而出血位于眶前部时，由于眶前部空间较大，故可以形成类圆形，而不是锥形，骨膜下时，由于骨质结合紧密，则表现为梭形。血肿 MRI 信号与颅脑硬膜外血肿的演变过程相同，随血肿的时间不同而出现不同的信号改变。超急性期，呈略长 T_1、短 T_2 信号；急性期，呈等或长 T_1、短 T_2 信号；亚急性期，呈短 T_1、短或长 T_2 信号；慢性期 T_1WI、T_2WI 呈高信号，血肿周围可见弧形低信号环。本例 1 出血后 10 天 T_1WI、T_2WI 均表现为高信号，病例 2 于出血后 8 天表现 T_1WI、T_2WI 病变内与肿物周围信号不一致，呈中等或高信号，刘琳等认为，出血后不同时间的 MRI 信号改变和血肿内部存在三价铁血红蛋白和含铁血黄素成分有关。

本两例患者无任何诱因突然眼球突出、运动障碍及视力下降，临床检查有睑皮下淤血，结合影像学表现特征，应首先考虑眶内出血所致。分析出血原因，本例 1 患者无外伤、血液病及其他全身病史，无手术史，属自发性眶内出血，是否和眶内存在血管先天性畸形有关；病例 2 手术后病理证实为血管畸形破裂出血，既往有高血压病史可能是诱发因素。据临床报道，眶内出血多见于血管瘤或血管畸形，刘敏等报道眶内血肿 28 例，有 12 例为眼眶血管性病变，自发性出血 6 例，在刘琳等报道的 65 例眶内血肿中，经手术治疗者 20 例，具有基础性眼眶疾病者 11 例，其中 6 例病理证实为血管瘤及血管畸形，韩悦等报道 30 例眶内出血，有 18 例手术证实，其中静脉血管瘤伴血囊肿 10 例，可见血管瘤及血管畸形是眶内血肿的主要原因之一。本例 1 患者无任何原因的自发性出血，也不能排除眶内血管性疾病，因妊娠期间，且穿刺诊断治愈，故无法得到病理证实。

由于眶内出血发病较快，应和急性起病的疾病进行鉴别，如横纹肌肉瘤、眶内炎性假瘤、眼眶蜂窝织炎等。

治疗主要根据血肿的临床表现进行处理，对无复视及视力下降的较小的血肿可以进行保守治疗，例如应用止血药物结合静点高渗剂甘露醇等治疗，文献报道眶内出血一般在 4~6 周可以吸收。

眶内血肿短期内可形成凝血块，时间长后液化有纤维包膜包裹，形成血囊肿，故很难吸收，所以对复视、视力下降和眼球突出不能缓解的患者，可以手术或穿刺抽吸治疗，使眼球复位，以免造成对视神经及眶内血管的继发性损害。眶内同一部位反复出血者多有异常血管性病变，应当手术探查寻找病因，如有异常血管可外科胶栓塞、结扎或切除，眼眶血肿多位于眶后部，术中应当注意保护眶内组织，防止出现比原发病更严重的并发症。现在笔者大多数病例采用穿刺抽吸法，取得了很好的疗效。

眶内出血量大，眶压高，对视力影响严重，甚至视力降至光感的出血或血肿，应及时在 B 超引导下穿刺抽出血肿，术后加压包扎，并应用抗生素及止血药物。穿吸失败、视力丧失或视力恢复不理想的应开眶探查。

【作者思考】　眼眶血肿依据其病史、典型的临床及影像表现，一般较易诊断，但通过影像学图像分析，准确判断血肿的出血时间、部位、形状及血肿对视神经的挤压程度，这对治疗方法的选择至关重要。更重要的还要鉴别是单纯性和继发性出血，对血肿的正确评价为合理的治疗方式提供依据，以便能用最小的操作换取患者最好的效果。

第四节　寄生虫囊肿

猪带绦虫的幼虫寄生于人体或猪等组织内，引起猪囊尾蚴病或猪囊虫病。猪囊虫多发于脑、肌肉及皮下组织，偶发于眼眶，约占人体全身猪囊虫病的 1% 以下，侵犯眼部时多见眼内，眶内者少见。

【病例摘要 1】　患者女性，34 岁，云南人，因视物复视半年，左眼眼红 10 天，以"左侧眶内肿物"收入院。眼科检查：视力右眼 1.0，左眼 0.3。眼压右 13mmHg，左 12mmHg。眶压双眼 Tn。右眼球各方向运动正常，眼前节与眼底未见明显异常；左眼球呈下转位，眼球各方向运动均受限，结膜充血明显，角膜透明，前房深度正常，房水清，瞳孔圆，对光反射灵敏，玻璃体透明，眼底：视盘界清，网膜色正常，黄斑中心凹反光可见。B 超显示左眼下直肌内有高回声占位，彩超显示左眼下直肌偏内侧可见一圆形透声区，内部可见一强回声光斑，内部未见明显血流信号，眼球壁受累；眼眶 CT 显示下直肌内有一高密度占位性病变，内有低密度区；眼眶 MRI 显示下直肌囊性占位病变，T_1WI 为低信号，T_2WI 为高信号，囊壁为低信号环。临床诊断：左侧眼眶寄生虫病。入院后拟行手术治疗，术日早晨该寄生虫突破结膜，自行脱落，患者左侧眼球运动受限有所改善，组织标本送病理检查，病理诊断：猪囊尾蚴。随访 6 个月，患者左侧眼球运动无明显受限（图 2-4-1）。

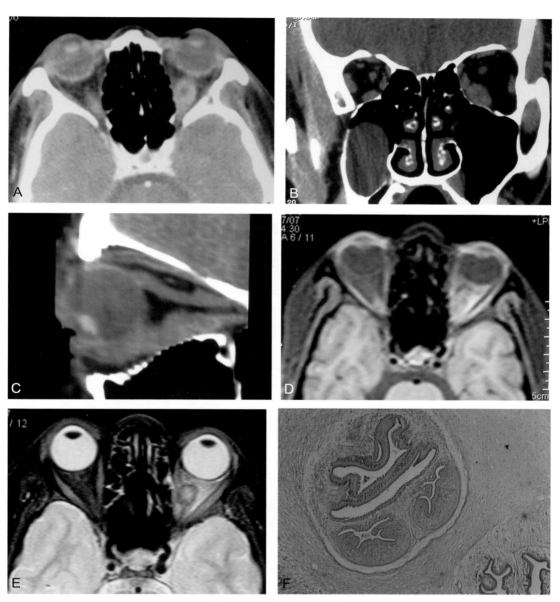

图 2-4-1　眼眶囊尾蚴病

A~C. 眼眶 CT 显示病变位于左眼下直肌内，其内有低密度区；D~E. MRI 显示病变 T_1WI 为低信号，T_2WI 为高信号，囊壁为低信号环；F. 病理：囊虫病 HE×40

【病例摘要2】　患者男性，26 岁，因右眼间断性疼痛 3 年，视物重影 20 天入院。6 年前曾于云南当兵，目前全身状况良好，曾就诊于神经外科，未发现明显异常，给予相应药物治疗，效果欠佳，20 天前出现复视症状。眼科检查：视力双眼 1.0。双眼眼压 12mmHg，双侧眶压 Tn。右眼球上转轻度受限，其余未见明显异常。左眼眼前节与眼底未见明显异常。B 超显示右眼下直肌内可见一圆形透声区，之后伴有声影，内部可见一强回声光斑；眼眶 CT 显示下直肌内有一占位性病变，其内为低密度区；眼眶 MRI 显示下直肌囊性占位病变，T_1WI 为低信号，T_2WI 为高信号，囊壁为低信号环，肿物囊壁轻度强化。临床诊断：右眼下直肌寄生虫。入院后于全麻下右眼下直肌肿物摘除术，术中可见下直肌中后段明显增粗、变硬，沿下直肌走行方向切开肿大肌肉，可见完整乳白色囊性肿物溢出，大小约 11mm×9mm，其内可见活动头节。标本组织病理诊断：猪囊尾蚴。随访 6 个月，患者右侧眼球运动无明显受限（图 2-4-2）。

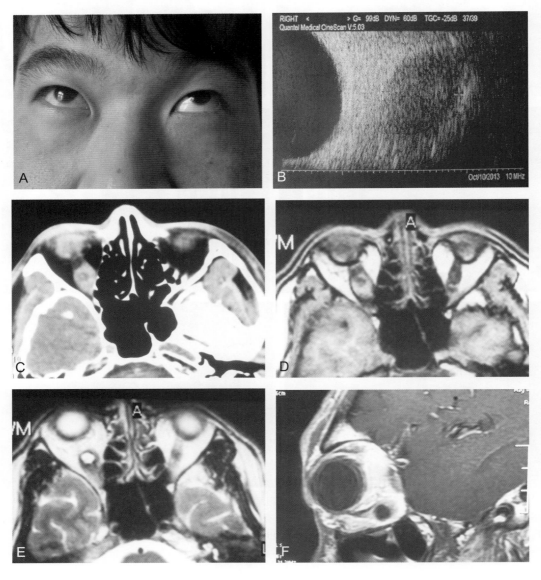

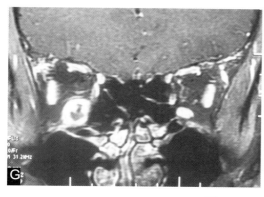
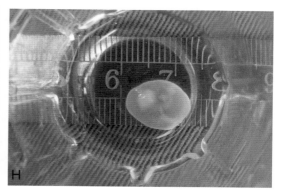

图 2-4-2　眼眶囊尾蚴病

A. 患者右眼上转受限；B. 超声显示病变呈囊性，其内有点状高回声；C. 眼眶 CT 显示病变位于下直肌内；D~G. 眼眶 MRI 显示病变 T_1WI 为低信号，T_2WI 为高信号，囊壁为低信号环，肿物囊壁轻度强化；H. 术中取出标本

【图片点评】 两例病例能够充分展现眼眶囊尾蚴病的影像学特点，眼眶 CT 与 MRI 表现有特异性，两例囊肿均位于下直肌，CT 显示下直肌内有一软组织密度占位病变，中央为低密度区，边界清楚，MRI 显示囊泡 T_1WI 为低信号，T_2WI 为高信号，增强后囊壁强化明显。第 2 例患者于术中取出囊肿后可见肿物呈卵圆形、白色透明的囊状物，囊内充满囊液，头节凹入囊内，呈白色点状，仔细观察可见头节活动。

【临床诊断提要】

1. 年龄与性别　多发于儿童和青年时期，男性多于女性。

2. 流行病学特点　多可发现患者有不良的卫生与饮食习惯，或有寄生虫流行区域生活史。

3. 发病部位　眼眶内发生该病较为少见，但多发生于血液供应较为丰富的眼外肌。

4. 影像检查　表现为特征性囊性病变。

5. 其他　诊断时应注意寄生虫的流行基本环节，传染源、传播途径与易感人群。

【临床与治疗分析】 猪囊尾蚴为猪带绦虫的幼虫，俗称"猪囊虫"。猪囊虫可寄生于人、猪及其他动物的肠道，在生长过程中，体节末端妊娠节片不断脱落，内有虫卵随粪便排出。人误食虫卵或因患者呕吐、肠道逆行蠕动使绦虫妊娠节片回流至胃内，虫卵表面层硬壳被胃液消化变为尾蚴，尾蚴至十二指肠进入血液循环，沉淀于人体各种组织器官，发展成囊尾蚴，引起症状。尾蚴经血运至眶内，约 3~6 个月后出现症状。

眼眶囊虫病又名眼眶囊尾蚴病，较为少见，多发于儿童和青年时期，男性多于女性，患者多来自绦虫病流行地区，在病程中偶见症状突然加重和球结膜充血水肿，眼眶突出明显增加，多因囊内毒性液体向外渗漏引起的过敏反应。

两例患者均有在云南地区居住病史，可能和当地气候及生活环境有关。两例囊虫均位于下直肌内，首诊原因为眼球运动障碍和复视，病例 1 下直肌内囊尾蚴逐渐向前移动达结膜下，最终突破结膜排出体外，症状随即明显好转。例 2 因右眼间断性疼痛 3 年，复视20 天入院，两例患者发生复视和疼痛的原因可能和长期的囊虫内毒素刺激，产生肌肉的慢性炎性反应有关，从而引起眼眶疼痛、眼球运动受限和复视，如不认真检查易误诊为眼眶炎性病变。晚期囊肿可压迫视神经造成视力下降。根据多家病例报道，眼眶寄生虫病，特别是猪囊尾蚴病，较常见于眼外肌内，可能与眼外肌血液供应较为丰富有关。

B超显示病变为单个边界清楚的无回声囊性病变，期内有一钙点状回声；眼眶内猪囊虫病的声像图特征可分为三种类型：Ⅰ型（生长型）表现为眼眶或肌束内类圆形无回声暗区，壁光滑，囊液清，直径约8~13mm，囊内可清晰辨认虫体的头部、体尾部的伸缩活动。Ⅱ型（钙化型）表现为眼眶或肌束内类圆形无回声暗区，直径约10~15mm，囊壁厚，伴有钙化强回声光带，内膜毛糙，外层与肌肉组织分界不清，囊内可见密集光点或钙化的光团，仔细观察虫体不活动。Ⅲ型（枯萎型）表现为眼眶或肌束内有类圆形或不规则形肿物，直径约7~9mm，包膜回声模糊，张力低，无回声暗区内有细小光点回声，未见虫体光团。

眼眶CT表现为边界清楚软组织块状病变，期内有圆形低密度区，为囊液区，有高密度边界且可伴有钙化。MRI表现为囊性病变，T_1WI为低信号，T_2WI为高信号，囊壁为低信号环。本两例患者均很好地显示了影像学表现特征，因此便于诊断。

眼眶囊虫病的诊断主要依靠流行病学接触史、眼部表现以及影像学特征，应与引起眼外肌肥厚等病变相鉴别，当囊壁破裂引起眶内弥漫性病变时，应与眶内蜂窝织炎或眶内肿瘤相鉴别。

囊虫病呈世界性分布，多分布于发展中国家，在我国分布较为广泛，是我国重要的人体寄生虫之一。眶囊虫病的流行因素主要与养猪方式不当、人粪便管理不善，以及居民食用猪肉的方法不当等因素有关，此外，生猪屠宰市场管理不善、肉类检疫不严、人口流动频繁和居民饮食习惯的改变导致感染率呈上升趋势。因此，眼眶囊虫病仍以预防为主，采取"驱、管、检"综合防治措施，及早治疗猪带绦虫患者，加强厕所与猪圈管理，加强肉类检疫，并宣传良好卫生习惯，根除不良的饮食与卫生习惯。两例患者均有疫区生活史与不洁饮食习惯，因此，进行流行病学调查，对该类疾病的诊断有着重要的意义。

吡喹酮、阿苯达唑可导致囊虫变性和死亡，是目前治疗囊虫病的首选药物，但眼眶囊虫病的治疗，以手术切除效果好，应尽早完全切除含有寄生虫的囊肿。该病如及时治疗，预后较好，倘若病变严重，可造成视力丧失，甚至继发脑囊尾蚴病。

猪囊虫自行排出者少见，大多需要术前定位手术取出。

【作者思考】眼眶囊尾蚴病为常见的眼眶寄生虫疾病，在眼眶囊肿较为常见，其诊断主要根据流行病学接触史、眼部表现，以及影像学特征；治疗方法主要为手术治疗，但部分患者可因囊虫自行排出体外而囊肿自愈。

第五节　植入性囊肿

由于手术或外伤等原因，继发于皮肤、结膜或呼吸道上皮移位进入眼眶所形成的囊肿成为植入性上皮性囊肿，在眼科临床中较为常见。

【病例摘要】患者男性，57岁，因发现右眼部肿物生长5年入院。患者曾于20年前因"右眼爆炸伤"，行"右眼内容物摘除术"，术中未植入义眼台，直接佩戴"义眼片"。5年前发现右眼部肿物，肿物逐渐增大，未经治疗，目前影响义眼片的佩戴。全身检查无异常。眼科检查：右眼无眼球，结膜无充血，结膜下可见囊性肿物，肿物较大，约

3cm×2.5cm，表面光滑，边界不清，结膜囊变浅，义眼片无法佩戴；左眼眼前节与眼底未见明显异常；眼眶 CT：右眼眶内占位病变，边界基本清楚，其内密度均匀，右眼球缺如。临床诊断：右眼结膜下囊肿，右眼球摘除术后。入院后第 3 天，于局麻下行右侧眼眶肿物切除术，术后组织病理学检查考虑为上皮性囊肿，结合病史，病理诊断：眶内植入性上皮性囊肿；术后随访 2 年，肿物无复发（图 2-5-1）。

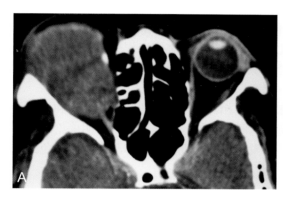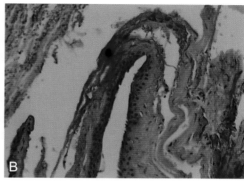

图 2-5-1　眼眶植入性囊肿
A. 眼眶 CT 可见巨大右眶内囊性病变；B. 组织病理学检查：HE×40

【**图片点评**】　该病例有明确的手术史，术后出现逐渐增大的囊性占位，内密度均匀，边界清楚，这是临床诊断植入性囊肿的重要依据。

【**临床诊断提要**】

1. 有眼部外伤或手术史。

2. 男性较为常见，多发生于眼眶上方。

3. 影像学检查表现为囊性病变。超声显示肿物内呈无回声暗区或液性平段。CT 扫描显示为边界较为清楚的低密度占位病变，肿物内部 CT 值与玻璃体相似。

【**临床与治疗分析**】　眼眶植入性上皮性囊肿常常是由于眼部手术或外伤等损伤，导致结膜上皮细胞、皮肤上皮细胞或呼吸道上皮细胞经由伤口进入眼眶内，形成上皮细胞衬里的囊肿，以皮肤上皮与结膜上皮植入较为常见，鼻源性的呼吸道上皮植入较为少见。因此，常见的病因为眼部外伤与各种眼科手术。

植入性囊肿的发生主要为外伤或手术等创伤时，上皮性结构随伤口进入并定植于眼眶，随着较长时间的发育而产生。多数植入性囊肿是可以避免的，外伤时仔细检查创伤情况、彻底清创，尤为重要，避免残留上皮组织，绝大多数不易形成植入性囊肿；但较小、较深的伤口，特别是树枝、锐气等刺伤，以及异物伤等，如清创不彻底，囊肿形成较为常见；手术导致的眶内植入性囊肿，多与手术缝合结膜时手法欠妥造成，导致结膜上皮细胞或上皮残留于眶内，形成囊肿。

植入性上皮性囊肿的诊断较为简单，患者既往多有眼部外伤或手术病史，影像学检查表现为囊性病变，超声显示肿物内呈无回声暗区或液性平段，CT 扫描显示为边界较为清楚的、与玻璃体密度相似低的病变。但应于眼部其他囊中相鉴别，主要包括黏液囊肿、寄生虫囊肿、血囊肿、单纯性囊肿等。虽然这些囊肿均可囊变为囊性病变，影像学极为相似，但均有各自特点，黏液囊肿多发生于鼻窦，寄生虫囊肿多发生于眼外肌内，且超声可见囊肿内有一斑点状回声，血囊肿根据血液发生的时间可有不同的 MRI 表现，单纯性囊肿又称为潴留囊肿，由结膜上皮衬里，多见于结膜，尤其是上下穹隆和内外眦部结膜。

植入性上皮性囊肿较小时可采取临床观察，待出现眼部症状时则以手术治疗为主。由于植入性上皮性囊肿多与外伤或手术有关，囊肿多与周围组织粘连明显，故完全切除较为困难，术后较易复发，但该病无恶变倾向。

该例患者有明确的外伤史，因眼球损伤较为严重，行眼内容物摘除，因此，产生囊肿的病因应该与外伤和（或）手术有关；此外，笔者在通过临床工作中发现，囊肿的生长部位常常发生于手术缝线附近，故手术时缝合手法欠妥，可能为其原因之一；在手术过程中，注重操作细节，规范手术步骤，增强防范意识尤为重要。

【作者思考】 植入性上皮性囊肿在临床工作中相对常见，一般认为与外伤和（或）手术有关，临床上表现为典型的上皮性囊肿特点，相关影像检查结合病史可明确诊断，手术切除为主要治疗方法，但较难完全切除，易复发；此外，规范操作步骤，可以避免部分囊肿的发生。

第六节 结膜上皮性囊肿

结膜囊肿分为先天性和获得性囊肿，后者临床常见，多为外伤、手术、炎症、寄生虫等原因使结膜上皮进入结膜下组织形成的囊肿，各年龄均可发生。而先天性结膜囊肿少见，多发生于儿童下穹隆结膜，认为可能是继发于胚胎发育时结膜上皮滞留进入眼眶软组织内形成。

【病例摘要1】患者男性，5岁，因右眼下睑无痛性逐渐隆起2年入院。患儿足月顺产，无外伤史及手术史，近2年发现下睑皮肤隆起，并逐渐加重，无红肿及疼痛，曾拟诊为"血管瘤"，未行进一步检查与治疗，今来我院就诊以右眼结膜囊肿入院。眼科检查：视力双眼 0.8，右眼下睑隆起，无红痛及其他不适，质地柔软，有弹性和压缩性，边界不清，下穹隆结膜可见半透明横行囊状隆起，柔软有弹性，上界达角膜缘，下界至睑板下缘，可压缩至眶内，和结膜相连。临床诊断：右眼结膜下囊肿。全身麻醉下行囊肿摘除术，术中弧形切开结膜，潜行分离结膜和囊壁粘连，发现囊肿前表面和结膜易分离，壁韧富有弹性，周围组织粘连不著，深部边界达眶缘，囊壁表面被脂肪组织包绕，连同囊肿周围筋膜及脂肪组织一并完整切除肿块，体外细针穿刺囊肿内为透明液体。病理诊断：结膜上皮性囊肿（图 2-6-1）。

【病例摘要2】 患者女性，30岁，因发现右眼下睑肿物3年入院。无外伤史及手术史。近3年发现下睑皮肤隆起，并逐渐加重，无红肿及疼痛，今来我院就诊以右眼结膜囊肿入院。眼科检查：视力双眼 0.8，右眼下睑隆起，无红痛及其他不适，质地柔软，有弹性，边界清，肿物可压入眶内，下穹隆结膜

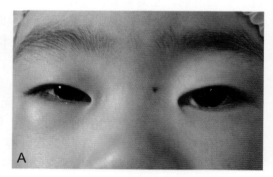

A

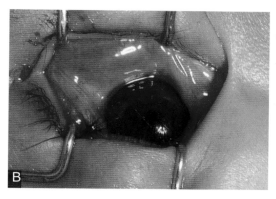
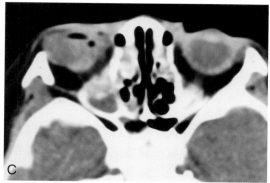

图 2-6-1 结膜上皮性囊肿

A. 患儿右下睑隆起，眼球向上偏位；B. 右眼下穹隆部结膜下透明囊性肿物；C. CT 横轴位显示眶前部眼球下方低密度肿物

下可见半透明囊性隆起。临床诊断：右眼结膜上皮性囊肿。局部麻醉下行囊肿摘除术，术中弧形切开结膜，潜行分离囊壁与周围粘连，完整摘除，体外细针穿刺囊肿内为透明液体，病理诊断：结膜上皮性囊肿（图 2-6-2）。

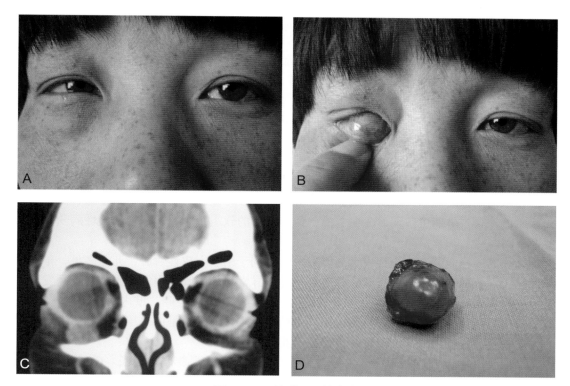

图 2-6-2 结膜上皮性囊肿

A ~ B. 右眼下睑隆起，眼球向上移位，翻转下睑可见半透明囊性肿物；C. CT 冠状位显示眼球下方低密度肿物；D. 囊肿，包膜完整

【图片点评】 下穹隆结膜半透明横行囊状肿物，CT 表现眼球下方低密度区，边界清楚，密度一致，囊肿内呈黄白色透明液体，未发现有固体成分。无外伤、手术及结膜炎症等病史，应考虑和先天性因素有关，病理证实为结膜上皮性囊肿。

【临床诊断提要】

1. 年龄及性别　先天性囊肿儿童多见，青春期后生长加快。其他囊肿可见于任何年龄，男性多见。

2. 发病原因　生来即有，无外伤、手术、长期慢性结膜炎症等。

3. 自觉症状　异物感、干涩、泪溢等症状。

4. 发病部位　各部位结膜均可发生，上、下穹隆穹隆部多见。

5. 临床特征　结膜囊性透明状隆起，边界清，大小不一，生长缓慢。

6. 影像学特征　呈囊性特征改变。

【临床与治疗分析】 发生于结膜的囊肿有先天性囊肿、植入性囊肿、寄生虫性囊肿、单纯性结膜上皮性囊肿（潴留性囊肿）等，以植入性囊肿最为常见，多见于外伤、手术导致结膜上皮进入结膜下形成而致，而结膜潴留性囊肿时有见到，多由于结膜慢性炎症刺激、浸润压迫及瘢痕收缩，导致结膜腺体排泄口阻塞、闭锁，腺体分泌物不能排除而潴留、淤积而形成囊肿。其他囊肿少见。先天性结膜囊肿为胚胎时期胚裂闭合过程中表皮及其附件嵌入组织所形成，主要有皮样 / 表皮样囊肿，出生时即已存在。

单纯性结膜上皮性囊肿，可能继发于胚胎发育时结膜上皮滞留进入眼眶软组织内，多见于儿童或青少年，无骨缝起源和骨壁异常，囊肿壁为复层柱状细胞，内容物为透明液体，和皮样囊肿不同，不含有皮样附属物，多位于鼻侧、颞侧或下方结膜，和结膜无连接。一般不引起眼球突出、运动障碍及视力下降。

该两例患者年龄分别为 5 岁儿童和中年，呈慢性发病过程，发病前无外伤史、手术史及感染病史，透明状的囊性肿物位于结膜下，边界清楚，可在结膜下滑动，发病原因应和先天有关，具有结膜上皮性囊肿特征。但仅从肿物的外表特征也可见于其他类型的结膜囊肿，临床很少精确诊断，可从发病原因及病理组织学特征进行鉴别。本例 1 患者由于眼睑的紫蓝色外观，早期也曾误诊为血管瘤，但血管瘤的软组织影像学密度和囊性病变的低密度影不同。

结膜的皮样囊肿和先天性发育异常有关，不同于结膜上皮性囊肿，儿童多见，早期进展缓慢，青春期增长明显，有时合并有其他先天异常，如眼睑缺损、小眼球、下颌发育不全等。病理构造是囊壁主要由上皮及其附件包围的一个中央空腔，壁内衬复层鳞状上皮，囊内为角质蛋白。结膜表皮样囊肿也不同于结膜的皮样囊肿，是由单层上皮细胞构成，囊内无皮肤附件，可为先天性疾患，也可后天获得。

潴留囊肿因不含皮肤附件，内容物为透明液体，肿物呈膨胀性生长。CT 为囊性肿物改变，境界清楚，因和骨壁无粘连，不出现骨质改变，MRI 在 T_1WI 为低信号、T_2WI 呈高信号。而眼眶的皮样 / 表皮样囊肿多和骨缝有关，多有骨壁压迫性改变。

结膜囊肿的治疗应根据肿瘤大小范围、部位及对眼球的影响程度来决定。较小的囊肿可留待观察或保守治疗，有报道应用无水乙醇囊腔注射有明显效果，贾玲等用 20% 磺胺咪啶钠囊腔注射治疗结膜囊肿，单纯囊肿抽吸复发几率较高。如囊肿逐渐生长，有不断扩展趋势，则应手术摘除。但摘除不干净极易复发。主要是囊壁要摘除干净，如术中囊壁破裂，内容流出，则囊壁较难与结膜分离，孙琪等报道的 48 例手术有 13 例术后复发，复发的囊肿再次手术因和结膜粘连操作非常困难，术中完整切除囊壁，避免复发是治疗的关键。

【作者思考】　结膜下囊肿常见，病理类型多种，如有明确病因如外伤、手术、囊虫病感染等，诊断不难，但有些透明结膜下囊肿无明确病因则鉴别困难，如表皮样囊肿、淋巴囊肿、泪腺导管囊肿等，需要病理诊断。治疗以手术为主，术中完整切除囊壁是避免复发的关键。

第七节　Crouzon 综合征

Crouzon 综合征又名颅面骨发育不全，为常染色体显性遗传病，是由于颅面骨缝愈合过早所致，俗称"地包天"，又称 Morbus Crouzon 综合征或鹦鹉头。本病可导致严重的形态和功能障碍，常合并眼部、颅面部及全身的发育异常。

【病例摘要】　患者女性，10 岁，因自幼双侧眼球突出就诊。患者自生后发现双侧眼球突出，逐渐进展，至 2 岁时眼突明显，无外伤、头疼、呕吐、惊厥史，无传染病史，有先天性心脏病病史。患者为顺产第一胎，母乳喂养，父母非近亲结婚。家族中其母亲患相同疾病，未经任何治疗，健在。眼科检查：视力右眼 0.4，左眼 0.12。眼球突出度右眼 23mm，左眼 22mm，眶距 102mm。额部前突，鼻梁低平，下颌前突、上下齿反咬合，牙齿排列不整齐，凹盘状脸。右眼球运动正常，角结膜正常，瞳孔大小正常，眼底视网膜高度近视改变。左眼呈外斜位，不能注视，内转轻度受限，眼前节正常，眼底视乳头颜色稍淡，视网膜高度近视改变。全身检查：身高 125cm，神志清楚，营养中等，皮肤无黄染，无听力障碍，浅表淋巴结无触及肿大，胸骨轻度隆起，肺呼吸音正常，心率 95 次 / 分，腹部平软，四肢正常。CT 显示双眼球突出，眶腔容积小，眶窝短浅。临床诊断：Crouzon 综合征。转整形外科治疗（图 2-7-1）。

【图片点评】　10 岁女性患者，临床体征是 Crouzon 综合征的典型表现，其母也具有相同的颅面部畸形面容，母女同病，这和本病的染色体显性遗传有关。CT 检查显示眶腔狭窄、短浅，为临床诊断提供了重要的参考价值。

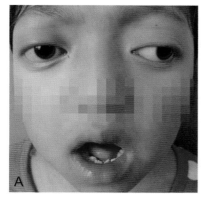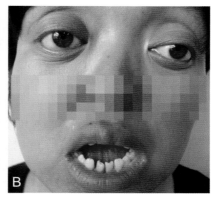

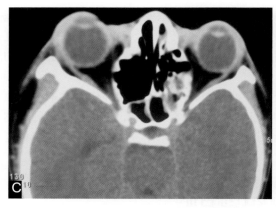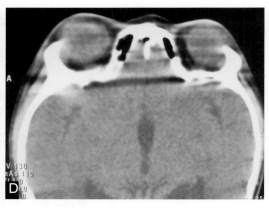

图 2-7-1　Crouzon 综合征

A～B. 患者与母亲外观像；C. 横轴位 CT 显示双侧眼球明显突出，眶腔体积缩小，外侧眶缘距离增宽；
D. 横轴位 CT 显示双侧眶腔短浅

【临床诊断提要】

1. 年龄与性别　先天性发病，常在出生后数月显现表现，男性多见。

2. 病因　常染色体显性遗传，少数为散发病例。

3. 眼部特征　双眼突出，眶距增宽，常有外斜、视神经萎缩、弱视、眼球震颤、视力低下等。

4. 眼眶特征　眶腔体积缩小，双外侧眶缘距离增宽，眶腔短浅。

5. 面部特征　凹盘状脸、上颌发育不良、下颌前突、鹦鹉鼻、上下齿反咬合、牙齿排列不整齐、额前突、颧弓高而窄等。

6. 全身表现　脑积水、颅压高、听力障碍、先天性心脏病、腭裂、并指（趾）等。

【临床与治疗分析】　本病由法国神经病学家 Octave Crouzon 于 1912 年首先报道，是由于颅面骨缝愈合过早而出现的颅面骨发育不全。颅缝是颅骨间的连接区域，正常人的额缝一般在出生后 18 个月左右闭合，而其他颅缝到成年时才完全闭合，由于颅缝的提前闭合，颅盖骨停止生长，不能与脑组织的生长协调发展，最终导致患者有严重的形态和功能异常，本病常合并有眼部、头颅及全身发育异常，故称为 Crouzon 综合征。我国自 1953 年之后陆续有个案报道，多为散发病例，以后通过家谱调查发现有家族性遗传倾向，证实本病为常染色体显性遗传病，2003 年陈珺曾报道一家系 10 例患 Crouzon 综合征，郭璐等研究报道，TGFR2 基因突变是 Crouzon 综合征的致病原因。这种颅缝在大脑发育成熟前提前骨化闭合的病理状态称为颅缝早闭症，目前已有超过 70 种综合征属于这类疾病。Crouzon 综合征发病率为活产儿的 1/25 000~1/31 000，约占先天性颅缝早闭症的 4.8%，患者中 30%~60% 为散发病例。

严重的突眼症在颅面部多条颅骨缝早闭时较为明显，主要是由于额管、蝶骨等组成的眼眶上部以及上颌骨、颧骨等组成的眼眶下部均未很好地向前发展，导致整个眼眶骨性框架在前后方向变短，使眼眶的实际容积极度变小，以致无法容纳正常眼球，眼球突出于眼眶之外，眼睑无法正常闭合。这种由于眶内容积变小而眼球突出的疾病除 Crouzon 综合征外，还有 Apert 综合征、先天性尖头畸形、先天性蝶骨大翼异位、脑积水等。

本病临床表现各异，病情轻重不一，主要特征为颅缝过早闭合，继发颅腔狭小、眼眶浅和眼球突出。典型的 Crouzon 综合征表现有颅面部畸形，额部前突，上颌骨发育不良而面部短小低洼，鹦鹉嘴样鼻，下颌前突。口腔内异常有牙齿不整齐，反咬合，硬腭弓高而窄，常有腭裂。眼部改变有视力减退，两眼距离过宽，双侧眼球突出，视神经萎缩，外斜视，眼球震颤等。还可合并全身异常改变，如阻塞性睡眠呼吸暂停、支气管狭窄、智力低下，皮肤异常等。

CT 对 Crouzon 综合征的诊断有重要参考价值，可为 Crouzon 综合征颅面部异常及并发症的评估提供客观依据。李建红等报道 Crouzon 综合征影像学改变可有眼眶、鼻腔、鼻窦、颞骨、颌骨发育异常、眼眶变浅、眶距增宽、眼外肌增粗、视神经迂曲、鼻腔狭窄、颅中窝凹陷、蝶鞍增宽、鼻咽腔狭窄、乙状窦前位等。

该例 Crouzon 综合征自幼发病，具有典型的临床表现和影像特征，诊断明确，和其母面部特征相同，说明有遗传倾向，符合常染色体显性遗传特点，但因缺乏家族成员谱系调查和基因检测，无法了解家族的全面患病情况。该例患者除颅面部和眼眶发育异常外，尚有双眼高度近视、先天性心脏病及胸骨发育异常，在该病诊断中，系统性全身检查十分必要。临床研究发现有多种疾病表现为颅面骨发育不全，其主要需鉴别的疾病有：①眼眶脑膜脑膨出是一种脑性颅裂畸形，前部脑膜脑膨出表现鼻背加宽前隆，面部畸形、眶内侧、鼻根部可扪及搏动性肿物，后部脑膨出表现一侧或两侧眼球突出，常向下方移位，伴有搏动。影像学检查有眶骨缺损。②颅骨纤维结构不良症是一种由纤维结缔组织替代骨质而引起的颅骨增厚变形的改变，累及眶骨可导致眼球突出。好发于儿童和青少年。③骨纤维异常增生症是以骨纤维变性为特征的骨骼系统疾病，异常增生纤维组织中散在正常和不成熟的骨质。病理改变为增生的成纤维细胞和编织状骨小梁代替正常骨结构。眼眶受侵可引起眼球突出和复视。

本病通常需要整形外科治疗，在新生儿及婴儿期，应针对颅缝早闭引起的症状和并发症进行对症处理，外科手术治疗是根据患者年龄的不同阶段选择额眶前移、颅缝松解、颅腔重塑等。

穆雄铮等报道 18 例 Crouzon 综合征和 Apert 综合征根据不同年龄分组分别采取全额骨块截骨和额眶带前移手术、Le Fort Ⅲ型颅面骨截骨和骨牵拉成骨术、Le Fort Ⅲ型颅面骨截骨前移术，术前 CT 断层扫描和三维 CT 重建可以良好显示颅骨、眼眶、上颌骨的结构和位置，术后增加了眼眶容积，认为是目前治疗颅面骨发育不良所致突眼的常用最佳方法。

【作者思考】 Crouzon 综合征临床少见，因颅面骨发育异常、眼眶变浅造成眼眶不能容纳大小正常的眼球，并且常合并有其他颅面部及全身先天异常，容易诊断。影像学检查显示颅面骨畸形特征可帮助诊断，但该病治疗困难，需要行外科整形术。通过内镜颅缝松解术、成骨牵引术、计算机辅助治疗技术正在不断的探讨。基因治疗和药物预防也是目前研究的方向。

参 考 文 献

1. 宋国祥. 眼眶病学. 北京：人民卫生出版社. 1999. 73-74.
2. Morle L，Bozon M，Zech JC，et al. A locus for autosomal dominant colobomatous microphthalmia maps to

chromosome 15q12-q15. Am J Hum Genet，2000，67（6）：1592-1597.

3. 丛培芹，马鲁新. 儿童眼眶疾病 67 例分析. 山东医大基础医学院学报，2001，15（2）：110-111.

4. 王毅，丁莹，孙丰源，等. 先天性小眼球合并眼眶囊肿的临床分析. 中国实用眼科杂志，2002，20（11）：841-844.

5. 鲍连云，朱丹丹，李一壮，等. 先天性小眼球合并眼眶囊肿一例. 中华眼科杂志，2010，46（8）：750-752.

6. 黄冠南，张虹，汪东，等. 先天性小眼球合并眼眶囊肿诊断与治疗. 中国实用眼科杂志，2012，30（5）：593-596.

7. 于秀婷，王毅，肖利华. 眼眶静脉曲张急性出血致眼球脱垂一例. 中华眼科杂志，2011，47（2）：170-171.

8. 洪汝建，黄文虎，沙炎. 自发性眶内出血的 CT 及 MRI 表现. 放射学实践 2009，24（1）：15-18.

9. 王飞，王振常，鲜军舫. 眼眶骨膜下间隙血肿的 CT、MRI 表现. 临床放射学杂志 2006，25（12）：1115-1118.

10. 邸悦，李洪阳，阎启昌. 眶内特发性血肿 1 例. 国际眼科杂志，2006，6（5）：1230-1231.

11. 刘琳，宋国祥，张虹. 眼眶血肿临床影像学分析. 中华眼外伤职业眼病杂志，2011，33（2）：88-92.

12. Han JK，Caughey RJ，Gross，et al，Management of retrobulbar hematoma. Am J Rhinol，2008，22（5）：522-524.

13. 韩悦，白玫，赵阳，等. 自发性眶内出血的影像表现. 中华放射学杂志，2010，44（6）：614-618.

14. Katz B，Herschler J，Brick DC. Orbital haemorrhage and prolonged blindness：a treatable posterior optic neuropathy. Br J Ophthalmol，1983，67（8）：549-553.

15. Kersten RC，Kersten JK，Bloom HR，et al. Chronic hematic cyst of the orbit：role of magnetic resonance imaging in diagnosis. Ophthalmology，1988，95（11）：1549-1553.

16. Ziaei M，Elgohary M，Bremner FD. Orbital cysticercosis，case report and review. Orbit. 2011，30（5）：230-235.

17. Rath S，Honavar SG，Naik M，et al. Orbital cysticercosis：clinical manifestations，diagnosis，management，and outcome. Ophthalmology. 2010，117（3）：600-605.

18. Basu S，Muthusami S，Kumar A. Ocular cysticercosis：an unusual cause of ptosis. Singapore Med J. 2009，50（8）：309-311.

19. 肖利华，鲁小中，魏红. 上直肌及结膜下猪囊虫病一例. 中华眼科杂志，2002，38（10）：630.

20. 卜战云，郑嵩山，牛超. 眼眶囊肿手术治疗探讨. 眼外伤职业眼病杂志，2007，29（8）：602.

21. 孙琪，周一龙. 结膜潴留性囊肿的手术及疗效观察. 眼外伤职业眼病杂志，2008，3（5）：405-406.

22. 鲍迅. 无水乙醇囊腔注射治疗结膜囊肿. 中国医药指南，2009，7（4）：111.

23. 贾玲，刘元真，王超英. 囊腔内注射治疗结膜囊肿 32 例. 眼科研究，2002，20（1）：76.

24. 郭璐，胡仁明. Crouzon 综合征发病机制研究进展. 医学综述，2007，13（24）：1992-1994.

25. 王世玉. Crouzon 综合征的诊断及治疗进展. 中国美容医学，2012，21（7）：1273-1276.

26. 陈珺. Crouzon 综合征一家系. 中国实用眼科杂志，2003，21（6）：441-441.

27. 郭璐，赖燕妮，李连喜，等. Crouzon 综合征基因突变检测. 中华医学遗传学杂志，2008，25（2）：218-220.

28. 李建红，王振常，鲜军航，等. Crouzon 综合征颅面部的 CT 表现. 临床放射性杂志，2010，29（11）：1461–1464.

29. 穆雄铮，计菁，王毅敏，等. 突眼和颅面部发育不良的外科矫正术. 中华眼科杂志，2004，40（6）：380–384.

眼眶炎症分为感染性和非感染性，即特异性和非特异性两类。特异性炎症有明确病因，包括各种原因造成的眶内感染，如细菌、真菌、寄生虫及甲状腺相关眼病等；非特异性炎症指无明确原因引起的眼眶炎症，据认为和全身免疫有关，其病理为非特异性多形性淋巴细胞和浆细胞浸润及肉芽肿形成引起的眼眶急、慢性炎症、眼球突出、眼球运动障碍及视功能损害等临床表现的一组疾病，故也称为眼眶炎性综合征，这类疾病有眼眶炎性假瘤、疼痛性眼肌麻痹、肉样瘤、结节性动脉炎等。为便于讨论，本章将其分为眼眶感染性炎症、非特异性炎症和慢性炎症三部分。

第一节　感染性炎症

一、眼眶蜂窝织炎

眼眶蜂窝织炎是发生于眼眶软组织如纤维组织和脂肪组织内的一种急性化脓性炎症，为眼眶特异性炎症类型，可通过外伤、眶周组织炎症蔓延或全身其他部位的感染灶血行播散而致。严重者可波及海绵窦引起海绵窦栓塞，甚至危及生命。因此，本病属眼科急症。临床上分为眶隔前蜂窝织炎和眶深部蜂窝织炎，但有时难以明确区分。

【病例摘要1】患者男性，20岁，因无明显诱因出现右眼睑肿胀、疼痛伴眼球突出3天入院。体格查体：体温正常，一般情况良好，无全身感染病灶。眼科检查：视力右眼 0.1，左眼 0.5。眼球突出度右眼 22mm，左眼 16mm，眶距 101mm。眶压右眼 T+1，左眼 Tn。右眼睑高度红肿，皮温高，眶部明显触痛，上睑下垂，眼球向前外方突出，运动受限，结膜充血水肿，眼内未见异常；左眼部未见异常。眼眶 CT 显示右眼睑软组织肿胀，眶内见条状或不规则软组织密度影，边界不清，靠近眶内壁病变内可见低密度区，眼球明显前突，右侧额、筛窦及上颌窦密度增高，无骨质破坏。血常规：白细胞 $11.12 \times 10^9/L$，中性粒细胞比率 69%，中性粒细胞数 $9.8 \times 10^9/L$。临床诊断：右侧眼眶蜂窝织炎，右侧鼻窦炎。静脉滴注头孢硫咪 2.0 每日 2 次、地塞米松 5mg 每日 1 次，急性炎症控制后，行鼻窦炎根治引流术，经治疗眼眶炎症日渐消退，眼球突出逐渐复位，出院后 1 个月复诊右眼恢复正常，炎症未再复发（图 3-1-1）。

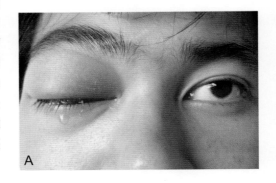

A

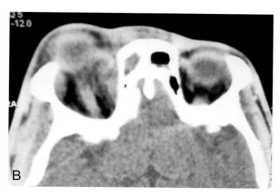
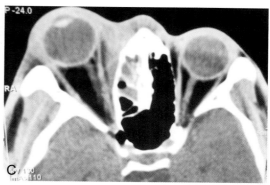

图 3-1-1 右侧眼眶蜂窝织炎

A. 右眼睑红肿、眼球突出、上睑下垂；B ~ C. 眼眶 CT 显示右侧眶内不规则软组织密度影，内有低密度区，同侧额、筛窦炎症

【病例摘要2】 患者男性，54岁，因右眼溢泪、流脓10年，眼睑红肿、疼痛6天入院。10年前右眼经常溢泪、流脓，无其他不适，未经任何治疗。近6天突然出现右眼睑肿胀、疼痛，当地抗炎（药物不详）治疗不见好转，病情逐渐加重，并出现眼睑皮肤破溃，有脓性物溢出。眼科检查：视力右眼0.3，左眼0.5。右眼球无突出，运动正常，下睑高度肿胀，睑裂闭合，下睑内眦部皮肤糜烂破溃，有脓性物溢出，触及疼痛并有囊性感，右侧泪道冲洗不通，有脓性物自皮肤破溃处流出，结膜重度充血，角膜透明，眼内情况不能查。左眼未见异常。眼眶CT表现右侧眼眶前部软组织肿胀，内眦部为著，泪囊部软组织密度影，骨壁无异常改变。临床诊断：右侧眶隔前蜂窝织炎。脓液细菌培养为金黄色葡萄球菌，对万古霉素、左氧氟沙星、头孢噻肟、头孢他啶等药物敏感，给予左氧氟沙星滴眼液点眼，静脉滴注头孢噻肟钠2.0g每日2次，脓腔引流，炎症逐渐消退，脓瘘闭合，入院第10天眶蜂窝织炎痊愈，行右侧鼻腔泪囊吻合术，术后1个月复查无炎症复发，泪道冲洗通畅（图3-1-2）。

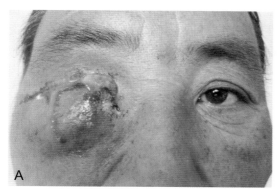
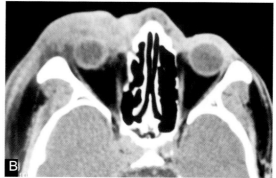

图 3-1-2 眶隔前蜂窝织炎

A. 泪囊部急性化脓性感染；B. 眼眶 CT 显示右侧眶隔前软组织密度影，边界不清

【图片点评】　两例患者均表现急性感染性炎症特征，发病时间短，病情进展迅速，病因明确。病例 1 有慢性鼻窦炎病史，病例 2 为长期慢性泪囊炎急性感染，眼眶 CT 扫描显示眶前部或眶内不规则软组织密度影，边界不清，无骨质破坏，根据临床急性炎症性表现和病变位置，病例 1 符合眶深部蜂窝织炎，病例 2 为眶隔前炎症。经抗炎及脓腔引流治愈。病例 2 最后行鼻腔泪囊吻合术。

【临床诊断提要】

1. 病程　发病急，进展快。

2. 病因　常有原发性感染病史，如眼眶或眼球手术感染、外伤、眶内异物、眶周炎症、鼻窦炎、牙根或牙周炎、全身感染等。

3. 临床表现　眼眶软组织红肿、疼痛、上睑下垂、结膜充血水肿、睑裂闭合不全、暴露性角膜炎等急性炎症表现。眶深部蜂窝织炎表现有眶尖综合征特征。

4. 临床体征　眶隔前炎症可无明显眼球突出，眶隔后炎症可致眼球突出、运动障碍或固定、视力下降、传入性瞳孔神经功能障碍、视网膜静脉扩张迂曲、视网膜水肿及渗出等。骨膜下脓肿常表现非轴性眼球突出。

5. 炎症向后播散可致海绵窦血栓、化脓性脑膜炎、脑脓肿等，患者出现昏迷、谵妄、高热、呕吐等全身感染表现。

6. 全身表现　有发热、头痛、乏力、周身不适等，颈部淋巴结肿大。

7. 血常规白细胞增高，细菌培养常能发现致病菌的类型，血培养 20%~30% 阳性。

8. 影像学检查可发现鼻窦炎、眶内异物、骨折及其他感染灶来源则有助于诊断。

【临床与治疗分析】　眼眶蜂窝织炎多由化脓性细菌感染引起，常见有金黄色葡萄球菌引起的化脓性炎症，其他有流感杆菌、厌氧链球菌、变形杆菌和大肠埃希杆菌等。杜军辉等报道 63 例眶蜂窝织炎中，在细菌培养阳性的病例中，葡萄球菌属最多见，占 77.8%，尤以金黄色葡萄球菌为主，占 44.4%，此外铜绿假单胞菌占 11.1%，甲型溶血性链球菌占 5.6%，中间型弗氏枸橼酸杆菌占 5.6%。郑晓雨等报道的 54 例儿童眶蜂窝织炎中，细菌培养主要是金黄色葡萄球菌、模仿葡萄球菌和肺炎球菌。病理过程为病原体被带入眼眶内不断繁殖产生有害物质，引起小血管和毛细血管扩张、管壁渗透性增加，血管内液体和细胞成分渗出使组织水肿、嗜中性粒细胞浸润，表现为局部红肿、热痛，炎性病灶内可见病原菌繁殖，白细胞最终崩解释放蛋白溶解酶使局部组织坏死溶解形成脓肿，其周围由新生毛细血管及成纤维细胞形成的肉芽组织构成脓肿壁，壁内不断形成肉芽组织最后形成瘢痕组织。

眼眶感染途径是多方面的，主要有以下几种途径。①眶周围结构炎症蔓延：杜军辉等报道占全部病例 47.6%，主要为鼻窦炎症、面部疖肿、慢性泪囊炎、睑腺炎等炎性病变侵及眶前部组织，郑晓雨等报道 54 例小儿眶周和眶蜂窝织炎，鼻窦炎引起的占 35%，其他为上呼吸道感染、眼部炎症。梁天齐等报道 16 例眶蜂窝织炎有 11 例患有鼻窦炎，可见鼻窦炎是眶蜂窝织炎主要的致病原因。筛骨板很薄，约 0.2~0.4mm，并且有血管神经穿过，因此筛窦炎症容易扩散入眶。其次为额窦、上颌窦及蝶窦炎症；牙源性感染引起上颌窦前壁脓肿向上波及眼眶；面部及眼睑疖肿、丹毒治疗不及时炎症蔓延至眶隔前软组织也可导致发病。②外伤直接感染：眼睑穿通伤后伤口处理不当化脓性细菌直接感染形成蜂窝织炎；眼眶异物未及时取出尤其是植物性异物携带细菌多易引起感染并可伴有瘘管形成，瘘管闭塞时蜂窝织炎发作，瘘管引流时又可暂时好转，这种反复发作迁延不愈的瘘管常提示眶内异物的存在。医源性感染少见，但不可忽视，如鼻窦沟通性眶内肿瘤术后、眼眶皮样囊肿术后、眼眶植入物充填、视网膜脱离手术硅胶带等植入材料的感染。③血行感染：身体其他部位化脓灶如牙源性感染、中耳炎等经血行迁徙至眼眶或脓毒血症时发生的眼眶炎症，栓塞性静脉炎经翼静脉丛进入眼眶等。④其他：筋膜炎向眶内脂肪蔓延；细菌性眼内炎眶内蔓延；眼内肿瘤坏死及广泛的 Coats 病继发球周炎；获得性免疫缺陷综合征的患者伴有眼眶蜂窝织炎等。

眶蜂窝织炎可表现为眶隔前部或眶深部，但有时二者很难完全区分开来，表现为全部弥漫性眶蜂窝织炎并形成眶隔前后脓肿（图 3-1-3）。眶隔前部的蜂窝织炎主要表现为眶前部炎症体征，早期很少引起眼眶结构功能障碍，但可影响眼睑结构的损害，无明显眼球突出及运动障碍，视力可不受影响，眶深部病变损害广泛，病情较重，常造成眶内组织结构不清、眼球功能及神经功能障碍。

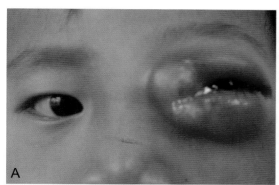
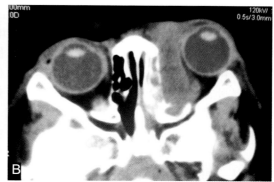
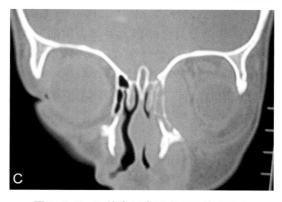

图 3-1-3 眶蜂窝织炎形成眶隔前后脓肿

A. 患儿眶前部急性炎症及脓肿形成；B~C. 眼眶 CT 显示眶内脓肿伴筛窦、上颌窦炎症，球周炎症

Chandler 在临床上将眼眶蜂窝织炎分为 5 类：炎性水肿、眶蜂窝织炎、骨膜下脓肿、眼眶脓肿和海绵窦血栓形成。眶蜂窝织炎的临床特征通常是进展性加重的全身和眼部损害，眼部主要有眶隔前后的组织水肿、炎性浸润、眼球和神经功能障碍。蜂窝织炎的水肿和感染性组织破坏，可形成眶内及骨膜下脓肿，除眼球运动及视觉障碍外，可引起眶内占位效应及非轴性眼突，局部触痛明显，常有波动性肿物发现。脓肿大小和部位常能反映病

变的严重程度和病原体的毒性位置。也有的骨膜下脓肿缺乏明显的炎性体征，根据眼球移位的方向常能判断脓肿的部位。眶蜂窝织炎全身表现有周身不适、发热、头疼、呕吐等，累及颅内，出现脑膜炎、硬膜下脓肿、海绵窦血栓，表现全身脓毒症状，危及生命。

B超检查可显示球后脂肪垫扩大，脂体回声不匀，光斑稀疏，筋膜囊积液。眼眶 CT 表现因疾病发展程度的不同可有所不同，早期局限于肌锥外的病变常见有眼外肌增厚和边缘模糊，球后脂肪内可见斑点状或条纹状高密度影。随病变进展眶内结构正常界面消失，眶内密度弥漫增高，眼球突出，如有邻近鼻窦炎或异物则可显示炎症的来源，鼻窦的慢性感染性炎症可表现窦壁增厚，骨膜下的感染常发生于邻近的鼻窦，聚集于骨膜下的液体或脓液显示为密度一致或不等，眶内壁骨膜下脓肿常提示和筛窦有关，骨膜下脓肿可发生于眶内壁、上壁或下壁，眼眶 CT 表现为紧贴眶壁的类圆形、梭形密度增高影，脓肿壁与眶壁呈钝角。累及颅内可出现脑膜炎、硬膜下脓肿，眼眶增强 CT 扫描对增厚的脑膜及强化的脓肿壁则可清楚显示。MRI 横轴位扫描可详细显示眶内外情况，局限性蜂窝织炎可在穹隆外间隙内，多在眶内侧与鼻窦相邻处显示软组织信号影，呈等 T_1 长 T_2 信号，边缘不规则，常可同时显示相邻鼻窦炎的存在。弥漫性蜂窝织炎造成眶内结构不清，其内存在大小不等的不强化小脓腔，相邻鼻窦同时有炎症增强信号，蜂窝织炎还可造成眼上静脉血栓性静脉炎，患侧眶内脂肪信号较对侧呈长 T_1、长 T_2 改变。

该两例患者具有蜂窝织炎典型临床表现和体征，病例 1 眼眶炎性改变主要为眶深部骨膜下脓肿，病例 2 为眶隔前炎症，均由邻近组织炎症蔓延而来，致病原因为细菌性感染，其共同点表现有：①有明确感染原因（病例 1 为鼻窦炎，病例 2 为慢性泪囊炎）；②发病突然，炎症进展迅速；③具有急性化脓性炎症特征，包括眼睑红肿、疼痛、球结膜充血水肿、眼球突出、眼球运动障碍等；④炎症的发展势必形成脓肿。深部脓肿可通过影像学检查确认，如病例 1 眶内骨膜下病灶中的低密度区表明脓肿形成。脓肿部位能够很好地反映病变的原发位置，影像学检查通过对脓肿的观察也能反映炎症程度的转归及炎症来源，临床上区别眶隔前和深部眼眶蜂窝织炎有重要意义，它不但能反映病变的位置和表现特征，而且对于治疗方法有指导性，用非侵入性的药物治疗眶隔前蜂窝织炎就会有良好效果。由于两例患者的原发病灶来源不同，除抗生素治疗外，病例 1 行鼻窦炎根治引流术，病例 2 行泪囊部脓腔引流，炎症得到完全控制，最后通过鼻腔泪囊吻合术得到了根治。

眶蜂窝织炎发病快，可见于各种年龄，需要鉴别的疾病主要有横纹肌肉瘤、绿色瘤、急性炎性假瘤、结膜炎等。眼眶横纹肌肉瘤儿童多见，是儿童时期最常见的原发于眼眶的恶性肿瘤，多见于 10 岁以下儿童，表现似急性或亚急性炎症，眼球突出发展迅速，多数在眶缘可扪及肿物，超声显示眶内有占位病变，前缘不规则，内回声低而少，眼球受压变形。眼眶 CT 显示眶内有软组织密度影，形状不规则，边界不清，外周血检查正常。绿色瘤全身检查发现肝脾大，可发现身体其他部位肿物，超声及 CT 均可发现眶内占位，病变外周血检查见幼稚白细胞，骨髓穿刺有大量不成熟的粒细胞可以确诊。炎性假瘤无全身感染病史，不伴有发热不适，超声探查显示球筋膜水肿及 T 形征，同时可显示不规则占位病变，眼眶 CT 扫描有高密度肿块，形状不规则，密度不均匀，边界不清楚，抗生素治疗无效，激素治疗效果明显。结膜炎有明显的结膜充血和分泌物，无眼球突出、移位及眼球运动受限，无脑神经功能障碍，影像学检查眼外肌正常，眶内无影像异常特征。

眼眶蜂窝织炎的治疗方式是综合性的，要根据患者的病因、流行病学、微生物检测结果、脓肿引流物的培养结果、全身情况和并发症统筹考虑。

1. 首先应明确病因，采取积极的病因治疗，影像学检查可提供病灶来源依据，如鼻窦炎者应鼻窦引流，眶周组织的感染病灶要清创处理，眶内异物应及时取出。

2. 静脉给予足量广谱抗生素，根据病情适当使用糖皮质激素，病变部位的分泌物或脓液应在抗生素治疗前或同时进行细菌培养和药物敏感试验，以明确病原体类型和合理选择敏感的抗生素，这将对治疗更有力。

3. 如炎症已化脓局限，形成眶内脓肿，多位于骨膜下间隙和穹隆外间隙，可在波动最明显处切开排脓，并置入橡皮条引流，尤其对眶压增高并危及视力、脑神经功能障碍的更应如此。但禁忌过早手术，防止炎症扩散。

4. 如抗生素效果不好，持续眶压增高，角膜暴露可睑缘缝合保护角膜，或眶减压以保护视功能。

5. 积极处理和预防眼及眼外并发症，除合理抗生素应用和必要的脓肿手术引流外，密切观察全身变化，对症处理，如海绵窦血栓，应按败血症的治疗原则进行抢救，且可降低眶内压，防止视神经、视网膜中央动脉或其他供给血管受压。

【作者思考】　发生眶蜂窝织炎的原因是多方面的，早期病因治疗可避免发生，因本病破坏性大，一旦发生眶蜂窝织炎要积极寻找病因治疗。影像学检查对于诊断和治疗有重要指导意义，可提供病变来源及病变形态，一旦形成脓肿应及时切开引流，并根据细菌培养和药物敏感试验选择抗生素。急性型非特异性炎症及儿童发生的恶性肿瘤，因其具有浸润性快速进展的特点，有时类似眶蜂窝织炎表现，应注意鉴别。

二、眶内脓肿

发生于眼眶纤维组织和脂肪组织内的急性化脓性炎症如不及时治疗，则组织坏死溶解形成眶内脓肿。这些炎症的来源可为邻近病灶的细菌蔓延、外伤、全身细菌性感染经血液循环至眶内感染等。本病发展迅速，出现从水肿和蜂窝织炎到局部和邻近组织发生脓性破坏和脓肿形成。脓肿可位于眶内、骨膜下等部位，治疗不当，可造成失明、颅内并发症等严重后果，直至危及生命。

【病例摘要1】　患者男性，9岁，因左眼内眦部扎伤8天，眼部红肿、疼痛5天入院。入院前因左眼内眦部扎伤，在当地抗生素治疗，不见好转，近5天出现左眼红肿、疼痛及视力下降而转来我院。体格检查：患者神志清楚，活动自如，饮食正常，体温正常。眼科检查：视力右眼1.0，余未见异常；左眼光感，上下眼睑红肿，明显触痛，上睑下垂，眼睑不能睁开，结膜充血水肿，内眦部结膜糜烂，眼球外转位，运动明显受限，角膜透明，瞳孔大小正常，眼后节不能检查。眼眶CT显示左眼突出，眼睑及鼻部软组织肥厚，眼球鼻侧穹隆外间隙沿眶隔前后软组织内呈低密度影，密度均匀，无高密度异物影，眼球及内直肌受压移位，眶内壁骨折，筛窦内密度增高。血常规：白细胞12×10^9/L，中性粒细胞10×10^9/L，中性粒细胞比率70.3%。临床诊断：左眶内骨膜下脓肿，左眶内壁骨折。给予抗生素、糖皮质激素静脉点滴3天，眼睑红肿明显减轻，眼球仍向外移位，考虑脓肿压迫所致，行脓肿切口引流，有大量黄白色脓性物溢出，细菌培养为葡萄球菌感染，选用敏感抗生素继续抗感染治疗，1周后炎症消退，视力恢复至0.4（图3-1-4）。

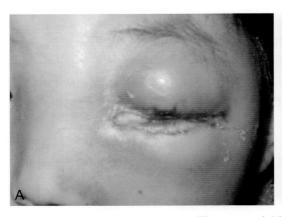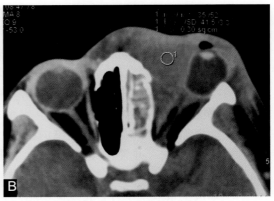

图 3-1-4 左侧眶内骨膜下脓肿

A. 患者急性炎症特征；B. 眼眶 CT 横轴位显示骨膜下均匀低密度影，同侧筛窦炎症

【**病例摘要 2**】 患儿女性，2 岁，因右眼红肿 1 周，加重 2 天入院。1 周前患儿无明确原因出现右眼睑红肿、发热，门诊给予抗生素治疗，炎症好转，体温恢复正常，近两天眼睑红肿再次加重。无传染病史，父母健康。体格检查：体温正常，精神萎靡，不思饮食。血常规：白细胞 $14.5 \times 10^9/L$，中性粒细胞 $10.39 \times 10^9/L$，中性粒细胞比率 73.3%。眼科检查：双眼视力不配合未查，右侧眶压增高，眼球向前外侧突出，运动受限，眼睑红肿、触痛，上睑下垂，结膜轻度充血，角膜透明，瞳孔大小正常，眼底不配合未查；左眼未见异常。眼眶 CT 显示右眼球突出，筛窦内为软组织密度增高影，沿眶内壁有软组织密度肿块，呈扁平状，其内可见低密度影。临床诊断：右侧眶内骨膜下脓肿，筛窦炎。经广谱抗生素治疗和鼻腔引流，炎症消退（图 3-1-5）。

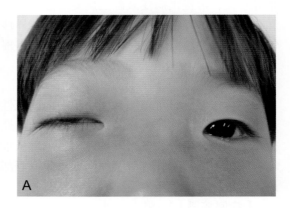

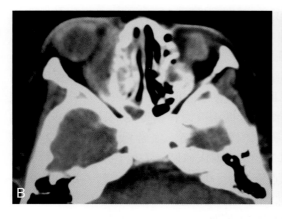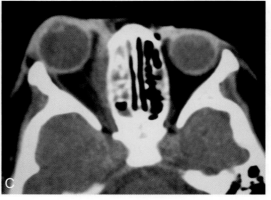

图 3-1-5 眶内骨膜下脓肿

A. 患者急性炎症特征；B～C. 眼眶 CT 横轴位显示骨膜下扁平状低密度影，伴同侧筛窦炎症

【图片点评】　病例 1 为外伤性急性细菌性感染，病例 2 发病原因和筛窦炎有关，均具有急性炎症特征。两例眼眶 CT 特征为眶内低密度软组织影，并伴有鼻窦的炎症，因脓肿位于眶内壁，故眼球向外侧移位。骨膜下脓肿因沿骨膜下间隙发展，多数呈扁平或半圆形，边界清，骨膜多为弧形高密度影，脓肿内密度高低和脓肿形成时间有关。

【临床诊断提要】

1. 发病原因　外伤史、手术史、局部或邻近器官炎症、全身感染病史等。
2. 发病程度　发病急，进展快，具有急性炎症性特征，甚至合并全身脓毒血症症状。
3. 眼部表现　红肿、疼痛、睑裂变小、结膜充血水肿、视力下降、眼球突出固定、运动受限、眶压增高、暴露性角膜炎等。眼底可出现视网膜静脉充盈、静脉阻塞、视乳头水肿等。
4. 全身可伴有发热、白细胞增高、萎靡不振、乏力、淋巴结肿大及其他全身中毒症状。
5. 影像学检查表现为炎症性或脓肿特征。

【临床与治疗分析】　眼眶脓肿的发病原因多种，主要是特异性感染所致，重要的病因可由眼眶邻近器官如鼻窦炎症、面部及口咽部炎症蔓延；继发于外伤性骨折、眶内异物、眼眶软组织的损伤感染或手术感染；还可由全身的细菌经血行感染。致病原因包括细菌、病毒、寄生虫、真菌等。鼻窦和眼眶相邻，尤其筛窦和眼眶仅薄层纸板相隔，有神经、血管穿行的骨孔（如筛孔）或者通过眼眶和鼻窦之间相互沟通的静脉逆行感染，所以鼻窦的炎症是发生眶内感染的常见原因，眶鼻相关手术也是容易发生眼眶感染的危险因素，这些感染可能经过从组织水肿、眶蜂窝织炎到局部和邻近组织的脓肿形成一系列病生理学变化，直至发生血栓性静脉炎、海绵窦血栓形成等严重后果。

有较多报道鼻窦炎是引起眶内脓肿的常见原因，往往由于窦口阻塞、引流不畅，使鼻窦内形成的脓性炎症不能正常引流形成鼻窦内脓肿，继发眶内炎症形成脓肿，以骨膜下脓肿多见。眶内脓肿除导致炎症性特征外，还可出现肿物压迫效应。炎性表现主要有进展性的全身不适、疼痛、眼睑充血、结膜水肿、眶张力增高、眼球运动受限、脉络膜和视网膜静脉淤血、瞳孔传入或传出障碍等。骨膜下脓肿的占位效应压迫眼球引起眼球非轴性突出移位、复视、视力下降，甚至视神经萎缩。有的骨膜下脓肿表现为缺乏明显的炎性特征，根据非轴性眼球突出的方向可判断脓肿的位置。眶内蜂窝织炎继续进展或骨膜下脓肿蔓延会导致穹隆内、外的脓肿，表现为更为严重的眼球突出、炎性体征、眼外肌麻痹、视力下降及全身中毒症状。

病例 1 患者有明确外伤史，为外伤直接感染所致，表现急性眶蜂窝织炎特征，眼睑红肿、睑裂紧闭、眼球突出、结膜的充血水肿，结膜囊有脓性分泌物，由于组织水肿、多形性白细胞炎性浸润，坏死组织渗出液和脓毒菌形成脓液，眼眶 CT 显示鼻侧眶间隙低密度软组织肿物影，内密度均匀一致，后界边界清楚，为液性肿物特征，早期脓肿壁并不明显，随时间推移，脓肿壁会越来越明显，环内形成较低密度区的脓液，证实脓肿完全形成。由于脓肿压迫眼球及内直肌向外侧移位，具有占位效应，及时切开引流是治疗的关键，可将感染损伤降低到最小程度，脓性物细菌培养可为选择合理的敏感药物提供依据。

病例 2 患儿 2 岁，无其他感染病史，影像学检查发现筛窦的炎症，应考虑脓肿的形成和鼻窦的炎症有关。在成人多数骨膜下脓肿由鼻窦炎所致，儿童也较为常见。郑晓雨等报道 54 例儿童眶周和眶内蜂窝织炎，3 岁以下发病率占 71%，其中有 57% 的发病原因为鼻窦炎所致，29%形成眶内脓肿。CD CHe等曾报道26天新生儿继发于筛窦的眶骨膜下脓肿，所以，儿童不明原因的眶内炎症应做常规鼻窦检查。

影像学检查可以明确脓肿形成的不同部位，骨膜下脓肿多见于内壁、上壁、下壁，以内壁最多见，眶内脓肿可位于各眼眶解剖间隙。骨膜下脓肿在眼眶CT上可显示为圆形或椭圆形边界清楚的软组织低密度影，密度一致，脓肿壁与眶壁呈钝角，注射对比剂后周围边缘可以强化，脓肿内不被强化，MRI技术常用冠状位和矢状位重组，对于眶上下壁尤为重要，更能准确显示眶上下壁骨膜下脓肿向眶内突出程度及受侵情况。而眶内弥散的软组织炎症由于脂肪或肌肉组织的水肿和炎性反应，软组织变得模糊不清，眶内软组织间隙内的脓肿可表现边界不清的包块，内密度低，团块内可有液平面，边缘部可被强化。在眶内炎性脓肿形成前，可出现弥漫性密度增高影，眼球受累时眼环增厚。眼眶CT和MRI能很好地反映疾病的炎症程度、病变发展的不同分期、病变的位置（肌锥内、外或骨膜下）、原因及治疗后的效果。

治疗应针对病因，鼻窦炎或鼻窦脓肿应行鼻窦和脓肿充分引流，静脉足量广谱抗生素，或应用经过细菌培养的敏感性抗生素。如脓肿引起眼球功能障碍或视力受累，眶压高、头疼，则应立即切开引流，同时治疗原发感染灶。眶内异物应及时取出，感染伤口认真清洗，清除伤口内污染物。眶内脓肿一旦形成，切开引流可加快炎症消退。治疗中应严密观察全身中毒情况。

【作者思考】　造成眶内脓肿原因多种，鼻窦炎是最常见原因之一，其次为外伤、邻近组织的感染蔓延。检查要寻找病因，影像学检查可发现病变部位及程度、范围，脓肿形成应切开引流，分泌物要细菌培养，选择足量敏感的抗生素。发现并积极治疗并发症，保护视功能，密切观察全身中毒症状的预防和治疗。

三、急性泪腺炎

急性泪腺炎是由特发性炎症或感染引起的泪腺急性炎症，主要以细菌或病毒感染所致，临床少见，特发性急性泪腺炎多见于成人，儿童多为感染性，单侧发病多见。

【病例摘要】　患者女性，20岁，因右眼睑疼痛伴红肿3天入院。2年前曾行右眼睑皮肤松弛矫正术。本次发病前无外伤史及各种感染史。体格检查：体健，血常规除淋巴细胞轻度增高外，其余正常。眼科检查：视力右眼0.5，左眼1.0。右眼上下睑红肿，以外上方眼睑肿胀为著，上睑下垂，外眦部皮肤有陈旧性手术瘢痕，泪腺区可触及2cm直径大小的硬性肿物，边界不清，有明显触痛，泪道冲洗通畅，眼球无突出，运动正常，颞上方结膜充血水肿，角膜透明，内眼未见异常；左眼未见明显异常。眼眶CT显示右侧泪腺明显肿大，边界不清，内密度一致，肿物和眼球呈铸造形改变，眼睑软组织肥厚，骨质无异常改变。临床诊断：右侧急性泪腺炎。给予注射用头孢硫脒2g每日2次、地塞米松磷酸钠注射液5mg每日1次静脉滴注。治疗9天痊愈出院（图3-1-6）。

【图片点评】　本患者具有明显炎症浸润性病变特征，触及泪腺肿大，疼痛明显。眼眶CT显示泪腺肿大与眼球呈铸造形，眶隔前软组织增厚，无骨质改变，因病情发展迅速，应考虑为泪腺急性炎症。经全身抗生素联合激素治疗痊愈。

【临床诊断提要】

1. 病史及年龄　发病时间短，常突然发病，以儿童及青年人多见。

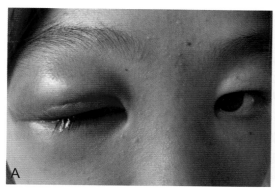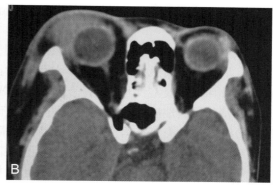

图 3-1-6　右眼急性泪腺炎

A. 以外上方为主的右眼睑红肿，上睑呈 S 形；B. 眼眶 CT 横轴位显示泪腺肿大，边界不清

2. 病因来源　有全身疾病的病灶转移，如流感、猩红热、扁桃体炎、中耳炎、流行性腮腺炎等，或来源于局部病变，如外伤，面部、眼表或泪腺邻近组织感染等。

3. 临床表现　泪腺区红肿、疼痛，上睑肿胀、下垂，有的呈 S 形，有的伴有同侧面部肿胀，可触及泪腺肿块，边界不清，有明显压痛。

4. 伴随症状　结膜充血、流泪、结膜囊分泌物增多，尤以外上方结膜充血、水肿明显。

5. 眼球向内下方突出，向外上转动受限、复视。

6. 有的形成泪腺脓肿，外上方睑部触及波动感，脓肿可自皮肤或外上方穹隆部自行破溃，少数遗留脓瘘。

7. 全身表现　可有发热、头疼、周身不适，同侧耳前淋巴结肿大，外周血中性粒细胞计数升高。

8. 细菌培养有助于诊断。

9. 影像学检查　眼眶 CT 显示泪腺部椭圆形或不规则肿块，边界不清，与眼球呈铸造形改变，无骨质破坏。增强扫描泪腺明显强化，脓腔呈低密度不被强化。

【临床与治疗分析】　泪腺位于眼眶外上壁泪腺窝内，被提上睑肌腱膜分为眶部泪腺和睑部泪腺，从睑部泪腺伸出 10~20 个泪腺导管，开口于外上方穹隆部结膜。泪腺血供非常丰富，主要为泪腺动脉及其分支，泪腺静脉导入眼上静脉，淋巴回流通过眼睑、结膜到耳前淋巴结，因此泪腺的感染性炎症可来自于多种途径，局部来源有外伤、眼睑及眼表的细菌或病毒等病原体的直接扩散，远处病灶转移和全身性感染也可导致泪腺的急性、亚急性或慢性炎症性病变。病理显示为泪腺组织内以淋巴细胞浸润为主的慢性细胞浸润，如为急性感染性泪腺炎，则可见组织中有较多的中性粒细胞浸润。

急性泪腺炎临床少见，因泪腺部位隐蔽，眼外伤较少造成泪腺的直接损伤和感染，多见于复合型外伤所致，上眼睑破裂伤、额骨、颧骨眶壁骨折、爆炸伤、异物伤等均可导致泪腺损伤和泪腺部位的直接化脓性细菌感染。眼局部病变可由于结膜炎、沙眼、睑缘炎、周围软组织的疖肿、面部化脓性炎症直接扩散。远处化脓性病灶见于各种流行性传染病，如流行性腮腺炎、流感、猩红热、扁桃体炎、中耳炎等。常见的病原体为金黄色葡萄球菌、淋病奈瑟菌等。急性特发性泪腺炎典型表现为局部疼痛、上睑颞侧及睑部泪腺区的充血和触痛，上睑肿胀呈 S 形，泪腺触及肿大，边界不清，外上穹隆结膜充血肿胀。病毒性感染在临床上炎性表现症状较轻，细菌性感染表现较重，常伴有全身不适和白细胞计数升高，若不及时治疗常形成泪腺脓肿，眼睑可触及波动感，脓肿可经皮肤或穹隆部结膜破溃或形成脓瘘。

眼眶特异性炎症多有明确的病原体，有特异性局部或全身系统性疾病表现，疾病发展迅速，因急性细菌感染常导致白细胞聚集和化学递质的释放，出现组织坏死和组织结构的破坏，临床表现炎症性特点，进展后的变化为脓肿形成，影像学显示眼眶外上方不规则、边界不清的浸润性病变，它与眼球外侧界限不清，眼球常向内下方移位，组织可被造影剂强化。非特异性炎症虽然也可表现为急性泪腺炎的眼部特征，但主要是泪腺组织水肿和淋巴细胞为主的慢性炎症细胞浸润，一般无感染性全身中毒表现，多和自身免疫有关，可合并有全身疾病，如结节病、Sjogren 综合征、淋巴瘤等，有时需要病理才能明确诊断。

通过分析急性泪腺炎的发病原因和病生理特点，该病例除 2 年前曾行上睑皮肤松弛矫正术外，发病前无外伤及其他感染病史，临床表现为典型的急性泪腺炎特征，单眼发病，外周血检查除淋巴细胞轻度增高外，其余正常，应用抗生素及糖皮质激素治疗后炎症迅速消退，其发病原因考虑为结膜的慢性炎症沿泪腺导管上行性感染所致。但不能除外非特异性炎症，或是有隐匿感染病灶，因缺乏病理依据难以定论。但根据该患者外周血白细胞、中性粒细胞正常，淋巴细胞增高的特点，更支持特发性泪腺炎症。

需要和急性泪腺炎鉴别的疾病主要有睑板腺炎、眶蜂窝织炎、泪腺炎性假瘤及泪腺恶性肿瘤。睑板腺炎皮下有硬性结节，局部触痛，缺乏全身炎性特征；眶蜂窝织炎常有皮肤外伤或感染，眶周软组织炎症明显，深部炎症常有眼球突出和运动障碍；泪腺炎性假瘤除眼球突出移位，运动受限外，无全身感染表现，糖皮质激素治疗效果好；泪腺恶性肿瘤表现为泪腺窝内质硬肿物，影像学可发现肿物影及骨质破坏。

急性泪腺炎的治疗原则主要是抗感染，并针对病因或原发性疾病进行治疗。细菌感染的要使用敏感抗生素，包括全身静脉点滴、口服和结膜给药。一旦脓肿形成，应切开引流，分泌物要作细菌培养和药敏试验。病毒所致者局部或全身抗病毒药物治疗。怀疑恶性肿瘤时应活检病理定性。

【作者思考】 急性泪腺炎临床发病快，积极治疗 1~2 周多可治愈，有的因治疗不及时转为亚急性或慢性泪腺炎，病程迁延不愈，少数形成脓瘘。病因治疗是关键，无明显病因的急性泪腺炎不排除泪腺的特发性炎症，后者糖皮质激素治疗效果好，病理检查能够明确诊断。

四、慢性泪腺炎

慢性泪腺炎病程进展缓慢，是一种增殖性的慢性泪腺炎症，双侧多见，多为原发性，可为急性泪腺炎的后遗症，也可由局部炎症或全身炎症性疾病继发所致，不同于泪腺肿瘤。

【病例摘要 1】 患者女性，60 岁，因反复双侧眼睑水肿半年入院。患病前有慢性结膜炎和沙眼病史。半年来双侧眼睑红肿，时轻时重，眼科门诊按炎症治疗不愈，口服糖皮质激素能够减轻症状，但停药后复发。全身检查无异常发现。眼科检查：双眼视力 0.6，双眼睑轻度红肿，上睑略呈 S 形，有触痛，可触及双侧泪腺对称性肿大，可被推动，结膜充血水肿，眼球无突出，运动正常，其余未见明显病变。眼眶 CT 显示双侧泪腺对称性肿大，轻度脱垂，边界欠清，密度均匀，和外直肌分界不清，无骨质改变。临床诊断：双侧慢性泪腺炎，双侧泪腺脱垂。经抗生素及激素静脉点滴治疗，睑肿胀消退，肿大的泪腺明显缩小，局部麻醉下行双侧泪腺病变手术切除，术中发现泪腺无包膜，中等硬度，和周围组织分界不清，与外直肌粘连，病理诊断：泪腺慢性炎症。术后复查 2 年无复发（图 3-1-7）。

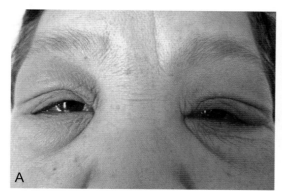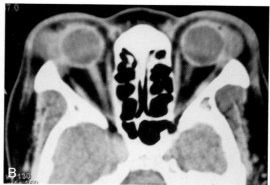

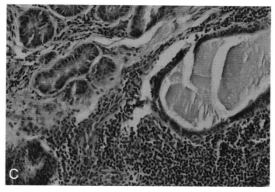

图 3-1-7 双侧慢性泪腺炎
A. 双眼上睑外侧轻度肿胀；B. 眼眶 CT 显示双侧泪腺对称性肿大；C. 病理：HE×100

【病例摘要 2】 患者女性，53 岁，因左眼睑红肿 2 个月、右眼睑红肿 1 个月入院。患者 2 个月前无明显原因出现左眼睑红肿，无发热及其他全身不适，近 1 个月右眼睑出现红肿，双侧均无明显疼痛，当地医院按炎症治疗不见好转。眼科检查：视力右眼 0.4，左眼 0.6。双眼上睑轻度红肿，以外上方为著，上睑轻度下垂，泪腺区软组织饱满，触及分叶状占位病变，轻度触痛，翻转上睑可见睑部泪腺充血肿大，眼球运动正常，外上方结膜充血，其余未见异常。眼眶 CT 显示双侧泪腺肿大，和周围软组织分界欠清，眼睑肥厚，无骨质改变。临床诊断：双侧慢性泪腺炎。行抗生素、激素联合治疗后，眼睑红肿消退，遗留泪腺部仍有可触及肿物，局部麻醉下行右侧泪腺病变切除，病理诊断：右侧泪腺慢性炎症。术后继续糖皮质激素口服治疗，逐渐减至最小量后停药，观察 3 年病变未再复发（图 3-1-8）。

【图片点评】 两例患者无急性感染表现体征，眼睑轻度红肿，泪腺触及对称性肿大，有触痛。眼眶 CT 表现病变和眼球呈铸造形外观，无骨质改变。符合慢性泪腺炎症特点。泪腺炎性假瘤和其他非特异性泪腺炎也可有类似临床特征，往往需要病理鉴别。

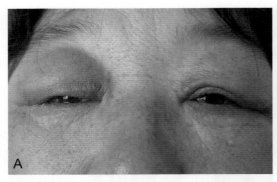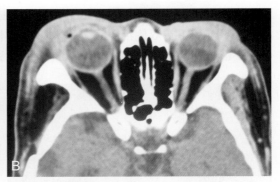

图 3-1-8　双侧慢性泪腺炎

A. 双侧上睑红肿、上睑下垂；B. 眼眶 CT 显示双侧泪腺对称性肿大，与眼球呈铸造形

【临床诊断提要】

1. 女性多见，多为双侧发病，少数为单侧。

2. 发病过程缓慢，多数开始即为慢性过程，也可为急性泪腺炎转化而来。

3. 临床特点　单侧或双侧泪腺肿大，眼睑轻度肿胀，有的伴有上睑下垂，一般无疼痛。少数致眼球内下方移位和运动受限。

4. 发病原因　急性泪腺炎或全身的慢性疾病，如结核、梅毒、沙眼、肉样瘤病等。

5. 影像检查发现不规则泪腺肿大，有时发现干酪样坏死区、钙化、液化等。

【临床与治疗分析】　慢性泪腺炎可由急性泪腺炎转换而来，也可由结核、梅毒、沙眼、肉样瘤病、Mikulicz 病等引起，临床进程缓慢，表现为上睑外上方的肿胀，一般无疼痛，但有时有触痛，泪腺区触及有边界不清的团块，或呈分叶状，常可移动，质地较软或中度偏软。双侧发病多见，常伴有上睑下垂，睑部泪腺多肿大脱垂，睑部泪腺炎在翻转上睑后可见肿大的泪腺，颞上方结膜充血明显。病理学显示泪腺组织及间质组织中有淋巴细胞等慢性炎性细胞浸润，泪腺腺泡组织结构部分破坏，不同于特发性炎性假瘤那样有大量淋巴细胞浸润、淋巴滤泡形成与纤维组织增生，病理常诊断为泪腺慢性炎症。

较多见的为结核性慢性泪腺炎。泪腺结核临床不太少见，笔者及其他作者曾有报道，可由眼眶邻近组织结核分枝杆菌波及泪腺感染，或其他部位肺外结核灶、肺结核血液播散而来，临床表现为单侧或双侧的泪腺肿大，病变累及眶骨可形成结核性骨髓炎，结核灶的干酪样坏死、液化可形成皮肤瘘管，肿大的泪腺也可产生肿瘤效应，使眼球突出、移位，典型的病理改变为干酪样坏死性肉芽肿。

泪腺良性淋巴上皮病变也可表现为单侧或双侧泪腺肿大，上睑皮肤肿胀，以颞侧为著，但本病常伴有唾液腺肿大、口干、咽喉干燥，如病变仅累及泪腺及唾液腺，为Mikulicz 病，伴有全身性疾病如网织细胞增多症、肉样瘤病、白血病、恶性淋巴瘤等为Mikulicz 综合征。

其他应与甲状腺相关眼病、泪腺上皮性及非上皮性肿瘤进行鉴别。

除病例 1 有沙眼和慢性结膜炎外，该两例患者无全身其他疾病，仅有缓慢的眼睑红肿病史，无明显自觉性疼痛及其他急性炎症特征，包括全身感染性的炎性反应，发病原因病例 1 可能和沙眼及慢性结膜炎的上行性感染有关。两例患者眼睑炎症表现局限，可触及泪腺不规则肿大，边界不清，泪腺部触痛，眼眶 CT 发现病变和眼球呈铸造形外观，无骨质改变，这些临床及影像特征可区别于泪腺上皮性肿瘤，但泪腺炎性假瘤、淋巴瘤及其他非特异性泪腺炎症也可有类似表现，单从病变对激素治疗有效不能作为诊断的依据。该两例患者虽抗生素联合糖皮质激素治疗敏感，但对于隐匿起病，表现为眼眶软组织慢性炎症的病例，具有一系列独特病生理改变特点，往往需要病理诊断，即使经过活检，也有可能和其他表现为慢性炎症的眼眶疾病如淋巴瘤相混淆而错失病因治疗。

慢性泪腺炎的治疗主要是针对病因或原发病进行治疗，通常应用抗生素及类固醇激素等治疗方法。但停药后有可能复发，反复复发的患者应该考虑非特异性炎症及其他疾病，必要时活检。

【作者思考】　慢性泪腺炎的致病因素是多方面的，主要表现在慢性弥漫性泪腺肿大、眼睑肿胀及疼痛，慢性非特异性炎症造成的泪腺炎性肿大与其他泪腺肿瘤有鉴别上的困难，往往需要病理诊断。治疗主要是原发病病因治疗。

五、眶内真菌感染

真菌广泛存在于自然界中，常寄生于呼吸道和鼻窦，健康人少有感染，当体弱、各种疾病导致免疫力下降或长期使用皮质类固醇和广谱抗生素，机体免疫功能受损及菌群失调时，会发生眼眶内真菌的侵入性感染。

【病例摘要】　患者女性，49岁，因右眼球突出伴胀痛、头疼1个月入院。既往有慢性鼻窦炎5年，糖尿病3年，曾在外地就诊，怀疑鼻窦真菌感染，无特殊治疗。眼科检查：视力右眼0.6，左眼0.8。眼球突出度右眼18mm，左眼16mm，眶距95mm。眶压右侧T+1，左侧Tn。右眼轻度外斜位，内转中度受限，眼球前节及眼底检查未见异常，左眼未见异常。眼眶CT显示右眼内直肌不规则肥厚，眶尖部组织模糊，眶内壁部分骨质缺损，有高密度软组织影侵犯眶内，前后组筛窦内密度增高，有高密度团块影，密度不均，窦内间隔部分消失。临床诊断：筛窦炎右侧眶内侵犯，右眶内炎性假瘤？手术经鼻腔内镜下筛窦病变清除术，病理诊断：曲真菌感染。术后积极使用抗真菌治疗，同时使用抗生素预防感染，患者痊愈出院（图3-1-9）。

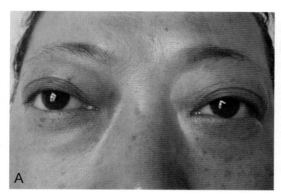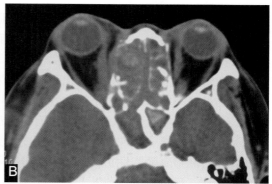

图 3-1-9　眶内真菌感染
A. 右眼轻度外斜；B. 眼眶CT显示筛窦炎症眶内侵犯，内直肌增粗

【图片点评】　患者有长期的鼻窦炎病史，近1个月出现右眼球突出伴有眶深部酸痛，眼球向内运动受限，眼眶CT表现为双侧筛窦的中等密度软组织影，右侧筛窦膨胀性扩大，眶内局限软组织浸润和筛窦软组织影相连，眶内壁破坏，内直肌不规则炎性肿大，表明筛窦病变的眶内侵犯。患者有糖尿病病史，免疫力下降，增加了真菌感染的机会。

【临床诊断提要】

1. 病史　鼻窦或鼻咽部常有早期炎症病史。

2. 发病诱因　毛霉菌感染易发生于平素体弱、糖尿病酸中毒、免疫功能失代偿、肾病等患者。曲霉菌可发生于正常健康人群。

3. 临床症状　眼眶毛霉菌感染的早期特征为眶尖酸痛，继而眼球突出、视力下降及眶尖神经病变。曲霉菌感染早期无明显症状，可缓慢形成局限性浸润，进一步发展导致眼球突出移位、视力下降或眶尖综合征。少数免疫功能受损者可引起组织坏死、病变蔓延及死亡。

4. CT检查无特异性，可帮助确定病变范围及相邻之间关系，部分患者有骨质破坏。

5. 病理组织检查可发现真菌菌丝，真菌培养阳性。

【临床与治疗分析】　眼眶真菌病发病率较低，常见的真菌有毛霉菌和曲霉菌。1791年首次将霉菌性鼻窦炎作为独立的疾病概念进行报道，20世纪80年代后高分辨CT检查明显提高了真菌性鼻窦炎的术前诊断率。真菌可能存在于鼻窦、上呼吸道部位或土壤、空气、毛孔、粪便等处，通常情况下不致病，在特殊情况下可引起眼眶感染，如体质下降、免疫力降低、长期使用皮质类固醇和广谱抗生素、白血病、糖尿病酸中毒等情况下毛霉菌易发生侵入性感染，健康人较少患病。曲霉菌是一种正常无害的腐生生物，它既可发生于正常健康人群，也可发生机会性感染。在病变的组织中检出形态特征符合真菌菌丝特点的真菌是确诊真菌病的金标准。

曲霉菌感染以肉芽肿和纤维瘤病变为主，病程较慢，偶可见免疫低下患者的暴发性发作，病理出现组织坏死表现。发病早期无明显症状和体征，在眼眶相对缓慢的发展首先形成局限性浸润肿块，继而表现为眼球突出和移位，眶前部受侵出现眼睑肿胀、充血、隆起、皮下硬性肿物等，向后发展累及视神经时引起视力下降、视乳头水肿、萎缩，眶尖部表现有疼痛，类似眶尖综合征。部分病变可形成眶内脓肿和脓瘘。

毛霉菌病理改变以组织坏死为主，对眼眶组织破坏性很大，侵袭力极强，可通过破坏筛窦、上颌窦、额窦、蝶窦等窦腔骨壁进入眶内及球后，表现为急性化脓性炎症，临床症状主要为视力下降、眼球突出、眶尖部酸痛等眶尖神经病变，类似于进行性加重的眶蜂窝织炎，向组织周围不断蔓延还可出现静脉阻塞、颅内感染破坏导致死亡。影像学检查发现有混浊的鼻窦与相邻的眼眶结构位置异常，可不或伴有骨质破坏。

该例患者鼻窦炎病史5年，并患有糖尿病，长期使用胰岛素注射治疗，近1个月出现眼球突出和眶部疼痛，说明眼眶内有病变侵犯。影像学检查发现前后组筛窦内充满软组织密度影，右侧筛窦膨胀性扩大，窦内部分间隔消失，可见眶内壁局限软组织浸润和筛窦软组织影相连，部分眶内壁缺损破坏，内直肌受侵变得不规则肿大，眶尖部组织结构不清，表明眶内炎性改变来自于筛窦病变。鼻窦的真菌感染也可表现为窦腔病变内密度不均，有的呈低密度区，是为干酪样坏死所致的脓性病灶，有的呈点状及团块状高密度影，甚至出现钙化，也常为真菌感染的表现。本患者经鼻腔内镜下筛窦病变清除术，病理诊断为曲霉菌感染。术后积极使用抗真菌治疗，同时使用抗生素预防感染，患者痊愈出院。分析其发病原因可能和糖尿病免疫力低下造成鼻窦的真菌性感染并侵入眶内有关。

鉴别诊断主要是和各种原因引起的眶尖综合征及各种引起眼球突出的疾病。

本病应早期诊断和早期治疗，对病变组织应真菌培养和组织病理学检查明确诊断，组织学常规应用苏木精和伊红染色，有代谢性疾病或免疫力低下应予以纠正，药物治疗首先应使用抗真菌药物，包括氟康唑、伊曲康唑、两性霉素 B 等。鼻窦及眶内局限性病变应通过手术引流和清创并结合药物。广泛的病变则应病变切除、抗真菌药物冲洗、引流和全身治疗。

抗真菌药物对肝、肾有损害，药物治疗期间应检测肝、肾功能。

【作者思考】 眶内真菌感染多由于鼻－眼眶侵入性机会感染，真菌性角膜溃疡和眼内炎眼眶侵犯也被医生熟知，全身播散性眶内感染少见，反复发作的鼻窦炎、糖尿病酸中毒以及免疫功能低下等情况易诱发感染发生，本病具有进行性加重特征，早期病灶逐渐向周围及颅内发生破坏性蔓延，后果严重。早期诊断有利于控制病情和及时的治疗，局限病变切开充分引流，广泛病变者，恰当的治疗方法是病变切除联合引流和药物治疗。

六、急性泪囊炎

泪囊炎是泪囊及周围组织的感染性炎症，有急、慢性之分。急性泪囊炎大多是在慢性泪囊炎基础上发生的急性化脓性炎症。多为链球菌感染所致。

【病例摘要】 患者女性，65 岁，因右眼溢泪 3 年，内眦部红肿 7 天入院。患者有 3 年溢泪病史伴脓性分泌物，曾应用抗生素滴眼液治疗无效。全身检查正常。眼科检查：视力双眼 0.6，右眼泪囊部红肿，触痛，质软有囊性感，边界不清，泪道冲洗有脓性分泌物，晶状体轻度混浊，其余未见异常；左眼晶状体轻度混浊，其余无异常发现。眼眶 CT 显示右侧泪囊肿物，肿物呈低密度囊性，周围炎性组织浸润。临床诊断：右侧急性泪囊炎。分泌物培养为肺炎双球菌，给予敏感抗生素静脉滴注 1 周后炎症消退，行右侧鼻腔泪囊吻合术治愈（图 3-1-10）。

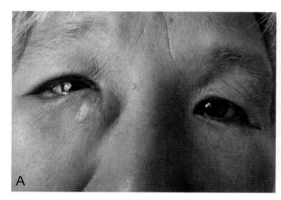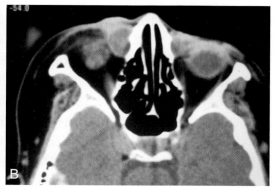

图 3-1-10　急性泪囊炎
A. 右侧泪囊区红肿；B. 眼眶 CT 显示右侧泪囊部低密度囊性病变

【图片点评】　该患者慢性泪囊炎 3 年病史，突发的泪囊部皮肤红肿伴有触痛，下睑肿胀，眼眶 CT 显示泪囊扩张，囊内形成低密度脓肿，周围炎性组织浸润，提示右侧内眦部肿胀为慢性泪囊炎继发感染所致。

【临床诊断提要】

1. 病史　多有慢性泪囊炎病史，突然泪囊区红肿、疼痛，触及有硬性肿块，压痛明显。

2. 临床表现　结膜充血、流泪、脓性分泌物。炎症可波及眼睑、鼻部、面部和周围软组织。

3. 全身可有耳前淋巴结肿大，外周血白细胞增高，全身畏寒、发热等不适。

4. 发展过程　泪囊化脓、破溃，有时形成脓瘘，迁延不愈。

5. 脓性分泌物培养有细菌生长。

【临床与治疗分析】　急性泪囊炎多发生于儿童及青年人，特点是内眦部下方的红色肿块伴有泪道阻塞和分泌物，多有慢性泪囊炎病史，包括长期的泪溢、黏液或脓性分泌物或慢性结膜炎。常见致病菌有肺炎双球菌、链球菌、克雷白杆菌属、放线菌属、念珠菌属等。

新生儿泪囊炎以慢性泪囊炎多见，主要是鼻泪管下端先天残膜阻塞所致，也可由于结膜炎、炎性分泌物堵塞鼻泪管所致，大部分为 Hasner 瓣先天性膜性闭锁的结果，泪液滞留于泪囊中，一部分因囊壁失去张力而扩张，分泌物在泪囊内聚积形成囊肿，表现为泪囊部的局限性隆起，一部分因继发感染引起急性炎症发作，表现泪囊部红肿、疼痛，严重的出现全身症状，甚至败血症等。

成人的急性泪囊炎和儿童不同，成人多为泪囊或泪道阻塞所致。由于泪道阻塞致使泪液淤积和感染而发生急性炎症。但有认为，是阻塞导致感染还是感染引起阻塞存有争议。大多数患者有较长时间的泪溢病史，也可以无泪溢病史而急性发作者。急性泪囊炎表现为泪囊区红肿，严重的波及上下睑及鼻根部，局部压痛明显，耳前淋巴结肿大，外周血白细胞增高，畏寒、发热及周身不适，1~2 周脓肿形成，表现局部有波动感，可自行破溃、排脓，症状明显好转，但局部会形成瘘管，迁延不愈，瘘管自闭后又可急性发作。

本例患者右眼曾有长期溢泪和流脓病史，可以明确慢性泪囊炎的存在，本次泪囊炎急性发作，乃为泪道不能正常引流，致泪囊内急性细菌性感染所为，眼眶 CT 发现泪囊明显增大，囊壁扩张，呈低密度囊性，周围软组织增厚，考虑泪囊急性炎症和泪囊脓肿形成。如早期的泪道阻塞或泪囊炎得到及时治疗，将会避免急性化脓性感染，提示泪道阻塞早期及时治疗的重要性。一旦发生急性泪囊炎或泪囊脓肿，应积极的全身抗感染治疗，应行分泌物细菌培养和药敏感试验，以便合理选择敏感的抗生素，形成的脓肿切开引流后会加速痊愈的进程，炎症完全消退后可再行鼻腔泪囊再通术。

早期有泪溢症状主诉的患者要积极检查和治疗，做到预防为先，检查时应注意泪小点位置、泪小管和鼻泪管的开放程度，阻塞、狭窄还是完全阻塞。有泪道阻塞时可行泪道探通术，有脓性分泌物的慢性泪囊炎要经过泪道冲洗和药物治疗，脓性物消失后方可探通，操作时的损伤有致感染加重的危险，诊断性探通适于确定泪道狭窄部位和程度。通常认为有急性感染时不适合探通术，但有报道急性泪囊炎时在脓肿形成或穿孔破溃前及时泪道探通对泪总管的减压引流，保证泪囊脓腔对外引流通畅，冲洗泪道是可行的，但要注意不要形成假道。

确定泪道阻塞的部位、程度，应评价鼻内结构情况，包括鼻甲、鼻中隔、黏膜。鉴别鼻泪管阻塞相关疾病如鼻中隔偏曲、黏膜或鼻窦肿瘤、息肉等。避免治疗的盲目性。

本病需要与内眦部睑腺炎、眶蜂窝织炎、急性筛窦炎、眼睑疖肿等疾病进行鉴别。

治疗的原则是抗感染和保护泪囊的功能，为下一步治疗创造条件。炎症早期可采用非手术疗法，包括局部热敷、局部及全身抗生素药物治疗。一旦形成脓肿，则应切开排脓引流，分泌物应常规做细菌培养和药敏试验，以便选择合理的抗生素。炎症完全消退后可选择性行泪囊鼻腔吻合术、内镜泪囊鼻腔吻合术、或泪道探通硅胶管逆行插管术。不适合泪囊鼻腔吻合术或有手术禁忌证的患者可行泪囊摘除术。

【作者思考】 成人急性泪囊炎多由泪道阻塞或慢性泪囊炎继发感染而来，早期积极治疗原发病如泪道阻塞、慢性泪囊炎是防止发生急性泪囊炎的有效方法。儿童急性泪囊炎治疗的关键是解除泪道阻塞，早期泪道探通和冲洗是目前治疗儿童先天性鼻泪管阻塞的最有效方法之一，儿童如出生后 3 个月泪道阻塞不能自愈，是探通的最佳时机。

第二节　特发性和慢性炎症

一、特发性眼眶炎性假瘤

眼眶的急性、亚急性或慢性特发性炎症从广义上讲泛指任何眶内炎症性占位病变，属于眼眶非特异性炎症，狭义的眼眶炎性假瘤是指眼眶特发性炎性假瘤，即无明确全身与局部原因（已知全身和局部病因的眼眶病变如甲状腺相关眼病、结核、梅毒、类肉瘤病、异物、细菌、真菌、Wegener 肉芽肿、寄生虫等不属于眼眶炎性假瘤）引起的特发性眼眶组织内慢性炎性细胞浸润，形成眶内占位病变，同时又不包括淋巴细胞增生性疾病（属于眼眶肿瘤），因外观似肿瘤，但原因不明，病理上又不是真性肿瘤，故冠以炎性假瘤称谓，其基本的病理组织学改变为多形性炎性细胞浸润、纤维组织增生和变性等，这种疾病可能和全身免疫有关，临床表现多样化，根据眼眶炎性假瘤在眶内的炎症程度、发展快慢、病程长短和受累的不同部位有不同的分型方法。

临床常根据眼眶 CT 表现按受累部位不同分为肌炎型、泪腺炎型、巩膜周围炎型、弥漫性炎症型、眼眶肿块型等。

【病例摘要 1】 患者女性，23 岁，因右眼球突出、眼球运动受限 20 天入院。入院前当地按炎症给予药物治疗不见好转。眼科检查：视力双眼 1.0，眼压右眼 T+1，左眼 Tn。眼球突出度右眼 18mm，左眼 15mm，眶距 96mm。右眼球呈外斜位，水平复视，有转动性疼痛，上睑轻度水肿，眼球内转受限，颞侧结膜轻度充血，角膜正常，眼底未见异常；左眼外眼及眼底未见异常。眼眶 CT：右眼外直肌不规则肥厚，边缘不光滑，密度基本一致，肌肉附着点增厚，眶骨无改变，其余眼外肌未见异常。生化检查正常。临床诊断：右眼肌炎型炎性假瘤。应用糖皮质激素治疗，地塞米松 15mg，每日 1 次静点，连用 3 天后，每次递减 2.5mg，依次逐渐减量至每日 7.5mg，治疗后疼痛消失，眼球转动好转，复视减轻，改口服泼尼松片 40mg，每日 1 次晨服，逐渐减量至 5mg，每日 1 次晨服，维持 1 个月停药。观察半年炎症无复发，右眼内转仍略有受限，轻度复视（图 3-2-1）。

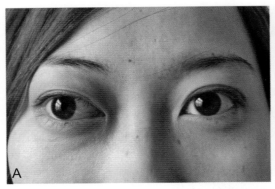
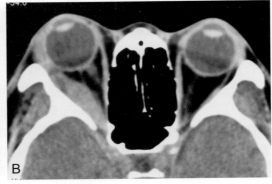

图 3-2-1　肌炎型炎症
A. 右侧眼球突出伴外斜；B. 眼眶 CT 显示右眼外直肌不规则肿大

　　【病例摘要2】　患者女性，54 岁，因右眼睑水肿 4 个月，左眼红肿半个月入院。患者于 4 个月前无明显诱因出现右眼睑轻度水肿，有酸胀感、触痛及视力下降，门诊给予抗生素、激素口服治疗症状好转，近半个月发现左眼睑出现红肿。眼科检查：视力双眼 0.6。眶压双侧 T+1。眼球突出度右眼 18mm，左眼 17mm，眶距 96mm。双眼上睑轻度水肿、下垂，泪腺区均可触及质硬肿块，边界不清，与眶内组织粘连，轻度触痛，外上方穹隆部结膜轻度充血，双侧眼球运动正常，其余未见异常。眼眶 CT 显示双侧泪腺肿大，密度一致，呈扁平状，后缘锐利，沿骨壁向后生长，前部与眼球呈铸造形，无骨质改变。MRI 显示病变 T_1WI 与 T_2WI 均呈中等信号。临床诊断：双侧泪腺炎性假瘤。给予地塞米松注射液 15mg，每日 1 次静脉点滴一周，症状好转，泪腺肿块缩小，行泪腺肿瘤切除，病理诊断：泪腺炎性假瘤，术后继续醋酸泼尼松 30mg，每日 1 次晨服，每周减 5mg，至最小量 5mg 后病情无复发维持用药 1 个月停药，出院观察 1 年无复发（图 3-2-2）。

　　【病例摘要3】　患者男性，32 岁，因右侧眼眶酸胀 20 天入院。患者 20 天前无明显诱因出现右侧眼眶酸胀伴眼睑肿胀、视力下降，当地曾按炎症治疗，给予抗生素及糖皮质激素口服，用药后症状减轻，停药加重。眼科检查：视力右眼 0.5，左眼 1.0。眶压右眼 T+1，左眼 Tn。眼球突出度右眼 16mm，左眼 13mm，眶距 100mm。右侧眼球向前轻度突出，各方向运动无明显受限，有转动性轻度胀痛，眼睑轻度肿胀，结膜轻度充血，其余未见异常；左眼检查正常。眼眶 CT 显示右眼球壁增厚，外直肌附着点部明显，视神经变粗。

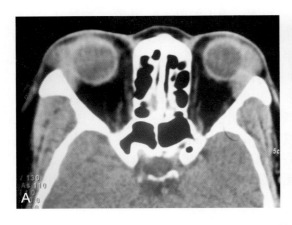
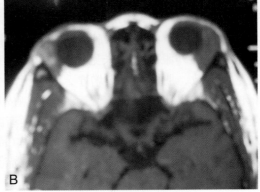

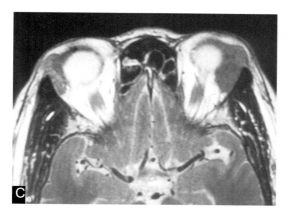

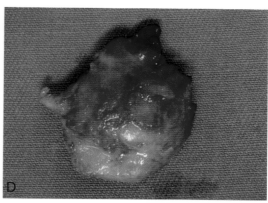

图 3-2-2　双侧泪腺炎型炎症

A. 眼眶 CT 横轴位显示双侧泪腺高密度肿块影；B~C. MRI 表现病变 T_1WI 与 T_2WI 均呈中等信号；D. 瘤体

临床诊断：右眼巩膜周围炎型假瘤。经糖皮质激素冲击治疗后疼痛及眼球突出消失，以后改口服醋酸泼尼松 40mg，每日 1 次晨服，每周减 10mg，至最小量 5mg 后病情无复发维持用药 1 个月停药，出院观察 6 个月无复发（图 3-2-3）。

【病例摘要 4】患者女性，25 岁，因左眼球突出伴疼痛 2 个月入院。眼科检查：视力右眼 1.0，左眼 0.6。眶压右眼 Tn，左眼 T+1。眼球突出度右眼 15mm，左眼 18mm，眶距 93mm。左眼球轴性突出，眼球运动各方向不同程度受限，有明显眼球

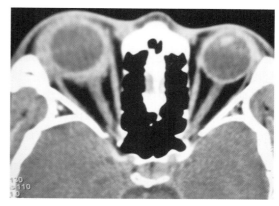

图 3-2-3　巩膜周围炎型炎症，眼眶 CT 横轴位显示眼环增厚、视神经增粗

转动痛，上睑无肿胀，眶前部触不到肿物，结膜轻度充血，其余未见明显异常。眼眶 CT 显示左眼球后肌锥内不规则占位，密度均匀，边界模糊，肿块包绕视神经，和巩膜壁、视神经、眼外肌分界不清，后巩膜壁受压变形。MRI 表现病变 T_1WI、T_2WI 均呈中等信号。临床诊断：左侧眶内肿瘤。全身麻醉下外侧开眶肿瘤摘除术，术中发现肿瘤和周围软组织分界不清，质硬无包膜，包绕视神经，无法行肿瘤完全切除，为保存视功能，行部分病变切除。病理诊断：炎性假瘤。继续给予激素治疗（图 3-2-4）。

【病例摘要 5】患者男性，62 岁，因右眼球突出 3 年，视物不见 1 年入院。3 年前无明显诱因出现右眼球突出，眼眶疼痛，视力减退，在当地医院诊断为眶内炎性假瘤给予糖皮质激素药物治疗，症状时轻时重，眶

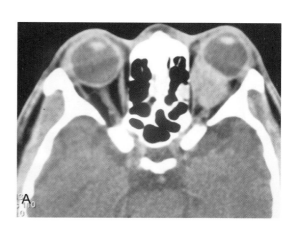

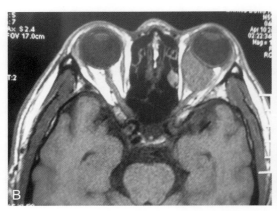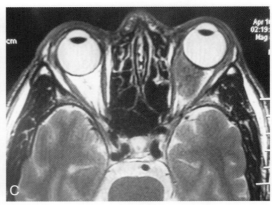

图 3-2-4　肿块型炎症

A. 眼眶 CT 显示左侧眼眶内球后占位病变；B~C. MRI 显示病变 T₁WI 与 T₂WI 均呈中等信号影

内肿块未能消退，近 1 年发现右眼球突出好转，偶有疼痛并逐渐至视物不见。眼科检查：视力右眼无光感，左眼 0.6。右侧眶压 T+2，眼睑无红肿，眼周围间隙粘连，质硬，眼球内陷后退，呈外转位，固定不活动，结膜轻度充血水肿，角膜轻度混浊，眼内窥不见。左眼晶状体轻度混浊，其余未见异常。眼眶 CT 横轴位显示右眼球轻度内陷，眶内弥漫性高密度肿块影，眼外肌、球周及眶内软组织边界均模糊不清，眼球被挤压变形，冠状位显示眶顶骨质破坏，骨壁参差不齐。临床诊断：右眶内炎性假瘤（纤维硬化型）。活组织病理检查与临床诊断相符。因糖皮质激素治疗无效，眶部反复疼痛而后行右侧眶内容剜除术（图 3-2-5）。

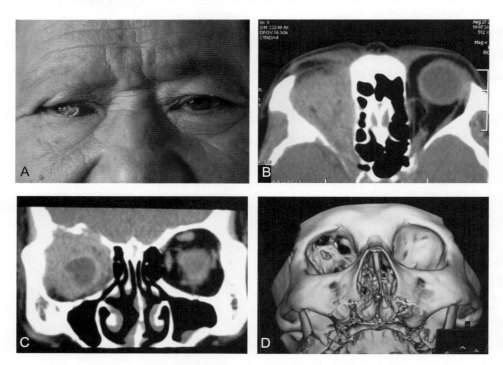

图 3-2-5　弥漫性眶内炎症

A. 右眼球内陷；B~C. 眼眶 CT 眶内弥漫性软组织影，充满眶腔，眶顶破坏；D. 三维眼眶 CT 显示眶壁缺损

62

【图片点评】　病例 1 右眼外直肌不规则增粗，肌肉附着点部肿大明显，边缘不光滑，其眼眶 CT 征有别于甲状腺相关眼病的肌肉梭形肥大特征。病例 2 双侧泪腺呈扁平状对称性肿大，后缘锐利，边界欠清，无骨质改变，病变与眼球呈铸造形。MRI 显示病变 T_1WI、T_2WI 呈中等信号，这符合炎症性特点。泪腺淋巴瘤也具有此征。病例 3 表现为前部眼眶的炎症性浸润，眼眶 CT 显示右眼巩膜周围的筋膜炎症性水肿和眼环增厚，同时炎症向视神经鞘膜蔓延，使视神经变粗，外直肌附着点部受累变的肥厚，整个眼环边界模糊不清，此种情况青年人多见。病例 4 球后高密度孤立性肿块，易误诊为真性肿瘤。病例 5 病变呈弥漫性充满眶腔，与眶内软组织无明显分界，由于眶内病变组织的变性，眼外肌纤维化收缩及眶上壁骨质吸收破坏、眶腔扩大，使眼球内陷，眼球的功能遭到破坏，此种特征在临床上不太多见，通常发生在硬化型炎性假瘤。

【临床诊断提要】

1. 中年人多见，临床评估除外全身系统性疾病，包括结节病、类肉瘤病、淋巴瘤，Wegener 肉芽肿等。儿童少见。单眼或双眼均可发病。

2. 根据发病时间长短和炎症程度明确炎症类型。可表现急性、亚急性或慢性眼部炎症性体征。

3. 发病原因　可有鼻窦炎、泪囊炎、梅毒感染、上呼吸道感染及其他病毒感染史。

4. 急性期常有触痛，慢性期或复发型仅部分疼痛。

5. 眼球突出　有无眼球突出，弥漫型、眶内肿块型常伴有明显的眼球突出。

6. 眼球运动　常有不同程度眼球运动障碍，同时出现眼位偏斜、复视。

7. 部分在眶缘或眶间隙可触及边界不清占位，质硬，不活动。

8. 泪腺炎型双侧发病多见，眼睑水肿，泪腺部可触及边界不清肿块，常有触痛。

9. 伴随体征　视力下降、头痛、眼前部炎症、发热、乏力、白细胞增高等。

10. 影像学表现　病变组织可局限性或弥漫性，边界不清，眶内肿块呈浸润生长方式，通常无骨质破坏。有的可骨质吸收破坏，病变向鼻窦、颅内蔓延生长。

11. 本病激素治疗效果好，但易复发，广泛病变手术不能根治。少数局限性肿块可一次手术切除。

【临床与治疗分析】　眼眶炎症性病变可由多种病因引起，包括全身和局部性病变，但是有 5%~8% 是不明原因的，隐匿性起病，表现眼眶软组织慢性炎性细胞浸润，并侵及各种眼附属器组织，称为特发性眼眶炎性假瘤。眼眶炎性假瘤临床多见，发病率约占眼眶病的 7.1%，多发于中年人，单眼发病多见，有的为双眼发病，尤其是泪腺炎性假瘤多见于双侧，无性别及种族差异。诊断首先要排除全身性疾病如结核、梅毒、类肉瘤病、Wegener 肉芽肿、全身性血管炎及内分泌性突眼。

特发性眼眶炎性假瘤是一种原因不明的眼眶病变，其发病原因一是感染学说，在患者眼眶局部发现有淋巴细胞、单核细胞和嗜酸性细胞等炎症细胞，可能为一种未知的病原菌所致，也有报道眶内炎性假瘤的患者有鼻窦炎、梅毒感染、上呼吸道感染等疾病，这种病毒或细菌在体内发生机体免疫反应，眶内病变可能是眼眶内组织产生的炎性免疫反应的结果；另一种认为眶内炎性假瘤是一种自身免疫反应性疾病，在眼眶内存在能吸引血液中的自身抗体或免疫活性细胞的自身抗原，病因学上差异很大，它可以累及眶内任何部位，以泪腺、眼外肌、眶内软组织、巩膜多见。临床为了诊断和治疗的考虑，多根据临床表现按照病变侵犯的解剖部位进行分类，但有时受累部位常合并其他邻近组织受侵，但它们都具备病变部位的炎性细胞浸润、病变组织肿大和结缔组织增生，因而造成器官和结构的功能障碍。

按照病程炎性假瘤一般分为急性、亚急性、慢性和复发性4种类型，但每个患者的发病过程有较大差异，因人而异，炎性特征表现不一，有的开始为急性或亚急性发作，有的开始即为慢性，急性的病例经治疗后转为慢性，或自行转为慢性，有的常年迁延不愈或反复发作，少数趋于稳定或自愈，临床表现体征通常依受累部位不同而出现不同程度的软组织水肿、疼痛、眼球突出、眼球运动障碍、复视、视力下降和可触及的硬性肿物等。

按照解剖部位分类，每种类型的炎性假瘤具有不同的临床表现特点。

肌炎型特发性眼眶炎性假瘤又称特发性眼外肌炎，是炎性假瘤中较为常见的一种类型，可累及一条或多条肌肉，甚至双侧眼眶发病，典型的特征为肌肉不规则肿大，轮廓不清，肌腱和肌腹均受累，肌肉附着点明显。结膜充血、眼球运动障碍、复视是较早出现的症状，并伴有眼球转动性疼痛，肌炎可单独存在或伴有眶内其他部位炎性改变，以水平肌肉多见，也有发生于垂直肌肉，斜肌少见。临床可分为两种类型，第一种为局限性轻度眼外肌炎，临床表现较轻，第二种为重度突眼性眼外肌炎，眶部疼痛、复视、突眼、结膜充血水肿、上睑下垂等较重，典型者单眼、急性发病，复发或慢性起病者可能累及双眼。眼外肌炎也可能伴有其他组织结构侵犯，如泪腺、视神经等，多条眼外肌肿大受累可能出现眶尖综合征。影像学检查可显示肌炎的受累情况和帮助与其他易引起肌肉肥大疾病的鉴别诊断。

泪腺炎型假瘤临床常见，以上眼睑颞侧肿胀、泪腺部触及肿块伴有疼痛为特征，有的伴有泪腺脱垂，肿物常有触痛，无边界，质地较硬，睑部泪腺常波及，穹隆结膜充血，影像学检查显示肿大的泪腺，邻近肌肉可表现炎性肥厚。

弥漫性炎症通常发生在硬化型炎性假瘤，主要累及眼球周围及肌锥内外脂肪组织结构，甚至累及整个眼眶，包括眼外肌、脂肪、视神经等，眶内组织结构变得模糊不清，多数在眼眶软组织内可见有边界模糊的包块，有的肿块沿眶骨膜生长，向后可蔓延至眶尖部。由于眶内病变组织的变性，眼外肌纤维化收缩及眶上壁骨质吸收破坏、眶腔扩大，使眼球内陷，极度运动障碍，眼球的功能遭到破坏，此种特征在临床上不太多见。

以巩膜周围炎和视神经周围炎为主的炎症主要累及眼球及眼眶周围，临床表现以疼痛、眼球突出、眼睑肿胀、结膜充血水肿为主，有些出现视力下降，临床表现和严重程度与眶部炎症累及的部位和程度有关，有的受累部位还包括葡萄膜炎、巩膜筋膜囊炎、视乳头水肿和渗出性视网膜脱离等。典型的临床体征为巩膜和脉络膜增厚，眼球和视神经结合部界限不清，如无早期治疗可发展为眶部弥漫性炎症。影像学表现因筋膜囊水肿积液，并向视神经鞘膜蔓延而显示眼环增厚及视神经增粗，B超可显示特征性T形征。

肿块型依肿块位置有眶后部和前部两种类型，前部型在眶周可扪及硬性肿物，主要表现为眼球运动障碍、结膜充血红肿、疼痛，肌肉附着点明显，有的表现上睑下垂。眶后部肿块主要是视力下降、眼球运动障碍和眼球受侵的眼底改变。影像学显示肿块和眼球关系密切，可呈铸造样，有的表现筋膜囊水肿、眼环增厚、肌肉肥大等特征。少见的一种情况是发生于眶尖部的病变，临床炎性特征不明显，因病变部位隐匿，容易漏诊。主要特征为眶部疼痛和眶尖部肿块，影像学检查才被发现（图3-2-6）。

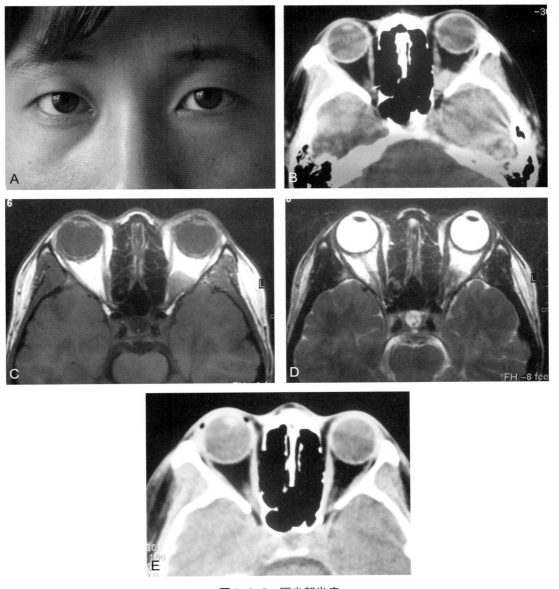

图 3-2-6 眶尖部炎症

A. 外观无异常表现；B. 眼眶 CT 显示左眶尖部软组织病变；C～D. MRI 显示病变 T_1WI 与 T_2WI 呈中等信号；E. 糖皮质激素治疗后左眶尖部病变消失

　　眼眶炎性假瘤因病变部位不同缺乏特异性体征，病程发展因人而异，表现多样化，眼眶受累的形式为临床诊断和治疗提供依据，因病因差异很大，需要与多种疾病鉴别。肌炎性假瘤易和甲状腺相关眼病混淆，后者多数有甲状腺功能亢进症病史，双眼发病多见，有甲状腺功能亢进症眼征、眼球突出、眼外肌一条或多条梭形肿大，其受累眼外肌多依次为下、内、上、外直肌，一般仅累及肌腹，肌腱正常，肌肉附着点正常，且肌肉边缘光滑。而肌炎型眼眶炎性假瘤肌腱肌腹均肿大，边缘不规则。

　　视神经脑膜瘤其视神经呈管状增粗，眶尖部膨大，部分病例呈梭形或圆锥形，边缘清楚，有时可见钙化斑，典型病例可见"轨道征"。

眶内良性肿瘤病程缓慢，如为血管瘤则强化明显。一般良性肿瘤边界清，无浸润性生长态势，激素治疗无效，而炎性假瘤多有疼痛，反复发作，激素治疗有效。

眶内淋巴瘤可有全身淋巴瘤病史，肿块边界不清，眼球可有铸造形改变，多有骨质破坏，并向周围组织侵犯和蔓延，伴局部和全身淋巴结肿大等，二者鉴别困难时可通过活检病理证实。

泪腺多形性腺瘤眼眶 CT 表现为边界清楚的圆形或椭圆形肿块，邻近骨质受压变薄，边缘和眼球相切，后缘钝圆，很少累及周围组织。泪腺恶性肿瘤边界不清，密度不一致，可有相邻骨质破坏。

其他需要鉴别的包括眶内的原发或转移性肿瘤，尤其眼外肌的转移瘤常表现和肌炎类似、颈动脉海绵窦瘘、原发于眼外肌的血管畸形、出血等也表现肌肉的改变，但缺乏疼痛；泪腺炎性肿大有时可见于泪腺结节病、结核、良性淋巴上皮病变等；眶尖部病变可见于颅内或鼻窦肿瘤侵犯、鼻窦真菌感染、转移癌等。

从 5 例典型病例分析，他们各代表了不同病变部位的临床特征，如泪腺炎型、巩膜周围炎型、弥漫性眼眶炎症、肌炎型、肿块型等，这类疾病的共同特征是炎症性表现特征，尤其是眶前部的炎性假瘤，早期通常表现急性或亚急性炎症特点，病变的发展过程伴随着疼痛、组织水肿和炎性细胞浸润。有时类似于眼眶蜂窝织炎，这些病变组织体积增大产生的肿块效应常造成眼功能的损害，有些肿块造成的隐匿性破坏通过病理才能确定性质，以资和伴有全身疾病的慢性浸润性疾病相鉴别。

眼眶炎性假瘤的治疗非常困难和棘手，全身应用糖皮质激素、局部放射和手术是目前治疗眶内炎性假瘤的三种主要方法。根据笔者经验，激素对于急性型、弥漫淋巴细胞浸润型、泪腺炎型和肌炎型效果良好，纤维硬化型和混合型效果差。

应用糖皮质激素有禁忌证、激素无效的、病情反复发作药物不能控制的结合眶局部放疗可提高疗效，但注意副作用和视力损害。文献报道，小剂量（共 1000~2000rad，分 7~10 次，分别在 10~15 天内给予）经眶外侧壁眶尖处照射，疗效显著（图 3-2-7）。

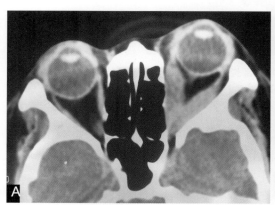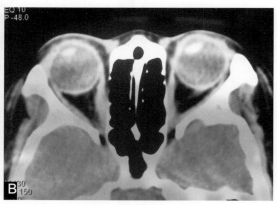

图 3-2-7 肌炎型假瘤放射治疗前后比较
A. 治疗前：左眼内外直肌不规则肿大；B. 治疗后：左眼放疗后肌肉肿大明显减轻

　　通常认为手术不能彻底切除病变，且并发症多，一般不予采用，但糖皮质激素和放疗不能完全控制或反复发作的局限性肿块以及影响视力的眼眶炎性假瘤可考虑手术治疗，术中尽可能切除或大部分切除，术后配合其他治疗方式可提高痊愈机会。局限性的肿瘤，如泪腺炎型可望一次性彻底切除。纤维硬化型或其他多年治疗不愈，各种治疗方法均不理想，如伴有疼痛、视力丧失、眼球突出明显或反复发作者可行全眶内容剜除术或部分眶内容剜除术，以减轻痛苦。实践证实，手术联合激素治疗局限性炎性假瘤比单纯药物治疗效果好，尤其有明显纤维化的炎性假瘤对药物及放疗都不敏感，宜手术治疗。弥漫性、视神经周围炎型、肌炎型、眶尖部病变不宜手术治疗。

　　生物治疗如应用单克隆抗体和小分子物质作为一种新的治疗方法临床应用较少，其疗效有待于进一步临床观察。

　　【作者思考】　由于炎性假瘤表现多样化和复杂性，发病机制不明，是导致诊断困难和治疗效果较差的原因之一。

　　治疗方式主要是药物、放射及手术，但多是对症性治疗，以糖皮质激素类免疫抑制剂治疗为主。综合疗法是较为合理的治疗策略，并因本病复发率高，治疗后应密切随访。少部分炎性假瘤有自限性倾向，表现轻症病例可选择性应用小剂量糖皮质激素，以尽可能减少全身副作用。

　　多种炎症性病变和肿瘤性疾病表现类似，仅靠临床表现有时难以诊断，详细的病史、相关实验室检查、影像学特征、激素治疗试验和病理组织学等可为诊断提供依据，有些需要多种检查综合分析，确定本病的金标准仍是病理检查，应个体化确定治疗方案。

二、泪腺结节病

　　泪腺结节病又称眼眶类肉瘤，是一种广泛累及单核 - 吞噬细胞系统的全身慢性肉芽肿性疾病，眼及眼眶是常受累的部位之一，泪腺是最常受累的组织。

　　【病例摘要】　患者女性，65 岁，因双眼上睑肿胀并触及肿物 1 年入院。既往无结核、类风湿及其他全身疾病史。体格检查：颌下及腋窝淋巴结可触及活动性肿大，无压痛，胸肺无异常。眼科检查：视力右眼 0.6，左眼 0.4。双侧上睑轻度水肿，外上眶缘可触及边界清楚的硬性肿物，表面光滑，无触痛，肿物能还纳入眶内，双眼球无突出，运动正常，角结膜正常，瞳孔大小双侧对称，反应灵敏，晶状体轻度混浊，眼底未见异常。眼眶 CT 显示双侧泪腺对称性肿大，表面光滑，密度一致，肿大的泪腺向前移位，无骨质改变。临床诊断：双眼泪腺肿物，手术行右侧泪腺肿物切除，病理为非干酪样上皮肉芽肿特征，病理诊断：泪腺结节病。术后全身应用激素治疗（图 3-2-8）。

　　【图片点评】　眼眶 CT 横轴位显示双侧泪腺对称性肿大，并伴有脱垂，单从影像表现很难和泪腺炎性假瘤、泪腺淋巴瘤相鉴别，如可发现全身结节性病变，尤其是肺、肺门、皮肤等肉样瘤特征或淋巴结肿大，结节病即可诊断。

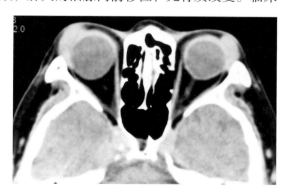

图 3-2-8　双眼泪腺结节病

【临床诊断提要】

1. 发病年龄　任何年龄均可患病，以中青年女性多见。

2. 发病过程　发病时间不等，急性者发病快，慢性者可隐匿多年，有自行消退倾向。

3. 累及部位　全身可累及肺、肺门淋巴结、皮肤及其他任何器官。眼部主要有泪腺、眼睑、结膜、葡萄膜、视神经等。

4. 临床特征　一侧或双侧泪腺无痛性肿大，或伴有眼睑皮肤、眼部及全身结节性病变，尤其脾脏、肺门可显示结节性块影，周围淋巴结多处肿大。眼内受累表现葡萄膜炎特征。

5. 伴随症状　如有脑神经及视神经受累，可表现上睑下垂、眼球运动障碍、视力下降等，少数出现咳嗽、低热等全身不适。

6. 实验室检查　血清溶菌酶升高、血清血管紧张素转化酶升高等。

7. 免疫学检查　Kveim 氏试验阳性、体液免疫亢进、淋巴细胞增生伴有 B 细胞活性增高、结核菌素试验皮肤反应受抑制等。

8. 影像学检查　眼眶 CT 显示泪腺肿大、全身有结节性块影。

9. 活体组织检查　非干酪样坏死的肉芽肿性炎症。

【临床与治疗分析】　结节病是一种病因与发病机制不明的、良性、慢性、全身性疾病。1899 年由皮肤科专家 Beock 首先提出。各国发病情况不同，其患病率为 2/100 000~18/100 000，美国统计发病率是 6/100 000，国内报道不多，高岩报道眼部发病率占结节病的 25%~50%，它是一种眼眶非干酪样坏死性肉芽肿，泪腺是常受累的器官之一。本病可伴有多脏器结节性损害，肺和胸腔内淋巴结最常受累，全身可发生于肺部、肝脏、脾脏、淋巴结、皮肤、唾液腺等部位，几乎全身每个器官都可受累，其中以肺部最多，约 90% 肺部有肉样瘤特征，其次是皮肤和眼部，首发表现为异常 X 线胸片和眼部症状的占全部患者的 2/3，在眼科可累及眼部的各种组织，如脉络膜、视神经、视网膜、结膜、泪腺等，最常见表现为葡萄膜炎的发病率约为 30%~70%，结膜小结约占 40%，7% 发生在泪腺。

本病偶有家族史，黑种人发病率高于白种人，女性高于男性，可发生在各年龄组，其病生理改变可能和免疫功能失调有关，发病机制被认为是受累器官的 T 辅助淋巴细胞免疫反应增强（CD4 ：CD8 > 3 ：1），外周血的细胞免疫功能被削弱。特别是 T 细胞介导的免疫反应起着重要作用，在某些致病抗原的刺激下，激活了病变部位的 T 细胞和巨噬细胞，T 细胞发生分裂增生，早期上皮样细胞大量产生，形成典型的结节肉芽肿，后期成纤维细胞增生，病变广泛纤维化。组织学上结节主要由类上皮细胞组成，并有各种巨细胞和少量淋巴细胞，结节内不发生干酪样坏死。其他如遗传因素、环境与职业因素、感染因素等也可能是结节病的发病原因。

结节病累及泪腺少见，多发生于年轻患者，泪腺的发生率占 1.74%，且可能是最早累及的部位之一，为无痛性双侧泪腺肿大，类似泪腺炎性假瘤。视神经受累常出现视物模糊、视野缺损和视乳头的异常改变。累及葡萄膜则表现角膜后的羊脂状炎性 KP、虹膜结节、玻璃体混浊、视网膜静脉周围炎、脉络膜肉芽肿、渗出性视网膜脱离等。眼眶肉芽肿少见，多为单侧发病，结节侵犯眼肌，则表现类似甲状腺相关眼病。

本例女性患者 65 岁发病，表现隐匿性发病过程，早期无明显症状，仅表现眼睑肿胀，当地按炎症治疗不见好转，就诊后检查发现双侧泪腺对称性肿大，无触痛，泪腺向前脱位于眶缘部，可还纳入眶内，开始考虑为泪腺肿瘤伴有泪腺脱垂，手术病理证实为泪腺结节病，全身检查有周围淋巴结肿大，肺及其他脏器未见结节性病变。从本例和个案临床报告分析，结节病泪腺受累通常不伴有明显炎症体征，可表现孤立性占位，泪腺常是受累部位之一，部分为双侧，影像学表现病变边界清楚，缺乏炎性浸润特征。

眼部结节病的诊断标准一直存在争议，普遍认为组织病理学检查可为诊断提供重要依据，在缺少一种已知病原体的情况下，结节病的诊断仍然是一种排他性诊断。对眼眶内结节病诊断应参考眼部结节病诊断指南：①在眼睑、结膜等眼附属器的结节性肿块、双侧泪腺无痛性肿大，如伴有全身皮肤的结节、红皮病、斑块，肺部、肝脾等器官和淋巴结的病变则有助于诊断。多数肺门可有结节影。②血清检查，出现溶菌酶水平升高，表明巨噬细胞和巨细胞活性增强，血管紧张素转换酶增高，部分患者有高钙血症。③可疑病例可行活组织病理检查。

泪腺结节病应和眼眶结核相鉴别，后者是一种少见的眶内组织干酪样坏死性肉芽肿，可发生眶内任何部位，泪腺多见，它可以是全身结核通过血行传播或由眶周肺外结核组织侵犯所致。眶骨可发生结核性骨髓炎，经久不愈，骨病变区可形成皮肤瘘管，结核菌素试验阳性。

本病具有自限性，多数患者可自行缓解，无症状者无需治疗，药物首选糖皮质激素治疗，效果很好，如激素治疗效果不好的可采用其他免疫抑制剂，如甲氨蝶呤等。病变局限在眶内的可手术切除病变组织。

【作者思考】　结节病原因未明，近几年通过免疫学研究发现本病和变态免疫反应有关。眼部病变仅是全身性结节病的重要组成部分。

本病临床表现多样，无有效治疗办法，虽 2/3 结节病可自愈，但仍有 10%~30% 的患者病变发展，糖皮质激素是目前治疗最常用的方法，其他免疫抑制剂如甲氨蝶呤等也可用于对激素治疗反应差的患者，累及眼眶和泪腺的结节病局部和全身联合用药效果更好，而且可避免长期大量使用激素的副作用。因结节病可累及全身多个系统，因此多科室的联合检查和治疗是非常重要的。

三、眼眶结核

眼眶结核临床少见，它可发生在眶内任何部位，以泪腺部位多见，本病是一种发生在眶内组织的干酪样坏死性肉芽肿。

【病例摘要】　患者女性，47 岁，因双侧眼睑肿胀 4 个月入院。患者于 4 个月前无明显诱因出现双侧眼睑肿胀，有隐痛，当地医院按炎症治疗，应用抗生素不见好转，门诊行眼眶 CT 检查时发现双侧泪腺肿大收入院。无全身传染病史。眼科检查：视力右眼 0.8，左眼 0.6。眼突出度右眼 15mm，左眼 15mm，眶距 96mm。双侧眼睑轻度肿胀，于外上方可触及双侧对称性泪腺肿大，边界不清，轻度触痛，不活动，眼球位置正常，其余未见异常。眼眶 CT 显示双侧对称性泪腺肿大，密度均匀，边界不规则，后缘锐利，沿眶壁向眶尖方向生长，前部和眼球壁呈铸形，眼球轻度内下方移位。临床诊断：双侧泪腺炎性假瘤。抗生素及糖皮质激素治疗无效，行眉弓下弧形皮肤切口右侧泪腺肿物切除术，病理镜下检查有干酪坏死性肉芽肿性炎症及结核结节，周围有增生的类上皮细胞和朗格汉斯巨细胞，病理诊断：泪腺结核。给予抗结核药物联合皮质激素治疗后泪腺肿大明显减轻，转传染病医院进一步全身检查及抗结核治疗（图3-2-9）。

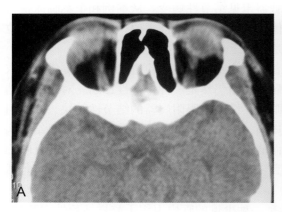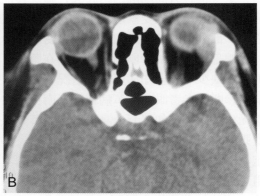

图 3-2-9　双侧泪腺结核

A~B. 眼眶 C T 横轴位显示双侧泪腺对称性肿大，边缘欠光滑

【图片点评】　本例泪腺结核眼眶 CT 特征为对称性双侧泪腺肿大，临床表现和影像学特征与泪腺炎性假瘤、泪腺淋巴瘤相似。但病理为干酪坏死性肉芽肿性炎症，可与之鉴别。

【临床诊断提要】

1. 年龄　可发生于任何年龄，以成年人或青壮年多见。

2. 病因　眼眶结核可单独发生，也可由全身结核播散或眶周结核蔓延而来。如有全身结核病史，结核菌素试验阳性将有助于诊断。

3. 眼部表现　结核灶生长缓慢，边界欠清，泪腺结核为无痛性泪腺肿大，呈硬的分叶状肿块，眼睑可表现水肿、下垂。骨膜受累常导致骨膜炎、骨吸收或脓瘘管。

4. 鉴别　眼眶结核临床表现类似炎性假瘤，有时诊断困难，如经常规治疗无效，应考虑结核，必要时病理定性。

5. 实验室检查　结核菌抗酸染色及培养，结核菌素试验、基因诊断、γ 干扰素释放试验等。

6. 全身检查　肺及其他器官有无结核性病变。

【临床与治疗分析】　结核分枝杆菌主要通过呼吸道进入人体，通过消化道、皮肤伤口等部位侵入的少见，当结核分枝杆菌首次侵入人体时，早期机体以非特异的巨噬细胞杀菌，2~4 周内机体免疫应答尚未出现，该时期可出现一定程度的结核分枝杆菌血行播散，侵入肺尖、肾、骨、脑膜、眼等其他肺外器官，而成为将来复燃发病的根源。结核分枝杆菌可侵入眶内及球内（除晶状体）任何组织，眶内以泪腺部结核多见，球内多侵犯葡萄膜组织，表现为前、中、后或全葡萄膜炎症性特征。

眼眶结核的基本病理变化有 3 种类型：以渗出病变为主，即充血、水肿、炎性渗出；以增殖病变为主，表现为结核结节肉芽肿形成为特征；以变性病变为主，表现为组织的干酪样坏死。上述 3 种病变往往同时存在，而以一种病变为主，且可以相互转变。本例患者的表现为以变性病变为主的病理特征。

　　眼眶结核分为原发性和继发性两种，原发性眼眶结核是结核分枝杆菌通过血液到达眼眶或周围器官的肺外结核播散而来，继发者为鼻窦、眼球、泪腺或泪囊部结核直接蔓延而来，致病菌为结核分枝杆菌，主要是在眶内形成干酪样坏死性肉芽肿或结核瘤。但实际上很难在直接活检中找到结核分枝杆菌，有报道诊断的眼内结核行眼内容摘除后病理检查未发现结核分枝杆菌感染，1个月后发生眶内及肺内结核性占位病变，眶内容剜除术后病理发现有结核分枝杆菌。结核菌素试验阳性和发现干酪样坏死，应认为是结核感染并应给予治疗。

　　眼眶结核多发生于成年人，病程进展缓慢，初期有疼痛症状，数月后才出现眼球突出和运动障碍，也有患者症状不明显。依眶内受累组织不同，其表现各异，眶前部的可表现眼睑水肿或轻度红肿，触及有痛感，能触到边界不清硬性包块，多数不活动，眶深部的致眼球突出，眼运动受限，累及眼外肌常有复视，泪腺结核则在泪腺区表现睑皮肤肿胀，可触及泪腺肿大，边界不清，有时眶内结核性肿物发生干酪样坏死，皮肤破溃，在皮肤形成瘘管，眶壁可发生破坏等异常改变。眼眶结核在临床表现和影像学上无特异性，和眶内炎性假瘤类似。

　　眼眶结核起病隐匿，发病率较低，泪腺结核也多为个案报告，双侧泪腺结核更为少见，本病作为引起泪腺炎性病变的一种类型（因素），表现类似泪腺炎性假瘤，但对糖皮质激素治疗无效。如全身有结核灶或活动性结核存在则有助术前诊断，但也可不存在结核表现，病理有助于诊断。文献报道，肺外结核的患者约60%均无肺结核表现，杨新吉报道的7例仅1例合并肺结核，其余均无全身结核体征，本文病例也未发现全身结核灶，可能为肺外结核所致。但无肺结核也不能排除眼部结核存在的可能性，这类患者容易被忽视和漏诊。

　　X线及眼眶CT有助于诊断，前者可发现肺内结核感染特征，眼眶CT可显示眶内边界欠清的软组织密度影，通常密度均匀，眶壁骨质破坏可引起眶外软组织肿胀，如有肿瘤内低密度区，为干酪样坏死表现。B超显示实质肿块，内回声均匀，彩色多普勒肿瘤内有丰富血流信号。影像学检查还有助于区分眼眶肿瘤、转移癌及其他感染性疾病。

　　眼眶结核诊断比较困难，误诊率很高，主要原因为临床表现和影像学检查均缺乏特异性，由于眶内炎性假瘤及其他眼眶肿瘤发病率高，眼眶结核引不起重视，考虑结核较少。因此对无全身结核病史及典型结核临床特征的患者，在眼眶结核的诊断中应注意几个问题：①经常规治疗症状无改善，排除恶性肿瘤后应考虑结核；②如OT试验阴性，也不能排除结核；③可疑病例及早病理检查；④分泌物、痰液、病理标本未查到结核分枝杆菌不能作为除外结核的依据；⑤病理发现干酪样坏死性肉芽肿是诊断眼眶结核的金标准。

　　眶内炎性假瘤在临床及影像表现和眶内结核类似，但临床检查无全身结核临床阳性指征，激素治疗效果良好。眼眶结核临床罕见，抗结核治疗有效。

　　治疗主要是抗结核治疗，如有慢性瘘管，或病变为局限肿块，则可行手术切除肿块，术中彻底清除病变组织和瘘管，术后继续抗结核治疗。

　　【作者思考】　结核病在世界范围内有逐年增加趋势，在体内可累及任何部位，眼眶是受累的部位之一，尤其是泪腺部位，但较少见，因其发病隐匿，临床及影像学表现和其他炎症性疾病有类似特征，容易误诊为炎性假瘤，眼眶CT只能定位、定量，不能定性，根据病理特征为干酪坏死性肉芽肿性炎症，结核菌素试验阳性，有助于诊断。诊断的眼眶结核要常规全身检查，特别是肺部和呼吸道分泌物培养，除外全身结核。抗结核药物治疗后定期复查疗效。

参 考 文 献

1. 郑晓雨，金姬，谢华英. 儿童眶周和眼眶蜂窝织炎的临床分析. 国际眼科杂志，2011，11（7）：1234-1236.

2. C D CHe Mahiran，K Wan Mariny，J Alagaratnam，等. 新生儿继发于筛窦炎的眼眶脓肿. 国际眼科杂志，2008，8（4）：670-672.

3. 杜军辉，王雨生，李夏，等. 眶蜂窝织炎63例分析. 中华眼视光学与视觉科学杂志，2010，12（5）：382-384.

4. 梁天齐，赵莉，崔维娜，等. 16层螺旋CT重组技术在眼眶蜂窝织炎及脓肿诊断中的应用. 医学影像学杂志，2011，21（1）：12-15.

5. 李永平，颜建华. 重视眼眶炎性假瘤的合理诊治. 中华眼科杂志，2008，44（8）：764-766.

6. 刘立民，何彦津. 眼眶炎性假瘤的治疗进展. 国际眼科杂志，2006，6（02）：453-455.

7. 颜建华，吴中耀，李永平，等. 眼科特发性炎性假瘤的临床疗效分析. 中国实用眼科杂志，2003，21（4）：303-305.

8. 严明. 皮质激素联合小剂量放疗治疗眼眶炎性假瘤的临床观察. 中国实用眼科杂志，2004，22（7）：553-554.

9. 乔玉春，王智霞，陈静. 泪总管探通治疗急性泪囊炎的初步效果观察. 眼科，2012，21（1）：70-72.

10. 蒋晶晶，梁建宏，李彬，等. 眼部结节病一例. 中华眼科杂志，2010，49（7）：660-663.

11. Yanardag H，Pamuk ON. Lacrimal gland involvement in sarcoidosis. Swiss Med Wkly，2003，133（27-28）：389-391.

12. 晏红改，杨柳. 眼结节病的诊断标准及治疗. 国际眼科纵览，2013，37（3）：191-194.

13. 储昭节，惠延年. 结核性葡萄膜炎的研究进展. 中华眼科杂志，2010，46（9）：861-864.

14. 孙时英，李晋，苏玉民. 眼眶、鼻窦结核瘤一例. 眼外伤与职业眼病杂志，2000，22（6）：683.

15. Jack Rootman编著. 孙丰源主译. 眼眶疾病. 天津：天津科技翻译出版公司出版，2006. 390-396.

16. 杨新吉，黑砚，王毅，等. 眼眶结核七例报告，眼科 2006，15（6）：376-377.

17. 石忠鑫，徐春军. 眼眶内结核瘤1例. 中国实用眼科杂志，2001，19（10）：738.

18. 倪逴，马小葵. 1921例眼眶肿瘤的组织病理分类. 眼科学报，1995，11（2）：101-104.

19. 任可华. 泪腺结核一例. 中国中医眼科杂志，2004，14（2）：104.

20. 唐东润，史学锋，孙丰源，等. 良性淋巴上皮病变的临床特点与治疗. 中华眼科杂志，2009，45（5）：441-445.

21. 高占国，刘立民，庄成明，等. CT显示双侧泪腺肿大的眼眶病分析. 中国实用眼科杂志，2012，30（2）：174-178.

22. 于文玲，王振常，燕飞，等. 泪腺炎症及淋巴细胞增生性病变的CT及磁共振成像诊断. 眼科，2007，16（5）：308-311.

23. 汪亮，杨华胜. 良性淋巴上皮病变的概念及其诊断. 国际眼科纵览，2006，30（2）：97-100.

24. 崔忆辛. 良性淋巴上皮病变的研究进展. 中华实验眼科杂志，2013，31（1）：96-99.

25. 李彬，张浩. 泪腺几种常见病变的诊断与鉴别诊断. 眼科，2007，16（6）：431-433.

26. 孙为荣，牛膺筼. 眼科肿瘤学. 北京：人民卫生出版社，2004. 334.

27. 李小丹，赵敏. Sjögren 综合征发病机制及治疗进展. 中国实用眼科杂志，2009，27（8）：792-796.

28. 宋国祥. 眼眶病学. 北京：人民卫生出版社，1999. 101.

29. gawa N，Dang H，Kong L，et al. Lymphocyte apoptosis and apoptosis-associated gene expression in Sjögren's syndrome. Athritis，1996，39（11）：1875-1885.

30. 李娜，邓新国. 干眼动物模型的研究现状. 国际眼科纵览，2010，34（5）：298-304.

31. 柯宁，赵敏. 干眼的免疫学研究现状及进展. 中国实用眼科杂志，2006，24（10）：1009-1013.

32. 刘立民，高占国，常金房，等. CT 显示为管状密度影眶内植物性异物一例. 中华眼科杂志，2011，47（4）：358-359.

眼眶血管性疾病是眼眶病中最常见的一类病变，1982 年 Mulliken 等提出了细胞生物学分类方法，按瘤体的血管内皮细胞是否具有增殖能力将血管瘤分为真性血管瘤和血管畸形。根据病理学基本理论，血管瘤是增生性病变，伴随血管内皮细胞的增殖；血管畸形则以血管腔隙的形态异常为特点，不伴有血管内皮细胞的增殖，多为先天存在，无自行消退倾向。两者虽都属血管性疾病，但细胞病理学特点和发病进程明显不同，其治疗选择差异很大。因此将血管瘤和血管畸形有必要分别在不同章节讨论。

眼眶血管性肿瘤临床常见，多数为良性，按含细胞成分不同分为两类，一为单源性肿瘤，如血管内皮瘤、血管外皮瘤和平滑肌瘤，是由单一细胞构成的肿瘤，属于真性肿瘤；另一为多形性肿瘤，如毛细血管瘤、海绵状血管瘤、静脉性血管瘤，是由血管的各种成分构成，实际上是一种错构瘤。多形性血管瘤和血管畸形是一个渐进过程，缺乏明显界限。

第一节　毛细血管瘤

毛细血管瘤多见于婴幼儿，又名婴幼儿血管瘤，临床上根据血管瘤发生的症状、体征，病变的部位和范围，将血管瘤分为表层、深层和综合型三种类型。表层毛细血管瘤仅限于真皮内，可单发于眼睑皮肤，也可发生于身体其他部位；深层毛细血管瘤侵犯眼睑深层和眶隔后；综合型毛细血管瘤具有表层和深层共有的症状和特征。

【病例摘要】 患儿男性，10 个月，因生后发现右上睑肿物，近 2 个月生长明显而入院。眼科检查：右眼上睑软组织肥厚，外观呈青紫色，可触及边界不清软组织肿物，有弹性，上睑下垂遮盖瞳孔，哭闹时肿物明显增大。眼眶 CT 显示右眼眶隔前中等密度软组织肿块，密度均匀，外形光滑，自眶间隙向眶隔后呈弥漫性生长，眼球向外下方移位。MRI 表现为 T_1WI 中等信号，T_2WI 高信号。临床诊断：右眼睑毛细血管瘤。全身麻醉眉弓下皮肤切口行肿物摘除术，术中发现病变自皮下至眶隔后弥漫生长，组织间无间隔，血运丰富，病变无包膜呈浸润性生长方式，术中边止血边切除，向周围延伸的残余血管组织酌情进行烧灼，检查提上睑肌无离断，切除多余松弛皮肤，分层缝合切口，加压包扎。病理诊断：毛细血管瘤。半年后复查血管瘤消退，上睑下垂明显改善，效果满意（图 4-1-1）。

【图片点评】 患儿眼睑青紫色外观，为深层毛细血管瘤的特征表现。该患儿血管瘤位置深在，范围广泛，上睑肥厚下垂，遮盖瞳孔，如不及时治疗，势必会影响视功能发育造成弱视，单独药物治疗对分布广泛的深部血管瘤难以成功，而且本例患儿血管瘤近期明显增大，生长迅速，无自行消退趋势，所以采用手术治疗方式，术后随访效果良好。

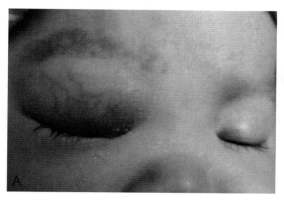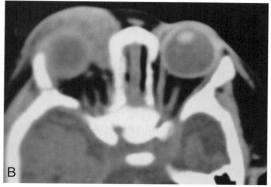

图 4-1-1 眼睑毛细血管瘤
A. 患儿上睑肿胀，皮下透见青紫色；B. 眼眶 CT 示右侧眶内中等密度软组织肿块

【临床诊断提要】

1. 发病年龄 多数发生于出生后 1~3 个月内，早期生长较快，1 岁以后生长缓慢，60% 在 4 岁左右病变消失，75% 在 7 岁前病变自愈。

2. 肿瘤特征 表层血管瘤略有隆起，表面不平，呈草莓状，颜色鲜红，压之退色，边界清楚。深层者位于眼睑深部或眶隔后，边界不清，柔软有压缩性。病变位于上睑多见，尤其上睑内侧，外观呈紫蓝色，眼睑隆起肥厚，哭闹时可增大。

3. 伴随体征 小范围局限性病变无明显眼睑或眼球功能障碍，范围大者可引起上睑下垂、眼球突出、运动障碍、弱视、视力下降等。

4. 可合并有结膜的血管瘤，有时自发出血。

5. 影像学特征 B 超表现病变不规则，边界不清，内回声多少不等，有压缩性，彩色多普勒显示弥漫彩色血流和快速流动的动脉频谱。眼眶 CT 显示病变为不规则肿块，很少见有钙化斑，强化可见肿瘤呈中等或高度均匀增强。MRI 和眼外肌比较，T_1WI 呈中等信号，T_2WI 呈高信号，增强后显示明显强化，如有出血，则 T_1WI 和 T_2WI 均呈高信号。

【临床与治疗分析】 毛细血管瘤发病率是新生儿童的 1%~2%，是婴幼儿最常见的肿瘤之一，多发生在 2 岁以下，头颈部、面部和皮肤多见，7~14 岁少见，眼科以眼睑和结膜最常见。肿瘤早期生长较快，偶有自发破裂，随年龄生长常有自愈倾向，它由血管内皮细胞和毛细血管构成，是婴幼儿最常见的肿瘤之一。其病理特点为瘤体内皮细胞显著增生、肥大，多聚集成条索状或团块状，其中仅有少数小的毛细血管管腔。

儿童毛细血管瘤以其病变部位和临床类型不同，具有不同的临床特征，大部分在早期快速生长，随年龄增长而后也快速退行，通常需数月至数年不等，但位于眶内深部的血管瘤自愈的少见。表浅的毛细血管瘤局限于皮肤，颜色鲜红，名谓草莓痣，可单发于眼睑或多发于身体任何部位，因位置表浅，会较早发现并引起注意。深部血管瘤位于眼睑深部或眶隔前后，因血管扩张、血流丰富，呈青紫色外观，表现眼睑肿胀，边界不清，哭闹时常有增大，因上睑肥厚常导致眼睑的功能障碍和上睑下垂，严重的上睑下垂遮盖瞳孔可引起视力发育障碍和弱视，有时眼睑血管瘤合并有结膜血管瘤，病变部位的结膜血管扩张、充血，可呈局限性或弥漫性生长，常因结膜血管破裂而发生结膜下出血，表现结膜充血、水肿，有时水肿的结膜突出于睑裂之外，严重的深部血管瘤广泛分布于球周及球后，造成眼球运动障碍，球后病变可致眼球突出移位。混合型毛细血管瘤既有皮肤表层病变又有深部病变，表现为一种表层和深层血管瘤的综合体征，常造成眼球的严重功能障碍和恐怖外观。

毛细血管瘤依据外表体征和影像学表现即可做出诊断，表层血管瘤眼睑肥厚，病变边界不清，触诊呈软组织肿物，深部血管瘤可发生于球周或眶间隙任何不同部位，眼外肌、巩膜上组织、球筋膜等均可同时受累，眼眶 CT 表现眼环增厚，眼外肌不规则增粗和眶内不规则、边界不清的软组织肿块，有的局限于眶深部的血管瘤则表现为边界清楚，但多数呈不规则状，肿瘤组织通常呈浸润性、无包膜，有的可见钙化影，球后病变可致眼球突出移位，病变强化后呈中等或明显增强。血管造影常显示滋养血管供应。

该例血管瘤根据临床表现和影像学特点，为以眶内上方为主的深部型毛细血管瘤，由于绝大多数深部毛细血管瘤有自行消退的特点，虽可保守治疗，或采用糖皮质激素药物瘤体内注射，但因病变广泛，发展迅速，上睑下垂，遮挡瞳孔视路，这类病变会导致眼睑和眼眶的畸形以及视功能发育受损的风险，故手术治疗是必要的。对于病变广泛的手术难以切除彻底，残余部分结合糖皮质激素或博来霉素等药物注射可能会取得更好的效果。

发生于儿童的毛细血管瘤需要与横纹肌肉瘤、海绵状血管瘤和静脉曲张进行鉴别。它们在发病年龄、病变发展过程和影像学特征等方面有明显不同。横纹肌肉瘤发展快，无静止期，肿瘤不可压缩，B 超为低回声性占位病变，病变内很少有间隔，眼眶 CT 可有骨破坏。海绵状血管瘤发病年龄大，眼睑部的海绵状血管瘤位于真皮深层和皮下组织内，由大小不等的不规则腔隙组成，肿瘤边界清楚，密度均质，增强扫描呈明显强化或灶状强化；静脉曲张多见于成年人，表现体位性眼球突出。

毛细血管瘤的治疗方式应根据儿童血管瘤的生长特性和病变位置、功能损害程度及治疗反应综合考虑。主要方法：

1. 观察　婴幼儿血管瘤有自愈倾向，对病变静止、范围局限且未累及视路的血管瘤可暂时密切随访观察。因有一部分血管瘤不会自行消退，甚或持续发展，严重的毁容，有的自行破裂出血，故要区分瘤体是增生期、稳定期还是消退期。有明显生长变化者要进行早期干预治疗。

2. 毛细血管瘤位置表浅，可行冷冻、激光治疗，眼睑毛细血管瘤位于真皮深层或皮下组织，对冷冻和激光不敏感，应采用糖皮质激素或平阳霉素局部注射或手术切除。

3. 糖皮质激素治疗　80% 有效，混合型疗效最好，其作用机制可能是通过控制血管瘤毛细血管内皮细胞异常增殖，并消除幼稚新生血管的生成过程，达到对增生或血管瘤的治疗作用。有报道局部注射甲泼尼龙加地塞米松在血管内停留时间长，作用持久，治疗皮下毛细血管瘤有一定疗效。而眶内的毛细血管瘤消退的少见。有报道 5-氟尿嘧啶与曲安奈德联合应用可提高毛细血管瘤的治疗效果，其机制为二者分别通过不同途径抑制毛细血管内细胞生长。但糖皮质激素注射治疗毛细血管瘤的并发症不容忽视，研究报道并发症发生率为 6.4%，主要有毛发增多、满月脸，但停药后均可恢复，无其他严重并发症，认为安全、有效、副作用少。文献报道局部并发症有皮下和眶内淤血或血肿、皮肤瘢痕、感染、脂肪萎缩、肌肉和神经损伤及眼球意外刺伤等；全身有向心性肥胖、肾上腺皮质抑制和生长发育影响。常用药物有醋酸曲安奈德注射液、甲泼尼龙注射液、地塞米松磷酸钠注射液。

4. 平阳霉素治疗　平阳霉素作为新一代抗癌类药物广泛应用于血管瘤、淋巴瘤、囊肿等治疗，瘤内注射平阳霉素可抑制血管及血窦内皮细胞增生，从而抑制其发展，并最终使其消退，国内报道有效率达 70%~90%。于丰其等报道本药使用方法：平阳霉素（8mg 稀释于 2ml 生理盐水）2mg（0.5ml）+ 盐酸利多卡因注射液 0.25ml+ 地塞米松磷酸钠注射液 0.25ml 混合注射液 1ml，血管腔内注射。注射前 1ml 空针抽吸瘤内液体，见暗红色血液流出，向瘤腔内注射 1ml 混合液，注射量也可根据瘤体大小多点或多次注射，单次注射以瘤体表面发白为宜。

平阳霉素副作用有发热、胃肠道反应、皮肤反应、脱发、肢端麻痛、口腔炎及肺炎等。有报道眼睑血管瘤注射后双眼失明，眶内注射后视力减退，结膜下注射出现角膜穿孔或眼球凹陷等并发症，故使用该药要严格适应证，掌握药物浓度及剂量，避免不良反应。

5. 放射　放射对许多增殖期的血管瘤有明显抑制作用，能缩短进入消退期的时间。

6. 干扰素治疗　干扰素 α-2a 能阻断内皮细胞的移行和增殖，并能通过阻断成纤维生长因子，对血管内皮细胞的刺激作用来阻碍血管生成的步骤。

7. ^{90}Sr-^{90}Y 敷贴治疗　利用放射性 ^{90}Sr 发射出的 β 射线，作用于病变组织后发生生物效应，使病变细胞发生形态和功能改变，直至病变细胞消亡，微血管发生萎缩、闭塞等退行性改变，逐渐被正常组织修复代替。

8. 手术　经上述治疗和局部治疗无效，或深部肿瘤不断增长，对眼球功能和视觉功能可能会造成不良影响，或引起眼部并发症，如反复出血、肿瘤引起斜视、弱视等情况应行手术治疗。手术通常在全身麻醉下进行，一般采取前路肿瘤切除，因血管瘤滋养血管较多，术中出血的处理是关键问题，通常用电灼封闭滋养血管，眼睑浅层电灼时勿损伤皮肤引起术后瘢痕。结膜广泛的血管瘤切除往往需要结膜囊黏膜移植。

【作者思考】　毛细血管瘤实际上是一种错构瘤，具有发病早期的快速生长和部分肿瘤发生自行萎缩的发展过程，故治疗方式应个体化选择。

临床评估有可能影响视觉功能和眼球发育的血管瘤应行干预治疗，局部药物注射、物理疗法等非手术治疗方式效果不好的宜手术治疗。

肿瘤边界不清，范围较大的血管瘤很难一次性切除彻底，可分次手术切除，药物或手术后遗留的眼睑瘢痕、睑球粘连等畸形的发生主要和病变范围、位置深浅有关，应在病变消退后行美容整形术。

第二节　海绵状血管瘤

海绵状血管瘤是一种最常见的眼眶良性肿瘤，成人多见，病因不明，是由血管多种成分形成的肿瘤。Rootman 认为在组织学和血流动力学上属于低流量动脉型的错构瘤，是毛细血管转化而来，但较毛细血管更为成熟，肿瘤内部为窦腔，充满血液，形似海绵状，多孔，临床特征为有完整包膜，表现为缓慢进展的非浸润性占位病变。

【病例摘要1】　患者女性，54 岁，因右眼球缓慢突出 5 年入院。眼科检查：视力右眼 1 尺指数，左眼 0.6。眼球突出度右侧 23mm，左侧 15mm，眶距 95mm。右眼向前下方突出，上转不能，上方眶间隙可触及边界清楚的肿物，表面光滑，中等硬度，不被推动，眼睑轻度下垂，结膜充血，角膜透明，晶状体混浊，眼底窥不见；左眼晶状体轻度混浊，其余无异常。眼眶 CT：右侧眶内肌锥外上方椭圆形肿物，密度均匀，边界清楚，包膜完整，肿物前界达眶缘前部，后界近眶尖，后缘圆钝，眶尖部保留有三角形低密度区，眶腔普遍扩大，无骨质破坏。MRI 显示病变 T_1WI 为中等信号，T_2WI 为高信号，信号均匀，增强时肿瘤呈渐进性强化，强化范围随时间延长逐渐扩大，最终被全部强化。临床诊断：右侧眶内海绵状血管瘤，双眼老年性白内障。全身麻醉下行右侧前路开眶肿瘤摘除术，术中发现肿瘤有完整包膜，与周围组织结构分界清楚，完整摘除，病理诊断：海绵状血管瘤。术后恢复良好（图 4-2-1）。

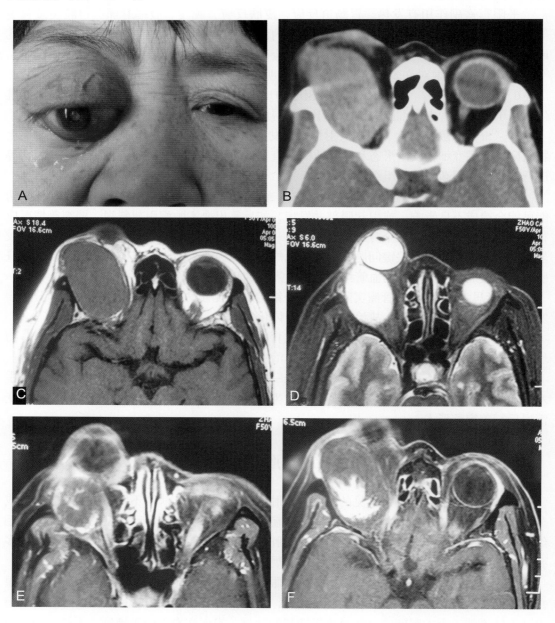

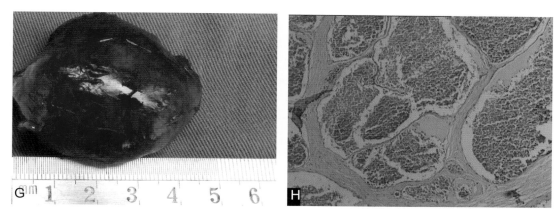

图 4-2-1　肌锥外海绵状血管瘤

A. 右眼球前下方突出；B. 眼眶 CT 显示边界清楚、密度一致肿物；C ~ F. MRI 显示病变 T_1WI 为中等信号，T_2WI 为高信号，信号均匀，增强时肿瘤呈渐进性强化；G. 瘤体包膜完整；H. 病理：HE × 40

【病例摘要 2】　患者女性，35 岁，因左眼球逐渐突出 2 年入院。眼科检查：视力右眼 0.8，左眼 0.6。眼球突出度右眼 14mm，左眼 18mm，眶距 95mm。左眼球呈轴性突出，各方向运动正常，B 超显示肌锥内圆形肿物，边界清楚光滑，内回声多且均匀一致，后界显示清楚，肿物有轻度可压缩性。眼眶 CT 显示肿物呈光滑圆形，内密度均匀，后方可见低密度黑三角区。MRI 显示病变 T_1WI 为中等信号，T_2WI 为高信号。临床诊断：左侧眶内海绵状血管瘤。全身麻醉下结膜入路肿瘤摘除术，术后眼球各功能正常。病理诊断：海绵状血管瘤（图 4-2-2）。

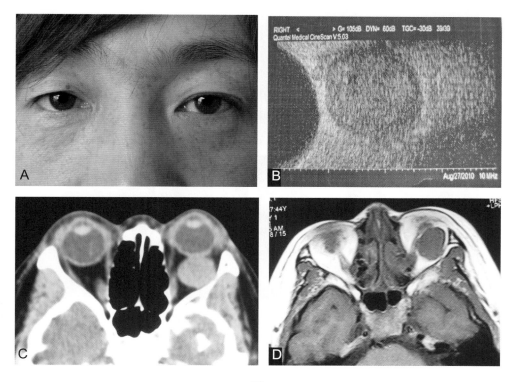

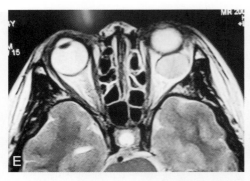
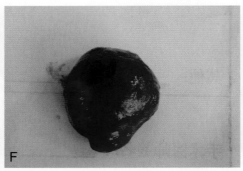

图 4-2-2 肌锥内海绵状血管瘤

A. 左眼球轴性突出；B. B超显示肿物边界清楚、光滑，内回声多且均匀一致；C. 眼眶CT横轴位示肌锥内肿物，内密度均匀，边界清楚；D~E. MRI病变T_1WI呈中等信号，T_2WI呈高信号；F. 瘤体

【病例摘要3】 患者男性，48岁，因无明显诱因右眼球突出半年入院。既往无眼红、眼痛等症状。眼科检查：视力右眼0.5，矫正1.0，左眼0.6，矫正1.0。眼球突出度右眼15mm，左眼12mm，眶距96mm。右眼突出呈轴性，各方向运动正常，眶前部未触及肿物，其余未见明显异常。眼眶CT显示右眼肌锥内类圆形肿物，内密度均匀一致，前界包膜清楚，后界肿物占据眶尖部，边界不清，无黑三角低密度区，眶内壁受压向内移位，蝶骨部分吸收；MRI显示病变T_1WI为中等信号，T_2WI为高信号，增强扫描时肿瘤内早期呈斑点状强化，晚期肿瘤全部强化。临床诊断：右侧眶内海绵状血管瘤。因病变位于眶尖，部位深在，行右眼外侧开眶肿瘤摘除术，术中发现肿物在眶尖部与周围组织粘连紧密，为保存视力和避免并发症，给予保留眶尖的大部分肿瘤切除。病理诊断：海绵状血管瘤。术后观察1年病情稳定无复发（图4-2-3）。

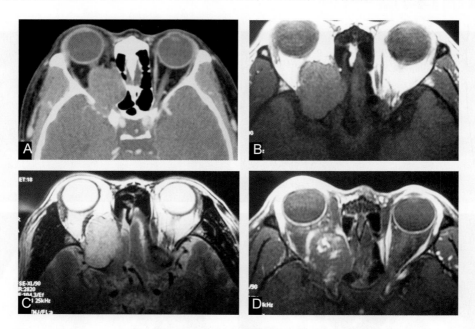

图 4-2-3 眶尖部海绵状血管瘤

A. 眼眶CT横轴位示肌锥内肿物，内密度均匀，边界清楚，肿瘤充满眶尖部；B~D. MRI显示病变T_1WI为中等信号，T_2WI呈高信号，增强扫描时肿瘤呈渐进性强化

【病例摘要4】　患者53岁，女性，因左眼球突出15年入院。眼科检查：视力右眼0.3，左眼0.15，眼球突出度右眼12mm，左眼16mm，眶距95mm。眶压右眼Tn，左眼T+1。左侧眼球突出，眶前部未触及肿物，双侧眼球运动正常，其余未见明显异常。眼眶CT：左眼球后肌锥内间隙多发性圆形肿物，大小不一，肿物边界清楚，密度一致，左侧颞窝及颞下窝间隙也有类圆形肿物占位影，MRI显示眼眶肌锥内多个圆形占位病变，T_1WI呈中低信号，T_2WI为中高信号。临床诊断：左侧眶内多发性海绵状血管瘤，左侧颞窝部血管瘤。行左眼外侧开眶肿瘤摘除术，术中发现肿瘤呈多发性，大小不等，之间相互粘连不紧密。病理诊断：海绵状血管瘤。术后眼球各功能正常（图4-2-4）。

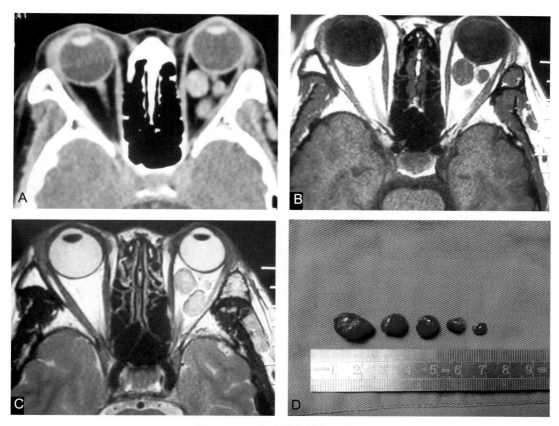

图 4-2-4　多发性海绵状血管瘤

A. 眼眶 CT 横轴位示肌锥内多发性肿物；B~C. MRI 显示病变 T_1WI 为中等信号，T_2WI 呈高信号；D. 多发性瘤体

【图片点评】　病例1~4代表了发生于眶内不同部位和数量的海绵状血管瘤的临床表现特征。其共同点是中青年多见、发病缓慢的进行性眼球突出，病变部位以肌锥内多见，可单发或多发，眶尖部多有黑三角低密度区，肿物影像特征为圆形、椭圆形或类圆形，边界清楚，内密度均匀一致，有完整包膜，MRI 显示病变 T_1WI 为中等信号，T_2WI 呈高信号，增强扫描时呈渐进性强化。病例3海绵状血管瘤缺乏黑三角低密度区，表明肿物和眶尖部组织粘连，手术摘除肿物会增加困难，常会导致出血和视功能损害。病例4多发性肿物手术摘除不彻底或残留易术后复发。眶腔扩大、眶内壁移位和骨质吸收征象为肿物长期压迫

所致，无骨质破坏，反映了良性肿瘤的影像学骨改变特征。

【临床诊断提要】

1. 发病年龄　可发生于任何年龄，中青年多见，好发于女性。

2. 多见于一侧眼眶，也可以是一眶单发或一眶多发。

3. 发病过程　病史长，早期病变隐匿不易发现，病变呈缓慢发病过程。

4. 临床特征　早期无任何症状和体征，呈无痛性、慢性、渐进性眼球突出，依肿瘤所在位置表现为轴性突出或向一侧偏斜。

5. 伴随症状　肌锥内肿瘤压迫视神经出现视神经萎缩、视力减退等，眼球后极部受压出现视网膜、脉络膜皱褶，肌锥外肿瘤可引起眼球运动障碍、复视等。

6. 眶前部的肿瘤可触及肿物边界清楚，表面光滑、可被推动。

7. 影像学检查特征　眼眶 CT 为类圆形或不规则形，MRI 增强扫描时呈渐进性强化。

【临床与治疗分析】　海绵状血管瘤约占眼眶肿瘤的 10%~23%，占眼部血管瘤的 45.9%，是成年人所特有的，但可见于任何年龄，女性多见，多为单侧单发，多发性血管瘤少见，有报道一侧眼眶有 8 个和 20 个大小不等的海绵状血管瘤。多发生在一侧眼眶，双侧眼眶发病罕见，有一例双侧眼眶巨大眼眶海绵状血管瘤的报道。本病为良性非浸润性病变，生长缓慢，可发生在身体多个部位，如神经系统、口腔、眼眶内、视网膜、皮下、肝脏、肠道等部位。

海绵状血管瘤在组织学和血动力学上属低流量动脉端的错构瘤畸形，它们拥有相对独立的直接输出和输入的小动脉，由互相交错的不规则扩张的毛细血管通道组成，它们构成了大小不等、形状各异高度扩张的血窦组织，窦内充满红细胞，内有血流，管腔内充满大量血液，和体循环无明显关系，仅借助细小的滋养血管与周围组织发生联系，故充盈较慢。组织病理学上管壁衬覆单层扁平内皮细胞，血管间为数量不等的纤维结缔组织，血管壁和基质内富有疏松分布的平滑肌，实质上海绵状血管瘤为血管窦及纤维间隔、有完整包膜的眼眶病变，基于这些组织学和血动力学上的特点，奠定了影像学上独特的表现特征。

海绵状血管瘤多发生于肌锥内、外侧，但其他任何部位也可发生，因其有完整包膜，内有大量内皮衬里的管腔组成，肿瘤的供养仅有较小的动脉进入和输出，血流速度缓慢，故缓慢的血液流动达不到目前彩色超声诊断仪的彩色显示阈，在影像学上表现为边界清楚、内密度均匀一致、有可压缩性、肿瘤内无血流信号或少有血流信号等特点，当压迫肿瘤时，血窦内血流加快，即出现彩色血流信号，终止加压后血流信号消失。眼眶 CT 和 MRI 检查可清晰显示肿瘤位置及和周围组织的关系，对比增强扫描使肿瘤内血流更加清楚，瘤体内早期为多处点状高密度强化斑，晚期整个肿瘤被全部强化，出现特征性"渐进性均匀强化征象"，有时依肿瘤内血管成分多少可均匀或不均匀强化，因肿瘤血流缓慢，部分肿瘤出现钙化斑，很少发生自发性出血和炎症反应，这些影像特点与眶内其他肿瘤相比有明显不同。

海绵状血管瘤发病隐匿，病史长，早期不易发现，大多由于其他原因的影像学检查偶然发现，部分因渐进性眼球突出就诊。因肿瘤生长缓慢，初期常无明显症状和体征，位于眼眶前部者可见眼睑皮肤局限性略带紫蓝色隆起，边界清楚，压之活动，表面光滑，中等硬度。眼球后的肿瘤可位于肌锥内或肌锥外，眼球向正前方或一侧渐进性突出，无明显临床症状，眼球后极部受压，则可见视网膜皱褶，出现近视或远视，眶尖部的肿瘤压迫视神经致视神经萎缩、视力下降。

海绵状血管瘤为良性非浸润病变，生长缓慢，多为单侧单发，一眶多瘤少见，双侧眼眶多发性更为少见。但此种情况不容忽视，Harriis 等认为眶内单个肿瘤术后复发罕见，多发性海绵状血管瘤是造成术后复发的主要原因之一，因为术中肉眼下很难分辨软组织内较小肿瘤的存在，由于肿瘤生长缓慢，术后复发可在几年至几十年不等，有认为多发性海绵状血管瘤不是孤立的器官内新生物，其发生与否与某种肿瘤因子异常表达有关，但现缺少基因方面的研究。

从病例 1~4 分析，眶内海绵状血管瘤可发生于眶内各解剖间隙，但以肌锥内最为多见，肿物形状多为圆形、椭圆形或类圆形，边界清楚，内密度均匀一致，有完整包膜，均具有典型的海绵状血管瘤临床和影像表现特征，根据其缓慢的发病过程和典型的影像学特征，对眶内海绵状血管瘤的定位及定性诊断有较高价值，90% 以上术前可做出明确诊断，由于肿物长期的压迫作用，部分患者可出现眶腔扩大、眶内壁向鼻腔移位、骨质吸收等眶壁骨质改变，甚至少数眶颅沟通，但无骨质破坏，MRI 能很好地显示病变和周围组织之间的关系。海绵状血管瘤偶见钙化斑，但在诊断和鉴别诊断上无特异性。另外，从本文典型病例来看，多数海绵状血管瘤在眶尖部保留三角形低密度区，即眶尖部黑三角区，或谓"眶尖空虚征"，在诊断和鉴别诊断上有特征性参考价值。而病例 3 肿物充满眶尖部，缺乏黑三角低密度区，表明肿物和眶尖部组织粘连，这对于手术时应避免视神经损伤有提示价值。

眼眶海绵状血管瘤应与神经鞘瘤、脑膜瘤及泪腺多形性腺瘤进行鉴别。

神经鞘瘤起源于周围神经施万细胞的良性肿瘤，呈膨胀性生长，形状可为类圆形、椭圆形或两头尖的梭形，也有的呈锥形，肿瘤边界清楚，有完整包膜，生长缓慢，多位于肌锥外，B 超内部回声少而弱，轻度可压缩性，囊性变者压迫可变形，彩色多普勒有丰富彩色血流，并可见动脉血流频谱；眼眶 CT 值较低，多数密度均匀，强化后均匀强化，少数肿瘤密度不均，有片状低密度区，增强不均匀强化，增强程度一般不超过 20Hu；MRI 显示病变 T_1WI 为中低信号，T_2WI 显示为高信号，增强扫描后，肿瘤的实体细胞区强化区域增强明显，囊性变区无增强现象。

脑膜瘤常见于成年人，临床表现轴性眼突及视力减退，眼底可见视乳头水肿，继而视神经萎缩，视乳头表面可见视神经睫状静脉，B 超显示视神经增粗，透声性差。眼眶 CT 显示视神经呈管状或梭形增粗，高密度区内可见萎缩的视神经形成车轨样的低密度条影。MRI 检查表现 T_1WI 呈中信号，T_2WI 呈高信号。

泪腺多形性腺瘤位于泪腺窝内，眼眶 CT 显示局部骨凹形成，B 超呈中等回声，肿瘤压迫眼球使之明显变形，显示肿瘤向外突出的形状（即泪腺肿瘤压迫泪腺骨质引起的凹陷）和位置，从而与海绵状血管瘤鉴别，海绵状血管瘤几乎不发生在泪腺窝内。

海绵状血管瘤原则是手术治疗，并认为是眼眶肿瘤的经典手术，难度小，效果好，在影像学明确定位后，多可无创性摘除，但有些病变还是有一定的难度和风险，甚至发生失明及其他并发症。如眶尖部较小肿瘤、肿瘤和周围组织有粘连、来自于眶上裂部位的病变、和视神经粘连分界不清的肿瘤等，这些肿瘤常因操作空间小，肿瘤挤压和粘连造成术中分离困难，偶有损伤视神经或眼动脉及眶内出血而失明。因此，海绵状血管瘤的治疗方式的选择依患者的视功能情况、病变大小、肿瘤位置及和周围组织的关系应做好合理评估。其治疗选择可考虑以下几个方面：

1. 定期观察　肿瘤较小，或眶尖部肿瘤，患者视力好，又无其他症状，肿瘤生长缓慢，又无恶变，尤其眶后部肿瘤手术有可能造成并发症的可定期观察。

2. 药物介入治疗　刘正萍等报道平阳霉素介入治疗眶内海绵状血管瘤、静脉性血管瘤和婴幼儿血管瘤6例观察5个月~6年无复发。取平阳霉素1支（8mg），稀释成0.2%平阳霉素注射液备用，病变部位消毒、铺无菌洞巾，注射器连接5号细针头，缓慢向瘤内进针，向不同方向抽吸回血之后，更换含药注射器，根据肿瘤大小，加入2%利多卡因0.2~0.5ml，注入血管瘤内药液0.5~2ml，拔除针头后，无菌纱布或棉球压迫固定。每10天1次，3次1疗程。寿卫东等报道用该药治疗170例眼眶海绵状血管瘤治愈率达90%以上。

3. 手术摘除　对有眼球突出，肿瘤有发展，或视力下降、眼球运动受限等，应行肿瘤摘除。依据肿瘤大小、范围及部位，可行结膜、前路联合结膜、侧眶、额径等手术入路。原则应在肿瘤暴露充分、术野宽敞、损伤小、并发症少的直视下操作。

【作者思考】　依据临床表现和影像特征多数海绵状血管瘤术前可定性诊断，而且被认为是眼眶肿瘤的经典手术，但术前和术中需要注意的有肿瘤数量、位置及和周围的关系。缩短手术时间，避免眼组织损伤和最大限度地减少术中并发症是手术成功的关键，正确选择手术切口入路至关重要。术前应正确判断肿瘤数量、和眶尖软组织及视神经有无粘连，一眶多瘤如有遗漏或摘除不完全易术后复发，肌锥内肿瘤和眶尖部多有透明黑三角区，表明肿瘤与眶尖之间有脂肪，虽位置深在，但粘连较少。如缺乏透明区，往往有组织粘连，手术分离困难易出现并发症。肿瘤较小又无临床症状和体征的深部肿瘤为避免并发症的发生可留待观察或采用其他非手术疗法。

第三节　静脉性血管瘤

静脉性血管瘤又称静脉性蔓状血管瘤，有时和静脉曲张统称为静脉畸形，但它们的组织结构和血流动力学有明显不同，病变可产生两种不同的临床表现。静脉性血管瘤在发病年龄、临床表现和病理组织学上均具有其独特性。

【病例摘要1】患者男性，30岁，因左眼结膜肿物20余年入院。患者8岁时发现左眼上方结膜红肿，当地曾诊断为结膜血管瘤，因发展缓慢，病变范围小而未经任何治疗，肿物随年龄增长逐渐增大，多次发生自发出血而要求手术治疗。眼科检查：视力双眼0.8，眶压正常。右眼正常；左眼球无突出及运动受限，上方结膜可见青紫色团块状隆起，边界清楚，表面高低不平，有包膜，压之柔软有弹性，周围结膜及巩膜浅层血管粗大扩张，外眦部上下睑呈青紫色肥厚，体位性变化不著，其余未见明显异常。眼眶CT显示眼球上方边界清楚的肿块影，内有高密度圆形静脉石。临床诊断：左侧眼眶静脉性血管瘤。局部麻醉下行左眼血管瘤切除术，术中见血管瘤呈团块状，基底部和上直肌之间分界不清，仔细分离之间的相互粘连，肿物完整切除，残留于上直肌的血管组织给予冷冻，外眦皮下血管瘤因无明显边界，沿皮下钝性分离、暴露后尽可能全部切除。病理诊断：静脉性血管瘤。术后短期观察恢复良好，血管瘤无复发（图4-3-1）。

【病例摘要2】　患者男性，25岁，因左眼球渐进性突出5年。近1年发现低头时左眼球突出加重，同时伴有眼眶部酸胀，4个月前突然眼球突出，结膜充血水肿，眼睑呈青紫色，当地医院诊断为眼睑及结膜下出血，给予保守治疗。眼科检查：视力右眼0.5，左

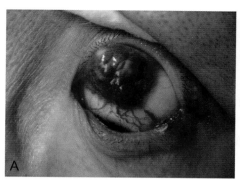
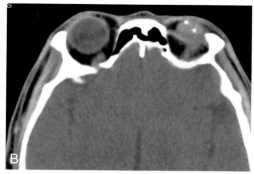

图 4-3-1 静脉性血管瘤

A. 左眼结膜和外眦皮肤青紫色隆起；B. 眼眶 CT 显示左眼眶前部类圆形软组织密度影，内有静脉石

眼 0.6，矫正视力双眼 1.0。眶压右眼 Tn、左眼 T+1。眼球突出度右眼 13mm，左眼 16mm，眶距 97mm。右眼未见异常，左眼球轴性突出，低头后略有加重，眼球运动轻度受限，眶前部触及不到肿物。眼眶 CT 显示左球后肌锥内不规则肿物影，密度一致，与巩膜壁呈铸形改变，可见高密度静脉石，冠状位示病变包绕眼球壁和视神经，与眼环分界不清。MRI 显示病变 T_1WI 为中等均匀信号，和周围组织呈浸润性，边界不清，T_2WI 为均匀高信号。临床诊断：左侧眶内静脉性血管瘤。经结膜入路行血管瘤摘除术，术中见肿瘤无包膜，呈弥漫生长，围绕视神经及眼球后壁，为保护眼球功能尽可能肿瘤切除。病理诊断：静脉性血管瘤。术后眼球突出明显好转（图 4-3-2）。

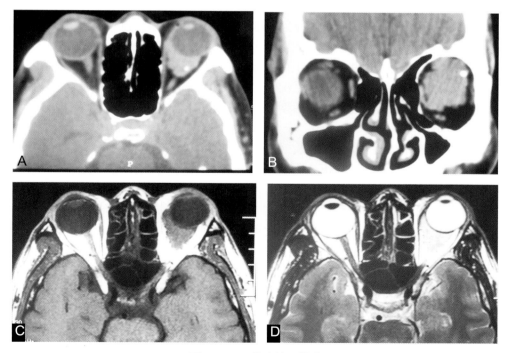

图 4-3-2 静脉性血管瘤

A~B. 眼眶 CT 显示左侧眶内软组织密度影，病变不规则，和球壁呈铸形，可见静脉石；C~D. MRI 显示病变 T_1WI 呈中等信号，T_2WI 呈高信号

【图片点评】　病例 1 为浅部型静脉性血管瘤，病例 2 为眼眶深部病变，为渐进性发展过程，形状不规则，并可见静脉石，体位变化不著，眼眶 CT 为软组织影，MRI 显示病变 T_1WI 呈中等信号，T_2WI 呈高信号。两例均具有静脉血管瘤特征表现，属于非扩张性静脉畸形。眶浅部病变有时可发展为深部型。深、浅部病变可因出血和血栓形成而反复出现眼睑和结膜的肿胀，常以症状加重和缓解交替进行。

【临床诊断提要】

1. 年龄与性别　青少年时期多见，多在 20 岁以下，女性多于男性。

2. 临床表现　缓慢进行性眼球突出，有时和体位有关，用力或低头、颈部加压眼突加重，但无眶内静脉曲张明显。眼表有时可见浅蓝色隆起，也可伴有结膜的异常血管团。

3. 临床特征　多数眶缘部可触及肿物，眶内上和外上象限多见，表面光滑，柔软，边界不清，不被推动，压迫可使肿瘤变小。眶尖部病变压迫视神经或侵犯眼外肌常导致视力下降和眼球运动障碍。

4. 为自发性眶内出血的常见原因，常因肿瘤内出血使眼球突出突然加重，可形成眶内血肿。

5. 影像学特征　B 超显示单腔或多腔低回声病变，有轻度可压缩性；眼眶 CT 表现眶内不规则占位，部分有静脉石；MRI 显示病变 T_1WI 呈中等信号，T_2WI 呈高信号。

【临床与治疗分析】　静脉性血管瘤主要是由管径大小不等的厚壁静脉性血管和成片的纤维组织构成，管壁周围有平滑肌围绕，平滑肌比正常静脉排列欠整齐，平滑肌纤维常不规则伸入正常软组织。静脉性血管瘤较毛细血管瘤发病晚，多见于儿童和青年期。如和淋巴管瘤伴发，则又名脉管瘤。发生率是眼眶肿瘤的 9.8%，占儿童期眼眶肿瘤的 10%。

本病原因不明，儿童和青年期多见。静脉性血管瘤和海绵状血管瘤、淋巴管血管瘤、血管平滑肌瘤一样，在部分肿瘤间质内可见多少不等的淋巴细胞浸润，可能和肿瘤组织诱发的自身免疫反应有关，这些肿瘤组织内血流缓慢，易形成血栓，造成局部缺血坏死，以至钙化灶形成，甚至发生骨化，这种情况在静脉性血管瘤中多见。有些肿瘤在出生时或出生不久即发现，因而认为可能是胎生后期或出生后血管异常增生所形成的错构瘤，或是由毛细血管瘤发展而来。

静脉性血管瘤呈慢性进展性发展，依病变位置可位于眶前部或后部，或深、浅部混合存在，鼻上象限多见，眼睑皮下、眶缘部、结膜下和眶内深部都是好发部位，眶前部的静脉性血管瘤可见局部隆起，扪及边界欠清楚的软性肿物，表面光滑，哭闹、低头或憋气可见肿物隆起，颜色略呈青紫色，压迫肿物缩小。眶深部肿物出现眼球突出，以肿物位置不同，眼球向正前或一侧移位，体位性变化不如静脉曲张明显，有时血管破裂，形成眶内血肿。

由于静脉性血管瘤多为非扩张性血管畸形，血流缓慢，有时表现急性与缓解交替为特征，是由瘤内血栓或自发出血所致，眶深部出血则眼球突然突出加重，眶压增高，视力减退，形成血肿压迫视神经可致视神经血供障碍，视力完全丧失。浅部出血表现眼睑皮下和结膜下淤血，本肿瘤少有自行消退，多为渐进性增大。

由于本病大多数发生于青少年时期，眶腔处于发育阶段，肿瘤导致的眶压增高，使眶腔重塑，眶腔增大。肿瘤大多位于眼眶上方肌锥内，也可发生于眼眶的任何部位，可包绕视神经和（或）眼球呈铸造形，无明显包膜，常沿眶内解剖间隙生长，诊断性特征有发病年龄、肿瘤形态不规则、静脉石和肿瘤的弥漫性生长特点。但必须结合临床表现，青少年的眼球突出、反复眶内或结膜下出血、无明显体位变化的静脉石要考虑本病。

本病例1自幼发病，为眼表的浅部型血管瘤，病例2病程较长，病变位于眶隔后视神经和眼球周围，符合深部型病变。根据病史，两例共同临床特征有发病年龄早，发病过程缓慢，反复出血，有不同程度的体位变化；眼眶CT表现肿瘤边界不清，形状不规则，病变内有静脉石。病例2在MRI显示T_1WI为中等信号，T_2WI为高信号，均具有静脉性血管瘤表现特征。病例2于4个月前突然眼球突出，结膜充血水肿，眼睑呈青紫色，当地医院诊断为眼睑及结膜下出血，故考虑为血管瘤自发出血所致。因血管瘤自发性出血常见，是眼眶出血和眼球突发性突出的常见原因之一，常因治疗不及时导致失明。笔者临床总结发现，眶内自发性出血是多方面的，外伤和血管畸形自发破裂是眶内出血的最常见原因，不明原因的眼眶出血首先要考虑是否有异常血管病变，影像学可提供诊断依据，但大范围出血往往难以发现异常血管病变，必要时需要血管造影检查手段，反复同部位的出血可行手术探查，术中仔细辨认，发现异常导血管应结扎，防止再出血，病变组织应病理明确诊断。

静脉性血管瘤可通过以下几点鉴别：①体位性眼球突出；②部分病例眼眶CT可见静脉石；③MRI可见肿瘤沿解剖间隙生长。良性肿瘤中的血管源性肿瘤一般无包膜，边界不清楚，与周围组织关系密切，与眼球呈铸造形，需与恶性肿瘤相鉴别。毛细血管瘤及淋巴管瘤大多数发生于婴幼儿，诊断较易。

眶内静脉曲张表现为眼球突出和体位关系更明显，低头时眼球突出加重，仰头眼球内陷。B超显示在颈部不加压时眶内有低回声区，体积较小，少部分眶内正常，加压后病变范围扩大，内回声弱，形状不规则。眼眶CT显示不规则形高密度占位影，有的平卧位病变不显示或显示不完全，颈部加压后病变范围增大，部分病变内显示静脉石。MRI在病变部位、范围和眼眶CT相同，静脉充盈时T_1WI为中信号，T_2WI为高信号。

静脉性血管瘤常需要和海绵状血管瘤及横纹肌肉瘤鉴别。海绵状血管瘤无体位变化，B超肿瘤内回声多而强，分布均匀，后界清楚，透声性中等，有压缩性，彩色多普勒缺乏彩色血流信号；眼眶CT显示肿瘤边界清楚，密度均匀，增强扫描后，瘤体内早期多处"亮点"样高密度强化斑，晚期整个肿瘤全部强化。MRI显示病变在T_1WI为中等信号，T_2WI为高信号。

横纹肌肉瘤病情发展快，B超为不规则低回声或无回声占位，用探头压迫眼球病变图像不变形。眼眶CT表现病变不规则，密度不均，边界不圆滑，可见骨破坏。增强后密度明显增强。MRI在T_1为中等信号，T_2为高信号。

静脉性血管瘤的治疗以手术切除为主，小而局限的病变可一次性切除。患者年龄小，范围大的，可采取大部切除。手术切除主要用于眶前部小的表浅病变。眶深部肌锥内、视神经鼻侧或其视神经周围病变可采取外侧开眶、内外联合开眶手术入路，但因血管瘤边界不规则，范围广泛的病变往往切除不完全，容易造成并发症，切除不彻底还易复发，有时手术只能改善外观，达不到根治效果。

因对非扩张型复杂且范围较大的眼眶静脉畸形仍无很好办法，手术难以根治，为防止手术并发症，近年来应用硬化剂、平阳霉素注射及按照毛细血管瘤治疗方法进行治疗。石忠鑫等报道对9例静脉性血管瘤平阳霉素联合地塞米松注射后5例肿瘤消退，3例明显缩小。

近年来有采用手术联合激光照射治疗，根据肿瘤大小、范围、深浅设计手术切口，暴露病变区域，Nd:YAG 激光连续照射，使病变挛缩，待冰生理盐水冲洗冷却后，肿瘤缩小变硬，予以切除。

【作者思考】　静脉性血管瘤依其临床和影像表现诊断不难，发病缓慢、体位变化、易反复出血是本病的主要特点。静脉性血管瘤的治疗以手术切除为主，范围广泛或因缺乏明显包膜的病变难以一次性切除彻底，术后极易复发，眼睑的广泛血管瘤常因外观丑陋、影响视功能和发生弱视需要及时治疗，药物和手术结合常能达到理想效果。

儿童的血管瘤常因治疗后的眼睑畸形需要整形手术。眶深部血管瘤要根据情况切除，包绕视神经的病变应小心谨慎，仔细辨认，大部切除、改善外观、减轻眶压、分次手术有时是最好的选择。

第四节　血管淋巴管瘤

眼眶眶隔后和眶深部没有淋巴管，因此眼眶内淋巴管瘤的存在具有争论，认为是一种可能由于发育异常引起的由淋巴管构成的错构瘤，在病理学中，病变呈囊状或蜂窝状，如同时混有静脉和淋巴管成分，病理上称为脉管瘤，难与其他眶内血管瘤相区别。

【病例摘要1】　患儿男性，10个月，因发现右侧眶内肿瘤1个月入院。眼科检查：右眼上睑鼻侧轻度隆起，眼球向前外下方移位，可触及眶深部边界不清肿物，其余未见明显异常。眼眶 CT 发现眶内鼻上方与玻璃体同等低密度圆形占位，边界清楚，眼球受压向外下移位；MRI 显示肿物 T_1WI 为低信号，T_2WI 为高信号，信号均匀，和周围组织分界清楚，外形光滑。临床诊断：右侧眶内囊肿。全身麻醉鼻上方眶缘皮肤切口，钝性分离，见边界清楚透明囊性肿物，和周围组织纤维性粘连，沿囊壁分离后完整摘除。病理诊断：淋巴管瘤（图 4-4-1）。

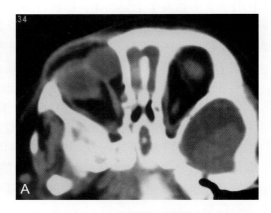

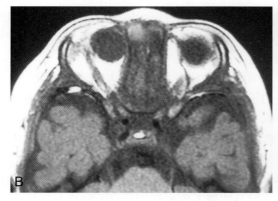
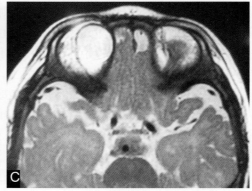

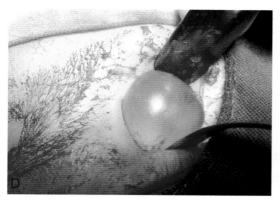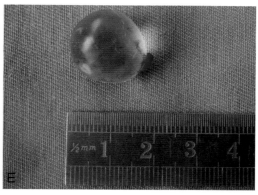

图 4-4-1 眶内淋巴管瘤

A. 眼眶 CT 横轴位病变为低密度影；B~C. MRI 显示病变 T_1WI 为中等信号，T_2WI 为高信号；D. 术中见瘤体边界清楚，表面光滑。E. 透明瘤体

【病例摘要 2】 患者女性，18 岁，因自幼渐进性右眼球突出入院。眼科检查：视力右眼 0.2，左眼 0.8。眶压右眼 Tn，左眼 T+2。眼球突出度右眼 21mm，左眼 16mm，眶距 92mm。右眼睑正常，眼球正前方突出，各方向运动受限，结膜轻度充血，角膜透明，眼底视乳头边界欠清；左眼未见异常。眼眶 CT：右球后弥漫性软组织肿物，密度均匀，有两个高密度圆形钙化影，眼外肌和视神经被病变包埋不能显示，前部和眼球呈铸造形。

MRI 显示病变 T_1WI 为中等信号，T_2WI 呈不规则多灶性不等信号，增强后不均匀强化。临床诊断：右侧眶内血管瘤。全身麻醉下，手术采用右外侧开眶入路方式，术中见肿瘤呈血管性和陈旧凝血块混杂，无边界，与眼外肌和视神经分界不清，行肿物大部分切除，眼球回退，加压包扎。病理诊断：血管淋巴管瘤合并陈旧出血。术后 1 个月复查，眼球突出恢复正常，运动仍有受限（图 4-4-2）。

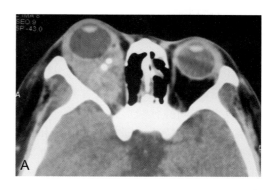

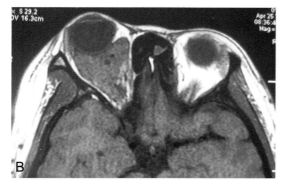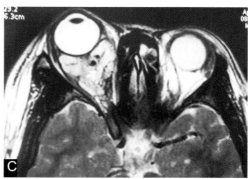

图 4-4-2 血管淋巴管瘤

A. CT 横轴位示右侧眶内软组织密度肿物，含有静脉石；B~C. MRI 显示病变 T_1WI 为中等信号，T_2WI 信号不等，病变不均匀强化

【图片点评】 血管淋巴管瘤多发生于青年和幼年，呈慢性进行性眼球突出。影像学密度和信号改变与肿物内蛋白质含量和有无出血有关。病例 1 为淋巴管瘤，眼眶 CT 表现为低密度，MRI 显示病变 T_1WI 为低信号，T_2WI 为高信号；病例 2 为血管淋巴管瘤，含有静脉和淋巴管瘤的双重成分特点，影像学特征不同于病例 1，眼眶 CT 表现为软组织密度影，并有静脉石，MRI 显示病变 T_1WI 为中等信号，T_2WI 为多灶性不均匀信号。

【临床诊断提要】

1. 发病早，婴幼儿多见，进展缓慢。
2. 发生部位 眼睑、结膜和眶内上方为肿瘤好发部位，眶下方少见。
3. 临床特征 眼睑肿胀、下垂，结膜水肿，眼球突出，表浅肿瘤呈囊性透明状隆起，眼睑深部的外观可成青紫色。如肿物内出血常使眼球突出突然加重和暴露性角膜炎。
4. 合并呼吸道感染时眼球突出加重为本病特点。
5. 结合影像学特征可明确诊断。
6. 眼眶血管造影可帮助诊断。

【临床与治疗分析】 淋巴管瘤是内皮细胞被覆的淋巴管道构成的肿瘤，病理上分为毛细淋巴管瘤、海绵状和囊状淋巴管瘤，婴幼儿多见，好发于颈部、皮肤、纵隔、腹膜等深层软组织内，眼眶发病少见，无明显眶别差异，在北京武警总医院报道的 108 例眼眶血管瘤和静脉畸形中，淋巴管瘤（包括脉管瘤）仅 6 例；在何彦津报道的 2874 例眼眶良性肿瘤中，淋巴管瘤 14 例，占 0.49%；张平等报道 516 例眼部血管瘤，淋巴管血管瘤共 29 例，占 5.6%。淋巴管瘤可理解为一个血管错构瘤组，有类似的基本成分和相对单独的血流动力学。

本病发病机制不明，可能是胚胎时淋巴管发生、发育异常形成的错构瘤或迷芽瘤，因为在正常眼眶内没有内皮内衬的淋巴管道、淋巴结和淋巴滤泡，眼眶淋巴管瘤一直是争论的中心。本病可能和个体发育有关，有时和静脉性血管瘤相伴发。从血流动力学角度很难将淋巴管瘤同静脉畸形完全分开，和血管瘤相比，它们在临床、血流动力学和组织病理方面具有独有的特征，即相似的成分和相对独立的血流动力学改变，即含有透明的液体和充满浆液的血管管道，由于同属先天性血管性疾病，它们在结构上可能有血管和淋巴管的双重特征，所以淋巴管瘤可包括在血管瘤的范围之内。Wright 等认为，为强调眼眶静脉曲张和淋巴管瘤均来自于共同的静脉胚胎起源，应合并统称为眼眶静脉畸形，避免从功能学上划分为淋巴管瘤、原发性静脉曲张和继发性静脉曲张。单纯性淋巴管瘤体内含有清亮的液体，血管淋巴管瘤中既有较为成熟的静脉，又有含有清亮液体的淋巴管。

本病婴幼儿多见，进展缓慢，病史较长，以病变所在位置不同表现各异，眶前部的淋巴管瘤可扪及肿物，表面光滑，呈单一或分叶状，边界不清，软性或有弹性，眼眶鼻上象限多见，发生在结膜的淋巴管瘤表现为透明的肿物，眼睑肿胀，有时瘤内出血，产生大小各异的液性囊腔，即"巧克力样囊肿"，提上睑肌受累常导致上睑下垂。深部淋巴管瘤主要表现眼球突出移位、眼球运动障碍、复视，视神经受压可致视神经萎缩，视力下降。深部肿瘤出血时眼突和结膜肿胀突然加重，水肿结膜可突出睑裂之外，眼睑肿胀、下垂。淋巴管瘤在眶的深浅部也可同时受累，病变发展不受正常解剖结构限制，既可孤立存在，也可呈弥漫浸润性生长方式。瘤内出血可形成血囊肿。有时合并呼吸道感染时眼球突出加重。血管淋巴管瘤因是静脉血管瘤和淋巴管瘤相伴发的双重成分结构，影像学可见静脉石。

影像学检查对诊断眼眶淋巴管瘤有重要价值，影像学密度和信号改变与肿物内蛋白质含量和有无出血有关。彩色多普勒超声可根据病变内血流情况判断是单纯性淋巴管瘤还是血管性淋巴管瘤，多数病变内部含有血管瘤成分可见血流信号，少数淋巴管瘤容易和其他眼眶血管性病变相混淆，需要结合其他影像学检查方法。眼眶 CT 通常为弥漫浸润性不规则肿块，由于淋巴管瘤易自发出血，故内密度可表现低、中、高不等，少数为均匀的等密度。MRI 也可因不同时期的病变内出血而表现不同信号特征。

该两例患者 1 例发生于生后 10 个月，1 例为 18 岁，故认为可能和先天性胚胎发育异常有关。通常认为，虽然淋巴管瘤为多个含有淋巴液的淋巴管组成，但淋巴管瘤内常自发出血，所以，肿块在眼眶 CT 上不是均匀的水密度，而是由高、中或低密度组成的混杂密度，也有部分肿瘤表现为均匀的水密度。病例 1 淋巴管瘤，边界清楚，眼眶 CT 显示为均匀的水样低密度，MRI 显示病变 T_1WI 为低信号，T_2WI 为高信号，密度和信号均匀，考虑肿瘤内无出血，为局限性单纯性淋巴管瘤，临床少见。病例 2 为血管淋巴管瘤，含有静脉和淋巴管的双重成分特点，影像学特征不同于病例 1，眼眶 CT 表现为弥漫性软组织密度影，边界不清，并有静脉石，MRI 显示病变 T_1WI 为中等信号，T_2WI 信号不等，不均匀强化，可能和病变内组织成分及出血有关。

发生于儿童的眼眶占位病变常见于横纹肌肉瘤和毛细血管瘤，但淋巴管瘤在临床和影像学上与前两种病变表现不同。横纹肌肉瘤发病快，病史短，影像学检查常有骨破坏，B 超为低回声不均匀占位病变，形态不规则，病变内很少有间隔。毛细淋巴管瘤虽发展缓慢，但部分可自愈，浅表肿瘤呈红色，皮下深层血管瘤呈青紫色，质软，压之退色，哭闹、用力时增大，B 超示边界不清，内回声多少不一，有压缩性；眼眶 CT 示病变密度高，不规则；MRI 显示病变 T_1WI 为中信号，T_2WI 高信号。

眼眶淋巴管瘤的治疗方式有多种选择，要根据肿瘤大小、部位、范围和严重程度而定。

1. 肿物小，病情稳定，视力、外观和眼球运动无影响，可定期观察。

2. 局限眼表肿瘤，如影响外观，可手术切除，因上睑肿瘤易导致上睑下垂，影响视力，尤其婴幼儿为防止斜弱视发生可采取手术治疗；广泛结膜的病变为防止手术造成睑球粘连，可用冷冻、二氧化碳或 YAG 激光治疗。

3. 眶深部淋巴管瘤因其与周围组织、神经、肌肉等重要结构广泛联系，通常不能完全彻底切除，手术方式因人而定，原则是尽可能切除病变组织，防止再发，术中也可以借助二氧化碳激光、血管内栓塞帮助止血和切除。

4. 栓塞性介入治疗是目前大型眼眶淋巴管畸形（直径大于 2cm）的首选疗法，通过超声引导，直接注射的栓塞剂有多西环素、无水乙醇（只用于眶外淋巴管畸形）、十四烷基硫酸钠、OK-432。

5. 如肿瘤内出血，眶压急剧增高，视力损害严重，应给予积极处理，抽出积血或开眶放血减压，同时应用止血措施。

【作者思考】 眼眶淋巴管瘤可单独存在或与畸形静脉混合存在，是作为孤立的病变还是划入血管畸形存有争议，这为临床诊断和治疗带来难度。目前认为同属先天性血管性疾病，其治疗方式基本一致。

区分是独立存在的淋巴管瘤（无血流性血管畸形）还是含有静脉成分的静脉性淋巴管瘤（静脉血流）需要病理学定性。

参 考 文 献

1. 史林，王玉萍. 儿童眼部血管瘤的临床特点. 中国斜视与小儿眼科杂志，2003，11（1）：5-6.

2. 刘文敏. 草莓状毛细血管瘤治疗的研究进展. 河北职工医学院学报，2008，25（2）：85-87.

3. 林天生，陈为民. $^{90}Sr-^{90}Y$ 敷贴治疗 2862 例婴幼儿皮肤毛细血管瘤临床分析. 福建医药杂志，2010，32（3）：21-22.

4. 于磊，张洋，刘哲丽. 复发性多发眼眶海绵状血管瘤伴皮肤、肝脏等全身多发病变一例. 中华眼科杂志，2010，46，（8）：746-747.

5. 高文，朱利民，何彦津，等. 眼眶海绵状血管瘤术后复发一例. 中华眼科杂志，2010，46（7）：658-659.

6. 张平，冯官光，李永平，等. 516 例眼部血管瘤的临床病理分析. 中国实用眼科杂志，2004，22（4）：280-282.

7. 朱豫，张翠荣. 眼眶多发海绵状血管瘤一例. 中华眼底病杂志，2007，23（1）：67.

8. 王蔚，王毅，黑砚，等. 少年儿童眼眶血管瘤 26 例临床分析. 中国实用眼科杂志，2004，22（4）：274-276.

9. 张桐，崔极哲，宋跃，等. 眼眶海绵状血管瘤与眼眶神经鞘瘤影像学鉴别诊断的研究. 中国实用眼科杂志，2009，27（11）：1269-1271.

10. 张楠，唐东润，宋国祥，等. 眼眶肿瘤的彩色多普勒超声成像诊断分析. 中国实用眼科杂志，2009，27（12）：1380-1383.

11. 肖利华，鲁小中，魏红. 眼眶血管性肿瘤和畸形的超声及 CT 诊断. 中华眼科杂志，2004，40（6）：364-367.

12. 向前，许雪亮，刘双珍，等. 氟尿嘧啶联合醋酸曲安奈德治疗眼睑毛细血管瘤的临床观察. 中南大学学报，2006，31（5）：888-890.

13. 刘正萍，武宁. 眶内血管瘤的药物介入治疗. 中国实用眼科杂志，2006，26（8）：855-856.

14. 田蕊蕊，韩海仙，范卫兵. 双眼眶巨大海绵状血管瘤一例. 中国实用眼科杂志，2007，25（12）：1363.

15. 于丰其，镡鲁滨. 平阳霉素联合地塞米松治疗成人睑缘部血管瘤临床分析. 中国实用眼科杂志，2012，30（2）：211-213.

16. 寿卫东，胡勤刚，寿柏泉. 平阳霉素治疗眼眶部海绵状血管瘤 170 例观察. 肿瘤学杂志，2005，11（2）：107-108.

17. 郭洁，钱江. 平阳霉素在眼外血管瘤治疗中研究应用. 中国实用眼科杂志，2009，27（6）：565-567.

18. Ruehman M, Flanagan J. Cavernous hemangiomas of the orbit. Ophthalmology, 1983, 90：1328-1336.

19. Timothy J, Sullivan G, William Aylward, et al. Bilateral multiple Cavernous hemangiomas of the Orbit. Br J Ophthalmology, 1992, 76：627-629.

20. Harris GJ, Jakobies FA. Cavernous hemangioma of the Orbit. J Neuro surg, 1979, 51：219-228.

21. Rootman J. Vascular malformation of the orbit：hemodynamic concepts. Orbit, 2003, 22：507-516.

22. 林明，李瑾，贾仁兵，等. 激光联合平阳霉素瘤体内注射治疗非扩张型眼眶静脉畸形的疗效分析. 中国实用眼科杂志，2011，29（9）：962-965.

23. 石忠鑫，袁秀雷，田石琦. 平阳霉素联合地塞米松介入治疗眼眶静脉性血管瘤. 国际眼科杂志，

2002，1：71.

24. 何彦津，宋国祥，丁莹. 3476 例眼眶占位性病变的组织病理学分类. 中华眼科杂志，2002，38（7）：396-398.

25. 史大鹏，李舒茵，石玉发主编. 眼科影像诊断学. 郑州：河南医科大学出版社，1997. 150.

26. 吴中耀主编. 现代眼肿瘤眼眶病学. 北京：人民军医出版社，2002，326.

27. Wright JE，Sullivan TJ，Garner A，et al. Orbital venous anomalies. Ophthalmology，1997，104（6）：905 -913.

28. 吴颖，魏锐利. 眼眶静脉畸形及淋巴管瘤的诊断治疗进展. 中国实用眼科杂志，2011，29（7）：656-659.

29. 黄筱琳，贾仁兵，范先群. 眼眶血管畸形的治疗进展. 中国实用眼科杂志，2010，28（4）：318-320.

　　发生在眼眶内、由血管构成的或异常交通引流形成的疾病称为眼眶血管畸形，它的临床特性，取决于与其相关的血管类型（动脉、静脉或淋巴管），动-静脉交通与新生物也是如此。1982 年 Mulliken 等提出的细胞生物学分类方法，依瘤体的血管内皮是否具有增殖能力分为真性血管瘤和血管畸形两类，眼眶的血管畸形与具有细胞增殖性能力的血管瘤，如毛细血管瘤、海绵状血管瘤和单细胞系形成的肿瘤不同，其并不是真正的血管瘤。血管畸形是内皮细胞不具有增殖倾向的血管病变，多为先天性存在，不会自行消退，临床常见有静脉曲张、动-静脉畸形、毛细血管畸形、颈动脉海绵窦瘘等。1999 年北美眼眶病协会依据血流动力学特点，提出了新分类方法：无血流的血管畸形（所谓的淋巴管瘤）、静脉血流的血管畸形（即原发性静脉曲张和静脉淋巴混合畸形）和动-静脉血流的血管畸形（包括动-静脉畸形和获得性动-静脉交通）。静脉性血管畸形包括可扩张的静脉畸形、不可扩张的静脉畸形和混杂有淋巴管成分的静脉畸形。2003 年 Rootman 提出海绵状血管瘤也属于静脉畸形，称为海绵状血管畸形，本章节不包括其在内。各种血管病变按血流动力学分类的本质，决定了病变的表现和治疗方案。

第一节　眼眶静脉曲张

　　眼眶静脉曲张是最常见的血管畸形，由大小不等的扩张静脉构成，临床常见，其扩张的血管可呈囊状或不规则条形，静脉壁薄而富有较大弹性，眼球突出和体位有关，过去习惯性称间歇性眼球突出或体位性眼球突出，实际上静脉性血管瘤也是静脉畸形，也有体位变化，两者并不同义。静脉曲张有原发性和继发性两种类型，原发性和先天性血管发育异常有关；继发性是指继发于眼眶内或颅内的动-静脉沟通。

　　【病例摘要 1】患者男性，34 岁，因左眼球体位性突出 24 年，加重 5 年入院。15 年前曾因低头后眼球突出行左侧眶内静脉曲张手术治疗，近 5 年病情反复并加重。眼科检查：视力右眼 1.0，左眼 0.12。非颈部加压眼球突出度右眼 13mm，左眼 7mm，眶距 90mm。左眼下睑至鼻翼部青紫色隆起，可见皮下畸形血管团，眼球呈明显内陷状态，眶窝深陷，眼球运动各方向不同程度受限，Valsalva 试验阳性，压颈后下睑及面颊部隆起加重，可见异常静脉团扩张增大，左眼球突出度为 11mm。眼眶 CT 显示左侧眶腔扩大，眶内壁向内移位，眶内不规则软组织占位病变，呈条索和蜂窝状，边界不清，有静脉石，病变位置主要在眼眶下方，颈部加压后病变显示更为明显。临床诊断：左侧眶内及下睑静脉曲张。全身麻醉下行下睑及眶内静脉曲张切除术，手术于下方结膜入路，术中见畸形血管分布广泛，颈部加压后异常血管增大明显，暴露充分，经仔细分离后钳夹血管团根部剪除，残端电凝止血，为矫正眼球内陷，术中行眶内壁和下壁人工骨板植入，以缩小眶腔，术后 5 个月复查眼球内陷明显好转，体位性眼突症状消失（图 5-1-1）。

【病例摘要 2】 患者女性，48 岁，因间歇性左眼球突出 25 年入院。患者 25 年前发

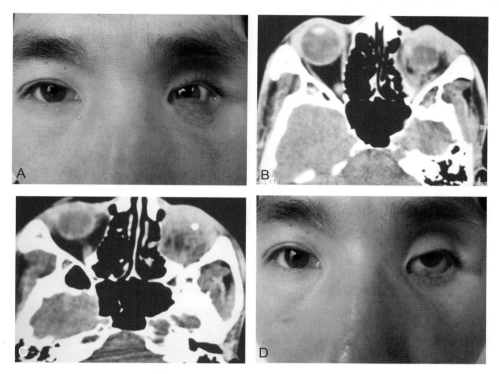

图 5-1-1　眶内静脉曲张（弥漫性）

A. 术前患者左眼球明显后退，下睑可见畸形静脉团；B~C. 眼眶横轴位 CT 显示左侧眶内不规则弥漫性静脉畸形，眶腔扩大，眶内壁向内侧移位，有静脉石；D. 术后 5 个月左眼球后退减轻，下睑畸形血管消失

现低头后左眼球轻度突出，伴有轻度眼眶酸胀不适，未引起注意，因不影响生活无任何治疗，随年龄增大症状逐渐加重，有时低头时眼眶胀痛、头疼、呕吐，不能胜任工作而来我院就诊。眼科检查：视力右眼 1.0，左眼 0.4。非颈部加压右眼球突出度 12mm，左眼球突出度测不到。右眼未见明显异常。左眼球深度后退，眼窝内陷，上睑下垂，眼球运动受限，其余未见异常。压颈后左眼球突出度 16mm，眼睑肿胀，可见睑皮下粗大、扩张迂曲的静脉团，边界不清，病变波及额部。CT 检查：非颈部加压左眼球后退，眼眶扩大，蝶骨和眶外壁缺损，颞窝可见高密度圆形、边界清楚的钙化斑，眼睑可见软组织密度影，眶内深部无明显占位病变。颈部加压后 MRI 检查，T_1WI 显示左侧眶内、颞窝及眼睑皮下不规则中等信号影，球后病变呈条索状，眼睑为团块状，T_2WI 为高信号，矢状位可见眶上方前后连续的条索状高信号影。临床诊断：左侧眶内静脉曲张。全身麻醉下行左侧前路开眶静脉曲张切除术，手术于眉弓下皮肤切口，术中见眶隔前后有团状和条索状不规则扩张的畸形静脉，颈部加压后显示明显，病变多位于脂肪组织内，自前向眶深部沿病变表面仔细分离后，钳夹静脉团根部剪除，残端烧灼止血，缝合眶隔及眼睑皮肤，加压包扎。病理诊断：静脉曲张（图 5-1-2）。

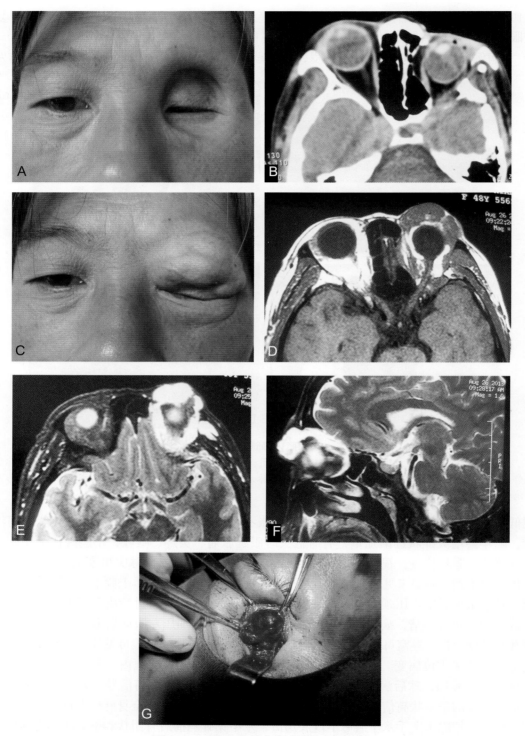

图 5-1-2 眶内静脉曲张（伴有骨壁缺损）

A~B. 非颈部加压左眼球明显内陷，CT 显示眶腔扩大，蝶骨和眶外壁吸收缺损，颞窝有静脉石，眶内病变显示不充分；C~F. 颈部加压后显示左眼球突出，睑皮下静脉扩张，T_1WI 示病变为中等信号，T_2WI 为高信号，病变可被明显强化；G. 术中暴露畸形静脉团

【**病例摘要** 3】　患者女性，29 岁，因低头后右眼球突出伴眼眶酸胀、头疼 20 年入院。患者于 20 年前发现每因低头后右眼球突出，伴有眼眶酸胀不适、头疼，未经任何治疗，症状逐渐加重和视力减退。眼科检查：视力右眼 0.6，左眼 1.0。端坐位眼球突出度右眼 10mm，左眼 13mm，眶距 92mm，颈部加压 40mmHg 后右眼球明显向前上方突出，眼球突出度右眼 16mm，左眼 14mm。CT 检查：非颈部加压眶内病变不显示，加压后右球后肌锥内、外条带状不规则占位，包绕视神经，病变内密度基本一致，未见静脉石，病变区多位于外下方眶内，向后延伸至眶尖部，MRI 显示 T_1WI 病变为中等信号，T_2WI 为高信号。临床诊断：右侧眶内静脉曲张。全身麻醉下行右眼下穹隆结膜切开肿物摘除术，术中见球后软组织内不规则团状及条带状畸形静脉，颈部加压后增大明显，病变周围有薄层软组织包膜，仔细分离，充分暴露畸形血管团，血管腔内注入医用耳脑胶凝固后，止血钳钳夹静脉团根部剪除，残端烧灼止血，不能切除的深部静脉团在畸形静脉内注入医用耳脑胶，术后体位性眼球突出消失，病理诊断：眶内静脉曲张（图 5-1-3）。

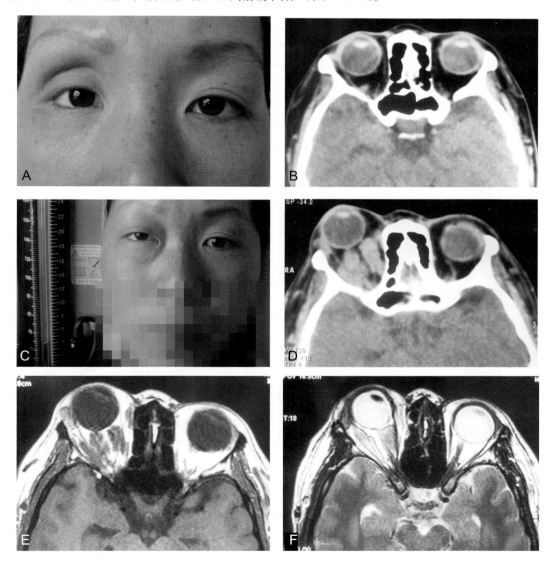

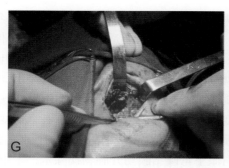
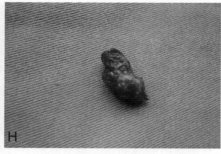

图 5-1-3　眶内静脉曲张（条梭状）

A~B. 颈部加压前右眼球后退，上睑沟凹陷，眼眶 CT 检查病变不显示；C~F. 颈部加压后，右眼球向前上方突出，CT 显示肌锥内外异常畸形静脉团，MRI 在 T_1WI 为中等信号、T_2WI 为中高信号；G. 术中见畸形静脉呈条索状团块；H. 耳脑胶凝固后瘤体

【**病例摘要** 4】患者男性，37 岁，因间歇性右眼球突出 6 年入院。入院前每因低头后右眼球突出，伴有眼眶酸胀不适，症状逐渐加重。眼科检查：视力双眼 1.0。端坐位眼球突出度：右眼 12mm，左眼 14mm，眶距 96mm。低头后右眼球较左眼突出 5mm。CT 检查：非颈部加压眶内病变不显示，颈部加压 40mmHg 后，右侧眶内显示球后不规则团块状占位，密度基本一致，并可见静脉石，病变主要位于眼眶外下方，向后延伸至眶尖部。临床诊断：右侧眶内静脉曲张。全身麻醉下右眼下穹隆结膜切开肿物切除术，术中见团状畸形静脉，颈部加压后增大明显，病变周围有薄层包膜，仔细分离后，钳夹静脉团根部剪除，残端烧灼止血，术后眼球突出复位，症状消失。病理诊断：眶内静脉曲张（图 5-1-4）。

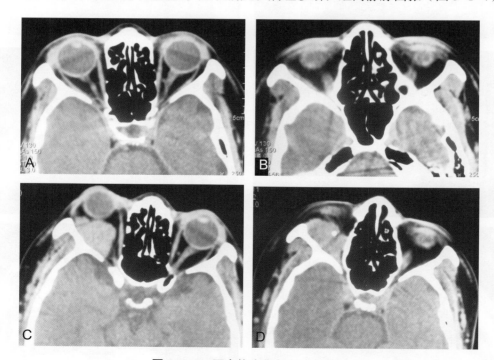

图 5-1-4　眶内静脉曲张（团块状）

A~B. 非颈部加压右侧眶内静脉畸形 CT 不显示；C~D. 颈部加压后 CT 显示右侧眶内病变呈团块状，可见静脉石

【图片点评】　4 例患者均表现为不同的病变形态，即弥漫性蜂窝状、团块状、条索状和合并有骨质缺损。共同特征表现有：①中青年发病，常为单侧性；②渐进性加重的体位性眼球突出，Valsalva 试验阳性；③影像学检查需要一定的体位或颈部加压，否则病变难以显示或显示不完全；④直立位眼球内陷；⑤骨性眶腔扩大，眶内钙斑。眼眶静脉造影也可帮助诊断，但目前很少应用。

【临床诊断提要】

1. 发病年龄以青少年多见。

2. 发病原因　原发性静脉曲张为先天性血管发育异常所致，继发性和动 - 静脉瘘有关。

3. 病变程度　和是否伴有眼球突出、视力下降和视神经萎缩有关。

4. 临床体征　体位性眼球突出，任何造成颈内静脉增高的因素，如弯腰、低头、憋气、颈部过紧、肩扛重物时眼球突出加重，直立或仰头时眼球突出复位或内陷。波及眶前部的病变常见眼睑或眼表有扩张迂曲的静脉血管团，可触及质软的青紫色肿物，压之有弹性。

5. 伴随症状　静脉扩张导致眼球突出时，可出现眼眶胀痛、视力减退、复视、眼球运动障碍、恶心、呕吐等症状，眼球复位后这些症状消失。

6. 眶内出血　曲张的静脉可自发出血，表现眼睑、结膜下淤血，球后出血常突然眼球突出。

7. 眼球搏动　长期的扩张静脉压迫眶上裂使之扩大，颅、眶沟通，导致眼球搏动，但无杂音。

8. 影像学检查　少数有眶上裂扩大，多数可见静脉石，病变显示程度常和体位有关，平卧位时 CT 或 MRI 对部分病变不显示或显示不完全，颈部加压或动态观察可显示病变明显膨胀，呈囊性或不规则状，增强可明显强化。彩色多普勒在畸形血管充盈时，可见成片红色血流。

【临床与治疗分析】　眼眶血管畸形分为动脉性、静脉性、毛细血管、淋巴管或复合性。眼眶静脉曲张是最常见的可扩张性静脉血管畸形，多数为先天性血管发育异常而致，其原因还不清楚，少数为后天获得，即继发于外伤造成的动 - 静脉异常沟通或自发性的动 - 静脉异常沟通。静脉畸形可发生于眼眶的任何部位，肌锥内多见，手术切除出血多，并发症多，术后易复发。特别是对于多血管或扭曲成团，范围较大的静脉曲张因夹杂有正常组织结构，切除更为困难。

静脉曲张多发生于单侧眼眶，青少年时期即可发病。主要临床体征为体位性眼球突出，眶前部浅表的静脉曲张，眼睑和结膜可显示扩张的静脉团，导致眼睑肿胀、上睑下垂、结膜血管怒张迂曲，病变部位皮肤呈青紫色，压之有弹性。眶内深部病变在低头、肩扛重物、衣领过紧、颈部加压等时，由于重力关系，静脉血回流受阻，静脉血管高度淤血扩张，眶压增高，使眼球向前突出或移位，患者自觉眶部憋胀、头部胀痛、视物不清，重者恶心、呕吐、眼球运动受限等不适。因扩张的静脉长期压迫周围脂肪组织使之萎缩，当直立或仰头时，静脉血回流，出现静脉血液流空现象，眶压减低，眼球复位，甚至眼球内陷。有的深、浅部混合存在，除表面可见的扩张血管外，同时有明显的眼球体位变化，甚至可广泛累及眶周或头皮的血管畸形。

影像学检查可确定病变部位、大小、形状和分布范围，在范围小的病变，平卧时难以发现异常血管，颈部加压后 B 超可见眶内异常静脉呈各种形状、大小不等的低或无回声区，彩色多普勒在畸形血管充盈时，可见成片红色血流，除去加压后，在眼突消失的同时，可见成片的蓝色血流，根据此特点，超声在术前定性率可达 100%；CT 扫描可判断病变的导血管根部，当颈部未加压、直立位或端坐位时，眶内可表现正常，颈部加压后血液淤滞，畸形血管扩张膨胀，瘤体增大，能很好地显示病变的部位和范围。眶内静脉畸形可表现不同的影像学病变形态，有弥漫性蜂窝状、团块状、条索状等，眶内可见不规则高密度影，增强后明显病变强化。眶内病变区可见一个或多个高密度的静脉石。MRI 可显示畸形血管的位置和范围，扩张的静脉在 T_1WI 为中等信号，T_2WI 为高信号。病变向颞部和颅蔓延时，T_2WI 有重要意义，因为滞留在血管内的血液呈静止状态，信号强度高于周围组织。

病例 1~4 均表现典型的体位性眼球突出，发病时间长短不一，长期的静脉扩张造成了眶腔扩大和严重的脂肪组织萎缩，在直立或端坐位时眼球呈明显内陷状态，3 例患者虽均有典型的临床表现和体征，但影像检查时的体位关系，导致血液回流，异常静脉在非充盈状态时难以显示，常规 CT 检查很难发现畸形血管，甚至表现为正常图像，在缺乏临床检查经验时极易发生漏诊或误诊。因弯腰、低头、Valsalva 试验、憋气、颈部加压后可使颈内静脉压力增高，大量血液滞留眶内，眶内畸形血管扩张膨胀，体积增加，能清楚显示病变的部位和范围，因此，临床检查时为更好地明确诊断或术中为了充分暴露异常病变的位置和范围，常需要颈部适当压力，以显示畸形血管，发现阳性体征，但压力不能太高，以患者能够耐受为止，通常压颈不超过 40mmHg。但术中加压易导致出血，应酌情应用。

眼眶静脉曲张属于扩张型静脉畸形，和静脉性血管瘤、海绵状血管瘤、淋巴管瘤等相比，体位变化更明显，这些异常的血管畸形有时因病变内出血造成突然眼球突出，并伴有疼痛和眶压增高，眶深部出血可蔓延至眶前部结膜下，表现为瘀斑，浅表部位引起眼睑和结膜水肿、变形。大量反复出血常引起视力和眼球功能的破坏，常作为急症进行处理。不明原因的自发性眶内出血，有报道眶内原发性血管畸形是主要因素之一。

该 4 例患者显示病变呈不同的临床特征，根据临床体会，眼眶静脉曲张的病变形态和累及范围多种多样，各人各异，互不相同，有弥漫性网状、多囊性、局限性团块状、结节或条索状等，有的合并有骨质缺损，且深浅部位不一。手术难易程度差异很大，术前对病变形态和严重程度应认真评估，合理选择便于操作的手术入路方式，主要是根据病变位置，以容易暴露为基准，并要考虑术中出现不同情况的应对措施，避免盲目性。由于血管壁很薄，有时和肌肉、视神经等结构缠绕在一起，分离血管时易导致出血或找不到异常血管，使手术无法进行或导致盲目操作，容易造成术后并发症和病变复发。眶深部尤其蔓延至眶尖部的异常血管，直接手术切除非常困难，且易造成组织损伤和大出血。多囊性的静脉畸形，或眶尖、视神经周围的异常血管常难以完全切除彻底，只能部分切除，是造成术后复发的主要原因。随着手术方法的改进和栓塞介入技术的应用，手术成功率明显提高，术中可根据不同情况选择外科胶或其他血管栓塞方式进行处理。本病对低血压麻醉、各种止血技能和不同的手术操作技巧要求很高。

需要和眼眶静脉曲张鉴别的疾病有：①静脉性血管瘤：静脉性血管瘤在影像学上为实体性肿瘤，B 超表现为高回声的脂肪内出现边界规则、清晰的低回声，多数病变为多个低回声腔，有轻度的可压缩性，体位变化不明显。B 超和 CT 均无动态性影像改变；②颈动脉海绵窦瘘：多数有外伤史，发病快，病史短，眼球突出无体位性，眶前部可听到吹风样搏动性血管杂音，压迫同侧颈动脉，病变部位搏动减弱或消失。B超表现球后眼上静脉扩张，彩色多普勒显示静脉内血流有明显的动脉化频谱，并有静脉搏动。CT可见眼上、下静脉高度扩张，同侧海绵窦扩大、密度增高。眼外肌和泪腺可肿大，结膜血管呈螺旋状扩张。

静脉畸形最常用的治疗办法有病变内药物注射（如硬化剂、平阳霉素等）、冷冻和手术切除。对非扩张型静脉畸形，影像引导下经皮肤硬化栓塞治疗是目前治疗低流量静脉畸形（非扩张型）、淋巴管畸形的方法；扩张型静脉畸形的治疗倾向于多联合栓塞，多学科综合治疗方案。具体治疗方式有以下几类选择：

1. 定期观察　病变范围小，症状和体征不明显，不影响工作和生活的可定期观察。为防止静脉畸形发展，尽量少做低头工作和过度用力，睡觉时把头位抬高。

2. 手术治疗　根据病变范围和深浅采取前路或侧眶手术入路切除眶内病变组织，但范围广泛的病变不易切除彻底，且易出血和术后复发。以往对没有切除彻底的畸形血管在腔隙内填塞海绵或钨丝线团，以后又有酒精硬化、二氧化碳激光凝固等办法，取得了良好效果。范先群等利用手术联合掺钕钇铝石榴石激光治疗17例眼眶静脉畸形，术后随访12~26个月，无一例复发。

3. 血管内栓塞介入治疗　通过血管造影或静脉造影明确异常静脉的血流动力学，准确定位，在影像学监视下经皮穿刺栓塞或手术暴露后直接栓塞、逆行静脉穿刺栓塞等，栓塞材料有外科胶栓塞、放置弹簧圈栓塞等。肖利华等报道用C形臂X线监视下介入栓塞治疗静脉曲张效果良好。

4. 伽玛刀治疗　利用放射线对人体的生物效应，使病变组织细胞发生坏死，封闭畸形血管，对低流速动-静脉畸形治疗后消失率明显高于高流速动-静脉畸形，静脉曲张者因血流缓慢，甚至静止，效果更为明显。

【作者思考】　扩张性静脉畸形其病变显示程度在加压和非加压时影像表现与血流动力学改变有关，CT冠状位扫描由于体位关系更能显示病变的体积变化；MRI和CT相比，分辨率高，可更清晰地显示血管性病变的范围和部位及病变内部血流信号的差异，结合增强扫描，对血管性病变的诊断具有独特优势。

栓塞为眶内静脉曲张的治疗开辟了新的前景，并不断有更好的治疗方法展现，如能在超声引导下直接穿刺栓塞眼眶静脉曲张，其方法将更为简单。

术后的眼球内陷影响美容，除介入栓塞时外科胶与血液及病变组织凝固后的肿物效应可不同程度地改善眼球内陷外，眶内植入修复材料的应用也为一种较好的方法。

第二节　颈动脉-海绵窦瘘

颈动脉-海绵窦瘘是由于颈动脉与海绵窦直接交通，动脉血进入海绵窦内引起海绵窦压力增高，继而引起眼内静脉血回流受阻的疾病，实际上它是神经外科疾病在眼科的表现，常首诊于眼科。根据临床表现的严重程度分为高流瘘和低流瘘。

【病例摘要1】　患者男性，24岁，因脑瘤术后1个月，发现眼球突出10天入院。1个月前因脑瘤曾在当地医院手术治疗，10天前发现右眼红、眼球运动受限，当时考虑眼外肌不全麻痹、结膜炎，给予神经营养剂静脉点滴和抗生素滴眼剂治疗不见好转。眼科检查：视力右眼 0.3，左眼 0.8。眼球突出度右眼 20mm，左眼 15mm，眶距 96mm。右眼上睑水肿，眼球向前突出，各方向运动均有不同程度受限，复视，结膜充血水肿，血管扩张迂曲，角膜透明，瞳孔轻度扩大，眼底见视乳头边界欠清，视网膜中央静脉轻度扩张。眶部听诊可闻及和脉搏一致性血管杂音，压迫患侧颈动脉后杂音消失。B超显示眼上静脉扩张、搏动，彩色多普勒显示有动脉化血流频谱；CT表现眼上静脉扩张；颈动脉数字减影血管造影术（DSA）显示动脉期海绵窦及眼静脉扩张。临床诊断：右侧颈动脉－海绵窦瘘，转神经外科血管内栓塞治疗后，眼球突出复位，症状消失（图5-2-1）。

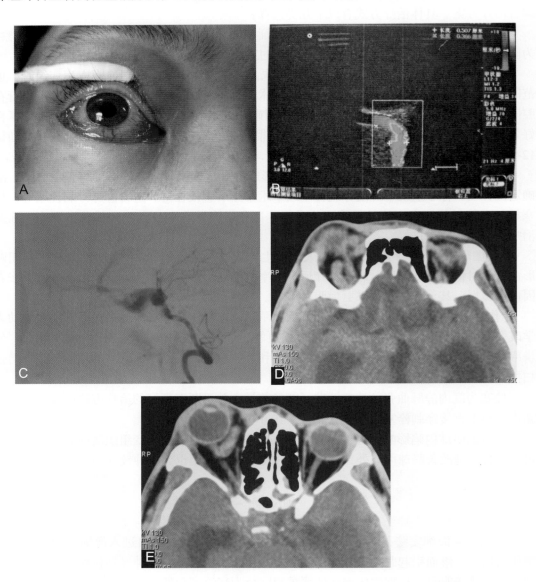

图 5-2-1　颈动脉 - 海绵窦瘘

A. 右眼球突出，结膜充血水肿，结膜血管放射性扩张迂曲；B. B超显示眼上静脉扩张和动脉化血流频谱；C. DSA显示海绵窦及眼上静脉扩张；D~E. 横轴位CT显示眼上静脉明显扩张弯曲

【病例摘要2】　患者女性，54岁，因双眼红半月，眼球逐渐突出10天入院。1个月之前曾有头部碰伤史，半月前出现双眼红肿，按结膜炎治疗不见好转，近10天逐渐出现眼球突出。眼科检查：视力右眼0.4，左眼0.3。双侧眼球突出度21mm。眼压右眼26mmHg，左眼27mmHg。双眼睑轻度水肿，右眼外斜位，内转受限，双眼结膜充血水肿，角膜透明，眼底视乳头轻度水肿，视网膜静脉轻度怒张。眶部听诊有血管性杂音，颈动脉加压后搏动消失，影像学检查显示双侧眼上静脉增粗，外直肌肿胀，泪腺肿大，DSA显示动脉期海绵窦及眼静脉扩张。临床诊断：右侧颈动脉 – 海绵窦瘘。转神经外科经气囊栓塞治疗，1周后双眼症状及体征消失，眼球复位（图5-2-2）。

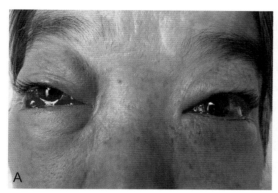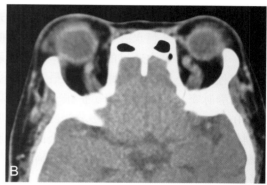

图 5-2-2　颈动脉 – 海绵窦瘘

A. 双侧眼球突出，结膜充血水肿，血管呈螺旋状扩张迂曲；B. CT 显示双侧眼上静脉扩张

【图片点评】　病例1、2分别表现为单侧和双侧颈动脉 – 海绵窦瘘的眼部体征，均因眼球突出、运动障碍和结膜红肿首诊于眼科，此种情况临床常误诊为眼外肌麻痹和结膜炎，但本病结膜血管有特征性，以角膜为中心呈放射性螺旋状扩张，而不同于结膜炎症性血管改变。眼球突出、脑神经功能障碍，眶部有搏动性杂音是主要的临床体征。两例患者影像学发现眼上静脉扩张和搏动、静脉血逆流和动脉化血流频谱具有重要诊断意义，DSA显示扩大的眼静脉和海绵窦与动脉的交通是本病诊断的金标准。颅脑外伤是最常见的发病原因。

【临床诊断提要】

1. 发病年龄　可见于各年龄，婴幼儿多见于先天性发育异常，成人以外伤为主。

2. 发病诱因　多有外伤史，自发者少见。

3. 主要症状　以瘘口大小、位置不同，其临床症状表现程度不一。主要有眼球突出、耳际有搏动性吹风样杂音等。

4. 主要体征　患侧眼球突出、眼睑肿胀、结膜充血伴血管螺旋状迂曲扩张，眶部可听到和脉搏一致性吹风样杂音，压迫颈动脉搏动消失，眶压增高，Ⅲ、Ⅳ、Ⅵ脑神经不全麻痹所致的眼球运动不同程度障碍，眼底可见视乳头水肿、视网膜出血、视网膜中央静脉扩张，压迫眼球可见静脉搏动。

5. 伴随症状　头疼、视力下降、眼球运动障碍、复视等。

6. 影像学表现特征　彩色多普勒显示眼上静脉扩张、搏动，伴有反向和动脉化血流频谱；CT表现眼上静脉扩张、海绵窦扩大；MRI显示扩张的眼上静脉呈流空信号。DSA

显示各级血管及其相互关系，同时显示扩大的眼静脉和海绵窦与动脉的交通情况及瘘口位置。

【临床与治疗分析】 根据解剖关系，海绵窦位于蝶鞍两侧，是单纯静脉系统，主要接受眼上、下静脉回流血液，血液从前向后流动，颈内动脉经过颅底的颈内动脉管至颅内，在鞍旁向前进入海绵窦，在前床突下方出海绵窦后，相继有眼动脉、大脑中动脉和大脑前动脉。颈内动脉在海绵窦内也有 3 个动脉分支，即脑膜垂体动脉、海绵窦下动脉和背动脉。颈内动脉通过其分支与颈外动脉、对侧颈内动脉之间形成侧支循环，并参与大脑动脉环（Willis 环）。其他颈外动脉和椎外动脉的分支也参与颈内动脉分布于脑膜动脉的分支吻合。在海绵窦内外侧壁自上而下依次有 III、IV、V 和 VI 脑神经的眼支。由于颈动脉海绵窦瘘致使动脉血进入海绵窦内，使大量血液充盈、淤积在海绵窦内，眼静脉回流受阻，出现眼球突出、球结膜水肿、充血及眼外肌麻痹。海绵窦内压力增高，同时引起海绵窦膨大扩张，挤压海绵窦内通过的脑神经，引起一系列脑神经功能障碍。由于动眼神经自颅内至眶内行程较长，因此，动眼神经是最常见的受累神经。一侧海绵窦压力增高后，可通过海绵窦间静脉窦，使对侧海绵窦扩张，压力增高，产生与患侧相同的症状和体征。

Barrow 将颈动脉海绵窦瘘分为四型：A 型为直接高流量的颈内动脉与海绵窦间的瘘可为创伤后或由动脉瘤破裂引起，其余的硬脑膜瘘大多为自发性的；B 型为颈内动脉脑膜支与海绵窦间的分流；C 型为颈外动脉脑膜支与海绵窦的分流；D 型为颈内外动脉与海绵窦的分流。

颈动脉海绵窦瘘按病因不同分为三类：①外伤性颈动脉海绵窦瘘，约占 3/4，男性多见，以头部外伤、颅底骨折等多见。致伤原因多为车祸、坠落、撞击等，以高流瘘多见。②自发性颈动脉海绵窦瘘，无外伤史，女性多见，动脉硬化、动脉瘤及其他血管性疾病常为发病因素。主要病因是动脉壁的病理性削弱而导致破裂结果，所形成的瘘大多为低流瘘，血液直接流入海绵窦。一般病情发展比较缓慢。约 20%~30% 病例因自动血栓形成而自愈。③先天性颈动脉 - 海绵窦瘘，见于血管先天性发育不良，血管壁薄弱缺乏弹性，在高动脉压时血管破裂。

根据解剖和血管造影特点，海绵窦瘘分为颈内动脉海绵窦瘘和硬脑膜海绵窦瘘，从血流动力学角度分为高流瘘和低流瘘，眼部症状和体征多为高流瘘的表现。硬脑膜海绵窦瘘多为自发性，是其颈内或颈外动脉的脑膜支破裂和海绵窦沟通，又称颈外动脉海绵窦瘘，临床表现为低流瘘的特点。由于该病发生在颅内，但由于眶颅静脉的特殊关系，发病后的症状和表现体征几乎都是眼部。临床表现取决于瘘的大小位置、程度及引流方向。

（1）高流瘘：是来源于颈内动脉本身在海绵窦部分发生破裂，多由外伤所致，也可由动脉瘤自发性破裂所致，动脉血进入海绵窦内，致使海绵窦内压力增高，眶周及眶内静脉血回流受阻，表现为眼眶水肿、结膜充血水肿、结膜血管螺旋状扩张迂曲、巩膜静脉压增高、视网膜血管扩张、搏动性眼球突出、眼球运动障碍、复视、眼压升高、视力下降等。眶部听诊可闻及和脉搏一致性吹风样杂音，压迫患侧颈动脉搏动减弱或消失为特点。患者在夜深人静时可感到耳际有搏动性杂音。患者同时表现有脑神经麻痹症状和体征。如颈动脉海绵窦破裂口小，则为低流瘘表现，临床症状和体征表现不著或轻微。

（2）低流瘘：多为先天性或自发性所致，少数为外伤性。多由颈内动脉或颈外动脉的脑膜分支与海绵窦沟通。也可见于眼眶内的动 - 静脉异常沟通，Jack Rootman 认为属于原发性眼眶分流，为先天性动－静脉畸形。因病变部动脉管径小，血流量低，血动力学改变轻微或无明显改变。临床症状（眼红、疼痛、复视、搏动杂音等）和体征（充血、眼球突出、眼上静脉扩张、视网膜血管扩张、杂音等）显示较轻，脑神经麻痹症状表现不著，眼压可正常，眶区听诊搏动性杂音无或轻。低流瘘发病缓慢，病史长，有的因血栓形成堵塞瘘口而自愈。

本两例患者的病因均与损伤有关，病例1为颅内肿瘤术后医源性损伤，病例2为头部外伤，发病时间较短，根据临床表现和影像特征均符合高流瘘特点。患者在疾病的初期，以结膜充血、红肿为主要临床表现首诊于眼科，说明结膜充血水肿比眼球突出出现更早，对本病如认识不足常误诊为结膜炎、巩膜炎等。据报道70%的颈动脉－海绵窦瘘有眼或颅外伤病史，但受损的动脉未必马上破裂，或瘘口早期较小，无明显临床症状和体征，或早期临床表现轻微，未能引起重视，随着瘘口不断扩大，临床表现特征逐渐显现出来，故出现临床表现和体征可立即或在一段时间后出现并有逐渐加重的过程，并且有的患者在受伤后可感觉到搏动性杂音，或者有脑神经不同程度的功能障碍，如不加以详细问诊和检查，或由于对本病的临床经验不足，意识不到颈动脉－海绵窦瘘的可能性，常是造成漏诊、误诊的原因所在，常有将眼部表现的脑神经障碍诊断为单纯性眼外肌麻痹。另外，当瘘口较小时表现的低流量分流，或发生的低流瘘，起病隐匿，往往缺乏明显的临床阳性体征，眶部听不到搏动性杂音，患者体征常出现在3~4个月或更长时间，呈一种缓慢的发病过程，容易误诊为炎性假瘤、甲状腺相关眼病及其他眼科疾病。由于长期的巩膜血管扩张，巩膜静脉窦充血，少数虹膜血管扩张而出现眼压增高，而误诊为原发性开角性青光眼等。

病例2表现为双侧颈动脉－海绵窦瘘眼部表现体征，临床少见，究其原因作者认为可能和下列因素有关：①因双侧海绵窦在解剖上有潜在性的沟通，早期为一侧的颈动脉－海绵窦瘘，因瘘口大，长期的海绵窦压力较高，使患侧海绵窦内动－静脉血液流入对侧海绵窦，使对侧海绵窦压力增加，而出现双侧眼征，本例即为如此，DSA检查证实为右侧颈动脉－海绵窦瘘而出现双侧眼部表现。②各种原因导致双侧海绵窦瘘同时发生，但这种情况较为少见。

颈动脉－海绵窦瘘的确诊除临床表现和体征外，影像学检查至关重要，CT或MRI可显示扩张的眼上静脉，但结果正常也不能排除此病，B超可显示扩张的眼上静脉内含有动脉化血流频谱，这对诊断很重要，选择性脑血管数字减影血管造影术（DSA）是确定本病的金标准，通过这项检查可明确瘘口位置。大小及供血动脉、引流静脉的相互关系，对诊断、治疗及治疗后的效果做出判断。

颈动脉－海绵窦瘘临床及影像表现在不同患者的轻重差异很大，这和瘘口及海绵窦内的压力大小有关。除搏动性突眼及影像学和血流动力学表现特征外，眼底、眼压等方面的检查可提供诊断依据。眼底可首先出现视网膜静脉迂曲、扩张，随后出现视乳头充血、水肿、黄斑、视网膜可出现出血、水肿而造成视力下降，易误诊为视乳头和视网膜血管的炎症，巩膜静脉窦的压力增加，导致眼压升高，易误诊为青光眼。

需要鉴别的疾病主要有：①结膜炎：表现为结膜充血，分泌物增多，结膜血管无螺旋状迂曲扩张，无眼球运动障碍和搏动性眼球突出，影像学眶内无异常表现；②眼眶动静脉畸形：有搏动性眼突和杂音，但病变多位于表浅部位，影像学检查在眶内可见肿瘤块影，

B 超显示为动脉或动脉化频谱；③脑膜脑膨出：是颅内部分脑实质和脑膜通过先天性骨缺损疝入眶内的一种疾病，儿童和青年多见，临床表现为双侧对称，鼻背加宽前隆，有的面部畸形，眶内侧、鼻根部可扪及搏动性肿物，后部脑膜脑膨出表现一侧或双侧眼球突出，常向下方移位。可有体位性眼突及轻度眶部杂音，影像学显示有眶顶骨缺损，眼外肌无肿大，眼上静脉管径正常，无异常动脉化血流频谱；④海绵窦栓塞：多发生于颜面部感染，可伴有全身感染症状，如发热、白细胞计数升高等。影像学无眼上静脉动脉化频谱，抗生素治疗有效。

颈动脉 - 海绵窦瘘的治疗：瘘口较小有自愈倾向，可采用颈动脉压迫，减慢血液流速，以促使侧支循环的建立。但多数需手术治疗。目前常采用首选介入性血管内栓塞治疗，方式主要有三种：①介入性可脱球囊和弹簧圈栓塞：前者被认为是目前治疗颈动脉 - 海绵窦瘘的首选方法，具体操作简单，损伤小，安全性高，疗效可靠；② NBCA（氰丙烯酸正丁酯）或 PVA（聚乙烯醇）颗粒球状物栓塞：将栓子材料注入颈内动脉，利用血流优势将栓子带到瘘口，使之闭塞；③眼上静脉入路逆行瘘口栓塞术：将球囊经扩张的眼上静脉逆行插管进入颈内动脉 - 海绵窦瘘处，本手术简单可靠，并发症少。

【作者思考】　颈动脉 - 海绵窦瘘的发病原因不同，以外伤多见，因其瘘口大小、位置不同而临床表现程度不一，多数首诊于眼科，造成漏诊及误诊情况屡见不鲜，其原因，一是医生临床经验不足，思路不宽，对本病的临床特征缺乏分析；二是不善于运用影像学检查手段。

主要误诊的疾病多见有结膜炎和眼外肌麻痹，以展神经麻痹最多，这和展神经在颅内的走行位置有关（唯一真正穿过海绵窦内的脑神经）。临床遇有持续性结膜充血、不明原因的眼外肌麻痹、眼球突出等临床体征，尤其有外伤史的患者要作本病的相关检查，防止漏诊及误诊。治疗的关键是封闭瘘口，通过超选择性导管技术直接血管内栓塞瘘口是目前的主要治疗手段。

第三节　动 - 静脉血管畸形

动 - 静脉血管瘤由动脉和静脉两种成分组成，是胚胎时期血管形成缺陷造成的先天性动、静脉血管畸形，故也称动 - 静脉畸形。这种疾病既有占位效应，也有血管畸形性质，虽临床少见，但治疗困难。

【病例摘要 1】　患者女性，24 岁，因发现右侧额部及眉弓部肿物 14 年入院。14 年前发现右侧额部及眉部隆起，考虑为血管瘤，在当地医院行额部肿物局部切除术，随年龄增长病变范围逐渐扩大，无疼痛及其他不适。眼科检查：视力双眼 1.0。右侧发际至上睑额部区域有粉红色和青紫色不等的软组织隆起，上睑及眉弓部较著，发际处有陈旧性皮肤瘢痕。颞部至眉部可触及多处动脉性搏动，上睑及眉部质软性隆起，皮肤可透见青紫色静脉团，边界不清，眼球无突出，运动正常，其余未见异常。CT 显示额部及眉部软组织内呈不规则高密度肿物，边界不清。MRI 显示病变区 T_1WI、T_2WI 为低信号，MRA 显示右侧颈外动脉较左侧发达，右侧颞浅动脉、上颌动脉粗大，走行迂曲，向眶外侧蔓延形成迂曲扩张的血管团。脑动脉 CTA 显示额部及顶部迂曲血管团，外下方可见增粗的颞浅动脉供血，右侧额部病变远侧回流眶内壁静脉。临床诊断：右侧额部及眶部动 - 静脉血管畸形。

全身麻醉下行眉弓下皮肤切口血管畸形切除术，术中额部皮下、上眶缘及睑皮下可见动 - 静脉异常血管团，整个手术区动脉供血丰富，可触及血管搏动，沿搏动血管阻断远侧动脉供应，大的血管团内注入外科医用胶凝固后分块切除，残留异常血管组织主要采用电凝止血，术后加压包扎。病理诊断：动 - 静脉血管畸形（图 5-3-1）。

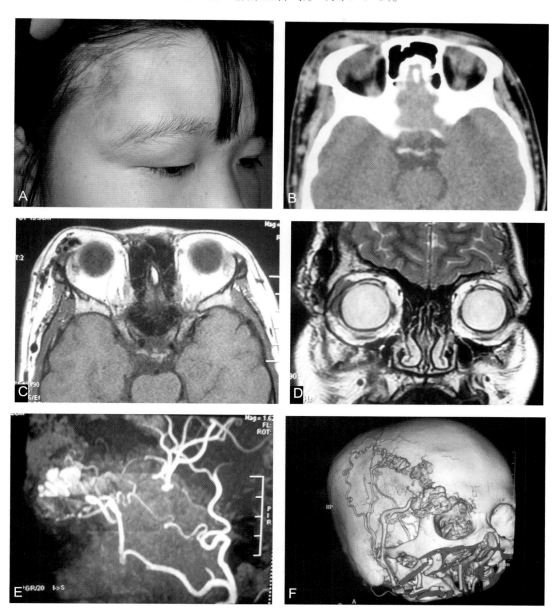

图 5-3-1 右侧眶部动静脉血管瘤

A. 右眼上睑、眉弓及额部病变；B. CT 显示上眶缘不规则高密度肿物；C~D. MRI 显示 T_1WI 与 T_2WI 为低信号；E. MRA 显示在眶外侧蔓延形成迂曲扩张的血管团；F. 脑动脉 CTA 显示额部及顶部迂曲血管团

【病例摘要2】　患者女性，21岁，因自幼额部及眼睑"血管瘤"入院。患者自幼眉间和内眦部呈紫红色隆起，未曾治疗，随年龄增长病变范围逐渐扩大，无疼痛及其他不适。眼科检查：视力右眼0.8，左眼1.0。眼球突出度右眼20mm，左眼14mm，眶距95mm。眶压右眼T+1，左眼Tn。额部至内眦皮肤紫红色隆起，边界不清，表面可见红色颗粒状微血管瘤样病变，粗糙不平，整个病变区柔软有弹性，皮温有热感，手触有动脉性搏动，听诊可闻及和脉搏一致性血管性杂音，眼球向前外侧突出，内转受限，内眦部睑球结膜血管扩张，无明显充血，其余未见异常。CT显示鼻侧眶间隙软组织内有不规则团块状肿物，边界不清。数字减影血管造影术（DSA）显示动脉期病变区为不规则血管肿块，有蔓状分布的异常畸形静脉影。临床诊断：右侧颜面部及眶内动、静脉血管瘤。因担心手术风险拒绝手术治疗（图5-3-2）。

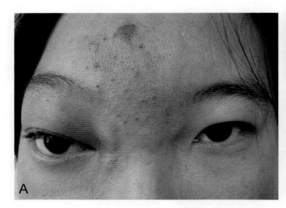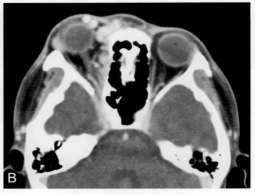

图5-3-2　右侧眶内动-静脉血管瘤

A. 眼睑及邻近颜面部显示紫红色扩张的血管，眼球突出；B. CT显示右睑皮下及眶内不规则密度增高影，边界不清

【图片点评】　两例患者病变区皮肤均呈紫红色隆起外观，可触及搏动性软组织肿物，证明有异常的动脉血流，CT显示病变呈不规则高密度肿物，虽不能显示病变的血流情况，但可以显示肿瘤的位置、范围、形状和毗邻关系。MRI因动脉的流空现象表现为低信号，根据MRA、CTA和数字减影血管造影术（DSA）检查可明确动脉的血流来源和供血情况。

【临床诊断提要】

1. 病因　为先天性发育性血管畸形，主要发生于青春期以前，病程发展缓慢。

2. 眼别　单眼多见，偶有双眼。

3. 表现体征　眶前部病变为紫红色不规则隆起，边界不清，皮肤触及有搏动感，听诊有搏动性杂音，结膜受累时，可见结膜血管扩张、水肿。深部病变有搏动性眼球突出，眼底可见血管畸形，或伴有脑症状和脑神经功能障碍。

4. 病变范围　可局限于眶前部或眶内搏动性肿物，也可累及眶周、颜面部及颅内，或是全身血管畸形的一部分。

5. 伴随症状　以病变位置和范围不同出现的继发性疾病而异，如继发性青光眼，病变部位的出血常引起头疼、恶心、眼球运动障碍、复视等。

6. 影像学表现　为不规则快速增强的肿块，彩色多普勒显示畸形血管的高流量特征，DSA可揭示供血血管和引流血管。

【临床与治疗分析】 动－静脉血管瘤是一种先天性血管发育畸形，在胚胎期形成，常有3种类型。①原发性：畸形的血管发生在眼眶的软组织内可波及眼睑；②继发性：伴有颅内动－静脉血管瘤（但不是在颈动脉－海绵窦位置）；③多发性：眼眶动－静脉血管瘤是多个部位或是全身血管畸形的一部分，此型最多见。本病发生部位以颅内和四肢多见，发生在眼眶内的少见。在何彦津等报道的2847例良性眼眶肿瘤中，动－静脉血管瘤11例，占0.39%，在张平报告的516例眼部血管瘤中，无一例动－静脉血管瘤，肖利华报道108例眼眶血管瘤和畸形中，仅一例为动－静脉血管瘤。本病是一种动、静脉血管直接吻合交通而致的血管肿块，动、静脉间无毛细血管床互相沟通，多见单眼发病，双眼少见。

眼眶动－静脉血管畸形的特性是高流量动脉血注入畸形，通过正常静脉通道流出，产生动脉化。临床上常表现有搏动性眼球突出，以发生部位不同而表现有不同的临床体征，前部的动－静脉血管瘤，表现为紫红色搏动性肿物，表面隆起，边界不清，有弹性，压之变小。病变可局限于眼睑或累及颜面部及颅内等处，结膜血管呈螺旋状扩张，由于巩膜静脉压增高，而引起继发性青光眼。球后的肿瘤可致搏动性眼球突出，自发性破裂可导致眶内出血，可伴有视网膜血管扩张迂曲、水肿、渗出和出血，视力下降。本病可以是Wyburn-Mason综合征的一部分，伴有视网膜、眼眶和中枢神经系统血管畸形。

动－静脉血管瘤B超显示异常扩张的畸形血管，肿物内有大小不等、形状不一的无回声区，及搏动的血管腔，压迫变形，彩色多普勒可见眶内动脉血流入静脉内，频谱为静脉内低阻型动脉化频谱；CT表现多种多样，通常病变不规则，呈团块或丛状、管状影，可显示眼上静脉扩张和引流静脉影，增强扫描有明显强化，有的可见眶上、下裂及眶腔扩大；MRI显示畸形血管的流空效应，受流动效应影响，在病变区T_1WI与T_2WI均缺乏信号或无信号，或仅显示血管间软组织影，增强扫描显示血管性强化，如颅内有相同病变，则显示与眶内相同的信号特征；DSA可揭示供血血管和引流血管，诊断价值较大。

病例1病变位于眶前部，波及范围位于右侧发际至眉弓部眶缘和上睑，临床无体位性变化，自颞侧至上眶缘部触及有动脉性搏动，眶内未受侵犯，故眼球无突出及运动障碍，本例发病较晚，曾行额顶部病变局部切除，但病变仍持续发展，范围逐渐扩大，通过CTA和MRA检查可以明确动脉来源和供血情况，因病变内含有流速较快的动脉血流，所以MRI显示病变T_1WI与T_2WI为低信号。

病例2为21岁女性患者，自幼发病，病变以眶内为主，范围波及眉中线、鼻部和上下睑鼻侧皮肤，皮肤透露紫红色外观，表面可见红色小血管瘤样粗糙隆起，病变部位皮肤触及有弹性和动脉性搏动，皮温有热感，表明病变内有高流量的动脉血流，CT显示肿物沿鼻侧眶间隙向球后蔓延的不规则肿块，选择性血管造影常能显示动脉的血流动力学改变和静脉的异常改变，包括一个或多个异常的血管团块和供应动脉及引流静脉的异常扩张。

与之鉴别的主要疾病有：①颈动脉－海绵窦瘘及眶内动－静脉瘘：有搏动性眼球突出，眼球可还纳，影像学检查眼上静脉增粗，海绵窦扩张，眶内无动－静脉瘤样团块；②脑膜脑膨出：为一种先天性或后天性眶骨缺损导致颅腔内容物突入眶内引起一系列症状和体征，前部脑膨出多位于眶内上或鼻根部，后部多位于视神经孔或眶上裂部，随年龄增长逐渐增大，隆起的肿物可触及搏动，但听诊无杂音，突出的肿物可缓慢压回颅内，眼球突出时轻时重，影像检查有眶骨缺损。

治疗方法通常分为两步，一是栓塞主要供血动脉，二是切除血管畸形。低流速动静脉畸形治疗以手术为主；高流速动 – 静脉畸形术前血管造影（DSA）联合栓塞治疗，手术治疗目的是去除滋养动脉与引流静脉之间的沟通，但因眶间隙狭窄，肿瘤和正常组织分界不清，直接病变切除因分离时极易大量出血和损伤正常组织，造成并发症，且难以切除彻底。单纯栓塞供养动脉仅能缓解症状而不能完全根治，如术前先行 DSA 血管栓塞后再切除病变可完全达到治愈目的。其他有激光疗法、γ 刀治疗、经皮栓塞和放射疗法也是辅助的常用治疗方法。

【作者思考】 眼眶动 – 静脉畸形少见，临床和影像学表现具有血管畸形和肿瘤效应两种特征，其诊断除临床异常动 – 静脉血管畸形的表现特征外，DSA 血管造影是本病诊断的关键。因动、静脉血管畸形供血丰富，手术出血较多，切除困难，故治疗上尚有争论，有认为如果病变稳定，可持保守观察态度。对有明显症状和体征的患者主要以栓塞和手术切除治疗。本病的伴随体征有搏动性眼球突出、眼上静脉扩张等，需要和引起这些体征的多种疾病相鉴别。

近年来，新的栓塞药物、彩色多普勒超声监控、CT 引导穿刺、快速 MRI 荧光显影、内镜导航技术等生物科学技术的发展，使血管畸形的治疗方法更为安全有效。

参 考 文 献

1. Harris GJ. Orbital vascular malformations：a consensus statement on terminology and its clinical implications, Orbital Society Am J Ophthalmol, 1999, 127（4）：453–455.

2. 范先群，肖彩雯，周国瑜，等. 手术联合掺钕钇铝石榴石激光治疗眼眶静脉畸形. 中华眼科杂志，2008，44（8）：681–686.

3. 肖利华，鲁小中，杨新吉，等. 眼眶静脉曲张介入栓塞治疗的初步探讨 – 附5例报告. 眼科，2007，16（5）：301–304.

4. 林婷婷，刘东，宋国祥. 伽玛刀治疗眼眶原发性静脉曲张一例. 中国实用眼科杂志，2007，25（12）：1371.

5. 黄筱琳，贾仁兵，范先群. 眼眶血管畸形的治疗进展. 中国实用眼科杂志，2005，28（4）：318–320.

6. 孙为荣，牛膺筼. 眼科肿瘤学. 北京：人民卫生出版社，2004.

7. 张杰，贾贵文，曹永亮，等. 颈动脉海绵窦瘘介入治疗观察. 眼外伤职业眼病杂志 2004，26（8）：540–541.

8. 严宇清，梁式森，杨雷霆，等. 颈动脉海绵窦瘘的影像学诊断及血管内栓塞治疗. 中国实用眼科杂志，2004，22（8）：644–645.

9. 宋国祥. 眼眶病学. 北京：人民卫生出版社，1999.

10. 朱承华. 眼科查房手册. 南京：江苏科学技术出版社，2004.

11. 张晓承，王智彪. 自发性颈动脉海绵窦瘘1例. 中国实用眼科杂志，2004，22（8）672.

12. 龚淑贤，陈丹，黄华林. 颈内动脉海绵窦瘘1例. 中国实用眼科杂志，2006，24（10）：1097.

13. Lewis AI, Tmsick TA, Tew JM Jr. Management of 100 consecutive direct carotid–cavernous fistulas：results of treatment with detachable balloons. Neurosurgery, 1995. 36（2）：239–244.

14. 周琼，裴重刚，高桂平，等. 颈内动脉海绵窦瘘性突眼. 中国实用眼科杂志，2004，22（5）：396–

397.

15. 刘雅敏，魏锐利，蔡季平，等. 脑膜脑膨出致搏动性眼球突出 1 例. 中国实用眼科杂志，2003，21（11）：824.

16. 匡丽晖，张昊，全伟，等. 颈内动脉海绵窦瘘眼部并发症的诊断和治疗. 中国实用眼科杂志，2013，31（5）：598-600.

17. Shi ZS, Qi TW, Gonzalez NR, el al. Combined covered stent and onyx treatment for complex dural arteriovenous fistula involving the clivus and cavernous sinus. Surg Neurol，2009，72（2）：169-174.

18. Vattoth S, Cherian J, pandey T. Magnetic resonance angiographic demonstration of carotid-cavernous fistula using elliptical centric time resolved imaging of contrast kinetics（EC-TRICKS）. Magn Reson imaging，2007，25（8）：1227-1258.

19. 何彦津，宋国祥，丁莹. 3476 例眼眶占位性病变的组织病理学分类. 中华眼科杂志，2002，38（7）：396-398.

20. 肖利华，鲁小中，魏红. 眼眶血管性肿瘤和畸形的超声及 CT 诊断. 中华眼科杂志，2004，40（6）：364-367.

21. 张平，冯官光，李永平，等. 516 例眼部血管瘤临床病理分析. 中国实用眼科杂志 2004，22（4）：280-282.

22. 吴中耀. 现代眼肿瘤眼眶病学. 北京：人民军医出版社，2002.

第六章 神经源性肿瘤

眼眶内包含丰富的神经组织，主要有视神经、周围神经末梢和神经节，包括三叉神经、动眼神经及面神经等。神经源性肿瘤是一组来源于神经外胚层和神经嵴起源的非间质性支持细胞肿瘤，以视神经肿瘤及眼眶周围神经肿瘤为主。

第一节 神经鞘瘤

神经鞘瘤是一种缓慢生长的良性肿瘤，起源于周围神经、脑神经、交感神经和脊神经的施旺细胞。眼眶神经鞘瘤是一种较常见的眼眶肿瘤，大约占眼眶肿瘤的 3%~8%，它是一种有包膜，非侵袭性病变，自青年至中年均可发病，无性别差异。

【病例摘要1】 患者男性，44 岁，因发现左眼眶内肿物 6 天入院。患者 6 天前因头痛行头颅检查时发现左眼眶内肿物，无其他不适。眼科检查：视力右眼 1.2，左眼 0.2。眼球突出度右眼 12mm，左眼 14mm，眶距 101mm。右眼检查未见异常；左眼球轻度突出，眼球各方向运动正常，前部眶间隙触及不到肿物，其余未见明显异常。CT 显示左侧眼眶肌锥内软组织占位病变，边界清楚，部分层面与视神经分界不清。MRI 显示病变 T_1WI 为中信号，T_2WI 为高信号，内有中等信号区，T_2 压脂后为高信号，病变与视神经分界清楚，视神经受压移位。临床诊断：左侧眶内肿瘤。入院后完善术前常规检查，无手术禁忌，行左眼外侧开眶肿物切除术，术中发现肿瘤边界清楚，和视神经无粘连，完整摘除肿瘤。病理诊断：左眶内神经鞘瘤。术后随访观察 2 年，病变无复发（图 6-1-1）。

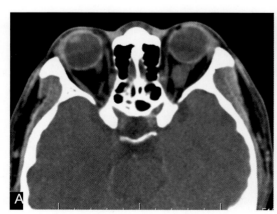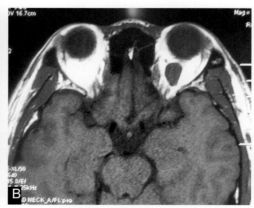

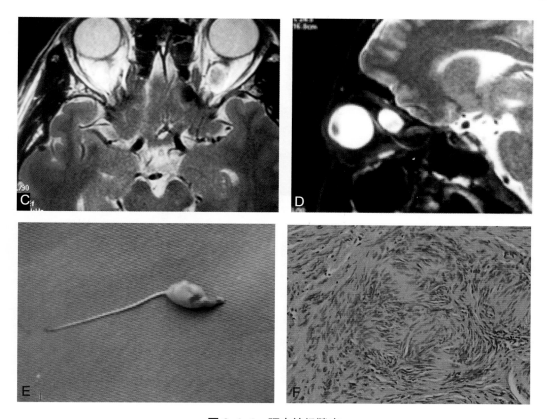

图 6-1-1 眶内神经鞘瘤

A. CT 显示左眼视神经上方软组织密度肿物；B~D. MRI 扫描 T_1WI 为中信号，T_2WI 表现为高信号，T_2 压脂后为轮廓更清楚的高信号，内有中等信号区；E. 瘤体和与之相连的神经支；F. 病理：HE×100

【病例摘要2】 患者男性，50岁，因左眼球突出1年，眼红1个月入院。患者自幼右眼球外伤后失明；3年前无明显诱因出现左眼球突出，1个月前左眼红、伴疼痛，未特殊治疗。眼科检查：右侧眼球萎缩，视力无光感，眼窝凹陷，角膜变白，眼内窥不清；左眼视力0.6，眼球明显突出，结膜重度混合性充血，下方角膜可见约2mm×4mm 灰白色浸润区，前房正常，眼底检查未见异常。眼眶 CT 显示右侧眼球萎缩，钙化，左侧眶内鼻上方类椭圆形占位病变，边界清楚，密度较均匀，挤压眼球向颞下方移位，眶腔局限性扩大，无骨质破坏。临床诊断：左眼眶内肿瘤，左眼暴露性角膜炎，右眼球萎缩。入院后于左眼眶外上方眉弓下缘皮肤切口入路，行眼眶肿物切除术，术中完整摘除一黄红色肿物，大小约2.5cm×2.5cm，带一长约3cm长神经支。病理诊断：神经鞘瘤。术后随访2年无复发（图6-1-2）。

【图片点评】 两例患者 CT 及 MRI 示肿物均位于左眼视神经上方周围，眼球不同程度突出，此处有眶上神经及滑车神经等，故肿瘤来源可能与此神经有关。因眼眶神经鞘瘤内部成分较多，通常含有实体细胞区、黏液成分及囊变区，病例1在 T_2WI 呈高、中、低不同的多信号，可很好地显示肿瘤内部成分，对神经鞘瘤定性诊断有帮助。肿瘤标本连接细长神经支，证实其发生于眶内周围神经末梢。

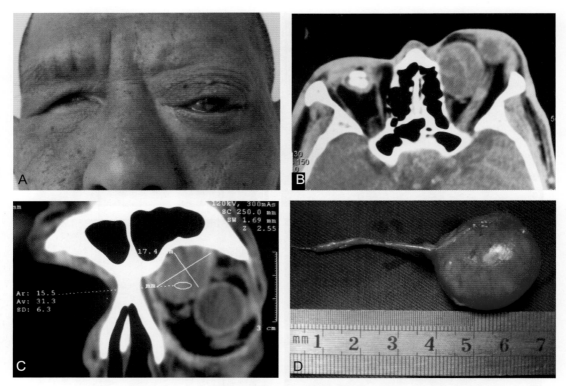

图 6-1-2　眶内神经鞘瘤

A. 右眼球萎缩，左眼球突出，角膜可见灰白色浸润；B~C. 眼眶 CT 显示肿瘤位于左眶内上方；D. 大体标本显示肿瘤与一段神经支相连

【临床诊断提要】

1. 年龄与性别　任何年龄均可发病，多见于 30~50 岁成年人，单侧多见；无性别差异。

2. 发病特征　病程缓慢，多为良性，少数为恶性。可伴有神经纤维瘤病。

3. 临床表现　早期无症状，眶前部病变可触及边界清楚、表面光滑的中等硬度肿物，眶后段病变可出现渐进性眼球突出，肿瘤压迫视神经可出现视神经萎缩、视力下降。

4. 伴随症状　视力下降、有的伴有疼痛、眼球突出移位、复视、感觉障碍等。

5. CT 检查肿物多为类圆形，表面较光滑，彩超显示肿瘤内有丰富的血流信号。

【临床与治疗分析】　神经鞘瘤是神经鞘膜细胞增殖形成的一种良性肿瘤，鞘膜细胞又名施万细胞，故又称施万细胞瘤，多发生于四肢及头颈部，发生于眶内较少见，占眶内肿瘤的 3%~8%，眶内神经鞘瘤多发生于脑神经及周围神经根部。施万细胞是由胚胎时期的神经嵴发展而来，被覆于除嗅神经和视神经外的脑神经、周围神经和自主神经轴突之外。由于眶内有丰富的神经组织，故可发生神经鞘瘤。约有 1.5%~18% 伴有 I 型神经纤维瘤。

神经鞘瘤可发生于任何年龄，但多为 20 岁以后的成年人，无明显的性别和眶别差异，为一种有包裹的非侵袭性肿瘤，除压迫外，对眼眶其他结构损伤较小，一般为单发性肿瘤，个别病例可以多发。就发病部位而言，眼眶上方明显多于下方，外侧多于内侧，提示可能与上方的神经组织较丰富有关。

　　肿瘤呈膨胀性生长，临床特点多由其占位效应引起，并与其发生部位有关。发生于眶前部者表现为无痛性肿块，多因偶然触及肿物就诊，也有肿物生长后导致眼睑畸形就诊，可表现为皮下质中等硬度无痛的肿块，肿瘤表面光滑，活动度可。发生于眶内肌锥者，肿物小时无明显症状，多在体检行颅脑 CT 检查时偶然发现，肿物增大后，可出现眼球突出或移位。邻近于球后者，由于压迫眼球变形，可出现屈光不正或后极部视网膜水肿，表现为后极部视网膜的放射状皱褶。位于眶尖者，由于其压迫视神经，早期视力减退，常易误诊为球后视神经炎或原发性视神经萎缩。眶内神经鞘瘤压迫眶壁，可导致骨质吸收，向鼻窦蔓延引起鼻塞、头痛等相关症状。向颅内生长时出现眶上裂扩大。

　　肿瘤大体标本呈圆形、椭圆形、哑铃或锥形不等，色灰白，或呈黄色及黄褐色，外被一层纤维薄膜，包膜内为灰色肿瘤组织，肿物质脆，其内可有液化灶，肿瘤内含纤维较多者质硬，由于肿瘤生长缓慢，发现较晚，其内可发生囊变、出血、钙化等。有的肿瘤标本可见与肿瘤相连的神经支。镜下主要包括 Antoni A 型区和 Antoni B 型区。Antoni A 是纤维型细胞平行排列呈束状，或不规则呈旋涡状、长杆状核或雪茄样核排列呈栅栏状；Antoni B 型区是疏松空泡状，有时呈囊状网状结构，细胞内外可见含铁血黄素和脂褐素。免疫组织化学检查 S-100 蛋白标记阳性。

　　超声表现为眶内低回声，边界清楚，类圆形或不规则形，肿瘤内回声少，透声性中等或强，肿瘤被探头压迫不变形；CDFI 检查时，如含实体细胞区较多，则血流丰富，如果黏液区较多或是囊变区较多则缺乏血流信号。CT 表现为类圆形、椭圆形或锥形高密度影，边界清楚，内密度均匀，CT 值多在 +30~+50Hu 之间，CT 对比增强扫描对神经鞘瘤的诊断有限，囊变区不强化。MRI 检查时病变 T_1WI 为低或中等信号，T_2WI 为高信号，肿瘤内部的细胞区、黏液成分、囊变区，在 T_2WI 上分呈高、中、低信号，增强扫描时，肿瘤的实体细胞区明显强化，囊变部分无增强现象。

　　该两例患者为中老年人，病例 1 因头痛行头颅影像学检查时偶然发现左眶内肿物，无其他不适，表现为隐匿性生长，因病变位于肌锥内较为局限，无明显压迫症状和体征。病例 2 发现左眼球渐进性突出 1 年，病程缓慢，因肿瘤位置的关系，眼球向颞下方移位，眼眶鼻上方眶间隙可触及中等硬度肿物，影像学检查肿瘤表现明显的占位效应，表现眼球被挤压而突出移位、眶腔局限性扩大，因眶压增高，出现结膜充血和暴露性角膜炎。两例患者病变特点为边界清楚，呈膨胀性生长方式，密度是否均匀和肿瘤内有无囊性变有关。病例 1CT 显示密度均匀一致，病例 2MRI 显示肿瘤信号不均，T_1WI 为中信号，T_2WI 表现为高信号，T_2 压脂后为高信号，内有低密度区，表明肿瘤内有囊性变，有认为囊性变对于诊断神经鞘瘤有特异性。

　　临床上主要应与海绵状血管瘤相鉴别。两者在影像学上非常相似，均表现为类圆形，但海绵状血管瘤 B 超为均匀中等回声，CDFI 瘤体内较少有血流信号，MRI 检查多数肿瘤信号均匀，T_2WI 明显高信号，并且病变呈渐进性强化。

　　由于肿瘤呈膨胀性生长，应当早发现，早治疗，此肿瘤对放化疗均有抵抗，手术切除是较有效的治疗方法。手术时要注意保护眶内血管、神经等组织，术中应完整切除肿物，如果肿瘤较大时，可采取囊内切除。对于复发性肿瘤，如果与视神经关系较密切时，可行部分切除，剩余部分行伽马刀治疗。Rootman 报道即使次全切除也很少复发，但笔者发现，有时即使切除得比较完整，但术后还有复发可能，笔者曾遇一例患者，第一次完整切除后 3 年复发，复查 MRI 未见颅内侵犯，二次切除后 2 年又出现眼球突出，MRI 显示肿瘤颅内侵犯，复发原因通常认为是肿瘤切除不彻底，但第一次完整切除后仍然复发，是否和肿瘤末端神经支经由眶上裂难以切除导致术中残留有关。复发的肿瘤易发生恶性变。

【作者思考】 神经鞘瘤是眶内较常见的一种神经性肿瘤，部分病例合并有神经纤维瘤病，囊性变对于诊断神经鞘瘤有特异性。治疗以手术为主，术中避免肿瘤囊膜破裂和细胞种植，完全切除可避免复发，本肿瘤通过眶上裂向颅内蔓延，眶尖部肿瘤不易切除彻底，复发的肿瘤易恶变，手术切除不彻底的残余肿瘤可用 γ 刀治疗，放射治疗也有效。MRI 对本病诊断价值较高，可根据神经鞘瘤的内部结构和细胞成分，显示相同外表下的不同肿瘤实质，提高鉴别诊断率。

第二节 脑 膜 瘤

脑膜瘤又称蛛网膜纤维母细胞瘤，是一种中胚叶性的肿瘤。病变来源于蛛网膜或硬脑膜的内皮细胞，多为良性，发展缓慢，由于其逐渐生长及无孔不入的特性，最终易导致患者失明，随着现代科学技术发展，在治疗疾病的同时保留视力逐渐已成为可能。

【病例摘要 1】 患者女性，55 岁，主因右眼视力渐进性下降 10 个月入院。患者 10 个月前无明显诱因出现右眼视物模糊，视力逐渐下降。眼科检查：视力右眼 0.1，左眼 1.0。眼球突出度右眼 15mm，左眼 11mm，眶距 102mm。右侧眼球突出，上睑内眦部睑缘可见肉芽组织，前部眶间隙触及不到肿物，眼球前节未见异常，眼底视盘色淡，边界不清，黄斑中心凹光反射隐约；左眼未见异常。眼眶 CT 显示右眼肌锥内有边界清楚的肿瘤，呈梭形，密度均匀，包绕视神经，中央视神经可见轨道征。MRI 检查显示右眼视神经走行区见一略呈梭形软组织团块影，T_1WI 与 T_2WI 均为中等信号。临床诊断：右眶内视神经脑膜瘤。入院后行右外侧开眶肿瘤摘除术，术中自后球壁和视神经孔前剪断视神经，完整摘除肿瘤。病理诊断：视神经鞘脑膜瘤。术后随访 2 年，未见病变复发（图 6-2-1）。

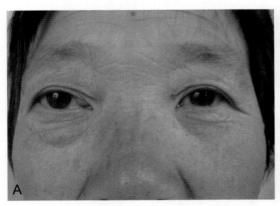
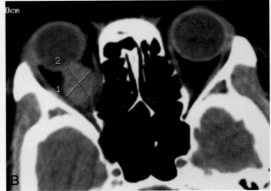

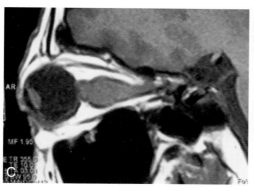
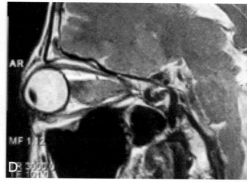

图 6-2-1　视神经鞘脑膜瘤
A. 右侧眼球轴性突出；B. CT 显示肿瘤边界清楚，呈梭形；C~D. MRI 检查 T_1WI 与 T_2WI 均为中等信号，中央视神经未被强化，呈轨道征

【**病例摘要2**】　患者女性，44 岁，因发现左眼球突出 2 年入院。患者 2 年前无明显诱因发现左眼球突出，无其他不适，眼球突出及视力下降逐渐加重。眼科检查：视力右眼 0.5，左眼 0.12。眼球突出度右眼 11mm，左眼 17mm，眶距 90mm。右眼检查未见异常；左眼球轴性突出，运动无受限，前部眶间隙触及不到肿物，眼底视盘轻度水肿，色淡，余未见异常。眼眶 CT 显示左眼眶肌锥内占位病变，形状呈锥形，包绕视神经。MRI 表现 T_1WI 中等信号，T_2WI 压脂为中高信号，T_2WI 压脂增强后肿瘤明显强化，视神经未强化，呈轨道征。临床诊断：左眼视神经鞘脑膜瘤。入院后于全身麻醉下行左眼外侧开眶肿瘤摘除术，术中发现肿物包绕视神经，与周围组织分界不清，将肿瘤分块切除。病理诊断：左眼眶内脑膜瘤（WHO Ⅰ级）（图 6-2-2）。

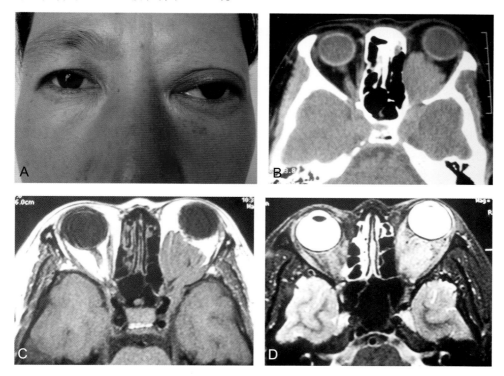

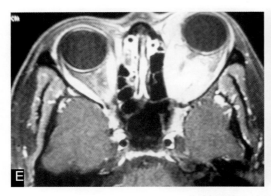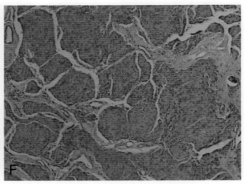

图 6-2-2　视神经鞘脑膜瘤

A. 左眼球轴性突出；B. 横轴位 CT 肿瘤前界不光滑，后部充满眶腔，密度均匀；C~E. 横轴位 MRI 扫描显示 T_1WI 为中等均匀信号，T_2 压脂后信号增强，压脂强化后肿瘤明显强化，中央视神经未被强化，呈轨道征；F. 病理：HE×100

【图片点评】　两例患者均为中年女性，以渐进性眼球突出和无痛性视力下降就诊，发病缓慢，影像学表现特点主要为肿瘤边界清楚，密度一致，包绕视神经，病例 1 呈梭形，病例 2 为锥形，T_1WI、T_2WI 为中等信号，肿瘤强化后视神经不被强化，可显示"轨道征"。有认为"轨道征"也可见于视神经炎、炎性假瘤等，不是脑膜瘤的特异性征象，但在视神经鞘脑膜瘤比较多见，可作为视神经鞘脑膜瘤的一个特征对诊断是有帮助的。

【临床诊断提要】

1. 年龄与性别　成年女性多见，儿童患者多见于男性。

2. 发病过程　渐进性眼球轴性突出，早期表现隐匿，视力逐渐减退。有的患者视力下降多先于眼球突出。

3. 临床特征　脑膜瘤四联症：即眼球突出、视力下降或丧失，视神经睫状动脉和继发性视乳头萎缩。

4. 影像学特征　视神经增粗，呈管状、梭形、锥形，肿瘤内可见车轨征，部分可发现钙斑、视神经孔及眶腔扩大、蝶骨增生或破坏。

【临床与治疗分析】

眶内脑膜瘤是眶内神经性肿瘤中最常见的疾病之一，其中以视神经鞘脑膜瘤最多，约占眼眶肿瘤的 5%~10%，张虹报道约占眼眶肿瘤的 4.7%，一般认为眼眶脑膜瘤多发生于中年人，男女比例约为 2 : 3，而原发于视神经鞘的脑膜瘤发病年龄较早，20% 发生于 10 岁前，40% 发生于 20 岁前，儿童男女比例为 3.5 : 1。多发性脑膜瘤占 33%，恶性脑膜瘤占 5.56%。双侧视神经鞘脑膜瘤多见于儿童。

发生于视神经鞘的脑膜瘤有两种生长方式，一种方式为不穿透脑膜，肿瘤向眼球和颅内两个方向生长，外观呈管状增粗；另一种为早期即穿破硬脑膜，围绕中心向一侧偏心性生长，外面呈树形或块状，肿瘤不断增大，受到眶壁限制，则形成与眶腔一致的锥形肿块；发生于骨膜的肿瘤，沿骨膜增长，早期不影响视神经，症状和体征同于周围间隙肿瘤。

眼球突出是最常见和较早出现的表现一，95% 以上的病例有此征，特别是早期穿破脑膜向视神经一侧或围绕视神经增长，以及原发于视神经鞘之外的肿瘤，眼球突出最早引起患者注意。眼球突出的方向一般沿眼轴向前发展，原发于蝶骨大翼骨膜的肿瘤，往往使眼球向内、向下移位，眼球突出的程度因人而异，区别也很大，肿瘤起源于视神经管内视神经鞘，或沿鞘发展，眼球突出度较低。

视力严重减退也是发生较早的症状之一，初诊患者，视力低于 0.1 者达 50% 左右。视力丧失与肿瘤原发部位有关，发生于视神经管内者，视力减退和视野缺失往往是早期唯一的症状。只有少数患者伴有头痛，较长时间内不伴有眼球突出，早期常误诊为球后视神经炎，沿视神经鞘发展，外形呈管状的脑膜瘤，因压迫视神经纤维，使之萎缩，视力丧失也较早，眼球突出不明显，两种体征不成比例。只有那些早期穿破视神经硬脑膜，肿瘤向一侧发展，或原发于视神经鞘之外的骨膜或异位脑膜细胞者，晚期才有视力减退，管状脑膜瘤早期视野收缩，发生于眶尖者，可出现视野暗点。

眶内脑膜瘤可发生于视神经鞘、眶骨膜和埋藏于眶脂肪内的异位脑膜细胞，或由其他部位如颅内或鼻窦内蔓延至眶内。发生于眶前部骨膜的肿瘤，可扪及硬性肿物，有的发生于泪腺部，并出现瘤内钙化，应当与泪腺肿瘤相鉴别（图 6-2-3）。位于眶尖部的脑膜瘤，多表现为原发性视神经萎缩。

超声对于视神经鞘脑膜瘤具有特异性图像，可见视神经增粗，边界清楚，内回声较少，衰减明显，常不能显示后界。发生于眶骨膜的脑膜瘤，如果软组织肿块较大，B 超可

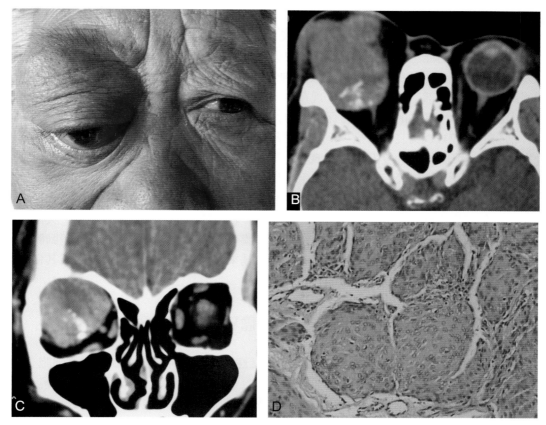

图 6-2-3 泪腺部脑膜瘤

A. 泪腺部脑膜瘤，右眼球鼻下方突出移位；B~C. 横轴位、冠状位 CT 显示泪腺窝局限性扩大，瘤体边界切除，内有钙化斑；D. 病理：HE×100

探及，但眶骨增生 B 超不能显示，B 超还可发现肿瘤内钙斑反射。CT 是检查脑膜瘤的主要手段，CT 可显示视神经增粗，其形状可为管状、锥形或梭形，强化后肿瘤强化而视神经不被强化，表现为"车轨征"。原发于眶骨膜的脑膜瘤 CT 显示眶壁骨质增生肥厚，密度增高，在砂粒型脑膜瘤，因砂粒内含有丰富的钙质肿瘤内出现钙化斑。原发于视神经鞘的脑膜瘤可沿视神经向颅内蔓延，显示视神经孔、眶上裂扩大。MRI 对于眼眶脑膜瘤的显示更为清楚，肿瘤在 T_1WI 上呈中信号，T_2WI 上呈高信号，如果肿瘤仅局限于视神经鞘内，T_1WI 和 T_2WI 均呈中信号。MRI 可显示视神经和肿瘤的关系，强化后表现"双轨征"，疑有肿瘤颅内蔓延者，应用强化和脂肪抑制技术，可使颅内情况观察更为清晰。

本病的鉴别诊断在儿童期应与视神经胶质瘤相鉴别，后者先出现视力减退后出现眼球突出，B 超显示视神经增粗，内回声少，声衰减中等，可以显示肿瘤后界。CDFI 检查肿瘤内缺乏或仅有少量血流信号。CT 表现为视神经不对称的梭形增粗，无钙斑。早期穿破脑膜向外生长的脑膜瘤在眶内有时可以生长成类圆形，其 CT 及 B 超特点均与海绵状血管瘤相似，应注意鉴别。

结合视神经脑膜瘤的临床特点，该两例患者均为中年女性，临床表现为渐进性眼球突出和缓慢的视力下降，无急性发病特征，具有良性肿瘤的生长特性，眼科检查时均有不同程度的视神经萎缩，影像学表现肿瘤呈梭形或锥状，边界清楚，密度一致，可显示"轨道征"，为诊断提供可靠的临床依据。

眼眶脑膜瘤的治疗目的是控制肿瘤生长、保护或提高视力。0.5 及以上视力的，可密切随访观察。视功能已经明显下降，或患眼无视力，由于眼球突出严重影响外观、颅内扩散及向对侧视神经生长的，可将肿瘤及视神经一并切除。病变已属"晚期"，眶内充满肿瘤组织者，可行后部眶内容摘除术。现在由于立体定向放射技术的发展，立体定向分割放射手术已经显示出良好的效果。为保护视力，甚至有的学者建议放疗代替手术。

脑膜瘤一般被视为良性肿瘤，但在眼眶却显示浸润性生长，无孔不入。脑膜瘤的术后复发率较高，张虹统计的复发率约为 50%，其复发与病理组织学分型似乎无关，多因肿瘤缺乏包膜，呈浸润性增长，位于眶尖、手术切除不完全所致。

【作者思考】 眼眶脑膜瘤是眼眶常见的神经性肿瘤之一，根据临床和影像学特征不难诊断，钙化可作为脑膜瘤的特征性表现，有认为"轨道征"也可见于视神经炎、炎性假瘤等，不是脑膜瘤的特异性征象，但在视神经鞘脑膜瘤比较多见，可作为视神经鞘脑膜瘤的一个特征对诊断是有帮助的。本病外科手术治疗越来越少，而立体放射治疗则因其良好的效果，在治疗中正在发挥越来越大的作用。

第三节　眼眶神经纤维瘤与神经纤维瘤病

眼眶神经纤维瘤是起源于周围神经的一种良性肿瘤，由神经膜细胞（施万细胞）、神经束膜样细胞、成纤维细胞等组成，可以单发，也可以作为神经纤维瘤病的一部分。在临床上，根据其临床表现及病理组织学改变可分为三型：局限型、丛状型、弥漫型。该病发病率报道在 0.5%~2.4% 之间，其中局限型约占所有眼眶肿瘤的 1%，有 10% 合并有神经纤维瘤病；丛状型约占所有眼眶肿瘤的 2%，多数合并有神经纤维瘤病；弥漫型也有 10% 合并有神经纤维瘤病；丛状型是眼眶最常见的神经纤维瘤，治疗也最为困难。

【**病例摘要 1**】 患者女性，22 岁，因右侧眼睑肿物生长 20 年，视物不见 10 年入院。患者全身状况好。眼科检查：视力右眼无光感，左眼 1.0。右眼球突出度无法测量，翻转上睑可见眼球向前下方突出移位，眼球运动各方向明显受限，上眼睑高度肥厚呈 S 形，上睑下垂完全遮盖眼球，眶前部可触及皮下边界不清的软组织肿物，颞侧皮肤可见咖啡斑，大小约 10mm×8mm，结膜充血，角膜缘周围巩膜变薄，局部向前隆起，角膜斑翳形成，眼内结构窥不清；左眼前节与眼底未见明显异常。眼眶 CT：右侧眼睑明显肥厚下垂，眼球突出，眶内可见软组织肿物影，边界不清，弥漫分布，蝶骨缺损。临床诊断：右眼丛状型神经纤维瘤。入院后于全身麻醉下行右眼眶前部肿物切除联合额肌瓣悬吊上睑下垂矫正术，术中见肿物质韧无弹性，边界不清，向周围及眶内蔓延，无法完全切除，只能大部分切除，并切除多余的下垂皮肤，行上睑额肌瓣悬吊，因睑板松弛柔软，术中垂直切除外侧部分上睑，缩短上睑长度，以加强上睑张力，术后外观改善，上睑下垂大部分矫正，效果满意。病理诊断：丛状型神经纤维瘤。出院后观察 1 年眼睑仍显肥厚（图 6-3-1）。

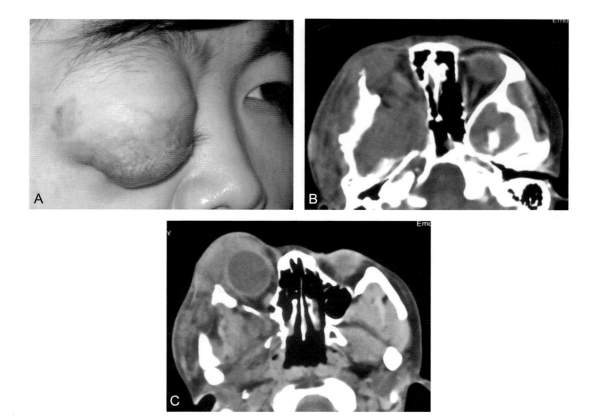

图 6-3-1 丛状型神经纤维瘤

A. 右眼丛状型神经纤维瘤外观，上睑肥厚下垂呈 S 形，皮肤有咖啡色素斑；B~C. CT 横轴位显示病变范围较为广泛，蝶骨缺失

【**病例摘要** 2】 患者女性，28 岁，因左侧眼球突出 10 年，加重 2 年入院。全身状况好，全身未见咖啡斑与皮下结节。眼科检查：视力双眼 1.0。眼球突出度右眼

12mm，左眼 16mm，眶距 91mm。右眼前节与眼底未见明显异常；左眼球突出明显，外转轻度受限，眼眶外上缘可触及类圆形肿物，表面光滑，活动度较差，其余未见明显异常；眼眶 CT：左侧眼球突出，泪腺区占位病变，形状呈梭形，密度基本均匀，边界清楚，眶外侧壁骨质吸收，可见骨凹形成。眼眶 MRI 显示 T_1WI 病变呈中等信号，T_2WI 呈高信号，信号不均匀，病变可被明显强化。临床诊断：左侧眶内占位病变。入院后于全麻下行左侧眶内肿物切除术，术中见多个类圆或椭圆形肿物，大小不等，呈藕状分节相连，大部分为红色，部分为淡红色。病理诊断：神经纤维瘤。复诊 1 年，未见复发（图 6-3-2）。

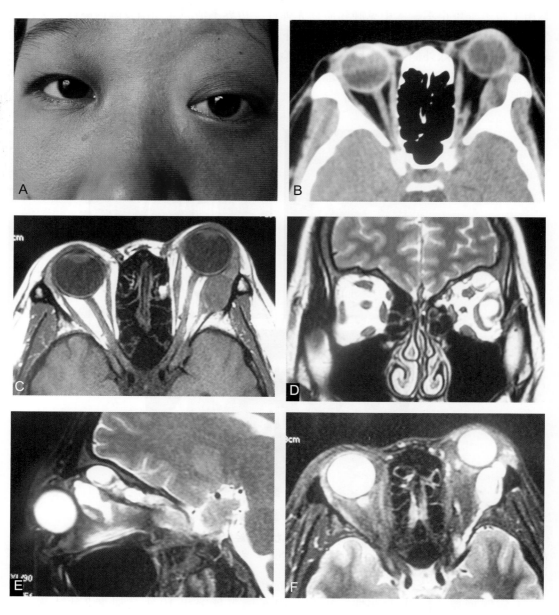

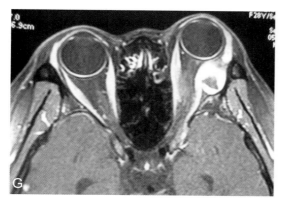
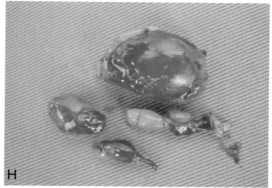

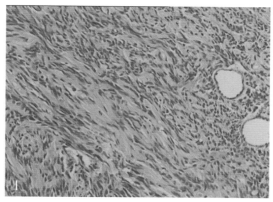

图 6-3-2　局限性神经纤维瘤

A. 左眼球突出；B. CT 显示肿瘤呈梭形，骨壁局限性凹陷；C~G. MRI 显示 T_1WI 病变呈中等信号，T_2WI 呈高信号，信号不均匀，病变可被明显强化，脂肪抑制时信号衰减不明显；H. 多发性瘤体；I. 病理：HE×100

【病例摘要 3】　患者女性，32 岁，因左眼上睑渐进性下垂 27 年入院。患者 27 年前无明显诱因出现左眼上睑下垂，无其他不适，一直未曾治疗，病情逐渐加重。体格检查：胸背部及四肢可见皮肤咖啡斑及多个皮肤结节，面部亦可见小的结节状隆起。眼科检查：视力右眼 1.2，左眼 0.3，左眼视力矫正不提高。双眼球运动无受限，右眼虹膜表面可见 3 个点状结节，眼底检查未见异常；左眼球凹陷，上睑及下睑肥厚，皮肤松弛，皮下可触及肥厚肿物，边界不清，上睑重度下垂，完全遮盖角膜及下睑，提上睑肌肌力 0mm，虹膜表面可见多个点状结节，其余未见异常。眼眶 CT 显示左侧眼睑肥厚，皮下可见边界不清的软组织密度肿物，蝶骨大翼部分缺失。临床诊断：神经纤维瘤病，左眼弱视。入院后于局麻下行左眼睑肿物切除及上睑下垂矫正术，术中见上睑皮下深部边界不清灰白色软组织肿物，质韧，提上睑肌和软组织肿物分界不清，睑板松弛柔软，行病变组织大部切除，缩短睑板长度，提高睑板张力，切除多余皮肤，额肌瓣悬吊矫正上睑下垂。病理诊断：神经纤维瘤病（图 6-3-3）。

【图片点评】　病例 1 为丛状型神经纤维瘤，眼睑呈象皮样肥厚下垂，肿块质软无边界，CT 检查表现为软组织密度肿物，形状不规则，边界不清楚，蝶骨缺损，与颅脑沟通，此型肿瘤病变切除不彻底，术后易复发；病例 2 为局限型，CT 显示位于眶内外上方局限

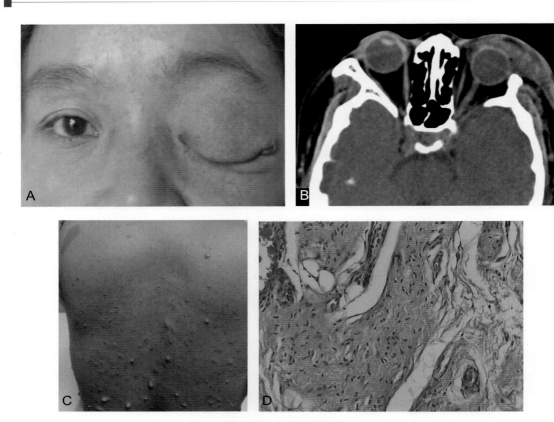

图 6-3-3 神经纤维瘤病

A. 左眼上睑及下睑肥厚，皮肤松弛；B. 病变累及眼睑，蝶骨缺失；C. 背部神经纤维瘤；D. 病理：HE×100

性软组织密度肿物，边界基本清楚，呈梭形，无骨质缺损，表现眶壁的局限性扩大，手术可以切除彻底；病例 3 为神经纤维瘤病，表现眼睑的丛状型神经纤维瘤伴有虹膜结节、全身躯干部的咖啡斑及皮下神经纤维瘤，无合并中枢神经系统肿瘤，为神经纤维瘤病 I 型。

【临床诊断提要】

1. 发病年龄　见于任何年龄。神经纤维瘤病自幼发病，局限型多发生于青年和中年人，丛状型多 10 岁以内发病，病变多逐渐发展。

2. 发病程度　局限于眼眶的多见于神经纤维瘤，神经纤维瘤病常伴有多发性神经系统的全身病变。

3. 发病原因　为常染色体显性遗传，有家族遗传史。

4. 眼部表现　眶前部表现为上睑肥厚，睑缘呈 S 形，严重可上睑下垂，可触及条索状、类圆形或不规则质软肿块，边界不清。眼表及虹膜可见结节、组织肥厚、继发性青光眼等。

5. 眼眶部表现　眶深部肿物边界不清，无包膜，呈弥漫性或局限性，可引起眼球前突、移位、运动受限、眶压增高，部分患者可见搏动性眼球突出。

6. 全身检查　眼睑、全身皮肤咖啡斑或皮下结节状或条索状肿物。

7. 影像学表现　眶内局限或弥漫性条索状、类圆形或不规则、边界不清软组织肿物，多伴有眶骨壁缺损、眶腔扩大，部分可见脑膜脑膨出。MRI 显示病变 T_1WI 为中信号，T_2WI 为中或偏高信号，病变可被明显强化。

【临床与治疗分析】　神经纤维瘤是起源于神经嵴神经鞘细胞的周围神经肿瘤，病理组织内除神经鞘细胞外，还混杂有神经内成纤维细胞的增生，临床表现由于不同的类型而多样化，但其基本的病理改变是一致的，常作为神经纤维瘤病的全身表现之一。神经纤维瘤病是指一系列来源各异的嵴神经病变的总称，这些病变具有相同的皮肤表现，即神经纤维瘤和皮肤咖啡斑，为常染色体显性遗传，有家族遗传史（图 6-3-4），常同时发生中枢神经系统肿瘤，眼眶病变中神经纤维瘤Ⅰ型和Ⅱ型多见，前者占 90% 以上。Ⅰ型曾称为周围神经纤维瘤病，是一种基因异常导致的神经系统疾病，眼部主要表现有虹膜 Lisch 结节、眼眶丛状型神经纤维瘤、蝶骨翼缺失以及视神经胶质瘤；Ⅱ型曾称为中枢型神经纤维瘤病，是一种常染色体遗传性疾病，典型表现为双侧听神经瘤及偶尔出现的脑膜瘤、脊神经根施万细胞瘤和早老性白内障。

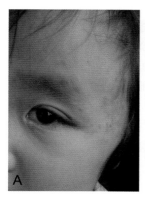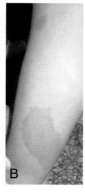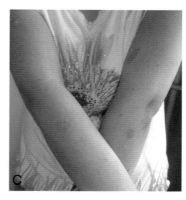

图 6-3-4　神经纤维瘤病

A~B. 患者女性，4 岁，有家族遗传史，母女同患神经纤维瘤病，颜面部及全身皮肤咖啡斑与皮下结节；C. 患者母亲全身皮肤咖啡斑与皮下结节

眼眶神经纤维瘤可以单独发病，也可以作为神经纤维瘤病的眼部表现。有报道局限型与弥漫型各有 10% 左右合并有神经纤维瘤病，而绝大多数丛状型为神经纤维瘤病的眼部表现，全身表现以皮肤咖啡斑，周围神经多发性瘤样增生为特点。该病不但侵犯皮肤和皮下组织，骨骼与内脏也可发生病变。神经纤维瘤病是一种遗传性疾病，具有 100% 的遗传基因外显率，但表达率低且差异较大。此外，Ⅰ型神经纤维瘤病可出现青光眼的症状，Ⅱ型神经纤维瘤病可出现后囊下皮质混浊型白内障。

就眼眶病变而言，青年和中年人多为局限型，眼睑及眶部肿块较局限，常单眼发病，表浅者多可扪及界清肿物，可被推动。位置较深者，多表现眼球突出和复视，如果肿瘤较大致使视神经受压，可出现视力下降。出生或幼年时期发病者多为丛状型，可侵犯身体多个部位，眼部早期表现多为眼睑肿胀、软性肥厚，眼睑呈 S 形畸形，增长明显时可致睑皮肤肥厚，甚至呈袋状下垂至面颊部，肿块为条索状或不规则形，边界不清楚，多向眶内、颞窝甚至脑组织蔓延，提上睑肌首先受累，引起上睑下垂，上举不足或不能，常合并有部分眶壁缺失，脑膜脑膨出患者可见搏动性眼球突出。

影像学检查在该病的诊疗中有重要价值，包括神经纤维瘤在眶内软组织、骨骼及眼球的一系列异常改变。B 型超声可以根据肿瘤的形状、边界、内部回声、声透过性、可压缩性、血流的改变以及与正常结构的关系，为诊断与治疗提供依据，有报道该肿瘤内部彩色血流信号较多。CT 扫描分辨率高，能够直观反映出各种病理变化及软组织和骨骼病变的形态和范围，特别是在骨骼变化方面，已成为诊疗该病的重要工具。局限型表现相对简单，眶内可发现孤立性占位病变，形状不规则，呈圆形、椭圆形、梭形等，边界清楚；丛状型表现却多样化。MRI 能够清晰地显示肿瘤的边界和范围，尤其当瘤组织向颞窝及脑组织蔓延时，优于 CT 扫描。

该 3 例病例从类型上各有不同，表现有不同的临床体征。病例 1 为丛状型，其特征为眼睑及眶内软组织广泛侵犯，眼睑呈象皮样肥厚，因提上睑肌受累导致上睑下垂，肿物不规则、无边界，此型临床多见，常合并有蝶骨缺失，部分合并有全身神经纤维瘤病，治疗比较困难，肿物手术切除不彻底，术后易复发。病例 2 表现为局限型临床特征，临床表现眼球突出，CT 在眶内外上方显示局限性肿块，边界清楚，泪腺窝的病变类似于泪腺多形性腺瘤，眼眶常表现眶腔扩大，手术中发现病变来自于神经纤维，此类型可手术完全摘除肿物。病例 3 患者表现为神经纤维瘤病特征，除眼睑、眼眶部丛状型特征外，可见有虹膜结节、蝶骨缺失，全身皮肤可见咖啡斑及神经纤维瘤，无合并中枢神经系统肿瘤，为神经纤维瘤病 I 型，本型临床最多见，治疗非常困难，手术通常是改善外观而不能彻底治愈。

眼眶神经纤维瘤患者主要以眼睑肿胀、眶前肿物、眼球突出需要与其他可以导致该表现的眼眶疾病相鉴别。

眶内神经鞘瘤是神经鞘膜细胞增生形成的肿瘤，有时在临床上容易混淆，该瘤以 30~70 岁多见，绝大多数肿瘤为局限性，部分可经眶上裂扩散，感觉神经受累比运动神经受累常见。超声显示低回声液化腔，CT 和 MRI 可见病变呈长椭圆形，界清，内密度不均，可见病变内囊性变，位于眶上部肿瘤蔓延至颅内时可呈"哑铃状"，增强 CT 可见病变轻度强化，多可以与神经纤维瘤相鉴别。

甲状腺相关眼病患者虽多以眼睑肿胀，眼球突出就诊，但多数患者可见眼睑退缩，迟落等特征性眼睑征，CT 扫描可见肌腹增粗，肌肉止点正常的特征性眼外肌肥厚，以及因多条眼外肌肥厚引起的眶尖密度增高影等，甚易鉴别。

泪腺区占位病变，包括泪腺炎型炎性假瘤、泪腺上皮性肿瘤以及恶性淋巴瘤等，可出现眼睑部肿胀、眼球突出和可触及的肿物等，但该部位的病变有其自身的特点，主要是泪腺区的占位效应引起的眼球向内下移位，病变多较局限，通过影像学检查多可明确诊断，少数不易鉴别者，可通过病理组织学确诊。

此外，眼眶神经纤维瘤多为神经纤维瘤病的一部分，全身特征性表现，如皮肤咖啡斑、皮下结节等较为常见，可以作为鉴别诊断的另一依据。

眼眶神经纤维瘤对放疗及化疗均不敏感，手术切除是目前常用方法。但手术入路的选择应根据病变位置及范围而定，前路开眶多限于眶前、中段肿瘤，如果病变广泛，位置较深，尤其向颅内蔓延倾向者，则应采用外侧开眶，或经颅开眶术，仅有少数局限于皮下肿瘤可局部切除。由于绝大部分肿瘤无包膜，或仅有不完整薄膜，部分病例可见肿瘤细胞侵及泪腺、眼外肌、眶内脂肪及其他软组织，故术中应尽可能切除彻底。其次，部分肿瘤血供丰富，容易出血，术中应充分止血。此外，由于部分病例眼睑受累，眶骨缺失明显，可同期进行矫正。局限型神经纤维瘤手术后很少复发，但丛状型与弥漫型完全切除困难，容易复发，个别病例有恶变的可能。

【作者思考】 神经纤维瘤病为一种先天性神经疾病，其发生于全身各处，治疗困难，局部切除不能完全，故只能对症治疗，常规手术只能改善外观，但由于其终生生长的特点，术后容易复发，有认为等成年肿瘤生长缓慢后再手术。眶骨缺损造成的眼球内陷可通过联合眶颅重建矫正，局限性神经纤维瘤无遗传倾向，不合并神经纤维瘤病，可局部完整切除。

第四节　视神经胶质瘤

视神经胶质瘤为儿童时期最常见的一种神经性肿瘤，因它发生于视神经，由于儿童的对眼部不适不能正确表达，因此，家长发现时大多已发展至无视力，因此对该病的早期诊断和早期治疗至关重要。

【病例摘要】 患儿女性，3岁，因家长发现左眼球突出20天入院。患儿家长20天前偶然发现患儿左眼球突出，向外下移位，无其他不适及特殊治疗。眼科检查：视力检查不合作，右眼外眼及眼球前节检查未见异常，眼底检查不合作；左眼球突出，向内下移位，瞳孔直接对光反射消失，间接对光反射灵敏，眼底检查不合作。眼眶CT：左眼球后软组织密度影，边界清楚，前部与眼球相连，后部达眶尖处，呈哑铃状，冠状扫描可见左侧视神经圆形膨大。MRI显示病变T_1WI为中等信号，T_2WI为中偏高信号。临床诊断：左眼视神经胶质瘤。入院后行左眼外侧开眶肿瘤切除术。病理诊断：视神经胶质瘤。随诊3年，未见复发（图6-4-1）。

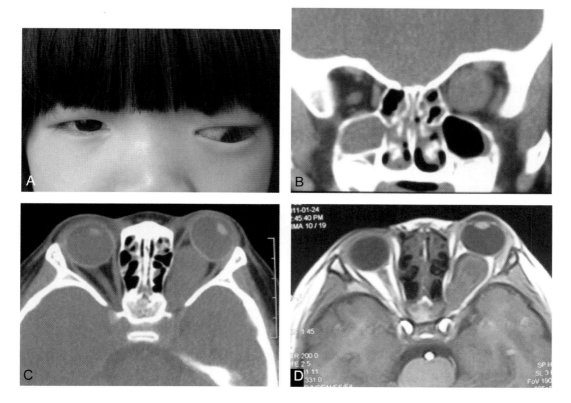

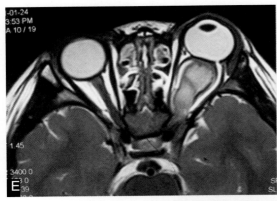
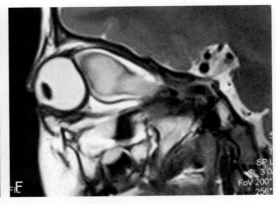

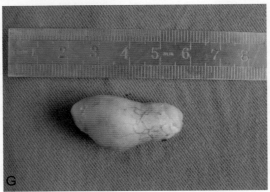

图 6-4-1　视神经胶质瘤

A. 左眼球外下方突出移位；B~C. CT 显示病变冠状位呈圆形，横轴位呈哑铃状；D~F. MRI 显示病变 T_1WI 呈中等信号，T_2WI 呈中偏高信号；G. 瘤体

【图片点评】　本例首发体征为左眼球向外下方突出移位，影像学检查显示视神经增粗，呈哑铃状，CT 呈软组织密度，边界清楚，密度均匀。T_1WI 呈中等信号、T_2WI 为高信号，增强后中到高度强化，符合本病的临床特征。本病多首先出现视力下降，而后出现眼球突出，视神经可早期萎缩。

【临床诊断提要】

1. 年龄与性别　10 岁以下女性儿童多见，成人发病者恶性较儿童高。

2. 发病过程　进展缓慢的眼球突出，有的表现隐匿。

3. 眼部特征　进行性轴性眼球突出，一般眼球运动不受限，常首发症状为视力减退。

4. 眼底改变　肿瘤压迫眼球，可表现脉络膜视网膜褶皱、视乳头水肿或视神经萎缩等。

5. 眼别　多为单侧发病，偶有双侧。

6. 儿童约有 25%~50% 病例伴神经纤维瘤病。

7. 影像学检查　CT 可显示视神经孔扩大，肿瘤呈管状、椭圆形、哑铃状或梭形，MRI 在 T_1WI 呈低信号，在 T_2WI 呈高信号。

【临床与治疗分析】　视神经胶质瘤是起源于视神经胶质细胞的良性肿瘤，主要累及视神经、视交叉和视束，占所有眼眶肿瘤的 4%，占所有颅内肿瘤的 2%，占视神经原发肿瘤的66%。治疗比较困难，预后取决于肿瘤组织的构成、部位、大小及生物学行为，如伴有神经纤维瘤病，可造成全身多处机体组织的损害。

由于视神经胶质细胞增生，首先压迫视神经纤维，早期引起视力减退和视野缺损，原发于视神经管或颅内段者视力减退尤为严重，肿瘤侵及视交叉后则引起双眼视力下降及视野缺损。随肿瘤生长，可表现眼球突出、斜视及运动受限，距眼球较近者因压迫眼球后极部，眼底常见有视网膜脉络膜压迫性改变，常引起视乳头水肿及神经萎缩，相对传入性瞳孔障碍，导致视功能严重损害。

神经胶质瘤的诊断主要依据发病年龄、症状、体征及影像学表现。患者年龄多为4~12岁，平均8.8岁，临床表现与其原发部位及年龄有关。患者发病年龄较小时，患儿无其他症状，不能主诉视力下降，当眼球突出明显时家长才发现，影响了早期诊断。如本例患儿即为如此，患儿患病时只有3岁，早期因视力情况不能主诉及配合检查，家长发现眼球突出、斜视时才来就诊，肿瘤已体积较大，引起眼球高度突出及运动障碍，视功能严重破坏。

CT显示肿物呈梭形、管状、椭圆形肿大，常累及视神经全段，肿瘤前部有的与眼球呈铸形，瘤内可发生低密度囊性变，CT冠状位可显示视神经呈圆形明显增粗，密度均匀，MRI肿物外观与CT一致，T_1WI为低或中低信号，T_2WI为高信号。B型超声显示视神经呈梭形肿大，边界清楚，内回声少，加压变形不明显，部分患者可见突入玻璃体的水肿的视乳头。

手术是低级别胶质瘤的最主要治疗手段，如病变局限，发展缓慢，视力较好的患者可密切观察。手术的目的是明确诊断、保护眼球和阻止肿瘤向视交叉的蔓延。目前大多数学者认为，对于局限在一侧视神经的肿瘤，以下指征用以选择手术治疗：①进展性眼球突出；②视力进行性下降，或患眼已失明；③影像检查显示肿瘤进行性增大；④有颅内蔓延的证据或趋势。由于肿瘤位于眼球后方，所以应采取外侧开眶法，这样可以尽可能完整地切除肿瘤。

术后放疗是最主要的辅助治疗手段。支持放疗的理由是：①低级别胶质瘤对放射治疗具有较高的反应率；②该肿瘤常呈侵袭性，并有转化为高恶性程度的倾向；③如肿瘤复发再行放射治疗，由于瘤体大治疗效果可能差。化疗在低级别胶质瘤中主要应用于复发的挽救治疗，对于初诊患者联合化疗是否有益尚不明确。

视神经胶质瘤预后较好，10年总生存率83.5%~100%，但肿瘤侵及视交叉或视交叉与下丘脑者预后要比单纯视神经受侵的患者差，Grabenbauer等报道，10岁以下患者10年生存率为51%，而10岁以上患者10年生存率为91%。Ataini等分析409例术后放疗的病例，认为视神经前部分肿瘤放疗失败率（18.5%）低于后部分视神经胶质瘤（35%）。

【作者思考】 视神经胶质瘤是儿童期多见的神经性肿瘤，早期发展缓慢，多数预后良好。部分患者可能存在肿瘤过大不能完全切除，肿瘤复发或进展，需要配合辅助治疗。侵及颅内的胶质瘤手术不能彻底切除，预后差，是死亡的主要原因。部分肿瘤表现为低度恶性，由于儿童的特点，对视力下降甚至丧失不能表述，故发现肿瘤后很多患儿已经发展至光感甚至无光感，如何早期诊断，早期治疗，是一个需要迫切解决的问题。

第五节　眼眶恶性黑色素瘤

眼眶恶性黑色素瘤包括原发性、继发性和转移性三种，本节主要讲述原发性恶性黑色素瘤。眼眶原发性恶性黑色素瘤指原发于眼眶的一种神经性肿瘤，它主要起源于眼眶部的色素细胞，临床较为罕见。

【病例摘要】　患者男性，62 岁，因发现左下眶缘部肿物 2 年入院。患者 2 年前洗脸时偶然发现左眼下睑皮下有一肿物，质硬，无疼痛，约花生米大小，无任何不适，目前感觉肿物明显长大而来就诊。眼科检查：视力右眼 1.2，左眼 0.6。右眼前节及眼底未见异常；左眼睑及面部可见大片蓝灰色色素沉积区，眶下缘皮下可触及一约 2.5cm×2cm 肿物，边界清楚，不光滑，表面不平，无触痛，结膜及巩膜呈青灰色，眼内未见异常。眼眶 CT 检查显示左侧下睑深部软组织内可见一块状软组织密度影，边界较清，其内密度不均，大小约 1.0cm×1.5cm。临床诊断：左侧眶内肿瘤，左侧太田痣。入院后于局部麻醉下行结膜入路左侧眼眶肿瘤切除术，术中发现肿物周围脂肪组织内可见色素颗粒，肿瘤局部呈黑色，切开后见其内为均匀细腻黑色组织。病理诊断：左侧眶内恶性黑色素瘤。2 年后随访患者身体好，复查眼眶 CT 肿瘤无复发（图 6-5-1）。

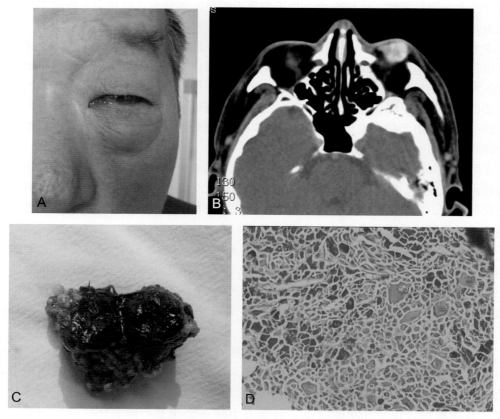

图 6-5-1　原发性眶内恶性黑色素瘤

A. 左面部太田痣及下睑皮肤隆起；B. CT 横轴位显示左侧眼眶隔前部高密度肿物；C. 肿瘤标本：肿物呈黑色，外形不规则；D. 病理：HE×100

【图片点评】 本例患有太田痣，皮肤及结膜未见有黑色素细胞增生和色素变异，故考虑本例眶内黑色素细胞瘤为原发性。Jack Rootman 认为眶内黑色素瘤可单独发病，但常与眼内黑色素瘤、太田痣或者蓝色细胞痣同时出现。同时应和继发于眼球、结膜、皮肤的黑色素细胞瘤的眶内肿瘤相鉴别。

【临床诊断提要】

1. 多见于成年人，无性别差异。

2. 了解周围有无色素沉着、增生。

3. 肿瘤位置不同，临床表现也相差较大。可出现快速生长的肿块、眼球突出、视力障碍。

4. 伴随症状　视力下降、病变破溃、坏死、出血、感染等。

5. 全身检查有无淋巴结转移。

6. CT 显示肿瘤多为边界清楚的占位病变，MRI 显示其特征性的 T_1WI 为高信号，T_2WI 为低信号。

【临床与治疗分析】 原发性眼眶恶性黑色素瘤为发生于眼眶色素细胞的一种恶性肿瘤。色素细胞在胚胎时期由神经嵴细胞分化而来，因此恶性黑色素瘤属于神经性肿瘤。色素细胞通常存在于皮肤和黏膜，人眼部色素细胞通常存在于皮肤、结膜和葡萄膜。眼睑部的色素细胞可见于眼睑、结膜及眶周围皮肤蓝色细胞痣。原发于眶内的恶性黑色素瘤极为罕见。

原发性眼眶恶性黑色素瘤源于眶内色素细胞，40% 的患者与眶周色素异常（蓝痣、色素细胞病等）有关，60% 的患者多发于视神经周围脑膜，尤其是软脑膜内及脉络膜内色素细胞向眶内增生者。本例患者有明显的太田痣，标本显示周围脂肪组织内可见黑色色素颗粒，故考虑为起源于其周围的色素细胞。

原发性眼眶恶性黑色素瘤临床表现取决于肿瘤位置，眶前部肿瘤者可见皮肤表面呈青蓝色，易误诊为血管性肿瘤，眶后部肿瘤具备一般眶肿瘤特征，如肿物位于眼球后方或较大时，可出现眼球突出，眼球运动障碍，位于眶尖视神经周围时，可出现视力丧失。若压迫视神经可出现视乳头水肿。

恶性黑色素瘤的病理特征表现为肿瘤细胞呈浸润性生长，边界不清，无或有假包膜，黑色，镜下瘤细胞弥散成片或呈巢状、梭状或上皮样，内含细小色素，可见色素细胞。

黑色素瘤影像学表现有一定的特征性，B 超显示肿物为低回声，形状不规则，边界清楚或欠清楚，内回声少，声衰减显著或中等。CT 显示肿物呈类圆形或不规则形，密度均匀，与海绵状血管瘤相似。因黑色素有顺磁作用，因此在 MRI 显示 T_1WI 呈高信号，T_2WI 呈低信号，此为恶性黑色素瘤的特异性表现，对于诊断恶性黑色素瘤有较高的价值。

本例患者原有面部太田痣，其内含色素细胞较多，近 2 年发现下眶缘部肿物，CT 显示左侧下睑深部软组织内有结节状软组织密度影，边界较清，其内密度不均，结合面部皮肤黑色素沉着的先天性发育异常病史，应首先考虑恶性黑色素瘤。太田痣是先天性眼皮肤黑色素细胞病，如果眼皮肤黑色素细胞变异或肿瘤样黑色素细胞增生，可发展为恶性黑色素瘤，重症病例可进一步发展为浸润性黑色素瘤，但本例患者原有的太田痣皮肤未发现有黑色素细胞变异和增生，故认为本例眶内黑色素瘤为原发性病变。Jack Rootman 认为眶内黑色素瘤可单独发病，但常与眼内黑色素瘤、太田痣或者蓝色细胞痣同时出现。同时，应和继发于眼球、结膜、皮肤的黑色素细胞瘤的眶内肿瘤相鉴别。

治疗以手术切除为主。部分或全眶内容物切除加局部淋巴结清扫的预后比肿瘤局部切除加术后放、化疗的预后好。

【作者思考】 眶内恶性黑色素瘤大多为继发于皮肤、结膜、脉络膜的黑色素瘤，而原发性眶内黑色素瘤极为少见。眶内黑色素瘤可单独发病，但常与眼内黑色素瘤、太田痣或者蓝色细胞痣同时出现，临床应做好原发性与继发性肿瘤的鉴别。治疗应完全性肿瘤切除，根据肿瘤范围选择眶内容切除术或扩大眶内容切除术。复发、弥漫、转移性及切除不彻底的黑色素瘤病变术后应辅以放化疗。

参 考 文 献

1. Baroody M, Holds JB. Extensive locoregional malignant melanoma transformation in a patient with oculodermal melanocytosis. Plast Reconstr Surg, 2004, 113（1）：317-322.

2. Hayashi M, Chernov M, Tamura N, et al. Gamma Knife surgery for abducent nerve schwannoma. Report of 4 cases. J Neurosurg, 2010, 113：136-143.

3. 杨于力，罗清礼. 眼眶多发性神经鞘瘤临床病理报告一例. 中华眼科杂志，2009，45（12）：1142-1143.

4. 孙丰源，宋国祥. 眼眶神经鞘瘤诊断中现代检查方法的应用. 中华眼科杂志，1994，30：354-356.

5. 岳岩，魏锐利. 眼眶神经源性肿瘤影像学特征及临床意义. 中国实用眼科杂志，2009. 27：（4）：406-408.

6. 张虹，宋国祥，何彦津. 原发性眼眶脑膜瘤临床及影像诊断分析. 眼科新进展，2002，22（6）：399-402.

7. 潘叶，宋国祥. 儿童眼眶脑膜瘤. 中国实用眼科杂志，2007，25（5）：536-538.

8. 丁强，何彦津，宋国祥. 儿童及青春期眼眶原发脑膜瘤11例. 医学临床研究. 2004，21（2）：137-139.

9. Ettl A, Marinkovic M, and Koornneef, L. Localized hypertrichosis associated with periorbital neurofibroma: clinical findings and differential diagnosis. Ophthalmology, 1996, 103（6）：942-948.

10. Carroll GS, Hark BG, Fleming JC, et al. Peripheral nerve tumors of the orbit. Radiol Clin North Am, 1999, 37（1）：195-202.

11. Yan J, Li Y, Wu Z. Orbital neurofibroma presenting with a negative Hounsfield unit on computerized tomography. Orbit, 2006, 25（3）：239-241.

12. Nagata S. A systematic multiple stage surgical approach for attainment of satisfactory and favourable surgical results in an extremely severe von Recklinghausen disease, elephantiasis neurofibromatosa. J Plast Reconstr Aesthet Surg, 2006, 59（6）：662-674.

13. Jack Rootman 编著，孙丰源主译. 眼眶疾病. 天津：天津科技翻译出版公司，2006，208-225.

14. Pascual-Castroviejo I, Pascual-Pascual SI, Burgueno M, et al. Unilateral facial and cerebral hyperplasia associated with neurofibromatosis type 1. Report of four patients. Rev Neurol, 2006, 43（6）：346-352.

15. Jacquemin C, Bosley TM, Svedberg H. Orbit Deformities in Craniofacial Neurofibromatosis Type 1. AJNR

Am J Neuroradiol，2003，24（8）：1678-1682.

16. Park WC，White WA，Woog JJ，et al. The role of high-resolution computed tomography and magnetic resonance imaging in the evaluation of isolated orbital neurofibromas. American Journal of Ophthalmology，2006，142（3）：456-463.

17. Wu CT，Lee ST，Chen JF，et al. Computer-aided design for three-dimensional titanium mesh used for repairing skull base bone defect in pediatric neurofibromatosis type 1. A novel approach combining biomodeling and neuronavigation. Pediatr Neurosurg，2008，44（2）：133-139.

18. Erb MH，Uzcategui N，See RF，et al. Orbitotemporal neurofibromatosis：classification and treatment. Orbit，2007，26（4）：223-228.

19. Lee LR，Gigantelli JW，Kincaid MC. Localized neurofibroma of the orbit a radiographic and histopathologic study. Ophthalmic Plast Reconstr Surg，2000，16（3）：241-246.

20. 张淑燕，张虹，眼眶神经纤维瘤病Ⅰ型的临床分析. 中国实用眼科杂志，2012，30（12）：1484-1487.

21. Marchac D，Britto JA，Remodelling the upper eyelid in the management of orbitopalpebral neurofibromatosis. Br J Plast Surg，2005，58（7）：944-956.

22. 高岩，黑砚，魏红，等. 成人视神经胶质瘤三例. 中华眼科杂志，2009，45（12）：1129-1131.

23. 鲜军舫，王振常，于文玲，等. 视神经胶质瘤的影像学研究. 中华放射学杂志，2004，38（7）：677-681.

24. 郭辉，常祥平，梁冶矢. 视神经胶质瘤的临床研究进展，肿瘤防治杂志，2005，12（13）：1030-1034.

25. Grabenbauer GG，Roedel CM，Paulus W，et al. Supratentorial low-grade glioma：results and prognostic factors following postoperative radiotherapy. Strahlenther Onkol，2000，176（6）：259-264.

26. 李红卫，张霞琴，张美静，等. 视神经胶质瘤的临床治疗探讨. 肿瘤研究与临床 2007，19（02）：107-108.

27. Bataini JP，Delanian S，Ponvert D. Chiasmal gliomas：results of irradiation management in 57 patients and review of literature. Int J Radiat Oncol Biol Phys，1991，21（3）：615-623.

28. 周晓冬，宋国祥，何彦津. 眼眶内原发性恶性黑色素瘤一例. 中华眼科杂志，2002，38（3）：179.

29. Shields CL，Shields JA. Ocular melanoma：relatively rare but requiring respect. Clin Dermatol，2009，27（1）：122-133.

第七章 纤维组织、脂肪、骨、软骨及其他间叶组织病变

间叶组织肿瘤是一组由原始间叶干细胞多向分化而形成的肿瘤的通称，肿瘤组织结构多样，包括纤维组织、肌肉、脂肪、骨及软骨等。眶内间叶组织包括纤维组织、横纹肌、平滑肌、脂肪、骨及软骨，这些组织来源于胚胎期神经嵴，眶内间叶组织肿瘤与身体其他部位的同种肿瘤生物学行为一样。这些肿瘤在眼眶的发病率，张虹等统计在 3406 例眼眶病中占 2%，Henderson 报道 1376 例眼眶肿瘤中占 3.3%，笔者统计在本院 21 年 2394 例眼眶肿瘤中占 3.29%。

第一节 原发性结膜下眶脂肪脱垂

原发性结膜下眶脂肪脱垂多见于老年人和肥胖患者，为一种退行性病变，具体病因不详，是由于后方脂肪穿破眶隔，进入结膜下所致，虽然临床报道较少，但在临床上常见。

【病例摘要】 患者男性，60 岁，因发现左眼结膜肿物 7 天入院。患者 7 天前偶然发现左眼结膜下有一黄白色肿物，无其他不适。眼科检查：视力双眼 1.0，右眼检查未见异常；左眼颞上方结膜下可见一黄白色质软肿块，可向眶内推动，压迫眼球时肿物明显增大。眼眶 CT 横轴位显示左眼球外上方可见低密度占位影，呈半月形，边界清楚，前方包膜完整，大小约 1.5cm×0.5cm，与眶内脂肪相通。临床诊断：左眼原发性结膜下眶脂肪脱垂。术前检查无手术禁忌后，局麻下行结膜肿物切除术，术中发现肿物位于 Tenon 囊下，为成熟脂肪组织，将其切除，Tenon 囊固定于巩膜，术后病理检查显示为成熟脂肪组织，病理诊断：眶脂肪脱垂。随访 2 年病变无复发（图 7-1-1）。

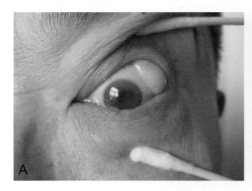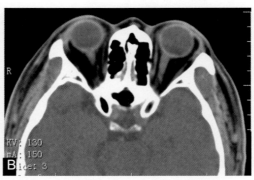

图 7-1-1 结膜下脂肪脱垂

A. 颞上方半月形黄白色肿物；B. 眼眶 CT 横轴位显示左眼球外侧月牙形低密度区与后方眶脂肪相连

【图片点评】 眼球颞上方黄白色或淡黄色半圆形隆起包块，眼眶 CT 横轴位显示与眶内脂肪相连的半月形低密度影是此病的特点。

【临床诊断提要】

1. 多成年人发病，尤其是肥胖的中老年人。

2. 病变多位于眶外上方，半圆形隆起，质软，黄白色或淡黄色，可向眶内推动，压迫眼球则突出明显。

3. 眼眶 CT 检查显示眼球表面或一侧新月形低密度影，与眶内脂肪相通为其特点。

【临床与治疗分析】 原发性结膜下眶脂肪脱垂是 Tenon 囊由于外伤、老化或肥胖导致眶脂肪增多，眶脂肪疝入 Tenon 囊下或结膜下，典型特征为有小血管的黄色包块，易推入眶内。

眶脂肪包括两部分：肌锥内和肌锥外脂肪。肌锥外脂肪由眶隔支撑而在正常位置，然而，由于老化松弛，眶隔变得薄且脆弱，如果肌锥外脂肪向前突出于结膜下，则形成结膜下脂肪脱垂，可单侧和双侧发病，多为双侧。而脂肪脱垂于睑皮下则通常称作眼袋。肌锥内脂肪突出少见，且多伴随外伤。

患者临床多表现为颞上结膜或 Tenon 囊下质软包块，可能与此部位间隙较大有关。脂肪脱出位于 Tenon 囊下，由于 Tenon 囊呈白色，所以肿物呈苍白色或黄白色，如结膜充血则呈淡红色，如穿透 Tenon 囊，位于结膜下，由于结膜无色透明，肿块显示为脂肪的颜色则呈淡黄色，肿物质软，可轻易压迫进入眶内，压迫眼球包块明显变大。大多数患者无自觉症状，多在照镜子时或被他人发现而就诊，如果眶脂肪脱垂较明显，可遮挡视线。

结膜下原发性眶脂肪脱垂的典型眼眶 CT 表现是位于眼球外侧的新月形低密度影，与后方眶内脂肪的低密度影相连，没有软组织间隔。MRI 上 T_1WI，T_2WI 均呈高信号，脂肪抑制扫描技术眶内脂肪及病变信号强度一致减低。

其鉴别诊断主要是与结膜皮样脂肪瘤鉴别，结膜皮样脂肪瘤自出生即存在，多位于眼的颞侧，压迫眼球也不移动，表面结膜有局限性皮样斑块、毛囊和毛发，眼眶 CT 显示肿物边界清楚，与眶脂肪不相连，它可与外眦角相连，常伴 Goldenhar 综合征。其他需鉴别的有皮样囊肿和泪腺脱垂，皮样囊肿为先天性肿物，包含汗腺、皮脂腺和毛发；泪腺脱垂可以双侧，在结膜下可看到粉红色的睑叶组织。

如果眶脂肪脱垂较小，不影响美容可以不治疗，如果较明显影响美容或视力时，可以手术切除，因其是眶脂肪的一部分，故只切除眶前部脱出的脂肪即可，如果过分切除，可能导致眶脂肪紊乱。单纯切除结膜下眶脂肪后，后方脂肪可继续向前疝出，故容易导致复发。临床实践中发现自穹隆部切除眶脂肪，然后将 Tenon 囊缝合于巩膜上，可减少复发的几率。

【作者思考】 原发性结膜下脂肪脱垂是一种常见的眼眶疾病，多发生于肥胖患者，中老年人多见，由于只是脂肪异位，故一般无症状，只有影响外观及遮挡视路时才考虑手术切除，切除时切勿切除过多过深，否则可能引起眶脂肪紊乱及其他严重并发症。

第二节　结膜皮样脂肪瘤

结膜皮样脂肪瘤是一种固态性迷芽瘤，多表现为颞侧结膜部肿块，是一种先天性疾病，为儿童常见的结膜部肿物之一，它与泪腺和外直肌关系密切，表面为结膜上皮，上皮下组织由脂肪组织和胶原组织组成。

【病例摘要】　患儿男性，6 岁，因自幼右眼结膜长肿物入院。眼科检查：右眼颞侧结膜可见一淡红色病变，较正常结膜隆起，其表面可见细小变态毛发，眼球运动时病变组织不随眼球运动，眼眶 CT 示右眼颞侧结膜表面可见一新月状低密度影，周围有高密度膜状影与眶脂肪相间隔。临床诊断：右眼结膜皮样脂肪瘤。患者入院检查无手术禁忌，于全麻下行右眼结膜肿物切除术，术中发现肿块部结膜呈皮样坚韧，有毛囊和细小毛发，肿块与结膜紧密相连，但和周围组织粘连松弛。病理诊断：结膜皮样脂肪瘤（图 7-2-1）。术后随访 2 年病变无复发，无手术并发症。

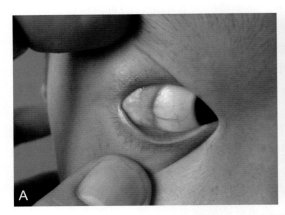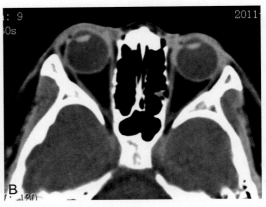

图 7-2-1　右眼结膜皮样脂肪瘤

A. 右眼颞侧结膜淡红色肿物，表面有变态毛发；B. 眼眶 CT 横轴位显示右眼颞侧结膜下边界清楚的半月形低密度影，周围有高密度膜状影与眶脂肪相间隔

【图片点评】　患儿右侧结膜下有一片状与皮肤颜色相似的隆起，与正常结膜分界清晰，其上在裂隙灯下可见变态毛囊及细小毛发，此为其特征性临床表现之一，眼眶 CT 显示眼球颞侧有一新月形低密度影，与眶内脂肪组织有间隔，此为皮样脂肪瘤的特征性影像表现。

【临床诊断提要】

1. 自幼发病，为常见迷芽瘤之一。

2. 多为单眼发病，双眼罕见，表现为颞侧结膜下暗黄色、淡红色扁平隆起肿物。

3. 眼眶 CT 显示肿物呈新月状，与后方眶内组织有间隔是其特征性表现。

【临床与治疗分析】　结膜皮样脂肪瘤是一种迷芽瘤，被认为是由于胚胎发育时，异位的外胚层陷落入结膜所致，是最常见的一种结膜先天性疾病，国内统计约占儿童眼部肿瘤的 15.7%。

病变多位于颞侧结膜，偶见于颞上结膜的表面由变态的皮肤组成的皮样斑，呈浅白色、淡红色或暗红色，可见细小毛发或变态的毛囊，其下为成熟的黄色脂肪组织，故称结膜皮样脂肪瘤，有的含有较多的纤维结缔组织，故也称纤维脂肪瘤。大多数患者无症状，但一些患者因有皮脂腺和细小毛发而导致持久的异物感。

影像学特点与病理特点密切相关，由于表面覆盖一层变态皮肤组织，其下主要由脂肪组织组成，脂肪在眼眶 CT 上显示为低信号，故特征性眼眶 CT 表现为病变位于颞侧眼球表面，呈一新月形低密度影，与其后方眶脂肪有一明显高密度隔相间隔，脂肪在 MRI 的 T_1WI，T_2WI 上均呈高信号，故病变在 T_1WI，T_2WI 也均为高信号，脂肪抑制像可见高信号消失。

此病需要与结膜下眶脂肪脱垂相鉴别，后者是一种退行性病变，多见于老年人，病因目前不太明确，多认为由于肥胖或老年人眶隔松弛，使眶内脂肪疝入结膜下，临床多表现为位于颞上方结膜下的隆起，由于脂肪组织前方多有 Tenon 囊间隔，所以肿物多呈黄白色，其特点是肿物表面结膜组织正常，下方肿物可达角膜缘，压迫眼球时可见肿物明显增大。眼眶 CT 表现为颞侧结膜下的新月形低密度影，与后方眶脂肪无间隔，此是区分二者的关键。

结膜皮样脂肪瘤是一种先天性疾病，生长较缓慢，或出生后即为静止，故对病灶较小、无症状、不影响视力或美容者可以临床观察，但如果肿物较大，影响美容或有刺激症状时，则需手术切除，手术切除可只切除其下面脂肪组织。但此种方法切除后，由于未去除变态的皮肤样组织，术后颞侧结膜仍较厚。有的学者建议手术切除时将其表面变态结膜一并切除，然后行结膜瓣转移覆盖于结膜缺损区，以取得较好的美容效果。肿物表面与其下方组织结合紧密，但与眼球结合疏松，所以切除时会发现肿物与表面结膜分离比较困难，而与眼球分离相对容易。肿物与巩膜有一层薄的软组织间隔，所以手术时，不易损伤肌肉组织。

由于肿物位于颞侧，故术后主要并发症为术后无泪、植入性囊肿、上睑下垂。文献报道术后最多并发症为上睑下垂，只要熟练掌握局部解剖结构，术前了解病变的特点，避免过度分离，这些并发症都可以避免，笔者尚未遇到此类并发症。

皮样脂肪瘤术后预后良好，很少复发，笔者临床中仅遇到 1 例在外院手术后复发，术后复发原因考虑与术者对此病临床特点不了解，术中病灶组织切除较少造成残留所致。

【作者思考】 皮样脂肪瘤是比较常见的儿童先天性结膜疾病，但很多杂志及书籍对它的描述与笔者临床观察不同，掌握其解剖结构特点，术中如果仔细操作，不会出现上睑下垂、眼外肌损伤等并发症，其并发症主要为术后无泪。

第三节 骨 瘤

骨瘤是一种常见的良性、缓慢生长的骨病变，组织上与正常骨相似，它是真的肿物还是一种炎症反应增生尚不确定，好发于鼻窦和眼眶，大多数病例在 40~50 岁发病，儿童罕见，有明显证据显示男性多于女性。无论原发于眼眶或继发于鼻窦的眼眶骨瘤均可引起眼球突出及移位。

【病例摘要 1】 患者女性，65 岁，因右眶内肿物 6 年入院。患者 6 年前偶然发现右眼球轻度突出，当地医院眼眶 CT 检查发现右眶内肿物，因无其他不适而未经治疗，近 1 年自觉右眼视力下降、鼻塞而要求住院手术。眼科检查：视力右眼 0.3，左眼 0.6。眼球突出度右眼 15mm，左眼 12mm，眶距 95mm。右眼球呈外上转位，内下转受限，其余方向运动无受限，晶状体皮质轻度混浊，其余未见异常；左眼晶状体皮质混浊，余未见异常。眼眶 CT 显示右侧筛窦及泪囊部骨密度肿物突入眶内，边界清楚，眼球及内直肌受压向颞侧移位。临床诊断：右侧眶内骨瘤，双眼老年性白内障。入院后全身麻醉行右侧眼眶骨瘤切除术，因肿瘤范围广泛，术中切开骨膜并分离，以电磨和来复锯沿骨瘤边缘骨壁薄弱处切开，使骨瘤游离，缓慢移除肿瘤，术后眶壁缺损处将骨膜复位缝合于眶缘骨膜，术后眼球复位，无脂肪疝出及眼球内陷。病理诊断：右眶内骨瘤。术后随访2年无复发（图7-3-1）。

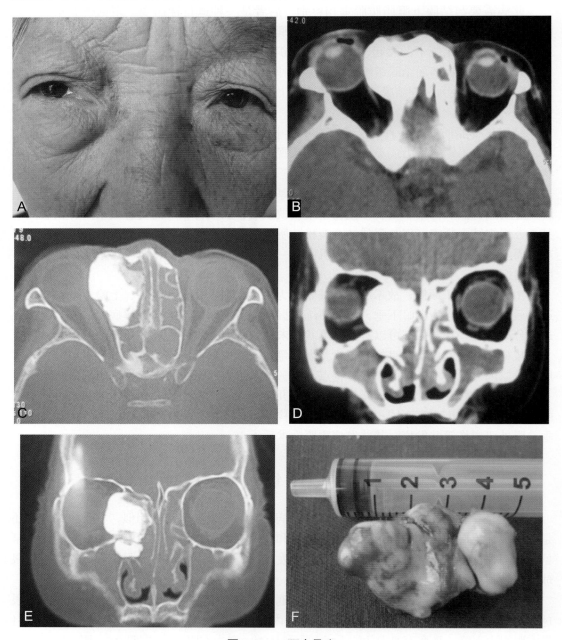

图7-3-1　眶内骨瘤

A. 右眼球外上方移位；B~E. 眼眶CT显示左筛窦、泪囊部骨样肿块并侵入眶内，骨窗病变仍呈骨密度；F. 瘤体

　　【病例摘要2】　患者男性，45岁，因发现左眼球突出8年入院。患者于8年前发现左眼球缓慢突出，当地医院眼眶CT检查诊断为眶内骨瘤，近1年自觉左眼视力下降，眼

突加重而住院手术。眼科检查：视力右眼 0.8，左眼 0.4。眼球突出度右眼 13mm，左眼 16mm，眶距 97mm。右眼未见异常；左眼球向外下方突出移位，内、上转动受限，鼻上方眶内可触及边界欠清硬性肿物，固定不能推动，角结膜及眼内正常。眼眶 CT 显示筛窦及左侧额窦内高密度骨样肿物侵犯左侧眶内壁及额骨眶板突入眶内，边界清楚，呈膨胀性生长，眼球及内直肌受压向颞侧移位。临床诊断：左侧眶内骨瘤。入院后全身麻醉行左侧眶内骨瘤切除术，因肿瘤范围广泛，波及颅骨眶板，整块切除困难，以电磨和来复锯沿骨瘤边缘分块切除，术后眼球复位。病理诊断：骨瘤。术后随访 2 年无复发（图 7-3-2）。

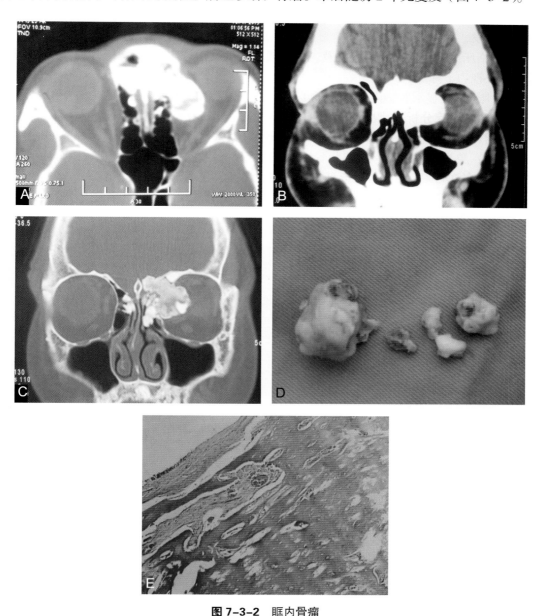

图 7-3-2 眶内骨瘤

A~C. 眼眶 CT 显示筛窦及左侧额窦骨样密度肿物侵犯左侧眶内，边界清楚；D. 瘤体；E. 病理：HE×40

【图片点评】 两例患者呈无症状的渐进性眼球突出，肿物均为骨样密度，边界清楚，分别来源于筛窦和额窦，均和鼻窦有关，呈孤立性，骨组织窗仍显骨密度，大体标本表面光滑，呈分叶状表面圆凸。

【临床诊断提要】

1. 年龄 可见于任何年龄，成年人多见。

2. 发病原因 不明，可能与创伤、感染、错构等有关。

3. 发病过程 缓慢，多为无痛性、无症状，有时偶然发现。

4. 肿瘤特点 原发于眶内少见，大多数为发生于鼻窦骨瘤眶侵犯。多为孤立性病变，少数为多发，呈膨胀性生长。

5. 临床体征 前部肿瘤可触及，后部或较大肿瘤出现眼球突出和移位，甚至眼球压迫症状及视力下降等。

6. 眼眶 CT 显示肿物内为与骨密度一致的局限高密度影是其诊断要点。

【临床与治疗分析】 眼眶骨瘤是一种良性的眼眶骨性肿瘤，其病因不明，有 3 种假说：胚胎残留、外伤和感染学说。但没有一个假说能解释所有的骨瘤。按其组织病理分类，可分为 3 类：象牙质样骨瘤、海绵状骨瘤和混合型骨瘤。张虹报道 2449 例眼眶病中眼眶骨瘤 11 例，占 0.45%，其多由邻近鼻窦侵犯眼眶所致，发病部位依次为额骨（62%）、其次为筛骨和上颌骨、蝶骨，原发于眶内的骨瘤罕见。笔者发现的骨瘤，多发生于筛骨，其次是额骨，上颌骨较为少见（图 7-3-3；图 7-3-4）。

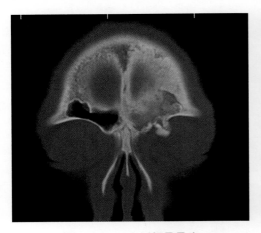 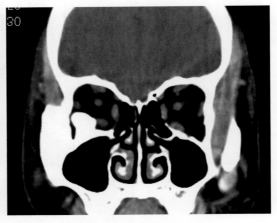

图 7-3-3 左侧额骨骨瘤　　　　　图 7-3-4 右侧上颌骨骨瘤

骨瘤多发生于单侧眼眶，可发生于任何年龄，但多发生于青少年时期，成年后才被确诊，发病缓慢。其临床症状、体征、并发症与肿瘤部位、大小、生长方向有关，多与其导致的占位效应有关。患者早期多无自觉症状，多因其他疾病行影像学检查时偶然发现。如生长较大时，可出现眼部占位效应，发生眼球突出、移位、复视，眼球移位多向骨瘤的对侧方向，如果骨瘤压迫眼球时间较长时，可以发生视力下降，眼底可出现放射状皱褶，蝶窦骨瘤由于位置较后，可压迫视神经管导致视神经萎缩、视力丧失。

骨瘤大体标本为不规则的白色肿物，质地坚硬，光镜下显示骨小梁不规则，小梁外围可见较多的肥大骨细胞，小梁间为疏松纤维组织，有丰富的血管、脂肪和造血组织。

X线检查表现为平片上高密度影，其基底较窄，也可有蒂在眶壁或鼻窦延伸至眶内。眼眶CT为此病的重要检查手段，可以清楚地显示肿瘤的原发位置和蔓延方向，表现为眼眶内均匀的高密度影，呈圆形或不规则形，边界清楚。因其发生部位不同，可与鼻窦、眶壁相连，呈哑铃状或蒂状。在眼眶和鼻窦部位可见圆形或分叶状的肿块，密度和骨质相似，利用骨窗显示更为清晰。由于骨瘤在MRI上不显影，故对骨瘤的揭示不如眼眶CT，但可以显示周围软组织情况。

该两例患者骨瘤表现隐匿，早期表现均为眼球突出，无明显症状，病例1因骨瘤来源于筛窦，范围广泛，逐渐出现压迫性占位效应，眼眶CT检查时发现病变，此后病变发展阻塞鼻腔，出现鼻塞症状时才来就诊。病例2发现眶内骨瘤8年，眼球渐进性突出，早期无明显症状，近1年出现视力下降。两例患者均表现为缓慢的发病过程，起病隐匿。在临床中，大多数骨瘤是孤立的，无症状的，当肿物较大侵犯眼眶时，就会出现渐进性眼球突出和／或眼球向肿瘤对侧方向移位，因此，中、青年患者出现无痛性眼球突出或复视，眼眶CT上显示位于眶壁或与鼻窦相通的圆形或分叶形与骨密度相似的高密度影，可以确诊。

临床中主要与骨肉瘤、骨纤维异常增殖症等骨性肿瘤相鉴别，依据眼眶CT上显示病变为致密改变，一般很容易与其他骨性肿瘤鉴别。

骨瘤的治疗主要根据肿瘤的大小，以及有无临床症状。小的无症状的骨瘤一般不需处理，可以临床观察，定期行X线或眼眶CT检查，在出现临床症状前手术治疗，Koivunen等强调骨瘤占据鼻窦体积的50%时就应当手术切除；较大的或有症状的骨瘤特别是有压迫症状者需手术治疗。手术方式的选择要根据肿瘤的大小、位置以及范围，对于较小的肿瘤可以行鼻内镜手术切除，较大的肿瘤则需要行经皮肤前路开眶治疗。病例2因骨瘤位于眶内上壁，累及额骨眶板，整块骨瘤摘除可能会造成脑脊液漏等颅内并发症，故用来复锯或电磨分块切割去除，较为安全。位于筛窦与眼眶的骨瘤多呈哑铃状，肿瘤较小时，以咬骨钳等器械将骨瘤与眶骨交界处咬开，即可完整取出。较大不易整块取出时，可用电磨磨除或电锯分块取出。

骨瘤预后良好，未见有恶变的报告。

【作者思考】　骨瘤组织上与正常骨相似，多为良性病变，骨质坚硬，无症状、无体征的小肿瘤不予取出，与此相反的骨瘤需要手术切除。手术入路及术中方式以病变位置、大小及肿瘤和周围的关系个体化掌握，原则是避免周围结构的破坏或损伤。眶顶及眶后部骨瘤防止颅脑并发症。虽然多数患者不能够彻底切除，但临床中复发病例少见。

第四节　骨纤维异常增殖症

骨纤维异常增殖症是一种骨组织的良性病变，过去认为原因不明，现明确是一种基于遗传的散发性骨病，和基因突变有关，特征性表现为正常骨髓腔被无序的纤维骨性结缔组织代替，表现不同程度的骨化生，导致面颅骨的异常增生和硬化，病变使眶腔缩小而出现压迫症状。本病有单骨型、多骨型和McCune-Albright综合征3种类型，累及眼眶的多为单骨型纤维异常增殖。本病虽为良性，但少数可恶变为骨肉瘤和其他恶性肿瘤。

【病例摘要】　患者女性，15岁，因发现右侧额部隆起伴眼球突出6年，视力下降3年入院。6年前偶然被发现右侧额部隆起、眼球较对侧突出，无其他不适，曾在我院诊断为骨纤维异常增殖症，建议随诊观察，3年前自感右眼视力下降。眼科检查：视力右眼0.4，不能矫正，左眼1.0。眼球突出度右眼19mm，左眼13mm，眶距98mm。右侧额部、面部较对侧隆起，可触及额部质硬肿物，边界不清，眶缘圆钝饱满，眶间隙缩窄，眼球各方向运动无明显受限。眼球前节检查未见异常，眼底视盘色淡，边界清。左眼前节及眼底检查未见异常。眼眶CT显示右侧额骨、筛骨、上颌骨、颞骨、下鼻甲、中鼻甲及骨性鼻中隔、颧骨骨纤维改变，右侧视神经管及眶下裂较对侧变窄。临床诊断：右眼眶骨纤维异常增殖症，右眼继发性视神经萎缩。入院后于全身麻醉下行右侧眼眶减压术，术中将眶壁异常增生的骨壁部分切除，扩大眶腔，病理诊断：骨纤维异常增殖症（图7-4-1）。

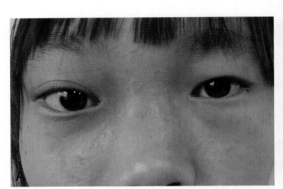 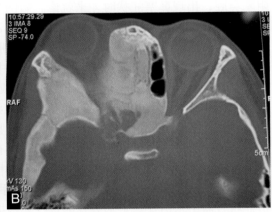

图 7-4-1　骨纤维异常增殖症

A. 患者右眼球突出，额部较对侧隆起；B. 眼眶CT显示眶内、外壁、额骨、蝶骨纤维异常增生肥厚，呈毛玻璃样外观

【图片点评】　由于右侧眼眶的多发性眶骨异常纤维组织增生，导致眶腔缩小，右眼球突出及移位，眼眶CT于骨窗时可见异常纤维组织增生的基本硬化特征，病变主要累及眶内外壁、额骨、蝶骨，外观呈毛玻璃状，眶尖受压，同侧筛窦的透明区消失。

【临床诊断提要】

1. 多发生于年轻人，是一种自限性疾病。少数发生恶变。

2. 病因和20号染色体基因变异有关。

3. 病变有3种形式：单骨型，多骨型，多骨合并全身内分泌异常型。

4. 由于骨纤维异常增殖，可造成压迫症状，出现眼球移位，视力下降甚至丧失，面部畸形。

5. 眼眶CT最常见的为膨胀的骨呈毛玻璃样表现，MRI对此病无特异性，但对评价邻近重要软组织结构有重要意义。

【临床与治疗分析】　骨纤维异常增殖症是一种良性、缓慢进展的骨源性疾病，过去认为原因不明，现认为是一种遗传学上散发性骨病，为基因突变所致，已明确位于20号染色体GNAS I基因的变异是骨纤维异常增殖症的分子标志，由于编码信号转导G蛋白的α亚单元的（GNAS I）基因突变，使C-AMP产物增多，导致其成骨细胞的增生和分化。

本病Lichtenstein于1938年最早描述，1968年Ramsey将其分为3类：单骨型，多骨型，多骨合并全身内分泌异常型。单骨型是最常见的形式，80%发生于肋骨和股骨，20%

位于头颈区，多骨型多个骨受累，颅面骨受累自50%~100%不等。McCune-Albright综合征可伴有原发性甲状旁腺亢进、结节性硬化和软组织黏液瘤，特征性表现为内分泌失调，包括生长素分泌过多，甲状腺增大，肾上腺增生，库欣综合征。

大多数患者在30岁以前确诊，无性别倾向，传统上认为它是自限性疾病，在青春期后停止生长，但有证据显示，成年人在病变部分切除后可以再生长。它的另一个生物特性是可以恶变，约发生于0.4%~4%的病例，最常见的恶变为骨肉瘤、纤维肉瘤和软骨肉瘤，恶变多发生于30~40岁，主要发生于经放射治疗后的多骨型。

骨纤维异常增殖症特点之一是病变部位骨质呈膨胀性生长，而造成病变区或其周围自然孔道、裂隙或窦腔的狭窄或闭塞。通常患者多无症状，大多在偶然行影像学检查时发现，出现临床症状和体征与病变的部位和大小有关，头颈部多表现为面部不对称、眼部症状、头痛、听力丧失等。累及鼻窦引流口阻塞时，可表现为复发性鼻窦炎，三叉神经痛，严重的可致黏液囊肿，或眶周脓肿，当病变侵犯正常眶内容时，可出现复视、眼球突出，视神经受压时可出现视力下降，侵犯颅内时可发生脑膜炎、脑脊液瘘或神经变化。

影像学在疾病诊断和明确部位上非常重要，眼眶CT上有3种类型，①变形性骨炎型，眼眶CT在表现为均匀或不均匀的磨玻璃样改变中见大小不等的斑片状低密度区；②硬化型，眼眶CT表现为均匀一致的高密度区；③囊型，眼眶CT表现为规则或不规则的透亮区，外围有明显硬化边。眼眶CT最常见的发现是膨胀的骨合并毛玻璃样表现，与骨囊肿很难鉴别，MRI对其诊断缺乏特异性，根据纤维组织和骨组织的比例不同，T_1WI变化较大，骨成分较多时为低信号，T_2WI纤维组织和囊变组织较多时为高信号，在诊断上虽不如眼眶CT，但它对分辨空间关系很重要，可清楚显示神经和血管的狭窄程度。

骨纤维异常增殖症的诊断依赖于年龄、放射学表现和病理。

在临床上主要与骨化纤维瘤相鉴别，两者的病程不同，骨纤维异常增殖症有自限性，而骨化纤维瘤则一直生长；骨纤维异常增殖症认为是20号染色体GNAS1基因变异，骨化纤维瘤为非染色体疾病，现在依据免疫组织化学和PCR分析GNAS基因突变。影像学上，眼眶CT表现骨纤维异常增殖症为毛玻璃样，而骨化纤维瘤则有蛋壳征。

由于骨纤维异常增殖症病例较少，故无统一治疗方案，对于病变的自然病史、症状、病变部位、重要解剖部位关系，手术时应考虑潜在可获得的好处和手术可导致严重功能障碍和外观异常等。

虽然认为骨成熟后病情稳定，但仍有证据显示一些青春期特殊情况下激活（例如妊娠），主要依据影像表现定期观察病变的影像改变是必要的。

激进的治疗方法是病变切除+骨瓣重建，因激进的切除很少复发，而部分切除则有50%的复发率。当视神经受压迫时，可考虑内镜手术。有的作者通过观察发现，大多数包绕视神经的病例，不表现视神经病变的症状，且一直比较稳定。

相对于手术治疗，药物治疗同样可减轻症状。药物抑制破骨细胞吸收，如双磷酸盐类，它可减轻疼痛，使病变稳定，在临床和放射上均显示成功抑制。有学者通过使用pamidronate注射治疗，患者疼痛减轻，肿胀消退3例，稳定3例，放射学检查显示未进展，体积和钙化减少。

由于本病对放射敏感性较低，以及对生长中心的副作用和引起恶变，故放射治疗的争议较大。

　　随诊观察时，MRI 是一个较好的检查方法，它不会使患者暴露在射线中，减少了放射产生的副作用。通常快速增长伴疼痛时应考虑恶变的可能，典型的影像学表现包括骨破坏和软组织受侵犯。近来，血清碱性磷酸盐已经被作为一个术后疾病进展的可靠指标。对于 McCune-Albright 综合征患者，眼科、神经学和内镜的评估应每 6 个月进行一次。

　　【作者思考】　骨纤维异常增殖症国内论著一直未明确病因，而在国外已将其明确为 20 号染色体 GNAS Ⅰ 基因的变异，是一种遗传学上散发性骨病，由于其有自限性，故对其治疗要考虑手术所取得的效果与可能导致的眼部功能障碍和美容等方面的优劣后再决定。

第五节　骨化纤维瘤

　　骨化纤维瘤是一种少见的骨性肿瘤，因其多发生于青少年，故又名青少年骨化纤维瘤。其病因不详，有的学者认为是一种先天性疾病。按组织病理学主要分为青少年小梁状骨化纤维瘤和青少年沙瘤样骨化纤维瘤，不同类型的骨化纤维瘤其发生部位与临床表现也不相同。

　　【病例摘要】　患者男性，16 岁，因发现左眼球突出 1 个月入院。1 个月前偶然发现患者左眼球突出，且眼球突出无明显变化。患者无此病家族史。眼科检查：视力右眼 1.2，左眼 0.25，矫正 1.0。眼球突出度：右眼 14mm，左眼 17mm，眶距 96mm。右眼前节及眼底未见异常；左眼球突出，向颞下移位，眼球各方向运动无受限，左眼前节及眼底未见异常。眼眶 CT 显示左眼眶顶区骨质结构呈膨胀性改变，病变大致呈类椭圆形，可见毛玻璃样较高密度影，中心可见低密度区，病变外周可见厚薄不均的环形高密度影，在骨窗上呈蛋壳样改变，上方脑实质受压，左侧眶顶压低，眼球及相邻结构受压向下方移位。临床诊断：左侧眼眶肿瘤，左眼屈光不正。入院于全身麻醉下行左眉弓部切口眼眶肿瘤切除术，术中发现肿瘤位于左侧眶顶壁中部内侧，肿瘤下壁骨壁菲薄，用止血钳轻轻触后即开裂，钳夹后即可取出骨壁，将下壁去除后，见其内为淡粉色肿瘤组织，肿物无明显包膜，与周围骨壁分界清楚，肿物质脆硬，剥离时碎成数块，其内有白色块状物质，肿物取出后术中形成一个骨性空腔，吸除其内血液，骨蜡止血。病理诊断：左侧眼眶青少年沙瘤样骨化纤维瘤（图 7-5-1）。

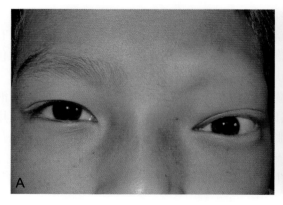
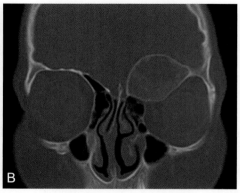

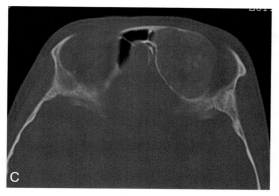
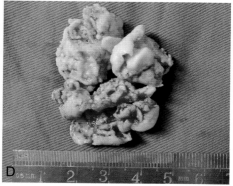
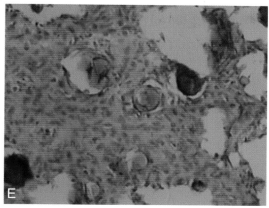

图 7-5-1　骨化纤维瘤

A. 左眼球空出，向下移位；B~C. 眼眶 CT 骨窗时显示肿瘤周围呈蛋壳征，肿瘤内部密度不均匀；
D. 大体标本显示病变呈灰白色，碎成块状；E. 病理：HE×40

【图片点评】 患者左眼球突出，为肿物压迫所致，眼眶 CT 骨窗时可见典型蛋壳征，此为本病特征性表现之一；肿物内部密度不等，呈毛玻璃样内容物，结合标本，考虑高密度区为黄白色质硬部分，内含有钙化或骨化成分所致。

【临床诊断提要】

1. 青少年发病，无性别差异。

2. 主要表现为无痛性眼球突出，临床表现与肿瘤所产生的压迫症状有关。

3. 主要发生于鼻窦附近。

4. 肿瘤分浸润性生长和非浸润性生长两种。

5. 眼眶 CT 蛋壳征是其主要表现。

6. 有的患者可表现为急性炎症性改变。

【临床与治疗分析】 骨化纤维瘤是一种较少见的骨纤维性良性肿瘤，其病因与具体发病年龄不详。文献报道最小年龄仅 3 个月，因患者就诊前大多无症状，故就诊时间不能推断其发病时间，Engelbrecht V 等报道 1 例自出生后即发现右眼球下转，但 9 岁时才手术证实，故认为它可能是一种先天性疾病。由于大部分患者于 15 岁前发病，故又称青少年骨化纤维瘤。本患者 16 岁，符合发病年龄特点。

　　骨化纤维瘤按病理类型分为两种组织变异型：青少年小梁状骨化纤维瘤和青少年沙瘤

样骨化纤维瘤。青少年小梁状骨化纤维瘤主要侵犯上颌骨，青少年沙瘤样骨化纤维瘤起源于鼻窦和额骨眶板，主要侵犯于鼻窦和眼眶周围。

骨化纤维瘤的生长方式有两种，一种为膨胀性生长，一种为浸润性生长。本例病例，术中发现其外骨壳较薄，易碎，其内肿物与周围骨质无粘连，能完整取出，故为膨胀性生长。

骨化纤维瘤的临床表现与肿物受累部位有关，主要表现为眼球移位及突出、视力下降、面部肿胀、鼻腔阻塞、眶周疼痛、头痛和鼻窦炎或眶部炎症。

肿物大体标本为灰白色质脆肿物，光镜下可见瘤组织内纤维间质丰富，间质内含有大量分化良好、形态一致的短梭形纤维细胞，可见强嗜碱性沙瘤样团块沉积。

骨化纤维瘤的眼眶 CT 表现多为椭圆形肿块，呈膨胀性生长，形态较为规则，瘤体的影像表现因其骨化或钙化的程度不同而异。眼眶 CT 上呈毛玻璃样高密度影，瘤内密度不均匀，可见低密度囊腔或高密度骨样间隔。毛玻璃样改变是因瘤内含有钙化或骨化成分，囊腔的形成可能与病变内部的细胞血管基质成分有一定关系，故在眼眶 CT 上表现为低密度区。瘤体外周的蛋壳征是骨化纤维瘤的典型表现，其成因是由于外周骨处于发育阶段，瘤体生长压迫周围骨质，使其随肿物生长逐渐受压变薄，形成蛋壳征影像表现。本例术中证实蛋壳样结构为膨胀生长的骨质，当瘤体较大时，会对周围组织产生不同程度的压迫，相邻骨质结构会受压变薄，甚至吸收缺损，此与骨质破坏不同，应予以鉴别。也有报道为浸润生长的，当其浸润性生长时，瘤体向周围骨质内生长，与组织无边界，周围骨质破坏或吸收，故眼眶 CT 上可见骨质破坏。

骨化纤维瘤的 MRI 表现为 T_1WI 可呈等或混杂信号，T_2WI 可呈低信号或高信号。MRI 对肿瘤的诊断无明显价值，但对肿瘤成分的评价有较高的敏感性。骨样组织或钙化纤维组织在 T_1WI 和 T_2WI 上均呈低信号，而瘤体内的囊变或坏死在 T_1WI 上呈低信号，在 T_2WI 上呈高信号。

骨化纤维瘤为一种骨纤维性肿瘤，在诊断上需要与其他骨性疾病相鉴别。影像学及组织病理学上极易与骨纤维异常增殖症相混淆。骨纤维异常增殖症为一种良性、自限性、非肿物性病变。两者发病机制上不同，骨纤维异常增殖症认为是 20 号染色体 GNAS1 基因变异，是一种遗传学上散发性骨病，为基因突变所致，表现为正常骨髓腔被无序的纤维骨性结缔组织渐进性代替，有不规则的骨小梁形成，病变显示为无界限，部分患者可不予手术治疗。而骨化纤维瘤为一种肿瘤，无自限性，其持续生长可造成周围组织的压迫，如本例患者病变压迫眼球向下移位，向上压迫脑实质，常需要手术治疗。本例患者早期眼眶 CT 横轴位上与骨纤维异常增殖症相似，故影像诊断医师也曾考虑为骨纤维异常增殖症，但冠状位显示有明显的蛋壳征，为此病的特征性表现之一。因此，若发现有蛋壳征且与鼻窦关系密切的肿物，应首先考虑为骨化纤维瘤的可能。此外应与骨海绵状血管瘤鉴别，骨海绵状血管瘤亦呈膨胀性生长，眼眶 CT 上出现一个类似于蛋壳征的改变，但其内可见放射状条纹，且主要发生于 40 岁以上的成年人，可与之鉴别。

本病临床上主要采取手术治疗，由于蛋壳征实际为肿瘤周围膨胀的骨质，此骨质菲薄，术中用血管钳轻触即可破裂，因此摘除眼眶上方肿瘤时应轻柔，注意保护脑部组织，防止暴力损伤导致脑脊液瘘。由于肿瘤位于骨性组织内，肿瘤切除后会形成骨性空腔，骨壁上骨孔的滋养血管，尤其是较大者可发生出血，故术中应注意止血。对于骨性结构肿瘤，骨蜡是一种很好的物理止血物质，可在术中应用。文献报道手术切除要求彻底，否则容易复发。

【作者思考】 眼眶骨化纤维瘤虽然罕见，但由于其具有典型的影像特征，临床上若发现有蛋壳征且与鼻窦关系密切的肿物，应考虑该肿瘤。本类患者骨质菲薄，骨内有滋养血管，故术中要注意防止脑脊液瘘及止血，手术时必须完全切除肿瘤，否则术后极易复发。

第六节　骨海绵状血管瘤

骨海绵状血管瘤是一种原因不明的良性、骨性血管畸形，约占骨性肿瘤的 1%，因其光镜下标本与海绵状血管瘤相似，且发生于骨内，故称骨海绵状血管瘤。它多发生于 40~50 岁的成年人，70 岁以上的患者少见。

【病例摘要】 患者女性，60 岁，因发现右下眶缘肿物 8 年入院。患者于 8 年前偶然发现右下眶缘部一质硬肿物，无红、痛、复视等不适，肿物生长缓慢，目前因右眼视物稍有遮挡感而入院。眼科检查：视力右眼 0.6，左眼 0.5。右眼下睑皮肤隆起，下睑受挤压呈 S 形，眼球轻度上移位，眶缘下可触及一约 3cm×3cm×1.5cm 质硬肿物，表面光滑，不活动，无压痛。双眼球运动无受限，眼球前节及眼底检查未见异常。眼眶 CT：右侧颧骨、上颌骨可见一类圆形肿物影，大小约 2.7cm×2.5cm×2.4cm，骨质结构呈膨胀性改变，骨质边缘光滑，其内骨质结构呈条索状及网状，肿物向前突入眶下间隙，向上方突入眶窝内，向后方突入上颌窦内。临床诊断：右侧眼眶肿瘤。入院于局麻下行右侧眼眶肿瘤切除术，术中发现肿物位于右侧眶下缘，呈暗红色，质硬，表面光滑，骨壁薄，用剪刀即可剪开，肿物内部可见蜂窝状骨小梁，其内充满红色血流，将病变组织大部分切除后，以骨蜡敷于骨创面止血。病理诊断：右侧眼眶骨海绵状血管瘤。术后随访 1 年，肿瘤无增大（图 7-6-1）。

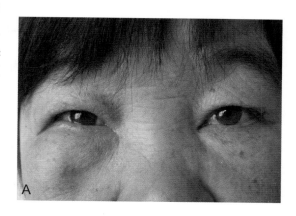

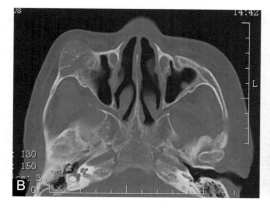

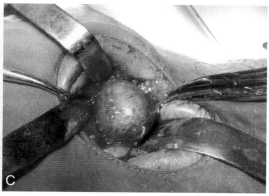

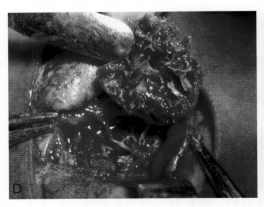
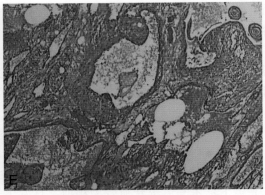

图 7-6-1　右眼眶骨海绵状血管瘤

A. 右眼眶下缘隆起，眼睑变形，眼球向上移位；B. 眼眶 CT 骨窗显示肿瘤呈膨胀性生长，其内为低密度，可见放射线样结构；C~D. 术中可见肿瘤呈淡红色，瘤内呈蜂窝状；E. 病理：HE×40

【图片点评】　患者右侧眶下壁外缘皮肤隆起，眼睑受挤压向上移位，术中可见肿瘤为暗红色，膨胀性生长，切开后可见壁薄，其内呈小梁状结构。眼眶 CT 显示肿瘤外边界呈蛋壳样，其内为放射状或轮辐样特征，结合术中图片考虑为小梁样骨结构。

【临床诊断提要】

1. 多发生于 40~50 岁的成年人。

2. 病史长，呈无痛性缓慢眼球突出，眼部无红肿等炎性特征。

3. 多为单侧眼眶发病，双侧罕见。

4. 眼眶 CT 或 X 平片显示病变位于骨内，呈膨胀性生长，骨窗显示为蜂窝状或轮辐状结构。

5. 本病发展缓慢，临床症状多与肿物生长后压迫局部组织有关。

6. 保守治疗无效，可采用栓塞后手术切除或单纯手术切除。

【临床与治疗分析】　骨海绵状血管瘤是一种骨性血管畸形，它生长缓慢，表现为眶缘部的无痛性硬性肿块，临床表现与发病部位、病变大小有关，肿物较小时无症状，当生长较大时，可压迫或挤压眼球出现眼球突出，眼球移位，复视，甚至视力丧失。本例患者发病时间较长，因眼球移位明显时才就诊。

眼眶骨内海绵状血管瘤大体肿物呈紫红色，质硬，切面呈蜂窝状，显微镜下可见其由成熟骨板骨小梁组成，间隙内为大小不一的扩张血管腔，血管腔内充满红细胞，内衬内皮细胞，管腔环绕平滑肌及成纤维细胞等。

X 线检查肿物呈细条状阳光照射样或蜂窝状密度影，部分呈放射状条纹。眼眶 CT 检查表现为眶壁肿物处有骨样高密度肿块影，肿物内部有相对低密度区域，表面骨质呈膨胀性改变，无骨质破坏，然而这些表现并非所有骨内血管瘤中均出现。

由于骨海绵状血管瘤较少见，临床上很难在首次诊断中明确诊断，大多数病例经过术后病理确诊。本例患者也是经术后才确诊为骨海绵状血管瘤。此病在临床诊断中常被误诊为骨瘤、骨纤维异常增殖症、骨化纤维瘤、转移癌等。本例患者眼眶 CT 显示肿物膨胀性生长，其表面骨壁也呈蛋壳样变薄，在影像上应与骨化纤维瘤鉴别，骨化纤维瘤多发生于青少年，其内可见密度不均的肿块，而本病多发生于中年人，肿物内部由于由膨胀的骨小梁构成，呈轮辐状结构。

　　骨海绵状血管瘤如较小，无明显眼部症状，且不怀疑恶变时临床观察。本例患者 8 年才逐渐长大，可见其生长极其缓慢。如果视功能受影响时，则考虑手术治疗。整体切除是治疗的首选，也可以行部分切除。本例患者由于侵犯较深，故只将其部分切除。骨海绵状血管瘤有时病变膨胀明显，本例切除时发现骨质已极薄，用剪刀即可将其剪除，由于肿瘤内有大量血窦，切除肿物后不容易闭合，容易引起大出血，术前应考虑到此情况的可能，术中应常规备骨蜡止血。有学者在手术前行造影检查，行管腔内血管栓塞，以减少手术时大出血，使手术更容易进行，并取得了很好的效果。

　　由于骨海绵状血管瘤生长缓慢，术后预后良好，文献报道尚未见术后复发病例，本例患者术后观察 1 年，眼部病情一直稳定。

　　【作者思考】　骨海绵状血管瘤为一种少见的骨性血管畸形，发病缓慢，临床表现为缓慢进展的眼球突出，根据年龄、病史结合典型的眼眶 CT 影像可对其做出基本正确的诊断，但确诊需要术后病理，治疗骨性有空腔的肿物，术前要做好充分的止血准备。

第七节　骨　肉　瘤

　　骨肉瘤也称成骨肉瘤，是全身常见的原发性恶性肿瘤，好发于长骨干骺端，而眼眶发病少见。

　　【病例摘要】　患者男性，56 岁，因额部骨瘤切除术后 4 个月，右眼睑肿胀 3 个月，眼球突出 15 天入院。患者 4 个月前偶然发现右额部长肿物，肿物生长较快，在当地医院行手术治疗，诊断为额骨骨瘤，2 个月后复发，再次手术行病理检查诊断为骨肉瘤，给予化疗，15 天前发现右眼球突出，伴眶部坠胀性疼痛住院。眼科检查：视力右眼 0.6，左眼 0.8。眼球突出度右眼 21mm，左眼 17mm，眶距 100mm。右眼泪腺区可触及肿物前缘，质硬，触痛（＋），眼球前节及眼底检查未见异常；左眼检查未见异常。眼眶 CT：右侧眼眶上壁、外壁偏后方骨质呈虫蚀样破坏，部分软组织影突向眶内，眼球受压、球壁变形，上直肌、外直肌增粗，右筛顶骨质破坏，病变侵入筛窦、额窦，其内可见软组织密度影。MRI 显示病变 T_1WI 呈低信号，T_2WI 呈混杂信号，边界不清，向上累及额骨及右侧额部，右侧额叶受压，其内见水肿带，病变可被强化。临床诊断：右侧眶内恶性肿瘤并颅内、鼻窦广泛侵犯。入院后全麻下行右侧眼眶肿物切除术，病理诊断：右侧眼眶骨肉瘤。术后放疗（图 7-7-1）。

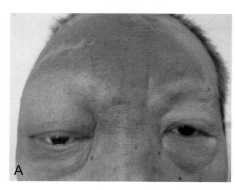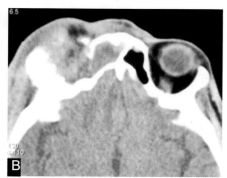

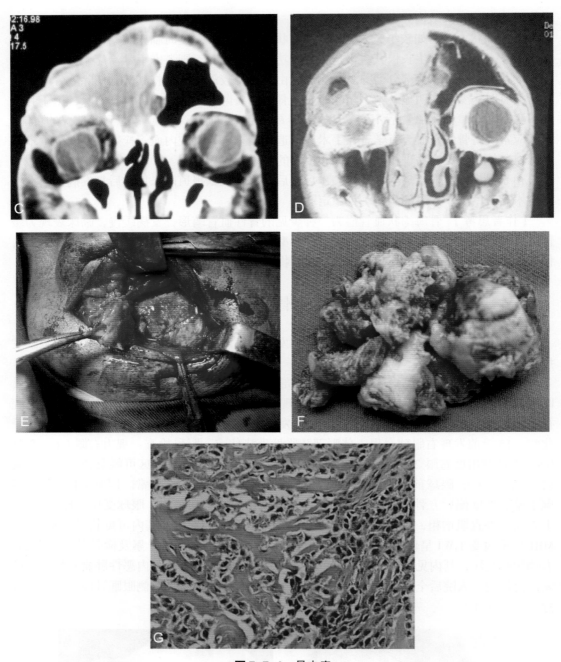

图 7-7-1　骨肉瘤

A. 右侧眼球突出；B~C. CT 显示额骨、眶外壁溶骨性广泛破坏，病变累及眶内及额部软组织，内有高密度灶，伴有颅内、筛窦蔓延，眶外壁增生肥厚；D. MRI 增强时病变明显强化；E. 术中所见病变情况；F. 瘤体；G. 病理：HE×100

【图片点评】　患者中老年男性，右侧额部骨瘤切除术并放疗 4 个月，近 2 个月复发，伴有明显疼痛，表明该肿瘤进展迅速，且该患者具有老年男性更易发生眼眶骨肉瘤的特点。疼痛在本病多见，影像学检查有溶骨性广泛破坏及明显软组织浸润，病变向眶内、颅内、筛窦蔓延，病变内可见高密度瘤骨，病变强化明显，这些均为骨肉瘤的临床特征。

【临床诊断提要】

1. 发病倾向　没有显著的种族和性别倾向，但发病倾向于成年人男性。

2. 病因　多为原发于眶内或由颅骨发生的骨肿瘤，可继发于放疗、纤维异常增生症、骨母细胞瘤等。部分患者有染色体异常。

3. 临床特点　发展快，有明显的疼痛、眼球突出、复视和视力下降。

4. 影像学特征　在 X 线和眼眶 CT 上表现为软组织肿块、广泛骨质破坏和肿瘤性成骨。MRI 显示病变 T_1WI 时通常为低信号，T_2WI 为高信号，而且强化明显。

【临床与治疗分析】　骨肉瘤是一种高度恶性的骨性肿瘤，它可分为原发性骨肉瘤及继发性骨肉瘤。原发性骨肉瘤为最常见的恶性骨肿瘤，多发生于长骨的干骺端，而发生在眶骨的较罕见。继发性骨肉瘤多由放疗后引起的，是放射治疗的一种严重并发症。

骨肉瘤可分为成骨型、成软骨型、成纤维型和混合型。成骨型骨肉瘤中可见肿瘤细胞围绕在骨样基质周围，骨样基质可以是微细的、不完整的，也可以是粗大的、致密的。成软骨型骨肉瘤中，肿瘤细胞向软骨细胞分化，呈小叶状分布于软骨样基质中，细胞异型，同时可见明确的肿瘤性成骨。成纤维型骨肉瘤瘤细胞呈梭形，编织状排列，似纤维肉瘤，细胞增生活跃，有明显异型性和核分裂，骨样基质少，有或无软骨成分。混合型骨肉瘤中梭形成纤维细胞与幼稚软骨细胞或骨样组织混合存在。骨肉瘤中还可伴有一种或多种其他间叶组织肿瘤成分（如脂肪肉瘤、横纹肌肉瘤、恶性神经鞘瘤、恶性孤立性纤维性肿瘤等），骨肉瘤基本诊断要素有两点，有肉瘤性肿瘤细胞，有肉瘤细胞直接形成的肿瘤性骨样组织和不成熟骨，而对肿瘤性骨样组织的识别是诊断的关键。

该例患者为中老年男性，首次额部肿瘤手术诊断为额骨骨瘤，术后短期内病变快速发展并伴有疼痛和进展性眼球突出移位，影像学骨质广泛破坏，软组织病变侵犯眶内、颅内及筛窦，病变内可见高密度骨影，代表了骨肉瘤的表现特征。眶内骨肉瘤可原发于眶内或由颅骨发生的骨肿瘤，原发于额骨多见，本病没有显著的种族和性别差异，但倾向于成年人男性多见。眶骨肉瘤患者发病迅速，可出现眼球突出、移位，眶部疼痛，原发部位可触及质硬肿块。在 X 线和眼眶 CT 上表现为软组织肿块、骨质破坏和肿瘤性成骨。MRI 示 T_1WI 通常为低信号，T_2WI 为高信号，而且强化明显。

放疗引发骨肉瘤可能是由于骨骼含有较多钙质，可较周围组织吸收更多的放射线，引发放射性损伤，使得成骨细胞减少或消失，造成骨生长障碍、变异，在骨内外膜下出现粗纤维性骨或不定形的骨样组织，进而恶变，形成骨肉瘤，一般来说，引发骨肉瘤的放疗剂量至少 >30Gy，潜伏期至少在放疗后 3 年。放疗后发生恶性肿瘤的诊断标准：①有放射治疗史；②诱发的恶性肿瘤必须在原放射野内；③有较长的潜伏期；④经病理组织学确诊。

由于 80%~90% 的患者在就诊时已存在亚临床转移灶，因此治疗时应当将骨肉瘤看成一种具有微小转移灶的全身性疾病。颅骨成骨肉瘤的治疗很棘手，目前主要采取手术切除合并放疗及化疗的综合治疗措施，但疗效不佳。原发性骨肉瘤局部复发是主要的死亡原因，更多的是死于肺部转移。影响手术切除的主要因素是肿瘤的部位。对手术残留的肿瘤放疗及化疗（包括大剂量的甲氨蝶呤或合并使用其他的化疗药物）的远期生存率低（Niedeggen 等报道最长 13 年）。手术切除范围包括肉眼界限肿瘤周边 2~3cm，软组织皮肤周边 1~1.5cm。尽可能完全切除肿瘤。颅骨骨肉瘤不像发生于长骨的骨肉瘤一样能取得一个比较满意的根治切除效果，特别是发生于颅底的骨肉瘤，化疗可能是唯一的首选治疗方法。如果术前有病理结果，新辅助化疗可以考虑。新辅助化疗可能的优点包括：减少肿瘤的大小和更好的手术全部切除机会，评估其对药物的反应和变化，如果不敏感可以更换化疗药物。最佳治疗方法仍未知，其治疗经验来源于四肢骨肉瘤。有别于发生于长骨的骨肉瘤，颅骨的骨肉瘤侵袭性可能较低，如果完全切除，有可能取得较好的临床效果。Shinoda 等收集自 1945 年来的 99 例原发性骨肉瘤患者，17 例侵及颅骨内板和外板，但没有硬膜及脑内转移；14 例伴有脑内侵犯，其中 2 例伴有明显的慢性膜下血肿和突发脑内出血，并且其中 10 例于两年内死亡。最近提出的治疗方案为：①以手术切缘阴性为前提全部切除肿瘤。②当切缘阳性或者高级别肿瘤，进行新辅助化疗或辅助放疗。

本病恶性程度较高，晚期多经血行转移至肺或全身其他部位，预后差，手术切除后化疗和放疗仅能起减轻痛苦及延长生命的作用。

【作者思考】　原发性眼眶骨肉瘤罕见，表现疼痛和快速发展、具有浸润性肿瘤效应，影像学典型表现为广泛骨质破坏和肿瘤性成骨，对肿瘤性骨样组织的识别是诊断的关键。放疗、骨异常纤维增生症、家族型视网膜母细胞瘤患者中的骨肉瘤等常是继发性骨肉瘤的多见原因。这些临床特点在骨肉瘤诊断中可提供依据并应引起重视。

第八节　横纹肌肉瘤

横纹肌肉瘤是儿童期最常见的危及生命的一种眼眶恶性肿瘤。它通常发生于 10 岁以内的儿童，男童较女童多见。眼眶作为全身人体器官的一部分，仅有横纹肌和平滑肌两种肌肉，除间叶性骨瘤外，眼眶肌源性肿瘤作为间叶组织肿瘤的一部分发病率不高，也仅有横纹肌和平滑肌的良、恶性肿瘤。

【病例摘要1】　患儿男性，8 岁，因左眼球突出、视力下降 20 天入院。患儿 20 天前无明显诱因出现左眼球突出，视力下降并伴有疼痛。追述病史，患儿 2 个月前曾放鞭炮炸伤左眼，无明显伤口。眼科检查：视力右眼 1.0，左眼 0.5，矫正不提高。右眼检查未见异常。左眼球突出并向下移位，上眼睑轻度肿胀，上方眶间隙可触及一质韧肿物，向眶内延伸，边界不清楚，触痛，眼球运动受限，结膜充血，角膜透明，眼底视乳头边界清，视网膜反光增强。眼眶 CT 显示左侧眶内软组织肿块影，边界清楚，形状不规则，未见明显骨破坏。MRI 表现左眼外上方眶内异常信号影，T_1WI 呈中等信号，T_2WI 呈中等和高混杂信号，边界不清，病变可被明显强化。临床诊断：左眼眶内肿瘤。入院后于全身麻醉下行左眼前路开眶肿瘤切除术，术中见肿瘤位于眶外上间隙，无包膜，边界不清，瘤组织色白，质软，呈鲑肉样，眶壁骨表面虫蚀样破坏，术中考虑为恶性病变，行肿瘤扩大切除，刮除受侵骨壁。病理诊断：左眼眶内腺泡状横纹肌肉瘤。免疫组织化学结果：Desmin（＋），Eimentic（＋），CD20（－），CD30（－），AE1/AE3（－），S-100（－），CD99（－）。出院后建议行眼眶局部放疗及全身化疗（图 7-8-1）。

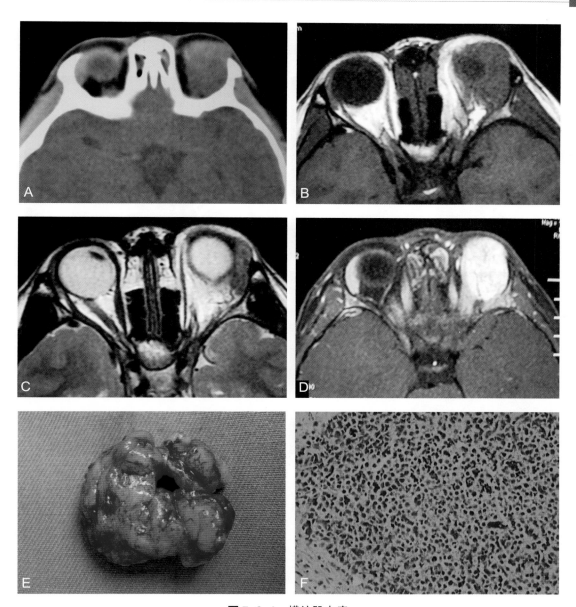

图 7-8-1 横纹肌肉瘤

A. CT 显示左眶内外上方类圆形肿物，密度均匀，无骨质破坏；B~D. T₁WI 病变呈中等信号，T₂WI 呈中高混杂信号，病变可被明显强化；E. 瘤体，病变形状不规则；F. 病理：HE×100

【病例摘要 2】 患者男性，14 岁，因右眼磨 20 天，发现右眶内肿物 1 天入院。患者 14 天前无明显诱因出现右眼磨，在当地医院诊断为"右眼角膜炎"，给予药物治疗无效，1 天前在当地医院就诊，眼眶 CT 显示右眼眶内占位病变而来我院。眼科检查：视力右眼 0.4，左眼 1.0。右眼上睑皮下可触及肿物前缘，质软，边界清，无触痛，眼球向外下方移位，向上转动轻度受限，眼球前节及眼底检查未见异常；左眼检查未见异常。眼眶 CT：右侧眼眶内侧类圆形软组织密度影，肿物内密度均匀，眼球受压变形，无明显骨质破坏。全身检查未发现转移灶。临床诊断：右侧眶内肿瘤。入院后行鼻上方皮肤入路眼眶肿瘤切除术，术中发现肿瘤有灰白色假包膜，质脆，易碎，与周围组织分界不清，将肿瘤分块取出，经常规组织病理及免疫组织化学染色诊断为横纹肌肉瘤（图 7-8-2）。

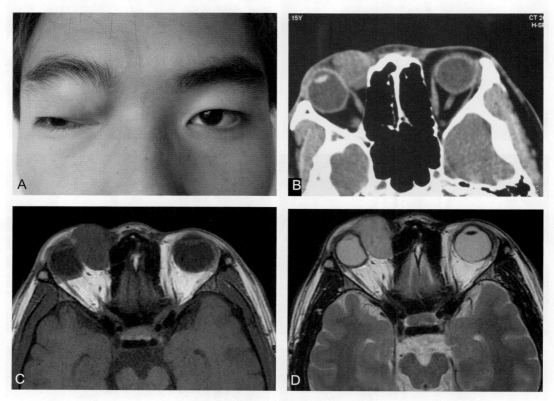

图 7-8-2　横纹肌肉瘤

A. 患者右眼鼻上方上睑皮肤隆起，上睑轻度下垂，眼球向外移位，无骨质破坏；B. 眼眶 CT 横轴位显示鼻侧一类圆形占位，内密度均匀，眼球受压变形；C~D. T_1WI 显示肿物呈中信号，T_2WI 呈高信号

【图片点评】　两例患者均表现病程短、发展快，病例 1 呈急性炎症性特征的眼球突出，这是横纹肌肉瘤常有的表现特点，反映了本病快速生长的生物特性，尤其是 10 岁以下儿童更易如此，容易误诊为眶蜂窝织炎。病例 2 患病时 14 岁，临床表现无急性或亚急性眼眶炎性及浸润性表现特征，不知是否和年龄或病变类型有关。两例患者 MRI 显示肿瘤中等信号，但强化明显，影像未显示骨质破坏。

【临床诊断提要】

1. 年龄与性别　多发生于 10 岁以内的儿童，平均发病年龄为 8 岁，男性多于女性。

2. 发病原因　部分有外伤史。少数肿瘤起自于鼻窦、鼻腔、翼腭窝及咽旁间隙。

3. 病变特点　患者多起病较快，鼻上象限为其多发部位，有的位于球后。多数眶缘可触及边界清肿块，不活动、硬度中等，有压痛，周围常有炎性表现。

4. 临床表现　快速发生和发展的眼球突出、移位、眼睑下垂，结膜和眼睑肿胀、肿块疼痛。

5. 伴随症状　先天畸形、鼻出血、腹部肿块、骨痛等。

6. 全身情况　以血行转移为主，检查全身有无转移性病变。

7. 影像学检查　眼眶 CT 显示相对边界清楚的均质的等密度眼眶肿块，强化后明显，骨破坏常见。T$_1$WI 显示为等或高信号，较眶脂肪低，T$_2$WI 呈低或等信号，甚至高信号。T$_1$WI 强化对比影像中度到明显强化。

【临床与治疗分析】　横纹肌肉瘤是一种少见的眼部恶性肿瘤，由胚胎期原始间叶干细胞或分化程度不一的横纹肌母细胞所构成，头颈部、胸腹部、鼻烟部和会阴部是好发部位，眼眶发病少见，发病率为 4.3/1 000 000，男女比例大约为 5∶3，没有种族差异，通常为单侧。部分患者伴有眼部外伤史。临床可分为原发性、继发性和转移性 3 种。

眼眶横纹肌肉瘤多为个体发病，少数有家族遗传性，或伴有先天性发育异常，表现为恶性 Li-Fraumeni 综合征，p53 基因突变，也可作为遗传性视网膜神经胶质瘤的第二原发肉瘤。年龄大多发生在 10 岁以下儿童（70%），成人少见，史季桐等报道 11 例眼眶原发性横纹肌肉瘤最大年龄 23 岁，最小年龄 2 岁，平均 7.8 岁。横纹肌肉瘤在眼眶发病率占眼眶肿瘤的 1%~2%，占儿童眼眶恶性肿瘤的 5%。男女差异各家报道不一。其临床特点：①儿童发病多见；②发病急、进展快；③肿瘤呈浸润性生长方式；④常伴有视神经、视网膜损害；⑤部分病例伴有上睑下垂；⑥少数有眼眶疼痛。

本病病理分型不一，可分为多形型、腺泡型、胚胎型和葡萄簇型 4 类，有的分为胚胎型、多形型、腺泡型和未分化型。胚胎型是头颈部包括眼眶最常见的类型，腺泡型和葡萄型少见，多形型在眶内尤其少见。早期表现为边界清楚的肿瘤，巨大的和更具侵袭力的肿瘤有一个不规则的边界，肿瘤有轻度灰色至粉色，可显示出出血区域和囊变形成。胚胎型特征性的病理表现为纺锤至圆形细胞与骨骼肌的不同期。免疫组织化学对诊断横纹肌肉瘤帮助很大，可与其他纺锤细胞肿瘤区分，现在已作为确诊的主要方法。肿瘤位置与一些病理类型相关，胚胎型和未分化型通常发生于鼻上象限，腺泡型发生于眶下方。

本病表现为病情发展迅速的眼球突出，较短时间即可造成眼眶和眼球结构的功能破坏，是本病肿瘤快速生长的特性。肿瘤多发生于眼眶鼻上或上方眶内间隙，其他眼眶周围及球后任何部位眶内间隙均可发生，约 1/3 患者于眶部可触及肿物，肿物边界不清，不活动，中等质硬，病变多为单侧受累，双眼少见，早期眼睑血管扩张、肿胀、上睑下垂，部分因肿瘤快速生长引起的缺血、坏死和出血，眼睑及眶周表现为青紫色、发热的炎性反应。肿瘤的侵蚀破坏造成眼球突出移位，活动受限，甚至眼球固定，眼底表现无特异性，可见视乳头水肿、视网膜、脉络膜皱褶等肿瘤压迫征，少数横纹肌肉瘤原发病变起源于鼻窦、鼻腔、翼腭窝及咽旁间隙，疼痛并不多见。中晚期重症因眶压增高，眼球突出及肿瘤的侵袭破坏，结膜水肿常突出睑裂之外，或因睑裂闭合不全，暴露性角膜炎、角膜溃疡坏死致视力下降或失明。肿瘤可引起耳前、颌下、颈部淋巴结受累，多通过血行向全身各脏器转移。

眼眶 CT 和 MRI 在术前评估和明确肿瘤的位置、大小中起主要作用，但他们同样在评估残余和复发中起重要作用。注意是否有骨侵蚀和颅内扩散，眼眶 CT 显示相对边界清楚的均质的等密度的眼眶肿块，强化后明显，骨破坏常见。MRI 与脑组织相比，T$_1$WI 为等信号或稍低信号，T$_2$WI 为高信号，肿瘤常不规则，有出血坏死时，T$_1$WI、T$_2$WI 表现为增高信号，强化后或脂肪抑制时，肿瘤为高信号，MRI 更能反映病变的侵犯范围。

该两例患者中，病例 1 在 20 天前有鞭炮崩伤史，病例 2 无明显发病诱因，年龄分别为 8 岁和 14 岁，眼部首发表现均为快速进展的眼球突出。病例 1 有急性炎症性表现体征，这是横纹肌肉瘤常有的表现特点，反映了本病快速生长的生物特性。病例 2 与多数患儿发病时表现出的炎症性特征明显不同，无急性或亚急性眼眶炎性及浸润性表现特点。笔者分析是否和年龄、病变的类型及分化程度有关。两例患者肿瘤位置均位于眶内上方，触及有明显的肿瘤生长和影像学占位效应，T_1WI、T_2WI 呈等或高信号，增强后明显强化，符合本病的一般影像特点。本病通常发病快速，呈浸润性生长方式，常表现有眼睑血管扩张、肿胀、上睑下垂，类似于眶蜂窝织炎外表体征，有的肿瘤内出现坏死和出血，MRI 也出现信号不均，可见横纹肌肉瘤在临床及影像学表现上无特异性，存在个体不同，这在诊断时应注意鉴别。

　　横纹肌肉瘤应与眶蜂窝织炎、特发性眼眶炎症、皮样囊肿、毛细血管瘤、淋巴管瘤等鉴别，但主要应与眶蜂窝织炎相鉴别。眶蜂窝织炎较横纹肌肉瘤更常见，通常发生于有筛窦或额窦炎的儿童，先驱症状是快速发展的眼球突出，伴随发热和白细胞增多，眼眶 CT 和 MRI 通常显示鼻窦炎症、弥漫性眼眶炎症和近内壁骨膜下脓肿。通常，局限于眼眶的不伴鼻窦炎的脓肿与横纹肌肉瘤相似。

　　横纹肌肉瘤的最好治疗方法是综合治疗，即手术联合外放射和化疗，传统的眶内容剜除术已少有使用。在美国的一些治疗中心，手术治疗的目的主要是切除活检。在其他一些中心，手术切除的范围应当根据临床与影像发现来确定，在没有破坏眼眶的重要结构时施行肿瘤广泛的手术切除，外放射 40Gy 分次进行可使肿瘤很好地控制。化疗较单纯放疗并没有显示出优越性。

　　【作者思考】眼眶横纹肌肉瘤是儿童期常见的恶性肿瘤之一，随着科学技术的发展，它的死亡率正逐渐降低，如何破解其发病机制，进行早期诊断，研究更好的治疗方案是眼科工作者需要努力的方向。

参 考 文 献

1. Kim E, Kim HJ, Kim YD, et al. Subconjunctival fat prolapse and dermolipoma of the orbit : differentiation on CT and MR imaging. AJNR Am J Neuroradiol, 2011, 32（3）：465-467.

2. Viana GA, Osaki MH, Filho VT, et al. Prolapsed orbital fat : 15 consecutive cases. Scand J Plast Reconstr Surg Hand Surg, 2009, 43（6）：330-334.

3. Monner J, Benito JR, Zayuelas J, et al. Transconjunctival herniation of orbital fat. Ann Plast Surg, 1998, 41（6）：658-661.

4. Otaka I, Kyu N. A new surgical technique for the management of orbital fat prolapse. Am J Ophthalmol, 2001, 131（2）：267-269.

5. 张虹, 宋国祥, 何彦津. 3406 例眼眶病临床病理分析. 中国实用眼科杂志, 1998, 16（3）：172-174.

6. Henderson JW. Orbital tumors. 3ed. New York : Raven Press, 1994：43-52.

7. 李海燕, 袁志刚, 杨鹏霞, 等. 儿童眼肿瘤 410 例临床病理分析. 中国实用眼科杂志, 2012, 30（08）：986-988.

8. Elshazly LH. A clinicopathologic study of excised conjunctival lesions. Middle East Afr J Ophthalmol,

2011，18（1）：48-54.

9. Eijpe AA，Koornneef L，Bras J，et al. Dermolipoma : characteristic CT appearance. Doc Ophthalmol，1990，74（4）：321-328.

10. Kim E，Kim HJ，Kim YD，et al. Subconjunctival fat prolapse and dermolipoma of the orbit : differentiation on CT and MR imaging. AJNR Am J Neuroradiol，2011，32（3）：465-467.

11. Sa HS，Kim HK，Shin JH，et al. Dermolipoma surgery with rotational conjunctival flaps. Acta Ophthalmol，2012，90（1）：86-90.

12. Eller R，Sillers M. Common fibro-osseous lesions of the paranasal sinuses. Otolaryngol Clin North Am，2006，39（3）：585-600.

13. Mesolella M，Galli V，Testa D. Inferior turbinate osteoma : A rare cause of nasal obstruction. otolaryngol head neck Surg，2005，133（6）：912-989.

14. McHugh JB，Mukherji SK，Lucas DR. Sino-orbital osteoma : a clinicopathologic study of 45 surgically treated cases with emphasis on tumors with osteoblastoma-like features. Arch Pathol Lab Med，2009，133（10）：1587-1593.

15. Zouloumis L，Lazaridis N，Maria P，et al. Osteoma of the ethmoidal sinus : a rare case of recurrence. Br J oral maxillofac Surg，2005；43（6）：520-522.

16. Schreiber A，Villaret AB，Maroldi R，et al. Fibrous dysplasia of the sinonasal tract and adjacent skull base. Curr Opin Otolaryngol Head Neck Surg，2012，20（1）：45-52.

17. Eversole R，Su L，ElMofty S. Benign fibro-osseous lesions of the craniofacial complex. A review. Head Neck Pathol，2008，2（3）：177-202.

18. Ham DW，Pitman KT，Lassen LF. Fibrous dysplasia of the clivus and sphenoid sinus. Mil Med，1998，163（3）：186-189.

19. Han J，Ryu JS，Shin MJ，et al. Fibrous dysplasia with barely increased uptake on bone scan : a case report. Clin Nucl Med，2000，25（10）：785-788.

20. Lee JS，Fitz Gibbon E，Butman JA，et al. Normal vision despite narrowing of the optic canal in fibrous dysplasia. N Engl J Med，2002，347（21）：1670-1676.

21. Kos M，Luczak K，Godzinski J，Klempous J. Treatment of monostotic fibrous dysplasia with pamidronate. J Craniomaxillofac Surg，2004，32（1）：10-15.

22. Chao K，Katznelson L. Use of high-dose oral bisphosphonate therapy for symptomatic fibrous dysplasia of the skull. J Neurosurg，2008，109（5）：889-892.

23. Uzun C，Adali MK，Koten M，Karasalihoglu AR. McCune-Albright syndrome with fibrous dysplasia of the paranasal sinuses. Rhinology，1999，37（3）：122-124.

24. Johnson LC，Yousefi M，Vinh TN，et al. Juvenile active ossifying fibroma. Its nature，dynamics and origin. Acta Otolaryngol Suppl，1991，488：1-40.

25. Engelbrecht V，Preis S，Hassler W，et al. CT and MRI of congenital sinonasal ossifying fibroma. Neuroradiology，1999，41（7）：526-529.

26. Linhares P，Pires E，Carvalho B，et al. Juvenile psammomatoid ossifying fibroma of the orbit and paranasal sinuses. A case report. Acta Neurochir（Wien），2011，153（10）：1983-1988.

27. Cruz AA，Alencar VM，Figueiredo AR，et al. Ossifying fibroma : a rare cause of orbital inflammation.

Ophthal Plast Reconstr Surg，2008，24（2）：107-112.

28. 刘红刚，高岩主译. 头颈部肿瘤病理学和遗传学（世界卫生组织肿瘤分类）. 人民卫生出版社，2006.

29. 王永哲，杨本涛，陈光利，等. 颅面部骨化性纤维瘤的 CT 和 MRI 诊断. 中国医学影像技术 2007，23：1461-1464.

30. 解中福，靳松，阎晓玲，等. 颅骨骨化性纤维瘤的 CT、MRI 表现与组织病理学相关性分析. 实用放射学杂志，2009，25：947-950.

31. 肖永鑫，时维东，孙献勇. 颅面部骨纤维异常增殖症的 CT 表现. 实用放射学杂志 2009，25：640-642.

32. 刘秀军，郭海江，刘立民. 眼眶顶部青少年沙瘤样骨化纤维瘤一例. 中华放射学杂志，2013，47（8）：708.

33. Gologorsky Y，Shrivastava RK，Panov F，et al. Primary intraosseous cavernous hemangioma of the clivus：case report and review of the literature. J Neurol Surg Rep，2013 Jun，74（1）：17-22.

34. 颜建华，吴中耀，韩姬，等. 眼眶骨内海绵状血管瘤五例. 中华眼科杂志，2006，42（4）：356-358.

35. Tang Chen YB，Wornom IL，Whitaker LA. Intraosseous vascular malformations of the orbit. Plast Reconstr Surg，1991，87（5）：946-949.

36. Colombo F，Cursiefen C，Hofmann-Rummelt C，et al. Primary intraosseous cavernous hemangioma of the orbit. Am J Ophthalmol，2001，131（1）：151-152.

37. Madge SN，Simon S，Abidin Z，et al. Primary orbital intraosseous hemangioma. Ophthal Plast Reconstr Surg，2009，25（1）：37-41.

38. Russell KW，Rollins MD，Feola GP，et al. Sclerotherapy for Intra-abdominal Lymphatic Malformations in Children. Eur J Pediatr Surg，2013，11. [Epub ahead of print].

39. 王忠诚. 神经外科学（2）. 第 11 版. 北京：人民卫生出版社，1979.

40. 武忠弼，杨光华. 中华外科病理学（下卷）. 北京：人民卫生出版社，2002.

41. Shinoda J，Kimura T，Funakoshi T，et al. Primary osteosarcoma of the skull——a case report and review of the literature. J Neurooncol，1993，17（1）：81-88.

42. Shields JA，Shields CL. Rhabdomyosarcoma：review for the ophthalmologist. Surv Ophthalmol，2003，48（1）：39-57.

43. Maurer HM，Gehan EA，Beltangady M，et al. The Intergroup Rhabdomyosarcoma Study-II. Cancer，1993，71（5）：1904-1922.

44. Crist W，Gehan EA，Ragab AH，et al. The Third Intergroup Rhabdomyosarcoma Study. J Clin Oncol，1995，13（3）：610-630.

45. Turner JH，Richmon JD. Head and neck rhabdomyosarcoma：a critical analysis of population-based incidence and survival data. Otolaryngol Head Neck Surg，2011，145（6）：967-973.

46. Raney R B，Anderson J R，Kollath J，et al. Late effects of therapy in 94 patients with localized rhabdomyosarcoma of the orbit：report from the Intergroup Rhabdomyosarcoma Study（IRS）- Ⅲ，1984-1991. Med Pediatr Oncol，2000，34（6）：413-420.

47. Shields CL，Shields JA，Honavar SG，et al. Clinical spectrum of primary ophthalmic rhabdomyosarcoma. Ophthalmology，2001，108（12）：2284-2292.

48. Mafee MF，Pai E，Philip B．Rhabdomyosarcoma of the orbit．Evaluation with MR imaging and CT．Radiol Clin North Am，1998，36（6）：1215-1227.

49. 李玉皓，宋国祥．眼眶横纹肌肉瘤临床分析．中国实用眼科杂志，2002，20（3）：228-229.

第八章 泪腺肿瘤及肿瘤样病变

泪器分为泪腺和泪道两个部分，是眼眶肿瘤和肿瘤样病变的好发部位，尤其是由于泪腺的特殊解剖结构和病生理特点，泪腺病变更具多样性。根据世界卫生组织 WHO 的分类方法，将泪腺肿瘤分为 5 类：①泪腺上皮性肿瘤，包括腺瘤、黏液表皮样癌、癌和其他；②血源性或淋巴样组织肿瘤或肿瘤样病变；③继发性肿瘤；④炎性或其他瘤样病变；⑤其他和不能分类的肿瘤和瘤样病变。

泪腺肿瘤是眼眶内最常见的肿瘤之一，其发病率占眼眶肿瘤的第一至第二位，孙红报道位于血管瘤和炎性假瘤之后的第三位。按 Yanoff 病理分类，泪腺肿瘤分为上皮性和非上皮性肿瘤，各占 50%，但各家报道并不一致。林锦镛等统计，泪腺上皮性肿瘤占64.9%，泪腺非上皮性肿瘤占 35.1%。笔者统计泪腺上皮性肿瘤占 40%，泪腺非上皮性肿瘤占 60%，和国外 shields 等报道基本一致。泪腺上皮性肿瘤主要是良性以多形性腺瘤、恶性以腺样囊性癌多见；泪腺非上皮性肿瘤以淋巴增殖性和炎症性病变为主；其他有转移性、继发性泪腺肿瘤，或与全身病同时发生的肿瘤（如白血病）等均可发生在泪腺部。

第一节 泪腺上皮性肿瘤

一、泪腺多形性腺瘤

泪腺多形性腺瘤又称泪腺混合瘤，是泪腺的一种最常见的上皮性良性肿瘤，约占泪腺上皮性肿瘤的 35%~59%，多发生在眶部泪腺，睑部泪腺少见。由泪腺的上皮和间质组成，起源于具有等向分化潜能的上皮细胞，其间质成分均为上皮化生的产物。

泪腺多形性腺瘤在组织学上具有多形性，肿瘤存在时间越长，发生恶性变的可能性越大，临床上也发现多次手术后复发仍为良性者，因此，区分它们是否具有侵袭性生长特征非常重要。

【病例摘要 1】 患者男性，42 岁，因右眼缓慢突出 4 年，发现泪腺部肿物 1 年入院。眼科检查：视力双眼 1.0。眼球突出度右眼 16mm，左眼 13mm，眶距 97mm。眶压右眼 T+2，左眼 Tn。右眼向前下方突出移位，上睑皮肤轻度饱满，于外上方眶间隙可触及边界清楚肿物，质硬，不活动，肿物表面光滑，眼球向上运动受限，其余未见异常。左眼未见异常。眼眶 B 超显示右侧泪腺区占位病变，肿物边界清楚，前部均匀中等内回声，后部回声减弱。眼眶 CT 显示右侧眼眶泪腺区可见类圆形、边界清楚软组织肿物，内密度均匀，泪腺窝轻度扩大，冠状位显示眶顶局限扩大，上直肌与视神经受压向鼻下方移位。临床诊断：右侧泪腺多形性腺瘤。入院后行右侧前路开眶肿瘤切除术，术中将肿瘤、瘤周正常组织及相邻骨膜一并切除。病理诊断：泪腺多形性腺瘤。随诊 2 年，病变无复发（图 8-1-1）。

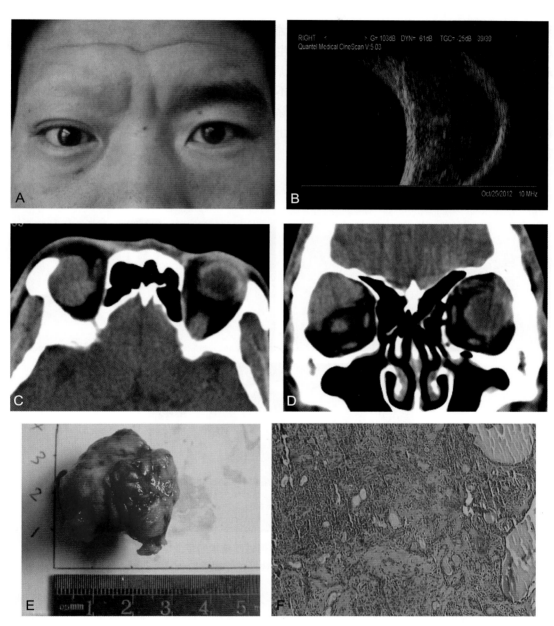

图 8-1-1 泪腺多形性腺瘤

A. 右眼球前下方突出；B. B 超显示肿瘤前部均匀中等内回声，后部回声减弱；C. 眼眶 CT 横轴位示肿物呈类圆形；D. 眼眶 CT 冠状位示泪腺窝局限性扩大；E. 瘤体，包膜完整；F. 病理：HE×40

【病例摘要2】　患者女性，64岁，因右侧泪腺肿物术后40年，近6个月复发入院。40年前因右眼球突出曾于当地医院行右眼泪腺肿瘤摘除术，术后40年来反复复发5次，病理诊断均为泪腺多形性腺瘤，6个月前再次复发住院。眼科检查：视力右眼0.4，左眼0.6。眼球突出度右眼15mm，左眼13mm，眶距96mm。眶压右眼T+1，左眼Tn。右眼向前下方移位，于外上方眶间隙深部可触及边界不清肿物，眼球向上运动受限，眼底未见异常。左眼下方角膜片状混浊，其余未见异常。眼眶CT：右眼眶内肿瘤不规则，和周围组织界限不清，肿瘤无包膜，局部眶骨膜增生肥厚，伴有锯齿样侵蚀。全身检查无异常发现。临床诊断：右侧眶内泪腺多形性腺瘤术后复发（恶性变不除外）。入院后于全身麻醉下行右前路开眶肿瘤摘除术，术中发现肿瘤不规则、无包膜，和周围组织广泛粘连，边界不清，骨壁表面粗糙，质脆，行肿物扩大切除，并将侵蚀的骨壁咬除、烧灼等处理。病理诊断：右眼泪腺多形性腺瘤，无恶变。为防止再次复发或恶变，术后给予放射治疗。随访2年无眶内复发（图8-1-2）。

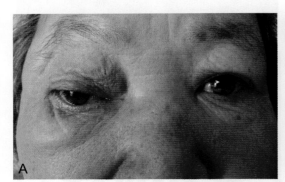
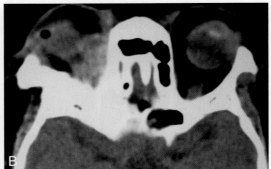
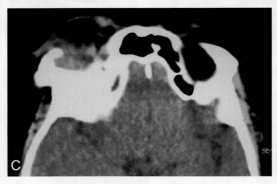

图 8-1-2　右侧泪腺多形性腺瘤术后复发
A. 右眼球前下方突出；B~C. 眼眶CT横轴位示肿物不规则，无包膜，骨壁增生

【图片点评】　两例患者对比分析，病例1为原发性泪腺多形性腺瘤，病程缓慢，眼眶CT显示泪腺肿瘤边界清楚，密度均匀，有明显的骨压迫征象，无骨质破坏，是泪腺多形性腺瘤的典型特征。病例2泪腺多形性腺瘤术后反复复发5次，眼眶CT显示肿物无完整包膜，边界不清，外形不规则，呈浸润性生长特性，这些临床特征符合复发后恶变的特点，虽复发后在病理上显示为良性，但生物学上具有恶性倾向。因长期的病变刺激和肿瘤的侵袭破坏，眶壁出现反应性增生肥厚与骨质破坏并存，这种情况多发生在蝶骨脑膜瘤，

而发生于泪腺上皮性肿瘤是较为罕见的。

【临床诊断提要】

1. 多发于青壮年，20~50 岁多见，无明显性别差异。

2. 病程长，呈无痛性缓慢生长过程，渐进性眼球突出，眼部无红肿等炎性表现。

3. 多为单眼发病，双眼罕见。

4. 无眶周邻近器官及远处肿瘤病史，视力缓慢下降，晚期可出现视神经萎缩。

5. 如眼球向下方或内下方突出，应首先考虑来源于眼眶外上方病变，以泪腺肿瘤较为多见。

6. 泪腺区触及边界清，中等硬度肿物，表面光滑，无压痛，多为良性泪腺多形性腺瘤特征。患者常合并有眼球上转受限、复视。

7. 肿瘤表面呈多叶状外观，多有完整包膜，部分表面有结节状突起。

8. 影像学表现特征有助于诊断，多为泪腺区圆形、类圆形或椭圆形病变，边界清楚，密度一致，泪腺窝可见局限性扩大或骨质吸收，但无破坏。

9. 肿物术后易复发恶变或自行恶变。复发和恶性变的肿物边界不清，无包膜或包膜不完整，骨质常有破坏。

【临床与治疗分析】　多形性腺瘤起源于具有多向分化潜能上皮细胞，是最常见的良性上皮性肿瘤。国内报道平均发病年龄 41 岁，多数较恶性肿瘤年轻，无明显性别差异。较常见的体征为泪腺区无痛性肿块和伴随的眼球突出移位、S 形眼睑肿胀及眼球运动异常，少数伴有疼痛、上睑下垂。与恶性上皮性肿瘤相比，病程较长，进展缓慢，瘤体为圆形或椭圆形，有完整包膜，表面光滑或呈结节样突起，组织成分为多形性（图 8-1-3）。当肿瘤包膜不完整或瘤细胞向包膜外浸润时易复发。

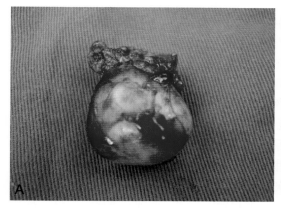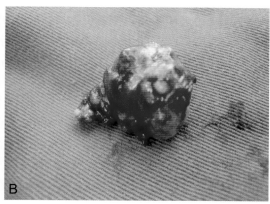

图 8-1-3　多形性腺瘤
A. 瘤体光滑，包膜完整；B. 瘤体有结节样突起，包膜完整

泪腺多形性腺瘤在影像学方面有其独特之处，B 超表现泪腺区圆形或椭圆形病变，均匀中等内回声，肿瘤无压缩性，彩色多普勒在多形性腺瘤表现为病变内血流显像呈星点状血流信号；眼眶 CT 显示泪腺肿物呈膨胀性生长，边界清楚，密度均匀，眶窝局限性扩大，无骨质破坏；眼眶 MRI 显示病变规则，T_1WI 为低或中信号，T_2WI 多为高信号，多数信号均匀，病变可被中到高度强化。不同的泪腺上皮性肿瘤具有不同的临床特征和影像学表

现，眼眶 CT 可很好地显示肿瘤大小、形状、密度及骨改变情况，显示骨质情况优于眼眶MRI，但显示病变范围、是否向邻近结构侵犯及病变内部信号特征不如眼眶 MRI，二者结合起来可取长补短。

病例 1 显示，泪腺多形性腺瘤临床表现为缓慢进展性眼球突出，早期无明显症状和体征，无触痛，增大的肿瘤压迫眼球向前下方突出。影像学显示泪腺区类圆形实性肿物，呈膨胀性生长，密度均匀，边界清楚，肿瘤均位于肌锥外间隙，沿眶顶向后伸展，肿瘤表面和眼球相切，可显示泪腺窝扩大，但无骨质破坏。根据缓慢生长的泪腺部肿瘤，结合影像特征诊断较易，但有些恶性泪腺肿瘤如泪腺多形性腺癌、腺样囊性癌早期症状和体征与多形性腺瘤一样，表现隐匿、生长缓慢，如无明显骨质破坏，容易误诊。

泪腺多形性腺瘤在缓慢的生长过程中或手术后复发易恶变，尤其术后多次复发中有4%~24% 发生恶变，表现为快速生长及疼痛，术后复发率与恶变呈正相关性，即术后复发次数越多，恶变的几率越大。多形性腺瘤恶性变有 4 种临床情况：①良性病变突然增大，表现为恶性；②无痛性泪腺肿块；③表现类似于其他恶性上皮肿瘤，包括快速生长、疼痛和骨浸润；④之前切除的多形性腺瘤突然复发。故对多形性腺瘤彻底切除、避免复发是治疗成功的关键。

病例 2 患者泪腺多形性腺瘤多次手术后复发，虽仍为良性，但多次手术后破坏了肿瘤的包膜结构，肿瘤组织失去了多形性腺瘤膨胀性生长的生物特性，成为浸润性生长态势，影像学表现肿瘤组织结构不规则，无包膜，边界不清，骨壁因肿瘤侵蚀而破坏，这些均类似恶性肿瘤的表现特征，极易诊断为眶内恶性肿瘤。另外，眼眶 CT 显示病变部位眶骨壁增生肥厚，与骨破坏并存，这种情况多见于蝶骨脑膜瘤，而在泪腺肿瘤中是非常少见的。陆文秀等也报道 1 例良性泪腺上皮性肿瘤术后复发出现骨壁锯齿样改变伴有增生，认为可能与肿物的长期存在和多次手术的慢性刺激出现的骨膜反应有关。有人认为骨增生的原因多为良性纤维性异常增生，骨膜在各种刺激下的反应性增生及肿瘤样增生。

病例 2 患者手术后反复复发，再次手术仍有复发或出现恶变的可能，为防止复发或恶性变，扩大肿瘤范围的手术切除联合术后放疗是必要的。泪腺多形性腺瘤为良性上皮性肿瘤，多有完整包膜，治疗应首选手术。但术后极易复发，复发率 20%~30% 不等，胡小坤等报道 17 例泪腺多形性腺瘤，观察 6 个月 ~10 年，3 例复发，复发率为 18%；唐东润等报道42 例泪腺多形性腺瘤，观察 5 个月 ~17 年，8 例复发，复发率为 18.1%，复发后大多数仍为良性，但复发中 20% 转为恶性，易向颅内蔓延，复发原因多为肿瘤位置深暴露不充分，切除不彻底，或术中肿瘤包膜破裂，肿瘤细胞脱落种植等，复发的位置多从骨膜开始。有人认为，肿瘤复发主要是由于残存的肿瘤细胞继续生长所致，研究证实手术切除边缘阳性者术后复发危险是边缘阴性者的 2.714 倍。所以，首次手术时务必连同骨膜彻底切除，也应包括肿瘤周围的正常泪腺组织，手术中摘除肿瘤应采取"非接触"方式，做到肿瘤摘除完整，对多形性腺瘤禁忌进行术前活检，不要破坏肿瘤包膜，对怀疑为病变的周围软组织要一并切除。

泪腺多形性腺瘤复发后呈一种无包膜或无完整包膜的侵袭性生长方式，极易发生骨质改变，主要是和泪腺恶性肿瘤进行鉴别，恶性泪腺肿瘤发展速度快，病程短，常伴有疼痛，肿瘤边缘不规则，眶骨壁有虫蚀样破坏，有的眶颅沟通，肿瘤易侵犯眼外肌及其他眶内组织，有的肿瘤组织内发现钙化斑。

泪腺多形性腺瘤摘除较多采用两种手术入路方式，一是眉弓下皮肤切口前路开眶肿瘤摘除术，二是改良外侧开眶术，即改良的皮肤切口和骨瓣切开，将骨瓣切除的范围明显扩大到眶上、下缘，较传统的外侧开眶术术野明显扩大，肿瘤暴露更充分，更有利于肿瘤完整摘除。复发病例在手术时对侵犯的骨质灶性病变要根治性处理，避免再次复发，首次手术切除不彻底，是导致复发的根源，为其后彻底切除造成困难。

【作者思考】 由于泪腺上皮性肿瘤存在多样性和特异性，其发生和演变过程与细胞凋亡有关，细胞凋亡对肿瘤的生长起着负调控作用，p53 基因突变是迄今所发现的肿瘤中最常见的遗传改变，这种突变与临床上不同类型泪腺上皮性肿瘤的发生年龄、性别、恶性程度可能有关。用免疫组织化学的方法可证明泪腺肿瘤的实质为外胚层来源的上皮细胞成分，间质中成分系腺上皮细胞结构或产物发生组织演化所致。表皮生长因子（EGF）和转化生长因子 α（TGFα）在泪腺上皮性肿瘤组织中的含量及其与受体的结合，对于肿瘤组织的增殖及其易复发的多形性腺瘤的反复发作，可能起重要作用。

良性上皮肿瘤具有恶性变的特性，对于良性上皮性肿瘤的手术治疗，目前最好和最有效的方法是通过改良外侧开眶术彻底切除，基因治疗也为今后泪腺上皮性肿瘤的治疗方法提供了美好的前景。

二、腺样囊性癌

腺样囊性癌又称泪腺圆柱瘤，居泪腺上皮性肿瘤第二位，具有起病隐匿、长期存在、复发、转移和死亡的生物特性，为最多见且高度恶性肿瘤，其发病率占所有原发性眼眶肿瘤的 4.8%，泪腺上皮性肿瘤的 25%~30%，约占泪腺恶性肿瘤的 60%~76%，发病年龄分布广泛，自 10~74 岁不等，平均 40 岁，男女性均可发病，女性略多。

【病例摘要 1】 患者女性，62 岁，因右眼球缓慢突出 6 个月，近 3 个月突出明显伴疼痛入院。眼科检查：视力右眼 0.3，左眼 0.6。眼球突出度右眼 18mm，左眼 14mm，眶距 90mm。眶压右眼 T+2，左眼 Tn。右眼球前下方突出，泪腺区深部可触及实性肿物，质硬，边界不清，欠光滑，活动度较差，有明显压痛，眼球向上运动受限，上方视网膜可见皱褶，其余未见明显异常。左眼前节与眼底未见异常。眼眶 CT 显示右侧泪腺窝肿块呈椭圆形高密度影，边界不规则，肿物向眶尖部生长，相邻骨壁虫蚀样破坏。眼眶 MRI 显示 T_1WI 呈等信号，T_2WI 为不均匀等信号，内有小灶状高信号，病变可被明显强化，相邻骨质破坏。临床诊断：右侧泪腺恶性肿瘤。入院后全身麻醉下前路开眶肿瘤摘除术。病理诊断：腺样囊性癌，二次手术行根治性眶内容剜除术，切除受侵的病变骨质，包括眶外壁和上壁，术后行眶局部放疗。术后失访（图 8-1-4）。

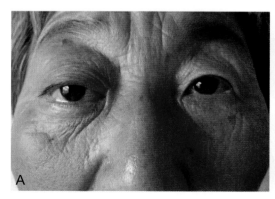
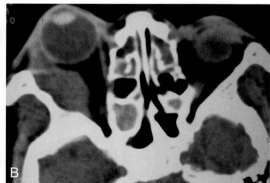

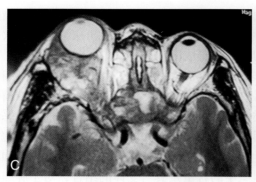
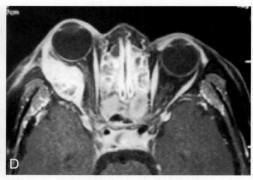

图 8-1-4　泪腺腺样囊性癌

A. 右眼球前下方突出；B. 横轴位眼眶 CT 示肿瘤呈椭圆形，骨壁不光滑；C. T_2WI 为不均匀等信号，内有小灶状高信号；D. 病变可被明显强化，但内有低信号区

【病例摘要2】　患者女性，34 岁，因近 1 个月出现快速进展性左眼球突出，伴有眶部疼痛，渐进性视力减退入院。眼科检查：视力右眼 1.0，左眼 0.3。眶压右眼 Tn，左眼 T + 2。左眼较右眼突出度高 3mm，眼球向前内下方移位，上转不能，上睑轻度水肿，泪腺区触及边界不清实性肿物，固定不活动。眼眶 CT 显示左侧泪腺区占位病变，密度均匀，呈类椭圆形，边界清楚，泪腺窝扩大，局部无明显骨质破坏；眼眶 MRI 显示左侧泪腺区占位病变，后缘锐利，信号不均匀，T_1WI 呈中等信号，T_2WI 呈不均匀中高混杂信号，病变可被明显强化，脂肪抑制时信号衰减不明显。临床诊断：左侧泪腺上皮性肿瘤。入院后于全身麻醉下行肿瘤摘除术，术中发现骨膜不完整，眶壁骨质粗糙，有侵蚀性破坏，肿瘤表面不规则，有结节状突起，无完整包膜，与正常组织分界不清，行局部扩大的肿瘤切除、邻近病变骨质咬除和电烧灼处理。病理诊断：腺样囊性癌；术后给予眼眶局部放疗。随访 2 年，病变无复发（图 8-1-5）。

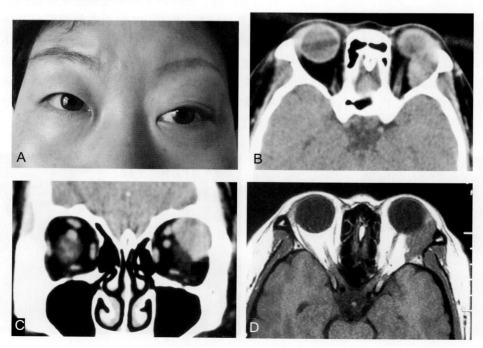

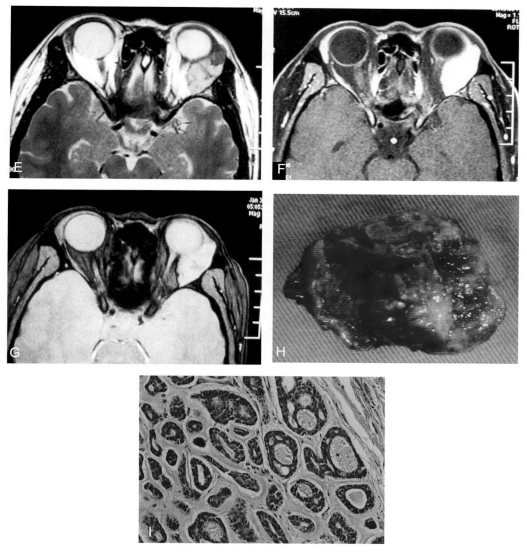

图 8-1-5　泪腺腺样囊性癌

A. 左眼球前下方突出；B~C. 眼眶 CT 示肿瘤呈椭圆形，泪腺窝局限性扩大；D~G. 眼眶 MRI 显示病
变 T_1WI 呈中等信号，T_2WI 为不均匀中高信号；可被明显强化，脂肪抑制时信号衰减不明显；H. 瘤体，
呈"生姜状"；I. 病理：HE×100

【图片点评】　两例患者均表现为快速进展的眼球突出，伴有眶部疼痛，影像学表现
泪腺部肿瘤呈梭形或椭圆形不等，边界不规则，相邻骨质侵蚀破坏，眼眶 MRI 检查无特
异性，通常在 T_1WI 为中等信号，T_2WI 为高信号，病变可被明显强化，但有的在 T_1WI 表
现为低信号，T_2WI 多数信号不均匀，内有灶状高信号，强化不均匀，提示为腺样囊性癌。
病例 2 肿瘤标本呈"生姜状"外观，凹凸不平，无完整包膜，恶性泪腺上皮性肿瘤可具此
特点。但有的泪腺恶性肿瘤在临床上具有良性肿瘤类似表现特征，应注意鉴别。

【临床诊断提要】

1. 腺样囊性癌发病年龄较其他泪腺上皮性肿瘤小，平均年龄 30~41.9 岁，女性多见。

2. 发病快，病程短，多在 10 个月内，常伴有疼痛是本病特征。

3. 多数伴有溶骨性破坏，特别容易发生眶颅沟通、颅内蔓延。

4. 眼球向下方突出移位、复视，泪腺区触及边界不清肿物，表面不光滑，有压痛，但不具有特异性。

5. 肿物外形不规则，也可呈扁平或梭形，呈浸润性向眶尖部蔓延，眼外肌受侵时和眼球可呈铸造样改变。

6. 结合影像学表现特征有助于诊断。肿瘤不规则，无完整包膜，常有骨质破坏和钙斑为其特点。

【临床与治疗分析】 泪腺腺样囊性癌被认为是起源于泪腺导管上皮，以恶性上皮细胞呈实体状或条索状分布为特征，无完整包膜，侵袭性强，可通过结缔组织间隙及神经逐渐扩展蔓延，复发率极高。组织切面呈灰白色，或伴有出血、小囊性变。组织学上，泪腺中可见到 5 种组织图像：筛状型、管状型、实体型、粉刺型、硬化型。实体型侵袭性强，管状型具有部分或完整包膜明显多于实体型而局部浸润程度轻。在泪腺的一个肿瘤中出现所有或几种类型同时存在尤为重要，上皮结构与周围结缔组织通常界限分明，肿瘤常浸润到手术边缘和骨质。

本病发病年龄常较其他泪腺恶性肿瘤小，诊断年龄平均 38.3 岁，张程芳等报道就诊年龄 28~63 岁，平均年龄 39.7 岁。本病病情发展快，泪腺区多数有持续性疼痛和溶骨性破坏为其特征，由于肿瘤呈嗜神经性生长，早期侵犯邻近骨膜、骨壁、血管及眼外肌，故患者疼痛发生率很高，出现率可高达 82%。肿物的侵袭性生长可波及眶内各象限，引起眼球的功能障碍。

泪腺恶性上皮性肿瘤其生长方式多为浸润性，肿瘤标本可呈"生姜状"外观，这种边界不太光滑的生长方式容易形成结节向周围组织侵犯，造成肿瘤的复发和播散。眼眶 CT 扫描多为眶外上方软组织密度影，肿瘤边界不清，呈不规则形、椭圆形或梭形，病变内可见钙化或坏死区。眼眶 MRI 表现无特异性，病变在 T_1WI 呈低或等信号，T_2WI 呈中或高信号，有的病变内出现灶状高信号，多数病变可不均匀明显强化，可伴有出血或囊性变，应考虑腺样囊性癌。张薇等认为，原发性腺样囊性癌眼眶 CT 显示呈扁平状向眶尖部生长，后缘锐利是区别于其他泪腺肿瘤的一个特征。部分肿瘤向颅内及鼻窦蔓延。尽管影像显示肿瘤形态不规则，边缘呈结节状并侵犯眶脂提示为恶性肿瘤，但有的恶性肿瘤则表现规则，易误为良性肿瘤。

本两例患者都病史较短，表现为快速进展性眼球突出和疼痛，T_2WI 信号不均匀，内有灶状高信号，病变不均匀强化。病例 1 结合影像学表现肿瘤欠规则，骨壁不光滑，故首次诊断考虑泪腺恶性肿瘤，经病理明确为腺样囊性癌后随即行包括受侵骨质在内的全眶内容切除术。病例 2 显示泪腺窝扩大，无影像表现的骨质破坏，但肿瘤后缘锐利，向眶尖生长，故也考虑为恶性肿瘤，术中发现骨质有侵蚀破坏，手术中对肿瘤及周围软组织切除，破坏的骨质进行咬除和电烧灼处理，术后病理证实为腺样囊性癌。术前如不能确诊肿瘤性质时，应术中活检，立即冷冻切片，一经证实为泪腺恶性肿瘤，宜行眶内容剜除，有眶壁侵犯时应彻底切除受侵的骨壁，任何残余的病变组织都会形成肿瘤复发的根源。有认为泪腺腺样囊性癌发病年龄轻，和成人相比更容易骨壁扩张，而非骨破坏。恶性泪腺肿瘤易出现钙化，但不是特异性的。临床发现，腺样囊性癌肿瘤内钙化多见，常伴有明显的骨质破坏（图 8-1-6）。

腺样囊性癌主要应和泪腺多形性腺瘤和泪腺多形性腺癌鉴别，泪腺多形性腺瘤病程缓慢，无疼痛，一般无骨质破坏。多形性腺癌多有泪腺多形性腺瘤病史，或原发肿瘤恶变，近期发展较快，可有骨质破坏和疼痛，其他鉴别的有泪腺淋巴瘤、泪腺炎性假瘤等。

腺样囊性癌因易术后复发、转移和持续性疼痛而长期痛苦，复发后的病变和骨壁可表现极不规则，常沿骨壁向眶尖部生长并包绕视神经，复发后 100% 有骨的改变，如病变破坏骨膜侵入骨实质，形成溶骨性改变则术后极易复发，和多形性腺瘤相比，完全切除非常困难，因肿瘤常常浸润到视神经孔部和骨，这类患者常需要全眶内容切除术，并包括受累的骨质，术后辅助放疗（图 8-1-7）。

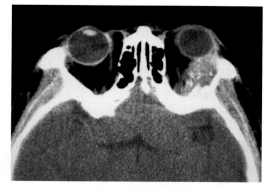

图 8-1-6　左侧泪腺腺样囊性癌，CT 显示病变不规则，有多个点状钙化斑，眶壁虫蚀样破坏

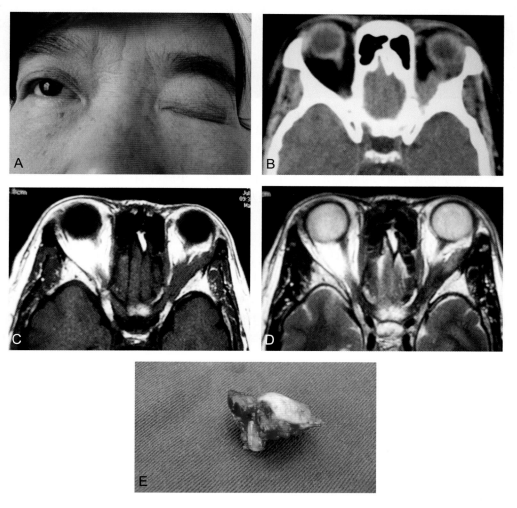

图 8-1-7　腺样囊性癌术后复发

A. 左侧泪腺腺样囊性癌局部切除 4 年后复发；B. 眼眶 CT 显示病变不规则，沿眶壁向眶尖生长，相邻骨壁凹陷、表面粗糙；C~D. 眼眶 MRI 显示病变 T_1WI 呈低信号，T_2WI 呈中高信号；E. 瘤体不规则并包绕视神经

对于边界清楚的肿瘤，局部切除病变组织及邻近骨质，结合术后放疗，有望达到根治目的，侵犯眶壁的要行根治性眶内容剜除术，切除范围应包括侧壁、眶顶及骨膜在内的全部眶内容，但易毁容貌。近年来主张对肿瘤进行扩大的局部切除术，术后联合放疗或化疗，其疗效等于或优于单纯性眶内容摘除术。局部肿瘤切除范围包括肿瘤和周围的部分正常软组织或骨骼在内的切除术（图 8-1-8）。其他有介入化学疗法、X-刀、γ-刀、加速器、内放疗、基因治疗等。

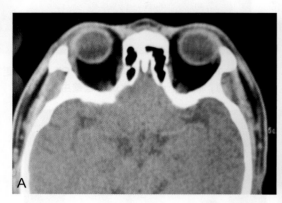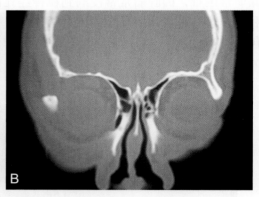

图 8-1-8 腺样囊性癌

A. 右侧腺样囊性癌局部手术切除 2 年后复发，眼眶 CT 显示泪腺部软组织肿物影，骨质破坏；B. 眼眶 CT 显示再次局部扩大手术，切除受侵骨壁，术后行局部放疗

林婷婷等报道肿瘤切除联合放疗 5 年生存率 80%，单纯肿瘤切除 5 年生存率 58.33%。因其肿瘤无完整包膜，易向周围骨质、神经及软组织浸润性生长，有疼痛症状，预后差，术后复发率达 77.14%，远处转移率占 37%。10 年生存率仅 20%。除手术和放疗之外，联合化疗是提高生存率的有效手段。

【作者思考】 腺样囊性癌具有起病隐匿、长期存在、复发、转移和死亡的生物特性，其治疗方法的选择是目前公认的难题之一。本病对放疗仅部分患者敏感，除手术和放疗之外，联合化疗和发现新的靶向治疗是提高生存率的有效手段。泪腺腺样囊性癌发病年龄较为年轻，部分患者无典型的骨质破坏，临床类似泪腺良性病变，注意鉴别。对泪腺肿物伴有快速进展的眼球突出、持续性疼痛、邻近骨质破坏、肿瘤内钙化和病变广泛、边界不规则等特征应考虑为本病。

三、泪腺多形性腺癌

泪腺多形性腺癌又名泪腺恶性多形性腺瘤，是泪腺的一种原发性恶性上皮癌，也可由多形性腺瘤转化而来，约占泪腺上皮性肿瘤的 12%~20%，为泪腺上皮性肿瘤的第三位，常见于泪腺多形性腺瘤切除不彻底复发或泪腺多形性腺瘤恶性变。

【病例摘要1】 患者男性，50 岁，因左眼球突出 4 年，加重半年入院。4 年前发现左眼球缓慢突出，在当地医院检查诊断为左眼眶肿瘤，因无其他不适未经任何治疗，近半年眼球突出加重，伴有眶部疼痛和视力下降。体格检查：全身无异常。眼科检查：视力右眼 0.8，左眼 0.2。眼球突出度右眼 14mm，左眼 18mm，眶距 98mm。左眼球突出并内下方移位，上转受限，泪腺部可触及质硬肿物，边界不清，肿物不活动，有压痛，视乳头边界不清，后极部视网膜有褶皱，血管走行正常，黄斑部色素紊乱，中心光反射不清。眼眶CT检查发现左侧眶内泪腺部可见软组织实性占位，密度均匀，肿瘤几乎占据整个眶腔，前界和眼球呈铸造形征，后界向眶尖部蔓延，和外直肌分界不清，骨性眶腔明显增大，眶外壁和眶顶有骨质破坏。临床诊断：左侧泪腺肿瘤。入院后于全身麻醉行外侧开眶肿瘤摘除术，术中见明显眶壁骨质侵蚀，呈蜂窝状，骨皮质脆弱，手术行肿瘤和周围软组织扩大切除，咬除及电烧灼病变骨质。病理诊断：左眼多形性腺瘤恶变。术后眶局部放疗，随访观察2年，情况良好无复发。（图8-1-9）

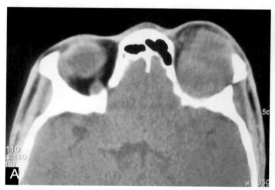
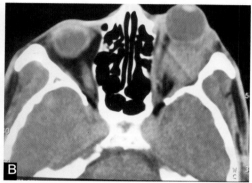
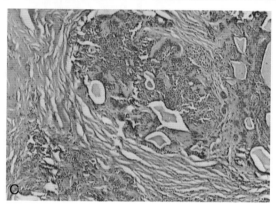

图8-1-9　泪腺多形性腺癌

A~B. 眼眶CT显示肿瘤边界不光滑，充满眶腔，眼球向前突出，眶腔扩大，骨质破坏；C. 病理：HE×40

　　【病例摘要2】　患者女性，56岁，因左眼泪腺多形性腺瘤术后30年，眼球突出伴疼痛2年入院。30年前曾在当地医院行左眼眶肿瘤手术，诊断为良性泪腺多形性腺瘤，近2年感觉原手术部位隆起，眼球突出，时有疼痛，经眼眶CT检查发现眶内有肿瘤而入院治疗。体格检查：全身无异常发现，浅表淋巴结无肿大。眼科检查：视力右眼0.2，左眼0.08。眼球突出度右眼14mm，左眼20mm，眶距100mm。右眼晶状体轻度混浊，其余未见明显异常。左眼球前下方突出，运动受限，颞上眶缘轻度隆起，泪腺区饱满，触有边界不清质硬肿物，晶状体轻度混浊，其余未见明显异常。眼眶CT显示泪腺部软组织肿物，向颞窝蔓延，肿物边界不规则，内有钙斑，眶壁骨质破坏。眼眶MRI显示病变T_1WI为中等信号，T_2WI为混杂中高信号，病变可被不均匀强化。临床诊断：左侧泪腺肿瘤术后复发。入院后于全身麻醉下前路开眶、S形眶缘皮肤切口左侧眼眶肿瘤摘除术，术中发现肿瘤边界不清，广泛粘连，呈侵袭性，眶顶和外侧骨壁侵蚀破坏，病变向颞窝侵犯，手术连同颞窝部病变根治性扩大肿瘤切除，咬除受侵骨壁。病理诊断：泪腺多形性腺瘤恶性变。术后局部放疗（图8-1-10）。

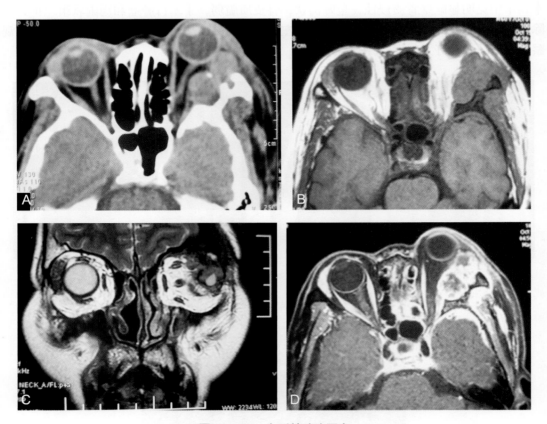

图8-1-10　多形性腺瘤恶变

A. 眼眶CT显示肿瘤不规则，瘤内钙斑，骨壁破坏；B~D. 眼眶MRI显示病变T_1WI为中等信号，T_2WI为混杂中高信号，病变可被不均匀强化

【图片点评】　病例1病史4年，眶腔普遍性扩大多见于良性肿瘤长期的生长过程，出现骨壁的侵蚀破坏和失去良性多形性腺瘤膨胀性生长特征，是良性肿瘤恶变的特性。病例2肿瘤术后30年发生复发恶变临床少见，因肿瘤内可发生囊性变、坏死、出血、骨化等，影像学常表现多样性。泪腺多形性腺癌与泪腺其他恶性肿瘤临床表现类似，有时鉴别困难。

【临床诊断提要】

1. 发病年龄较良性多形性腺瘤大。

2. 如有良性多形性腺瘤手术病史，突然复发加重，应考虑恶性变。

3. 已明确诊断的逐渐进行性的泪腺多形性腺瘤，近期突然眼球突出加重，眼睑肿胀、眶部疼痛，为恶性变的特点。

4. 泪腺区肿物有压痛，肿瘤边界不清，和眶壁有粘连、固定，提示眶骨膜侵犯，或有其他恶性上皮性肿瘤表现相似的病例。

5. 全身检查有无淋巴结或其他器官转移。

6. 影像学表现特征　B超显示病变内回声不均匀或呈块状，声衰减较多，无可压缩性；眼眶CT扫描显示肿瘤不规则，边界不清，无完整包膜或无包膜，增强现象明显，偶有钙化，骨壁侵蚀破坏，部分眶颅沟通，病变可向颅内和周围邻近组织浸润性蔓延生长。

【临床与治疗分析】　临床观察，泪腺多形性腺瘤存在时间越长，恶性变的可能性越大，10年内恶变率小于3%，20年以上的恶变率为10%~20%，因此将泪腺多形性腺瘤恶变命名为"恶性多形性腺瘤"。泪腺多形性腺癌无包膜或包膜不完整，切面呈灰白色或灰黄色，质地脆，临床上它们具有多形性腺瘤的典型症状、体征和影像表现，但显微镜下癌瘤组织中可找到残存的多形性腺瘤成分，并有恶性组织学特征，如有丝分裂、恶性腺体形成或细胞不典型增生，但未突入周围组织内，恶性成分常为腺癌，也可见腺样囊性癌、鳞癌等。

泪腺多形性腺癌组织学常表现为良性肿瘤结构与恶性变区混杂，本病是原发性还是继发于良性多形性腺瘤恶变或术后复发恶变尚无统一意见，但已经证实长期生长的良性多形性腺瘤可发生恶变，多次手术后复发的良性多形性腺瘤表现有骨质破坏和浸润性生长的恶性肿瘤生物学特性。由于泪腺多形性腺瘤可发生恶变及病理表现良、恶性两种组织特征，有认为使用"癌在泪腺多形性腺瘤中"诊断名称更为确切。

病例1病史历时4年，眶腔扩大，反映了病变呈缓慢发展过程，是良性肿瘤的生物特性，近期快速发展、骨质破坏是肿瘤恶变的特征。有认为，在缓慢发病过程的泪腺上皮性肿瘤近期快速发展，眶部疼痛和眼部肿胀，首次病理检查往往具有恶性和良性多形性腺瘤的双重改变，表明泪腺多形性腺瘤有良性肿瘤结构和恶变区混杂成分。泪腺多形性腺瘤恶性变后其临床表现和影像学特征与其他恶性上皮性肿瘤有类似的特征，而表现为良性过程的泪腺恶性肿瘤，易误诊为良性肿瘤。

病例2手术后30年，近期出现快速进展的眼球突出并伴有疼痛，影像学表现肿物边界不规则，内有钙斑，眶壁骨质破坏，应考虑复发恶变，但良性多形性腺瘤术后30年恶变临床少见，其复发和恶变的原因是否和细胞凋亡及基因突变有关尚待进一步研究。李青吉等报道survivin的高表达与caspase-3的低表达可能在泪腺多形性腺瘤的复发中起重要作用。如术后复发生长较快，并伴有疼痛，结合骨质破坏和肿瘤侵袭性生长的影像特征可为临床诊断提供依据。泪腺多形性腺癌在眼眶MRI多表现为T_1WI为中等信号，T_2WI为混杂信号影，病变可被不均匀强化，边界不清楚的特征，本例2患者即具有此影像特点，和其他良性多形性腺瘤有临床鉴别诊断意义。

初期的泪腺多形性腺癌其发病过程和体征类似于多形性腺瘤，治疗方式的选择也有相同之处，一期手术彻底切除是避免复发或恶性变的最重要治疗方法。术后复发的预后要比初次原发性病变预后差。在未向周围组织结构蔓延的泪腺多形性腺癌，应行包括泪腺窝骨质在内的根治性肿瘤切除术，如全眶内容或部分眶内容摘除术，术后辅以放疗，也有认为根治性眶内容剜除术其结果和广泛切除（眶内容摘除术）有同样的效果，术前后放疗联合局部扩大切除有利于手术完全切除病变、预防复发及转移。

化疗效果目前存有争议，一般认为无效；其他治疗方法有基因治疗、生物治疗、立体定向 γ-刀、X-刀治疗等。

本病预后差，常复发，复发率达 72%。预后和病理类型、组织分化程度有关，组织分化差的预后也差，多在半年至 3 年内死亡。对原发性病例手术联合放疗是最有效地防止复发的治疗方式。

【作者思考】　泪腺多形性腺癌早期和多形性腺瘤有类似的临床表现，伴有疼痛的快速发展是恶性肿瘤的特征，这与其他恶性肿瘤有相似之处，做好诊断和鉴别诊断至关重要。对于恶性肿瘤的治疗采用根治性或广泛手术切除联合放疗是治疗的有效手段。多形性腺癌可原发或继发于多形性腺瘤恶变，复发的多形性腺瘤仍以手术为主，但要考虑肿瘤恶性生物学行为，适当给予放、化疗。

四、泪腺腺癌

泪腺腺癌约占原发性泪腺上皮性肿瘤的 8.1%~15.4%，表现类似腺样囊性癌，临床少见。

【病例摘要】　患者女性，46 岁，因右眼球突出 1 年半、上睑下垂 6 个月入院。眼科检查：视力右眼 0.2，左眼 1.0。眼球突出度右眼 16mm，左眼 13mm，眶距 98mm。于右眼外上方泪腺区可触及硬性肿物，边界欠清，不活动，轻度压痛，影像学检查泪腺不规则肿大，呈实性，边界欠清，肿物相邻骨质有锯齿状破坏，眼前节与眼底未见明显异常。临床诊断：右眼泪腺恶性肿瘤，行肿瘤摘除及部分眶内容剜除术，病理诊断：右眼泪腺腺癌。术后辅以眶局部放疗，出院后随访中发现肿瘤仍有侵袭性生长，近 2 个月内肿瘤生长较快伴有明显的眶部疼痛，眼眶 CT 横轴位扫描表现眼球缺如，病变区相邻骨质破坏明显，眶外壁出现骨缺损，肿瘤边界不清，肿块呈侵袭状，密度一致；冠状位显示眶上壁和颅前窝沟通。全身检查未发现远处转移。临床诊断：右眼泪腺腺癌术后复发。因拒绝再次手术仍继续放疗，后失访（图 8-1-11）。

【图片点评】　右眼泪腺腺癌部分眶内容摘除术后半年复发，眼眶 CT 显示复发后泪腺部肿物呈弥漫浸润性生长，相邻骨质破坏，向颞窝和颅内蔓延，下部眶内无肿瘤侵犯，提示病变复发部位是从颞上方眶骨壁开始，一般认为，泪腺肿瘤复发多从骨膜开始，术中骨膜及骨壁处理的是否彻底关系到手术后的效果。本例手术后复发可能和首次手术未能完全切除受侵骨膜和骨壁有关。

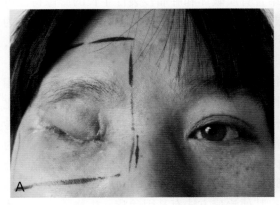
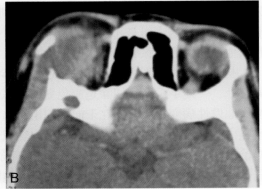

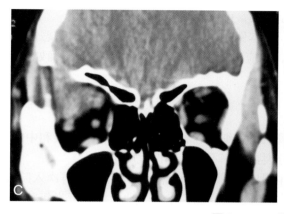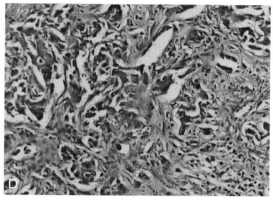

图 8-1-11 泪腺腺癌复发

A. 右泪腺腺癌部分眶内容剜除术及局部放疗后复发；B. 眼眶 CT 横轴位显示眶壁破坏和增生，肿瘤无包膜；C. 眼眶 CT 冠状位示眶顶破坏，颅脑沟通；D. 病理：HE×100

【临床诊断提要】

1. 男性多见，诊断时平均年龄约 50 岁，病程平均 2.2 年，临床少见。
2. 泪腺肿瘤生长较快，肿块呈侵袭性，常自发较早转移。
3. 伴有眼球突出的疼痛、视力下降、上睑下垂等。
4. 眼眶 CT 表现肿瘤边界不清的骨质破坏或增生。
5. 泪腺腺癌与腺样囊性癌及其他泪腺恶性肿瘤临床表现类似。

【临床与治疗分析】 腺癌临床表现类似泪腺腺样囊性癌，呈腺样或导管样分化，浸润性生长，曾认为腺样囊性癌是腺癌的变异，现认为是两种独立的疾病，腺癌具有不同的组织学改变，癌细胞呈立方形或柱状排列成片状或条索状，核多形性，核分裂象明显，常形成腺腔，其中有黏液产物。

与其他泪腺上皮性肿瘤一样，泪腺腺癌也具有易术后复发的生物特性，从本例患者术后复发的影像表现显示，肿瘤复发的位置仍位于眼眶外上方，沿眶骨膜周围侵袭性生长破坏，并向相邻的颞窝和颅内蔓延，而下方眶内软组织未被侵犯，原部分眶内容术后残留的视神经和眼外肌未受波及，可以认为肿瘤复发是从骨膜开始，第一次手术未能彻底处理肿瘤相邻的眶骨膜和病变骨壁是造成复发的根源。本例患者泪腺腺癌复发呈侵袭性生长，发展较快，因恶性程度高，手术应行根治性肿瘤摘除并切除破坏的骨壁，有眶颅沟通的病变，做眶 - 颅联合手术并辅以放疗。姑息性手术方法不能延缓或控制病变的发展。

泪腺腺癌与腺样囊性癌及其他泪腺恶性肿瘤表现类似，通常表现为快速生长，因其侵袭性强，常表现眼球突出、疼痛、流泪、视力下降、眼睑下垂等，这些肿瘤可自发转移，死亡率高，往往需要病理定性鉴别。但腺癌具有不同的组织改变，男性多见，有较限定的发病年龄，眶内少见，转移早，存活期短等特征。腺样囊性癌早期可无骨质破坏，形状为扁平或梭形，沿眶壁向眶尖生长，此为腺样囊性癌的独特现象，根据临床和影像学特征，易和多形性腺瘤相鉴别。

泪腺腺癌和泪腺腺样囊性癌一样，一经发现病变即应早期手术，根据病变范围选择局部扩大切除或眶内容剜除术，术后联合放疗，术中骨壁处理是关键，受侵骨壁要彻底处理，不能切除的受侵骨壁可电灼和冷冻处理，避免复发。

预后如同泪腺恶性多形性腺瘤，术后复发率达 60%~90.62%，死亡率高，预后较差，早期做根治性手术，术后放疗是最有效的治疗方法，可减少复发率。

【作者思考】 腺癌恶性程度及复发率高，由本例患者术后 1 年复发提示，泪腺恶性上皮性肿瘤手术治疗的关键除彻底切除肿瘤外，还应包括肿瘤相邻骨膜和骨壁的正确处理，受侵骨壁的彻底处理，决定了患者的预后。

五、黏液表皮样癌

黏液表皮样癌临床少见，起源于泪腺导管肌上皮细胞，肿瘤含有表皮样、黏液和中间型三种细胞，根据细胞结构、深染程度和核分裂数频率不同，恶性程度不一。

【病例摘要】 患者男性，84 岁，因右眶内泪腺黏液表皮样癌术后 1 年复发再次入院。1 年前在我院行泪腺肿瘤摘除术，病理为泪腺黏液表皮样癌，术后当地放疗，近半年肿瘤复发，快速生长，伴眼眶部疼痛剧烈再次住院。眼科检查：视力右眼光感，左眼 0.4。眼球突出度右眼 21mm，左眼 13mm，眶距 93mm。眶压右眼 T+3，左眼 Tn。右眼球高度突出、移位并固定，上睑下垂，上下睑肿胀，结膜高度充血水肿，眶前部广泛软组织侵犯，额部及外眦皮肤结节状隆起，眼球情况不能看。眼眶 CT 显示右侧眼眶肿瘤，其内密度不均，肿瘤向眶前后蔓延，几乎占据整个眼眶，眶外壁局限性凹陷，并有骨膜增生肥厚，无明显骨质破坏。全身检查可见肝、肺转移性病灶。临床诊断：右眼泪腺黏液表皮样癌术后复发并全身广泛转移。转肿瘤科行全身化疗（图 8-1-12）。

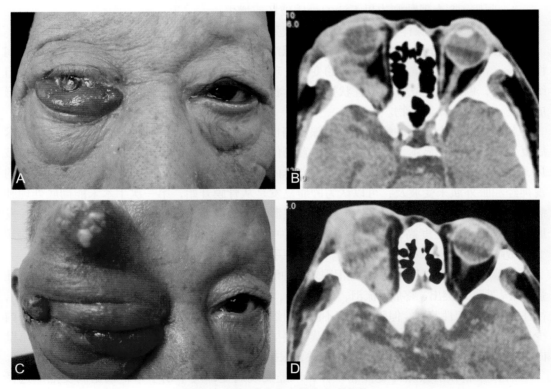

图 8-1-12　黏液表皮样癌术后复发

A~B. 第一次手术前：眼球突出、结膜充血水肿，眼眶 CT 显示右侧外上方眶内不规则软组织肿物；C~D. 术后 1 年复发，眼球突出，皮肤呈结节状隆起，眼睑肿胀，眼眶 CT 显示肿瘤向眶内前后蔓延，眶内几乎被肿瘤占据，骨膜增生肥厚，骨壁破坏不明显

【图片点评】 患者第 1 次就诊表现为迅速进展的浸润性泪腺肿瘤特征，局部肿瘤切除后 1 年再次复发，本次住院表现眶前部软组织广泛侵犯，皮肤呈结节状肿瘤样隆起，眶内病变迅速扩大至几乎整个眶腔，眼眶 CT 显示眶外壁增厚，而骨侵袭破坏不明显。肿瘤快速进展性的侵袭性生长，伴有显著的疼痛构成了本病的重要特征。虽然有人认为黏液表皮样癌眶骨壁破坏少见，与本例相似，但经笔者治疗的数例患者证实本病骨破坏并不少见。

【临床诊断提要】

1. 发病年龄 发病年龄大，平均 50 岁。

2. 肿瘤生长特征 泪腺缓慢生长的肿块，疼痛或泪溢，部分患者肿瘤生长快速。

3. 临床表现 高度恶性者发展迅速，眼球突出明显，上睑下垂、结膜水肿、眼球运动障碍等。

4. 影像学 眼眶 CT 少见有骨质破坏，可有钙化。但恶性程度高者多呈浸润性生长，常有骨质破坏和囊性成分。

5. 全身情况 可发生淋巴结及全身转移。

【临床与治疗分析】 黏液表皮样癌主要由黏液和鳞状细胞组成，多发生于唾液腺中，在眼部组织中，黏液表皮样癌可发生于结膜、眼睑、副泪腺、泪腺及泪囊，也可发生于先前存在的多形性腺瘤。

显微镜下，黏液表皮样癌由不同比例的黏液细胞、表皮样细胞和基底样细胞组成，黏液细胞呈柱状、圆形或短梭形，巢状分布，核小深染，胞质内含大量黏液空泡，黏液物质也可存在于癌巢的上皮内。表皮样细胞与鳞状上皮相似，呈多边形，体积较大，核大、核圆形或椭圆形，呈不同程度的异型性，可见核仁和核分裂，胞质丰富，嗜酸染色，偶见角化。基底样细胞体积小，核圆形或椭圆形、深染，胞质较少，常呈紧密团块状。癌巢周围基底样细胞有时形成栅栏状结构。

黏液表皮样癌好发于 50 岁以上人群，表现为泪腺窝内慢性生长的肿块，但有的病程较短、生长较快，表现为急性的发展过程，伴有明显的疼痛和溢泪，眼球短期出现突出、运动受限、睑裂不能闭合、结膜高度充血水肿，病变可同时侵犯眼眶和眼睑，向前蔓延至眼睑及周围睑外组织，眼睑可表现为溃疡糜烂或结节状肿物，多无色素沉着，类似于眼睑基底细胞癌或鳞状细胞癌的表现，本病例患者即具有此临床表现特征。

黏液表皮样癌影像学表现和其他泪腺恶性上皮性肿瘤类似，表现肿瘤边界不清，外形不规则，向眶内前后生长，因肿瘤侵袭性较强，可向颅内和颞窝侵犯，眶颅沟通。病变还可侵犯鼻窦等眼眶周围邻近器官，视功能常遭受严重破坏。晚期可导致全身转移而死亡。有的肿瘤出现钙化，但钙化在恶性上皮性肿瘤中不具有特异性。有学者认为黏液表皮样癌眶骨壁破坏较其他恶性泪腺上皮肿瘤少见，但据笔者临床治疗病例发现，本病不乏广泛骨侵袭病例，多数均有不同程度的虫蚀样骨质破坏，受侵范围不一，眶外壁、眶顶、蝶骨、眶上裂等处骨质均可受累（图 8-1-13）。

该病例患者术后 1 年复发并全身转移，表明本病发展迅速，侵袭力较强，复发后临床表现以眶前部软组织炎症特征、眼球突出及持续性疼痛再次就诊。肿物发展主要向眶前部软组织侵袭生长，表现为眶前部软组织广泛侵犯，皮肤呈结节状肿瘤样隆起，但无破溃。影像学显示眶内病变呈浸润性生长特征，边界不清，骨质破坏不明显，但有骨膜增生肥厚，这可能和本病的组织分化程度与生物特性有关，也不能排除放疗后骨壁反应。本例患

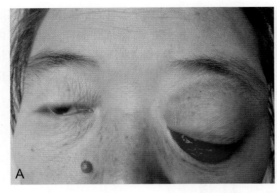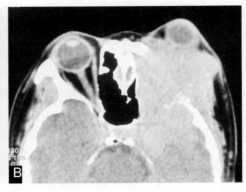

图 8-1-13　黏液表皮样癌

A. 左眼球高度前下方突出移位，上睑下垂；B. 眼眶 CT 显示肿瘤充满整个眶腔，眶壁广泛破坏，导致病变眶颅沟通

者为解决剧烈的疼痛要求住院行眶内容剜除术，最终因有肺部转移，而进行局部放疗联合全身化疗。

　　本病主要是和其他泪腺恶性肿瘤鉴别，黏液表皮样癌特点为发病年龄大，通常生长缓慢，疼痛和溢泪为临床常见症状。

　　泪腺黏液表皮样癌临床少见，这种肿瘤的预后取决于分化程度和产黏液细胞的数目，治疗以彻底切除为主，术后辅助放疗。低级肿瘤（1级和2级）生存率高，高级肿瘤（3级）存活率低。

　　【作者思考】　黏液表皮样癌发病率不及其他泪腺恶性上皮性肿瘤高，它的恶性程度和肿瘤组织分化及产生黏液细胞的数目有关，部分肿瘤起自多形性腺瘤，分化程度低的存活率较高，彻底切除肿瘤并辅助放疗可提高生存率，3级肿瘤虽经根治性眶内容剜除术，常因全身转移而死亡。

六、泪腺导管囊肿

　　属于泪腺上皮性囊肿，临床非常少见，其发病机制尚不清楚，可能是由于炎症、外伤、手术等致导管开口阻塞，导致泪腺导管神经肌肉收缩异常、管壁变薄而被动扩张形成囊肿。其发病率约为泪腺病变的 6%，被认为起源于主泪腺或泪腺睑叶。

　　【病例摘要】　患者女性，26岁，因左眼上睑外侧圆形肿物4年入院。4年前发现左眼上睑外侧逐渐增大的圆形肿物，情绪激动或哭泣时明显肿大，有时伴有皮肤红肿，局部应用抗生素后炎症消失，但肿物不能消退。眼科检查：视力双眼1.0。右眼未见异常；左眼球无突出，眼球运动正常，上睑外侧可触及边界清楚的圆形肿物，大小约 1.5cm×1.5cm，表面光滑，可活动，有弹性，挤压可轻度缩小，外上方结膜轻度充血，翻转上睑于外上穹隆部结膜下有半透明囊性肿物，其余无异常发现。眼眶 CT 显示外上方眼球和眶缘之间圆形囊性肿物，内密度低，无骨质改变。临床诊断：左眼泪腺导管囊肿。入院后于局部麻醉下行囊肿摘除术，因囊肿大，术中切开外眦角，沿囊膜外分离皮肤和结膜组织，避免囊壁破裂，完整摘除。病理诊断：泪腺导管囊肿。术后观察3年无复发（图 8-1-14）。

　　【图片点评】　外上方穹隆部结膜下半透明囊性肿物，眼眶 CT 表现为圆形低密度，边界清楚，多见于泪腺导管囊肿，因囊肿和骨膜无粘附，多数无骨质改变。本病应注意和其

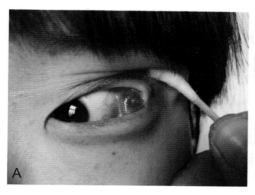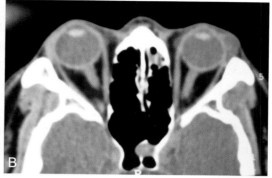

图 8-1-14　泪腺导管囊肿

A. 左眼外上方穹隆部结膜下半透明囊性肿物；B. 眼眶 CT 显示低密度囊性病变

他泪腺囊肿及实性肿瘤相鉴别。

【临床诊断提要】

1. 年龄　中青年多见，也有发生于儿童。

2. 病因　外伤、手术、长期慢性炎症可能为继发因素。

3. 临床体征　上睑外侧或外上方穹隆部结膜下半透明状囊性肿物，肿物边界清，有弹性，表面光滑，激动或哭泣时可增大，常为本病特点。

4. 眼球运动及视力通常不受影响。较大肿物致眼球内下方移位。

5. 囊肿可单发或多发、单眼或双眼发病，生长缓慢。

6. 影像学表现为囊性。

【临床与治疗分析】　按照囊肿发生部位不同分为 4 类：①睑部泪腺囊肿；②眶部泪腺囊肿；③ krause 和 wolfing 副泪腺囊肿；④异位泪腺囊肿。男女性差异不大，有认为女性多于男性，平均年龄据报道为 38 岁到 47.7 岁不等。病理显示囊肿壁多由两层细胞构成，囊壁衬以假复层鳞状上皮或柱状上皮，壁外由纤维膜包绕，囊肿内为无色或黄色液体，含有蛋白质、上皮细胞、白细胞、胆固醇等成分，纤维组织内及血管周围的泪腺组织内有淋巴细胞、浆细胞浸润。

泪腺导管囊肿因位置隐蔽，早期不易发现，但可以有长期的局部结膜充血和刺激症状，局部常有触痛，部分肿物较大，患者自己可触及，情绪激动时明显，局部有胀感。临床表现因囊肿部位不同而异，睑部泪腺囊肿可表现为上睑无痛性肿胀、胀痛或触痛，也可表现外上方穹隆部结膜下圆形无痛性囊性肿物，肿物边界清楚有弹性，有的呈半透明状，炎症或受刺激后局部结膜充血，囊肿增大，眶部囊肿可引起眼球突出和眼球内下方移位，一般无眼球运动及视力障碍。囊肿一般不与骨壁贴附，故较少引起骨质改变。B 超特点为囊肿内低回声或无回声，呈液性暗区，内无血流信号；眼眶 CT 表现囊性肿物，密度较低，边界清楚，无增强现象，少部分可见眶缘骨质受压特征。

泪腺导管囊肿多数无明确病因，笔者诊治的 8 例泪腺导管囊肿患者，有 5 例曾患慢性结膜炎，另 3 例无明确原因。张楠等报道的 15 例泪腺导管囊肿，术前均无眼部炎症及外伤史，笔者认为慢性的结膜炎症及先天导管发育畸形造成泪腺导管开口阻塞可能是形成囊肿的主要原因，其他原因少见。另外，泪腺导管囊肿形成以副泪腺多见，主泪腺少见。笔者诊治的病例均发生于睑部泪腺，无一例为眶部泪腺。张楠等报道的病例 8 例发生于副泪腺，7 例发生于主泪腺。囊肿部位多位于眼眶颞上方，鼻上方少见。

本病主要是和结膜的上皮性囊肿、原发性泪腺肿瘤、来自于外上方的寄生虫囊肿、皮样囊肿、额窦黏液囊肿、植入性囊肿等进行鉴别。来自结膜的上皮性囊肿多位于眼眶鼻侧；原发性泪腺肿瘤呈实性，位于泪腺窝内；植入性囊肿多有病因，如手术、外伤等；皮样囊肿多有骨壁受压变形或骨缺损；额窦黏液囊肿多有额窦壁缺损，额窦腔和囊肿相通，额窦内炎症性密度增高。

治疗通常需要肿物切除，一般经结膜切口即可完整摘除，术中分离肿瘤时要注意勿损伤提上睑肌，并尽可能避免损伤睑部泪腺，较大囊肿可行外眦角切开，残余囊壁易使肿物复发。本病预后良好，囊肿穿刺或切除不彻底易复发。

【作者思考】　泪腺导管囊肿根据临床表现及影像表现较易诊断，其典型特征为位于外上方穹隆部结膜下的半透明囊性肿物，除鉴别诊断外，其治疗方式的选择非常重要，最重要的手术并发症是上睑下垂、睑部泪腺损伤和术后复发。

第二节　泪腺非上皮肿瘤

一、泪腺炎性假瘤

临床较为常见，它可由急性泪腺炎迁延而来，或是病变的慢性过程，表现为一种非特异性慢性炎症，原因不明，通常认为和自身免疫有关，也可与病毒、结核等感染有关。组织病理学表现为淋巴细胞、浆细胞、嗜酸性粒细胞等炎性细胞浸润，并有大量胶原纤维增生。因炎症累及以泪腺为主，本文将其作为单独一种炎症病变类型来讨论。

【病例摘要 1】　患者女性，43 岁，因双侧眼睑肿胀 2 年住院。近 2 年无任何诱因出现双侧眼睑肿胀伴轻度触痛，病情时轻时重，应用抗生素、激素治疗后症状减轻，但反复复发。眼科检查：视力右眼 1.0，左眼 0.8。双眼睑轻度水肿，眼球无突出，右眼向外运动受限，于双侧泪腺部可触及边界不清的硬性肿物，不活动，有轻度触痛，肿物和骨壁粘连紧密，眼眶 CT 横轴位可见双侧泪腺对称性肿大，呈梭形，密度均匀，边界欠清，骨质无改变。临床诊断：双侧泪腺炎性假瘤。入院后应用糖皮质激素治疗，症状减轻，肿物缩小，双眼分别于局部麻醉下行泪腺肿物切除术。病理诊断：双侧泪腺炎性假瘤。为防止肿瘤复发，术后继续口服泼尼松并逐渐减量至停药，随访观察 2 年无复发（图 8-2-1）。

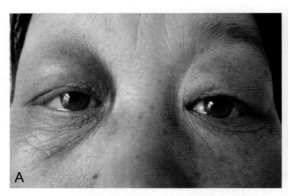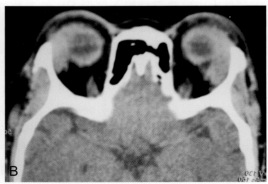

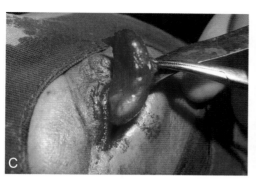
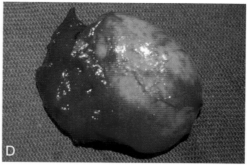

图 8-2-1　双侧泪腺炎性假瘤

A. 双侧眼睑轻度水肿；B. 眼眶 CT 显示双侧泪腺对称性肿大，边界不光滑，与眼球呈铸造形；C. 术中，可见泪腺肿大，呈扁平状；D. 瘤体

【病例摘要2】　患者女性，36 岁，因右眼上睑红肿伴疼痛 14 天入院。眼科检查：视力双眼 1.0。眼球突出度右眼 17mm，左眼 14mm，眶距 91mm。右眼上睑轻度水肿，泪腺部可触及边界不清楚、质硬肿物，有明显触痛，肿物与眶壁粘连紧密，不被推动，颞侧结膜充血，眼球向外运动受限，眼眶 CT 示右侧泪腺肿大，边界不清，与眼球呈铸造形改变，骨质无破坏。左眼未见异常。临床诊断：右侧泪腺炎性假瘤。入院后应用糖皮质激素冲击治疗后，肿物明显缩小，出院后继续糖皮质激素口服治疗，但 2 个月后复发，泪腺肿物增大，再次入院后局部麻醉下行右侧泪腺肿瘤摘除术。病理诊断：右侧泪腺炎性假瘤。术后继续口服糖皮质激素治疗。随诊 1 年无复发（图 8-2-2）。

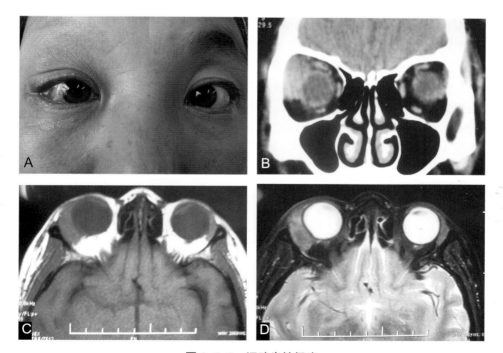

图 8-2-2　泪腺炎性假瘤

A. 右侧眼球突出，泪腺部饱满；B. 眼眶 CT 显示右侧泪腺增大；C~D. 眼眶 MRI 显示病变于 T_1WI 与 T_2WI 均呈中等信号

【图片点评】 两例患者影像学表现为单侧或双侧泪腺肿大，呈扁平状，沿骨膜向前后生长，边界不清，肿瘤前部与眼球呈铸造形改变，无骨质破坏，为泪腺炎性假瘤的典型表现特征。这种临床特征也见于泪腺淋巴瘤、结节病等，应注意鉴别。

【临床诊断提要】

1. 发病年龄 中青年女性多见。

2. 发病过程 可呈急性、亚急性或慢性，急性者上睑充血水肿，呈 S 形，上睑下垂，病情时轻时重，有的一开始即为缓慢过程。应用激素好转，但反复发作。

3. 眼别 单侧或双侧均可发病，双侧多见。也可双侧先后发病。

4. 临床体征 上睑轻度红肿，泪腺部触及质硬、边界不清肿物，有的呈分叶状，有轻度活动，双侧泪腺肿物可表现对称或不对称。有或无眼球突出。

5. 伴随症状和体征 眶部疼痛或泪腺部压痛，如眼外肌受累时出现眼球运动障碍、复视。

6. 影像学检查有助于诊断。

【临床与治疗分析】 炎性假瘤的病理特征各家分类不一，其主要有 3 种类型，弥漫性淋巴细胞浸润型：以淋巴细胞增生浸润为主；硬化型：以胶原纤维增生为主，细胞成分少；混合型：表现胶原纤维增生和慢性炎症细胞相混杂。

泪腺炎性假瘤临床表现多样性，各人发病过程不一，表现各异，可呈急性、亚急性或慢性。受累范围有较大差异，有的仅泪腺受累，有的和眼外肌及眶内软组织同时受累。临床表现单侧或双侧泪腺弥漫性肿大，于外上方泪腺窝眶间隙可触及边界欠清的硬性肿物，多数因和周围组织及眶骨膜粘连而固定，少数可活动，有的呈分叶状，有或不伴有触痛，病变发展缓慢，部分眼球突出，运动受限。影像学检查，B 超显示肿大的泪腺内回声减少，透声性较好，眼外肌受侵时，则显示眼外肌不规则增粗。眼眶 CT 显示泪腺呈实性等密度肿大，边界欠清，形状为椭圆形或薄饼状，常沿骨膜向后生长，后缘锐利（图 8-2-3）。双侧发病时，则泪腺肿物显示为对称性或不对称（图 8-2-4）。病变和眼外肌、眶内软组织、筋膜囊、巩膜等组织同时受累时，表现眼外肌不规则肿大、眶内软组织密度增高、筋膜囊积液、眼环增厚等特征，病变和眼球呈铸造样改变，临床上和泪腺恶性淋巴瘤难于鉴别。眼眶 MRI 显示 T_1WI 呈中等信号或低信号，T_2WI 为中等信号，少数为低信号，信

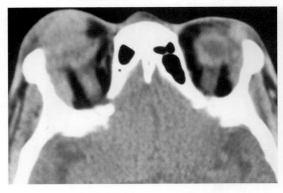

图 8-2-3 泪腺炎性假瘤，眼眶 CT 显示病变沿骨膜向后生长，后缘锐利

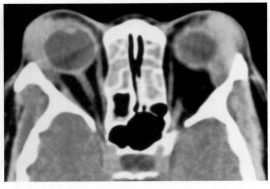

图 8-2-4 泪腺炎性假瘤，眼眶 CT 显示双侧泪腺对称性肿大

号均匀或不均匀，增强后明显强化。但泪腺炎性假瘤的共同特征为炎性水肿，呈占位性或浸润性病变，通常无骨质破坏，激素治疗敏感。

病例1　双眼睑反复轻度红肿2年，曾长期按炎症治疗，应用糖皮质激素治疗减轻，停药后复发，呈一种缓慢反复发作过程，泪腺部可触及质硬边界不清肿物，不活动，眼眶CT表现双侧泪腺部肿物对称性扁平状增大，边缘不光滑，呈浸润状，眼外肌受累肿大，和眼球呈铸造样，眼眶无骨质破坏，这些临床表现常是泪腺炎性假瘤所持有的特征。

病例2　首次就诊表现为亚急性发作过程，表现眼睑水肿、结膜充血和疼痛，典型影像学特征为泪腺不规则增大，因对激素比较敏感，其治疗应首选糖皮质激素，此型泪腺炎症易误为细菌性泪腺炎，与后者最好的鉴别是行活检，进行病理检查。有时泪腺炎性假瘤波及范围广泛，表现眶部泪腺与睑部泪腺同时受累，上睑皮下软组织硬结，呈弥漫性肿块，经药物治疗后能使肿块缩小，症状消失，但停药后易复发，单纯性药物不能完全治愈，反复发作的泪腺炎症应予以手术切除，术后继续糖皮质激素巩固治疗，可减少复发，以提高治愈率。

眼眶内炎性假瘤传统认为具有3个特点：①反复发作，呈长期的慢性过程；②肿物多样性，边界不清，有恶性肿瘤生长特性，但不转移，手术不能根治；③无骨质破坏。据笔者临床观察，有些较为局限的炎性假瘤，尤其是泪腺的炎性假瘤，如无伴发邻近组织的炎性改变，经术前糖皮质激素缩小肿瘤体积，可一次性完全切除，术后继续应用激素控制炎性复发，有报道治愈率达90%以上。由于术后复发的病变多从睑部泪腺开始，故手术时要连同睑部泪腺一并切除。经临床观察此种治疗方式复发率极低，多数可达到根治。此外，笔者发现眶内炎性假瘤少数可发生多种骨质改变，如骨质吸收、破坏和其他骨压迫征，泪腺炎性假瘤也如此，按病理类型多为硬化型和混合型，这些需进一步临床观察。

泪腺部疾病类型很多，主要是泪腺上皮性和非上皮性病变，鉴别诊断十分重要。上皮性肿瘤主要是泪腺肿瘤，其他多为肿瘤样非上皮病变，其中泪腺炎性假瘤为主要类型。根据泪腺炎性假瘤的表现特征需要鉴别的疾病主要有泪腺的恶性肿瘤、泪腺的特异性炎性病变和其他非上皮性肿瘤。泪腺恶性肿瘤发病快，肿瘤不规则，边界不清，眼眶CT可发现骨质破坏；急、慢性泪腺炎有炎症感染性特征，部分有全身症状，抗感染及激素治疗效果好；泪腺非霍奇金淋巴瘤表现与泪腺炎性假瘤类似，不易鉴别，需要病理检查，特别是用免疫组织化学染色等方法加以鉴别；良性淋巴上皮性病变多发生于中青年，女性多见，多为双侧泪腺对称性无痛性肿大伴有唾液腺肿大，常伴有口干症状。

泪腺炎性假瘤多认为和自身免疫有关，它有自限、自愈倾向，预后较好，手术、糖皮质激素和放疗均可获得满意效果。因泪腺炎性假瘤位置靠前，手术治疗效果最好，且并发症少。术前应用糖皮质激素控制肿瘤的炎性反应，缩小肿瘤体积，有利于完全切除肿瘤，为避免复发，可连同睑部泪腺一并切除，术后继续用药予以巩固，减少复发。局限性肿块手术切除后可减少复发或治愈，一般对视力影响不大。反复复发、用药效果不良的可联合放疗。糖皮质激素治疗效果欠佳者应行活检，排除淋巴瘤或其他病变。

【作者思考】　泪腺炎性假瘤具有反复发作，可呈急性或慢性发病过程的表现特征，药物或手术均难以根治，应采用个体化治疗，对于有明显肿瘤样肿块，激素治疗不能完全消退者可手术切除，经临床观察，药物联合手术的综合治疗可提高治愈率。

二、泪腺良性淋巴上皮性病变

良性淋巴上皮性病变又名 Mikulicz 病，是一种以单侧或双侧对称性泪腺及唾液腺（主要为腮腺）无痛性肿大为特征的泪腺和唾液腺慢性炎症。本病目前真正原因不清，据认为是一种与自身免疫相关的特发性炎症，可能和遗传因素、性激素、免疫因素及病毒感染等有关。有学者认为本病不是一种独立的疾病，而是 Sjögren 综合征全身表现的一部分。

【病例摘要】　患者女性，61 岁，因眼睑水肿伴渐进性眼球突出 3 年，眼眶 CT 检查发现泪腺占位入院。3 年前无明显原因出现眼睑水肿，无疼痛及其他不适，眼球渐进性突出，近 2 年发现腮腺肿大。既往体健，无全身疾病史。眼科检查：视力双眼 0.6。双眼睑轻度水肿，眼球轻度突出，向上转动受限，双侧泪腺窝均可触及边界欠清肿物，不活动，无压痛，角结膜正常，无眼部干燥，泪液分泌试验正常，眼内无明显病变。CT 显示双侧泪腺对称性肿大，密度均匀，形状欠规则，无骨质改变，双侧腮腺对称性肿大，密度欠均匀。体格检查：双侧腮腺触及对称性肿大，无压痛、口干，全身浅表淋巴结无肿大，肝脾正常，其他检查未见异常。临床诊断：良性淋巴上皮性病变。入院后于局部麻醉下行泪腺肿物摘除术，病理诊断：良性淋巴上皮性病变（图 8-2-5）。

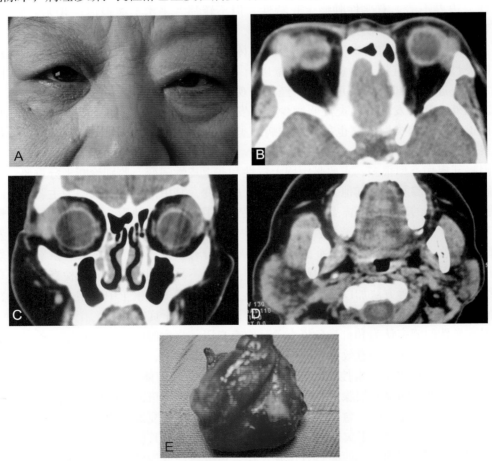

图 8-2-5　泪腺良性淋巴上皮性病变

A. 双侧上睑饱满；B~C. 眼眶 CT 显示双侧泪腺对称性肿大；D. CT 显示双侧腮腺对称性肿大；
E. 切除的泪腺瘤体

【图片点评】 本例患者病程呈无痛性缓慢进展性泪腺肿大，眼眶影像表现类似泪腺炎性假瘤和淋巴瘤，壁眶骨质无异常，同时 CT 显示双侧腮腺对称性肿大，应考虑良性淋巴上皮性病变，本病诊断应排除全身系统性及其他结缔组织疾病。

【临床诊断提要】

1. 年龄 可发生于任何年龄，以 30 岁以上中老年女性多见。

2. 临床特征 双侧对称性无痛性泪腺肿大伴有唾液腺肿大，有时为单侧泪腺肿大。

3. 伴随症状 常有口干，但无眼干。

4. 全身检查 除外全身导致泪腺和唾液腺肿大的其他结缔组织疾病。无全身伴随症状。

5. 影像学表现特征。

6. 病理 淋巴细胞浸润和肌上皮岛形成。

【临床与治疗分析】 本病最早由波兰学者 Mikulicz 在 1888 年报道，病理上是由于淋巴细胞弥漫性浸润泪腺和唾液腺，同时腺体内肌导管上皮细胞反应性增生，即病变组织内同时有淋巴细胞与肌上皮细胞的一种良性病变，病理学检查在泪腺实质内有较多的淋巴细胞浸润、腺体实质萎缩、肌上皮岛在腺导管内增生浸润引起腺管改变（扩张），是良性淋巴上皮性病变的重要组织学特征。

临床多见于单侧或双侧腮腺、颌下腺、腭腺受累（图 8-2-6），泪腺受累少见，在倪逴等报道的 1152 例良性眼眶肿瘤中仅有一例为本病。近年来有逐渐增加趋势，因不影响副泪腺，所以不出现眼干燥症，它既不伴有全身结缔组织疾病，也无其他特异性或非特异性慢性炎症，如同时伴有淋巴瘤、结核、白血病、类肉瘤等则称为 Mikulicz 综合征。为了避免与引起泪腺、唾液腺肿大的疾病如结节病、淋巴瘤、结核病、梅毒及其他特异性和非特异性的炎性疾病相混淆，1991 年 WHO 唾液腺肿瘤新分类，建议采用"良性淋巴上皮病变"这一名称。

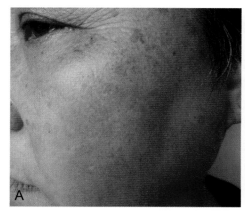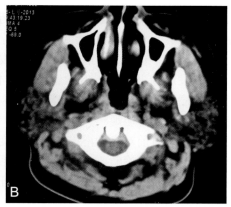

图 8-2-6 泪腺良性淋巴上皮性病变
A. 双侧腮腺肿大；B. 眼眶 CT 显示双侧腮腺肿大，呈颗粒状

泪腺良性淋巴上皮性病变尚无诊断的金标准，2006 年 Lee 等在欧洲眼科杂志上发表的诊断标准在临床上被认可，包括：①泪腺持续性、对称性肿大合并一侧或双侧颌下腺和 / 或腮腺肿大；②排除可以导致上述临床表现的其他疾病，如类肉瘤、病毒感染、淋巴

增生性疾病等。汪亮等为了和有类似表现的 Sjögren 综合征相鉴别，提出在诊断泪腺良性淋巴上皮性病变时要考虑以下几点：①临床表现双侧泪腺弥漫性、均匀性、持续性肿大，同时伴有唾液腺肿大，病变仅限于腺体而无眼外肌肿大；②不伴有干眼等其他结缔组织疾病；③组织病理学诊断时腺体应有典型的淋巴细胞，且呈多克隆增生、浸润，伴数量不等的浆细胞、嗜酸性粒细胞等浸润，细胞呈明显多样性，且能够排除淋巴细胞增生性疾病；④激素治疗敏感。

良性淋巴上皮病变和泪腺炎性假瘤及泪腺淋巴瘤有相似之处。和炎性假瘤的鉴别点主要是眼部表现和病理特征，炎性假瘤可有眼睑红肿、疼痛等，病理为淋巴细胞、浆细胞等炎性细胞浸润，组织内纤维组织增生可呈条索状或团块状，在混合型炎性假瘤可有玻璃样变性和退行性改变，无肌上皮岛形成和腺体的实质萎缩；泪腺恶性淋巴瘤呈浸润性生长，常侵犯眼外肌、视神经和眶内软组织，和眼球呈铸造形改变，眼眶 CT 显示肿物边界不清，形状不一，可为条状、薄饼状、结节状等，眼眶 MRI 检查 T_1WI 呈等信号或低信号，T_2WI 呈中等信号，病理学上无肌上皮岛形成，为不成熟的淋巴细胞或明显异型性淋巴细胞组成。其他需要鉴别的疾病尚有良性反应性淋巴组织增生和非典型淋巴组织增生，这些均无腮腺对称性肿大和病理上肌上皮岛形成。

本例患者表现为双侧对称性泪腺肿大合并有双侧腮腺持续性肿大，病程发展缓慢，无疼痛、眼干及其他炎症性眼征，全身无淋巴结、肝脾肿大，无白血病、淋巴瘤、结核病等及其他结缔组织疾病，临床表现符合本病特征，和 Sjögren 综合征的鉴别在病理上无大区别，但后者因病变主要损害泪腺、副泪腺和唾液腺的腺泡，使之萎缩或消失，泪液分泌明显减少，故常有眼干、口干及关节痛的表现，而良性淋巴上皮病变炎症不损害副泪腺，所以无眼干症状。本例患者住院后给予糖皮质激素治疗，肿块明显缩小，为进一步确诊行单侧泪腺肿瘤切除，免疫组织化学证实为良性淋巴上皮病变。术后继续激素治疗，出院 2 年未见复发。

良性淋巴上皮病变诊断不难，其治疗尚无一定的标准，因其为特发性炎症，和自身免疫有关，具体治疗方式应个体化。糖皮质激素药物治疗是首先的选择，采用口服或静脉点滴冲击疗法均有明显效果，但要足量全程，药物联合手术治疗预后较好，药物效果不好或局限的肿块宜采用手术方式切除，或放射治疗。

本病预后较好，有的治疗后易反复，复发后可重复用药或手术治疗，难以控制的可局部放疗。少数发展为淋巴瘤，有学者认为，本病有 26% 可发展为黏膜相关淋巴瘤，是正常人发生淋巴瘤的 44 倍，并多以非霍奇金淋巴瘤为主，也有报道发生上皮恶性变，故对良性淋巴上皮病变要密切观察。

【作者思考】　目前对良性淋巴上皮性病变的病因、发病机制、诊断标准和治疗的规范化尚无统一的认识，其诊断要点是排除全身系统性疾病，主要表现以单侧或双侧对称性泪腺及唾液腺（主要为腮腺）无痛性肿大为特征、以泪腺肌上皮岛形成和腺体的实质萎缩为特点。该病易和泪腺淋巴瘤及泪腺炎性假瘤相混淆，必要时应病理活检明确诊断。笔者认为，治疗应个体化，糖皮质激素药物治疗为主，结合手术和放疗可达到治愈，因有恶变倾向，应密切随访。

三、泪腺脱垂伴肿大

泪腺脱垂是一种容易被忽视但并不少见的疾病，在伴有急、慢性炎症时，常出现脱垂的泪腺肿大，类似泪腺肿瘤而成为肿瘤样病变，易和泪腺肿瘤相混淆。

【病例摘要】　患者女性，28 岁，因双侧上睑对称性松弛、肿胀 2 年入院。近 2 年患者发现双侧眼睑肿胀，曾诊断为眼睑皮肤松弛症，应用糖皮质激素治疗无好转，近来眼睑松弛加重，就诊于眼眶病科。眼科检查：视力双眼 1.0。眼球无突出，运动正常，双眼睑松弛，睑皮下可触及分叶状肿大的泪腺，活动，无触痛，可还纳入眶内，双侧眼球正常。眼眶 CT 表现泪腺脱位于眶缘之外，肿大，边界不清，和眼球呈铸造形，临床诊断：双侧泪腺脱垂伴炎性肿大。入院后于局部麻醉下手术行双侧泪腺复位，眶隔加固，去除眶内 1ml 脂肪组织，切除多余的皮肤，术中取部分泪腺病变组织病理定性。病理诊断：泪腺组织伴有慢性炎症（图 8-2-7）。

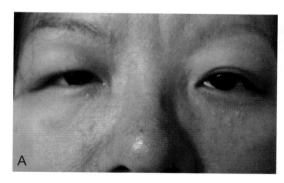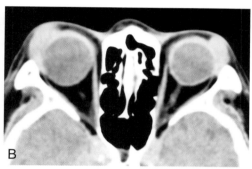

图 8-2-7　双侧泪腺脱垂
A. 双眼上睑饱满；B. 眼眶 CT 显示双侧泪腺对称性肿大伴有脱垂

【图片点评】　患者双眼上睑松弛，眶缘皮下可触及边界清楚的泪腺，表面光滑，可还纳入眶内，是典型泪腺脱垂的临床特征。眼眶 CT 表现泪腺较正常肿大并向前移位，泪腺窝空虚，与眼球呈铸造形，结合手术后病理诊断为泪腺脱垂伴慢性炎症。泪腺炎性假瘤、泪腺结节病、泪腺结核也会出现类似表现，应注意鉴别。

【临床诊断提要】

1. 年龄与性别　青年发病，女性多于男性。

2. 病因　泪腺脱垂具有遗传性的先天性病变，为常染色体显性遗传。

3. 表现体征　眶外上缘部触到肿大的泪腺，活动，可还纳入眶内，常伴有睑皮肤松弛。本病多呈双眼对称性，如合并有慢性炎症则有触痛，应和泪腺炎性假瘤鉴别。

4. 影像学检查可见肿大的泪腺脱位于眶缘或睑皮下，泪腺窝呈空巢状，无骨质改变。

5. 伴有慢性炎症的泪腺脱垂经激素治疗肿物缩小，但不能使泪腺复位。

【临床与治疗分析】　因固定泪腺的悬韧带松弛或变性，使眶部泪腺部分或全部脱离泪腺窝，而表现眼眶外上皮肤松弛和肿胀，或由于年龄相关的眼睑退行性变，眶隔薄弱，眶脂肪和泪腺疝入眼睑内，形成眼睑松弛症伴有泪腺脱垂。翻转眼睑，上穹隆部可见脱垂的泪腺肿块。

泪腺脱垂有原发性和继发性两种，原发性主要是支持泪腺的组织薄弱引起，双眼对称性发病及青年多见，女性多于男性，其发病机制多认为是先天性遗传性疾病，为常染色体显性遗传，解剖因素包括泪腺过大、泪腺支持韧带及眶隔发育不良等，后天因素与眼睑及结膜的慢性炎症、肥胖、血糖过高及氨基酸代谢紊乱等有关。继发性多由外伤、肿瘤压迫及眶压增高所致，老年人多见。由于长期泪腺脱垂伴有的慢性炎症，可导致泪腺循环障碍及泪腺血管神经性水肿，进一步刺激眼睑皮肤松弛变性，使泪腺脱垂加剧。

泪腺脱垂的特征为双侧对称性，眼眶外上方皮肤松弛及肿胀，眶缘下可触及边界不清的分叶状肿块，挤压可还纳入眶内，如伴有泪腺慢性炎症，泪腺肿大，类似泪腺炎性假瘤。眼眶 CT 显示泪腺较正常增大，泪腺向前移位，泪腺窝部分或全部空虚呈空巢状，肿大的泪腺临床上易和泪腺炎性假瘤及泪腺淋巴瘤相混淆。活检可见泪腺外及其泪腺基质有慢性炎性细胞浸润。

本例患者双侧对称性泪腺脱垂，无家族性遗传病史，可能和解剖因素有关：眶隔发育不良加上泪腺的慢性炎症使泪腺脱垂肿大，或是本身就有的泪腺慢性炎症，刺激眶隔退变松弛使泪腺脱垂。这种炎症属于非特异性的，周围组织无粘连，活动性好，与泪腺炎性假瘤和泪腺淋巴瘤有区别。泪腺炎性假瘤以泪腺弥漫性肿大为特征，常有眼球突出、眼球运动障碍，周围有浸润性病变，可伴有眼外肌及睑部泪腺肿大，且单侧多见，触及较硬，多不活动。如无全身淋巴瘤，仅限于眼眶的泪腺淋巴瘤与泪腺炎性假瘤表现类似，但均无泪腺脱垂。

泪腺脱垂的治疗目的一是恢复泪腺的正常解剖位置，二是保持泪腺的正常生理功能。单纯性泪腺脱垂有采取手法复位，即手按摩复位后加压包扎，但效果不佳，较少应用。目前被认可的主要是手术复位，手术皮肤切口选择通常有两种方式，一是眉弓下皮肤切口进路，二是从双重睑皮肤切开进路，两种方法各有利弊，笔者认为，前者方式术野开阔，脱位泪腺暴露充分，操作及眶隔加固方便，但皮肤易留瘢痕，影响外观美容；后者手术方式操作不便，术后易出现眼睑水肿、皮下淤血，恢复过程缓慢，但术后形成双重睑，皮肤瘢痕隐蔽，松弛多余的皮肤按照术前标记切除准确，利于美容效果，为多数医生所采纳。

泪腺复位的固定方法目前常用缝线眶骨膜悬吊术和眶缘骨孔固定术，其基本操作方法是将脱垂的泪腺用 5-0 双针尼龙缝线呈荷包、U 形或 8 字形穿过泪腺固定于泪腺窝骨膜或眶骨上。有学者认为眶骨膜悬吊术固定不牢固，骨膜菲薄，容易骨膜撕裂或滑脱，作用不持久，复发率高。眶骨悬吊术是在眶缘骨壁做骨孔，将缝线通过骨孔将泪腺固定于骨壁，稳定牢固，不易复发，同时为增加美感，可同期行重睑术。

临床发现有些泪腺疾病也伴有泪腺脱垂，如泪腺炎性假瘤、泪腺结节病、泪腺良性淋巴上皮性病变等。泪腺炎症性肿大，术前应用糖皮质激素治疗，可使肿块缩小，但泪腺不能复位，缩小的泪腺脱垂再通过手术复位，术后继续激素治疗。如药物治疗效果不好，又不能排除其他性质的泪腺脱垂、肿大，可手术切除或部分切除，切除部分病理定性以明确性质。有报道泪腺切除后会影响泪液分泌，术后出现眼干，笔者还未发现这种情况。

【作者思考】　泪腺脱垂常见，诊断较易，关键是否伴有慢性炎症性肿大，如有炎性肿大，实际上和伴有泪腺脱垂的泪腺炎性假瘤在临床和影像上表现类似，糖皮质激素治疗可使肿大的泪腺明显缩小，但泪腺不能复位，停药后泪腺肿大易复发，治疗应激素和手术相结合。

四、泪腺绿色瘤

多发生于急性粒细胞性白血病，过去称为绿色瘤，或粒细胞肉瘤、骨髓肉瘤，是白血病在眼眶的一种特殊表现。

【病例摘要】 患者男性，6岁，因白血病6个月，左眼球突出半月入院。6个月前已确诊为急性粒细胞性白血病，眼科就诊前已经化疗，近半月发现左眼进展性眼球突出。眼科检查：视力双眼未查。右眼眶前部表现正常。左眼轻度突出，眼球运动受限，眼睑肿胀，结膜充血，泪腺区可触及边界不清肿块。眼眶CT显示右侧泪腺呈薄饼状轻度肿大，密度一致，沿眶壁向后蔓延，无骨质破坏；左眼泪腺明显增大，边界清楚，颞侧皮下有肿瘤侵犯，相邻眶外壁骨质锯齿状破坏，双侧泪腺大小呈明

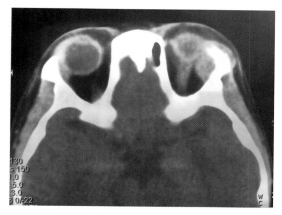

图8-2-8 双侧泪腺绿色瘤

显不对称性。周围血白细胞21.22×10^9/L，中性粒细胞百分比76.6%，中性粒细胞绝对值为17.5×10^9/L，外周血细胞检查有幼稚细胞，骨髓异常，临床诊断：白血病双侧泪腺侵犯，治疗主要结合全身情况化疗（图8-2-8）。

眼眶CT横轴位显示双侧不对称性泪腺部占位病变，相邻眶外壁骨质锯齿状破坏。

【图片点评】 图例显示双侧泪腺呈不对称性肿大，右侧呈薄饼状，与眼球呈铸造形，左侧呈不规则状，相邻眶壁锯齿状破坏，眼睑明显水肿肥厚，表明肿物的侵袭状态。

【临床诊断提要】

1. 如有粒细胞性白血病史，而后出现进展较快的泪腺肿大即可诊断。

2. 多发生幼儿或儿童，平均发病年龄7岁，男女比例约5：1，成人少见。

3. 眼部表现 眼睑肿胀、上睑下垂、结膜充血水肿、眼球突出移位及运动障碍等。

4. 肿瘤特征 发病突然、生长迅速的单侧或双侧泪腺肿大，肿物边界不清。

5. 全身及实验室检查，包括外周血液分类和骨髓穿刺，有外周血细胞及骨髓造血异常改变，外周血有幼稚细胞。

6. 眼眶CT显示多数无骨质破坏，但无特异性。影像显示泪腺肿块不规则或薄饼状，可有浸润性眼外肌病变。

【临床与治疗分析】 白血病常发生双侧眼眶或泪腺侵犯，儿童多见，男女比例约为5.8：1，12周岁以下居多，可双眼同时或先后发病，眼眶病变的位置可以包括软组织、泪腺和骨。据秦家琨等报道，眼眶绿色瘤侵犯部位以眶外壁最多见，主要表现为眶骨下梭形肿块影、结节影和片状浸润及眶壁骨质筛状、边缘性、蚕蚀样或毛刷状破坏为特点，肿块密度均匀，边界清楚。笔者发现的两例眶内绿色瘤，一例位于双侧眶内鼻侧肌锥外间隙（图8-2-9），病变呈梭形，边界清楚，本病例发生于双侧泪腺。刘雅敏报道2例眼眶绿色瘤，其中一例也发生于泪腺部位，虽然眼眶绿色瘤可发生于眶内任何部位，但泪腺是肿瘤转移性和血液系统病变侵犯的好发部位，有人认为绿色瘤好发于骨骼系统，尤以眼眶骨为甚。本病病程短，发病快，骨质破坏多见，广泛和多处的眶骨破坏也是本病的特征。白血病患者全身检查有血细胞异常，骨髓有幼稚细胞和原始淋巴细胞。

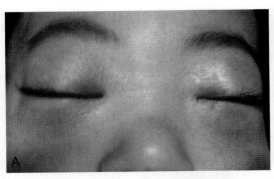
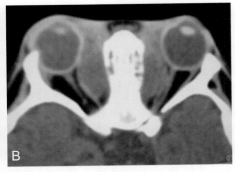

图 8-2-9 白血病双侧眶内侵犯

A. 患儿 2 岁，急性粒细胞性白血病；B. 眼眶 CT 横轴位显示双侧鼻侧眶间隙软组织病变，内直肌及筛窦侵犯

　　眼眶 CT 为非侵入性检查，通过眼眶 CT 可清楚显示眼眶绿色瘤的部位、形态和范围，以及眶壁骨质的破坏情况。

　　该病例患儿有明确的白血病病史，虽经过全身化疗，仍无法控制异常白细胞在眼眶组织内的浸润性破坏，其临床特点为起病突然和眶内软组织浸润。图 8-2-9 患儿 2 岁，因双眼睑红肿，精神委靡，不愿睁眼而首诊于眼科。之前无白血病史，眼眶 CT 检查发现双侧内直肌对称性占位病变，外周血细胞检查白细胞 22.81 × 10⁹/L，中性粒细胞百分比 83.1%，中性粒细胞绝对值为 $19.0 \times 10^9/L$，单核细胞绝对值为 $0.95 \times 10^9/L$，外周血细胞有幼稚细胞，骨髓检查异常，有幼稚粒细胞，儿童血液病科诊断为急性粒细胞性白血病。根据两例患儿病史及发病过程的不同，提示儿童白血病眼眶侵犯可发生于全身表现之前、之后或同时。有认为眼眶软组织受累在急性白血病比慢性白血病多见，单侧眼球突出是最常见的原因，但双侧发病也不少见，眼眶的这些病变常意味着患儿的快速死亡，局部放疗结合全身化疗可能延缓生存期。

　　泪腺绿色瘤需与其他泪腺恶性肿瘤相鉴别。眼眶转移瘤和眼眶恶性肿瘤以形态不规则、密度不均、边界不清、骨质破坏为特点，有的转移瘤多有一定的好发部位和眼眶 CT 表现特异性，如神经母细胞瘤 4 岁以下多见，发展快，眼睑可有瘀血斑，眼眶 CT 显示可有骨破坏，腹部有肾上腺髓质肿瘤，一般转移至骨壁多见；非霍奇金淋巴瘤多发生于 50~60 岁老年人群，可单侧或双侧发病，双侧多见，病变常包绕眼球，起病缓慢，病史长，约 35% 泪腺淋巴瘤最终发展为全身淋巴瘤，而 65% 没有全身受累，可浸润破坏正常泪腺组织但不破坏骨质结构，眼眶 CT 病变显示均匀软组织密度，眼眶 MRI 检查在 T_1WI 呈中等信号或低信号，T_2WI 呈中等信号或略高信号，本病在儿童少见。横纹肌肉瘤多见于儿童，生长快，晚期骨质破坏，病理显示瘤细胞呈梭形，胞质内有横纹；组织细胞增多症多见于儿童，多有多灶性骨质改变，颅骨易累及，表现溶解性病变，眶内眼眶 CT 显示骨破坏和锯齿样边缘。

　　绿色瘤治疗主要是全身性综合治疗，包括全身化疗和骨髓移植。局部放疗能缩小肿瘤，减轻眼部症状。放化疗可延长生命。本病预后极差，早期诊断和快速治疗非常重要。

　　【作者思考】 传统认为眼眶绿色瘤侵犯部位以眼眶骨质为主，尤其眶外壁最多见，但笔者认为泪腺与眶内软组织也为绿色瘤的好发部位。本病多见于儿童，快速发展的眼球突出，伴有炎症性眼部特征的眼眶病变，应考虑绿色瘤与其他恶性肿瘤的可能性。绿色瘤多伴有全身血液系统疾病，易和其他眶内恶性肿瘤相鉴别。

参 考 文 献

1. Mafee MF，Edward DP，Koeller KK，et al. Lacrimal gland tumors and simulating lesions. Clinicopathologic and MR imaging features. Radiol Clin North Am，1999，37（1）：219–239.

2. Shields JA，Bakeweell B，Augsburger JJ，et al. Classification and Incidence of space–Occupying Lesions of the orbit. A survey of 645 Biopsies. Arch ophthalmol，1984，102（11）：1611.

3. 孙为荣，牛膺筠. 眼科肿瘤学. 北京：人民卫生出版社，2004.

4. 林锦镛，李恩江. 泪腺窝占位性病变临床分析. 中华眼科杂志，1995，31（6）：462.

5. 朱建波. 泪腺上皮性肿瘤的研究现状及其临床治疗和评价预后的指导意义. 国外医学眼科学分册，2002，26（3）：184–185.

6. 程洋，孙丰源，唐东润，等. 泪腺上皮性肿瘤彩色多普勒超声特征分析. 中国实用眼科杂志，2010，28（3）：283–285.

7. 张程芳，孙丰源，唐东润，等. 泪腺上皮性肿瘤的特征及影像学分析. 中国实用眼科杂志，2013，31（8）1064–1067.

8. 李诗韵，孙丰源，唐东润. 眼眶占位导致骨改变CT征象及临床分析. 中国实用眼科杂志，2010，28（10）1095–1098.

9. 戴玲，颜建华，于强. 泪腺肿瘤38例临床分析. 中国实用眼科杂志，2004，22（4）：277–279.

10. 北京协和医院编. 眼科诊疗常规. 北京：人民卫生出版社，2005.

11. 曾婕，李彬. 原发性泪腺上皮性肿瘤的治疗进展. 国外医学眼科学分册，2005，29（3）：199–202.

12. 肖利华. 眼眶手术学及图解. 郑州：河南科学技术出版社，2000.

13. 顼晓琳，李彬，史季桐，等. 1492例眼眶占位性病变临床病理学分析. 眼科，2007，16（6）：398–402.

14. 王毅，李月月，肖利华. 眼眶腺样囊性癌的影像学研究. 眼科，2007，16（6）：391–394.

15. 张薇，宋国祥，何彦津，等. 泪腺腺样囊性癌CT表现的研究. 中国实用眼科杂志，2011，29（5）：461–463.

16. 王韧琰，钟勇，施维，等. 泪腺腺样囊性癌手术联合术后放疗一例. 眼科，2007，16（4）：287–288.

17. 林婷婷，何彦津，张虹，等. 眼眶腺样囊性癌的治疗与预后分析. 中华眼科杂志，2009，45（4）：309–313.

18. Esmaeli B，Ahmadi MA，Youssef A，et al. Outcomes in patients with adenoid cystic carcinoma of the lacrimal gland. Ophthal Plast Reconstr Surg，2004，20：22–26.

19. 郭健，鲜军航，张征宇，等. 泪腺腺样囊性癌的MRI特征分析. 眼科，2013，22（5）：314–319.

20. 李彬，张浩. 泪腺几种常见病变的诊断与鉴别诊断. 眼科，2007，16（6）：431–433.

21. 杜春发，徐德生，张志远，等. 伽马刀治疗泪腺腺样囊性癌的临床分析. 中国实用眼科杂志，2008，26（11）：1234–1235.

22. 叶慧菁，杨华胜，张平. 眼睑黏液表皮样癌的临床病理分析. 中国实用眼科杂志，2010，28（10）：

1077–1079.

23. 严欢，苏帆，杨新吉，等. 动脉介入化学疗法在视网膜母细胞瘤和泪腺腺样囊性癌治疗中的应用. 国际眼科纵览. 2011, 35（1）：66–70.

24. 孙为荣，牛膺筠. 眼科肿瘤学. 北京：人民卫生出版社，2004.

25. 张楠，唐东润. 泪腺导管囊肿的临床研究. 中国实用眼科杂志，2009，27（11）：1312–1314.

26. 范瑞，钟瑞佳，李雪. 泪腺导管囊肿一例. 中国实用眼科杂志，2011，29（12）：1324.

27. 崔忆辛. 良性淋巴上皮性病变研究进展. 中华实验眼科杂志，2013，31（1）：96–99.

28. 于文玲，王振常，燕飞，等. 泪腺炎症及淋巴细胞增生性病变的 CT 及磁共振成像诊断. 眼科，2007，16（5）：309–311.

29. 黑砚，康莉，李月月，等. 22 例眼眶转移癌临床病理分析. 眼科，2007，16（6）：403–406.

30. 李彬，张浩. 泪腺几种常见病变的诊断与鉴别诊断. 眼科，2007，16（6）：431–433.

31. 高占国，刘立民，庄成明，等. CT 显示双侧泪腺肿大的眼眶病分析. 中国实用眼科杂志，2012，30（2）：174–178.

32. 罗燕，韩媛媛. 泪腺脱垂手术治疗探讨. 中国实用眼科杂志，2008，26（11）：1241–1242.

33. 刘雅敏，魏锐利，蔡季平. 眼眶绿色瘤 2 例. 中国实用眼科杂志，2004，22（3）：238.

34. 何乐健，伏利兵，王琳，等. 肾透明细胞肉瘤的临床病理学研究. 中华病理学研究，2001，30（6）：422–425.

35. 翟迟，陈然，张轶峰，等. 泪腺窝眶缘骨孔固定泪腺治疗泪腺脱垂临床观察. 国际眼科杂志，2013，13（6）：1282–1284.

36. 李青吉，孙丰源，林锦镛，等. 复发性泪腺多形性腺瘤临床特征分析及相关凋亡因子研究. 中国实用眼科杂志，2012，30（8）：953–956.

第九章　泪囊肿瘤及肿瘤样病变

泪囊肿瘤少见，但种类颇多，通常将泪囊肿瘤分为3类：①泪囊原发性肿瘤，主要来源于外胚层和中胚层，表皮外胚层来源肿瘤占多数。毕颖文等报道86.5%肿瘤起源于泪囊上皮，占泪囊肿瘤的绝大部分，其中又以起源于上皮的乳头状瘤和癌为主，癌包括腺样囊性癌、黏液表皮样癌等。非上皮肿瘤有泪囊纤维组织细胞瘤、血管瘤、血管外皮细胞瘤、淋巴网状组织瘤。其他间质肿瘤包括神经纤维瘤、黑色素瘤和神经鞘瘤。原发性泪囊肿瘤中良性较少，恶性肿瘤以上皮性者最多。②继发性肿瘤，是继发于皮肤、鼻窦、眼眶等邻近器官肿瘤的泪囊侵犯，特别是筛窦肿瘤的直接蔓延，病理改变以不同来源而异，有鳞状细胞癌、基底细胞癌、皮肤黑色素瘤等。少数来源于转移性泪囊肿瘤。③泪囊炎性假瘤，据报道约25%的泪囊肿瘤为泪囊肉芽肿或炎性假瘤。

第一节　泪囊鳞状细胞癌

泪囊鳞状细胞癌在眼眶肿瘤中仅占较小部分，但病变的广泛多样性可能超出眼眶，鳞状细胞癌虽然发病率不高，但较其他泪囊上皮性肿瘤多见，徐良等报道18例上皮性泪囊肿瘤，其鳞状细胞癌10例，毕颖文等报道占原发性泪囊肿瘤的66.7%，在上皮性的泪囊癌中属于主要的类型。其预后差，常因远处转移死亡。

【病例摘要1】　患者女性，52岁，因右眼流泪2年入院，门诊曾诊断为泪道阻塞行泪道探通术不见好转，近1年泪囊部皮肤发现硬性肿块，逐渐破溃，有脓性分泌物溢出，以右眼泪囊肿瘤收入院。眼科检查：视力右眼0.6，左眼0.8。右眼内眦部皮肤质硬，泪囊部触及边界不清质硬肿物，皮肤呈火山口状棕黑色溃疡，表面干燥和痂皮形成，泪道冲洗有血脓性分泌物外溢，其余未见异常。左眼未见明显异常。眼眶CT显示右侧泪囊部密度增高的不规则肿物，无明显骨质破坏。临床诊断：右侧泪囊肿瘤。入院后于局部麻醉下行泪囊肿瘤切除术，术中见肿瘤边界不清，周围粘连，切开泪囊，见泪囊内乳头状肿物增生，行扩大的泪囊摘除术。病理诊断：泪囊鳞状细胞癌。术后给予局部放疗（图9-1-1）。

【病例摘要2】　患者女性，49岁，因左眼流泪1年，发现泪囊肿物6个月入院。入院前1年，左眼经常流泪，门诊曾诊断为泪道阻塞行泪道探通术治疗不见好转，近6个月泪囊部肿物逐渐增大，近期生长较快，鼻腔常有血性鼻涕。眼科检查：视力右眼0.8，左眼1.0。右眼未见明显异常；左侧眼球向外上移位，内转受限，眼球无突出，泪囊部可见1.5cm×2cm大小肿物，局部皮肤粉红色隆起，肿物质硬，触诊边界不清，不活动，下睑外翻，泪道冲洗不通，无分泌物溢出，内眦及下穹隆部结膜乳头状增生肥厚，结膜轻度

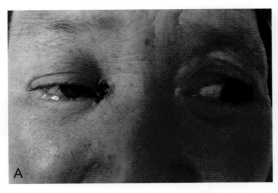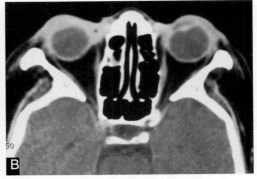

图 9-1-1　泪囊鳞状细胞癌

A. 右眼泪囊鳞状细胞癌，皮肤破溃形成窦道；B. 眼眶 CT 显示泪囊肿物，无骨质破坏

充血，其余未见异常。眼眶 CT 显示左眼泪囊部密度增高的不规则实性肿物，肿物侵犯筛窦及鼻腔，泪囊部骨质明显破坏。临床诊断：左眼泪囊恶性肿瘤。入院后于局部麻醉下行泪囊肿瘤扩大根治术，术中见泪囊肿物和皮肤、结膜及眶内软组织广泛粘连，周围分界不清，肿物侵犯鼻腔及筛窦，泪骨、筛骨、鼻泪管等骨性结构均遭破坏消失，肿物直接和鼻腔沟通，术中将眶底、鼻腔及眶内受侵骨壁、软组织连同肿物一并根治性切除，同时眼睑及结膜成形。病理诊断：泪囊鳞状细胞癌，术后行局部放疗（图 9-1-2）。

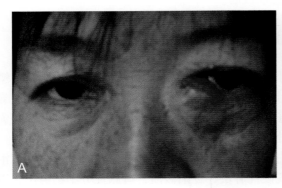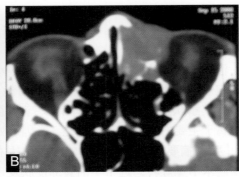

图 9-1-2　泪囊鳞状细胞癌

A. 左侧泪囊部肿物，内眦皮肤糜烂；B. 眼眶 CT 横轴位显示左侧泪囊部肿物，局部骨质破坏，病变向筛窦及眶内侵犯

【病例摘要3】　患者男性，45 岁，因右眼流泪 3 年，发现泪囊肿物 1 年入院。既往有右眼长期流泪病史，曾按泪道阻塞行探通手术治疗失败，探通时泪道有血性物溢出。近 1 年发现泪囊部逐渐增大的肿物而入院治疗。眼科检查：视力双眼 0.8。右侧眼球向外上移位，内、外转受限，泪囊部可见 1.5cm×1.5cm 大小隆起肿物，触及质硬，边界不清，不活动，皮肤局限溃疡性糜烂，呈浅凹状，泪点及泪小管侵蚀破坏，内眦及下穹隆部可见菜花状肿物，鼻侧结膜广泛粘连，轻度充血，其余未见异常；左眼未见明显异常。眼眶 CT 显示右眼泪囊部实质性肿物，边界清楚，无明显骨质破坏。临床诊断：右眼泪囊恶性肿瘤。入院后于局部麻醉下行泪囊肿瘤扩大根治术，术中见泪囊肿物和皮肤、结膜广泛粘连，周围分界不清，肿物侵及鼻泪管，术中将泪囊、受侵眼睑、结膜、鼻泪管骨质及肿瘤

周围眶内软组织根治性切除，眼睑及结膜成形。病理诊断：泪囊鳞状细胞癌，术后局部放疗（图9-1-3）。

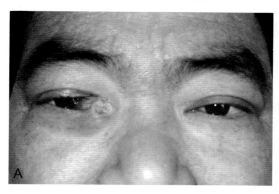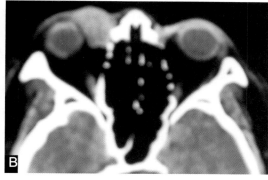

图9-1-3　泪囊鳞状细胞癌

A. 右侧泪囊部肿物，皮肤糜烂破溃；B. 眼眶CT显示泪囊部肿物，边界清楚，无骨质破坏

【图片点评】　3例患者均有早期的溢泪病史，易误诊为泪道阻塞和慢性泪囊炎，溢泪进展中逐渐形成的泪囊肿块和皮肤破溃提示泪囊恶性肿瘤的临床征象，常见于泪囊癌。晚期向眶深部和鼻窦蔓延，眼球受挤压向外侧移位，骨壁严重破坏。3例患者均接受了泪囊肿瘤根治术，并接受局部放疗。

【临床诊断提要】

1. 老年男性多见。

2. 临床表现　早期溢泪、鼻腔或泪道冲洗有血性分泌物，易误诊为慢性泪囊炎。

3. 体征　泪囊部可触及边界不清肿物，不活动，有的皮肤受侵袭破溃或形成瘘管，有脓性物溢出。

4. 肿瘤特性　呈侵袭性生长方式，可向眶内、鼻窦及眶周软组织侵犯。相邻骨质可有破坏。

5. 晚期淋巴结和全身转移。

6. 泪囊的各种恶性肿瘤其临床症状和影像特征表现类似，必要时需病理定性。

【临床与治疗分析】　泪囊区占位性病变具有多样性，主要为原发性和继发性泪囊肿瘤，原发性泪囊肿瘤恶性多见，以上皮性来源为主，这与泪囊的组织解剖结构有关，泪囊位于眼眶内下方的泪囊窝内，是泪道的膨大部分，正常人的泪囊壁内衬双层柱状细胞，内含杯状细胞；泪囊下端通向鼻泪管处内衬纤毛柱状上皮，与鼻黏膜相似，上皮下亦有少数浆液性腺体，均为泪囊上皮肿瘤的主要来源。按照病理学特征，泪囊常见的上皮性肿瘤有良性乳头状瘤、局部恶变的乳头状瘤、泪囊癌和黏液表皮样癌等，在泪囊癌中，泪囊鳞状细胞癌以非乳头状方式生长，是泪囊恶性肿瘤的主要细胞类型，多发生于老年男性患者。

溢泪、内眦部肿块和泪囊的血性分泌物通常是泪囊恶性肿瘤的三大体征。泪囊恶性肿瘤的初始阶段类似于慢性泪囊炎，大多数泪道冲洗通畅，部分冲洗不通，有时伴有血性或黏液性分泌物，因此有人认为慢性泪囊炎可能是肿瘤的前期病变，长久的慢性泪囊炎症反应可使泪囊上皮异常增殖而恶变，对于经久不愈的泪囊慢性炎症，尤其同时伴有内眦韧带上方的肿块或血性分泌物时应警惕泪囊恶性肿瘤的可能。泪囊恶性肿瘤质地较硬，和皮肤粘连紧密，不易推动，因恶性肿瘤侵蚀性生物特性会导致周围组织的破坏、皮肤破溃、脓性或浆液性分泌物等，应区别于各种炎症性病变。有时随肿物生长，泪囊区可有局部波动感，继之破溃形成瘘管，皮肤表面可见静脉血管扩张，深部可向眶内发展，导致眼球突出、骨质破坏。

　　影像学检查对临床诊断也有较大帮助，泪囊恶性肿瘤眼眶 CT 显示不规则肿物，边界不清，无包膜，与眶骨粘连，多有骨质破坏，常侵犯泪囊部周围软组织及鼻窦，较大的肿瘤侵及眶内致眼球突出。超声显示泪囊内不规则异常回声，CDFI 可见病变内有血流信号，但和低分化腺癌相比较少，这和肿瘤细胞分化程度有关。原发性泪囊肿瘤以实性多见，多数为恶性。囊性病变可由先天或后天因素所致，主要是由于各种原因导致的泪道阻塞、炎性渗出物潴留形成，临床表现为慢性泪囊炎或泪囊黏液囊肿特征，B 超表现为囊性病变，声衰减不明显，具有可压缩性，囊性效应后界回声可见，CDFI 表现病变内无彩色血流信号，眼眶 CT 为泪囊区的圆形或类圆形的软组织密度影，边界清楚，周围囊壁略呈高密度，少有骨质破坏。

　　综上所述，分析本文 3 例患者其发病过程和临床表现均符合泪囊恶性肿瘤特征，但初期均以长期的泪道阻塞、溢泪和脓性分泌物为首发症状而就诊，早期误诊为泪道阻塞和慢性泪囊炎，未引起足够的重视和得到及时的正确诊断及合理治疗。例 1 逐渐出现皮肤破溃和脓瘘，病例 2、3 发展为逐渐增大的泪囊部肿块、皮肤溃疡和结膜乳头状增生，病变都超出了泪囊范围并向眶内及鼻窦发展，泪道冲洗时表现有血性分泌物。其中病例 2 发现有骨质破坏。因此，对不明原因的溢泪都应考虑到早期的泪囊肿瘤的可能性，特别是老年患者，才不至于延误诊断和治疗，长期溢泪和慢性泪囊炎患者排除性影像学检查应作为常规手段，泪囊造影在早期无肿块时可提供诊断帮助，典型图像是泪囊影扩张，造影剂分布不均，潴留时间大于 30 分钟，囊壁可见软组织影凸出。还可表现泪囊壁部分充盈、囊壁扭曲，骨质有破坏时造影剂外渗。出现肿块后活检是唯一可靠的诊断方法。

　　泪囊鳞状细胞癌是泪囊恶性肿瘤的主要类型，其发展进程为伴随泪囊炎的溢泪、泪囊窝的肿胀和泪囊肿块的侵袭破坏，多数发展缓慢，其治疗方法基于病变的发展程度，手术切除是主要的治疗方法，局部病变应行泪道系统的全部切除，周围有侵袭的癌可广泛切除，包括邻近的骨、邻近眶壁和鼻窦壁，眶内侵犯还要包括眶内容剜除术，所有手术后均应辅以放疗。晚期肿瘤蔓延或远处转移预后差，治疗目的为延缓生命。本节 3 例患者根据临床表现和影像显示的病变范围，确定个体化手术治疗方案，除病例 1 因病变尚局限，做了局部扩大的肿瘤摘除术，其余 2 例行包括邻近骨质在内的根治性切除，所有手术后均辅以局部放疗。

　　【作者思考】　泪囊肿瘤恶性多见，以泪囊鳞状细胞癌最多，一般进程多伴有自发性的泪溢、泪囊肿块和最终向泪囊外发展，本病治疗贵在早期诊断，初期易误诊为泪道阻塞或泪囊炎。本病侵袭性生长，生长范围可超出泪囊的本身，皮肤破溃、泪道的血性分泌物、邻近眶内组织的侵犯是诊断恶性肿瘤的重要指征。治疗方法基于病变的病理学类型、扩展程度和个体化差异选择治疗方式。治疗目的一般为根治肿瘤。

第二节　泪囊黏液囊肿

黏液囊肿较为常见，多由于先天性或后天性鼻泪管或泪总管阻塞，泪囊内黏液不能正常排出而长期潴留有关，或由于长期泪囊慢性炎症，泪囊弹性降低，囊壁扩张弛缓所致。

【病例摘要1】　患者女性，45岁，因右眼内眦部肿物伴轻度溢泪3年入院。3年前发现右眼内眦部皮肤肿物性隆起伴溢泪，无红肿及疼痛，泪道多次冲洗通畅，自己按摩后肿物缩小，因肿物逐渐增大而就诊。眼科检查：视力右眼0.6，左眼0.8。右眼泪囊部皮肤局限隆起，无红痛，可触及囊性肿物，有弹性，边界欠清，按摩后肿物缩小，泪道冲洗不通，肿物随泪道冲洗而增大，按摩后肿物再次缩小，自觉有液体流入鼻腔，其余未见明显异常。眼眶CT显示右侧泪囊部囊性肿物，边界清楚，内密度均匀，无骨质破坏。临床诊断：右侧泪囊黏液囊肿。入院后行右侧鼻腔泪囊吻合术，术中见泪囊壁扩张明显，内容为黏液性，术中切除部分泪囊壁送病理检查，病理诊断：右侧泪囊黏液囊肿。术后泪道冲洗通畅，肿物消失。随访观察4年无复发（图9-2-1）。

【病例摘要2】　患者男性，32岁，因双眼泪溢5年，发现泪囊部肿物1年入院。患病5年来，持续性双眼溢泪，时有鼻塞和头疼，抗生素滴眼液局部应用，症状无好转，近1年泪囊部触及肿物，并缓慢增大。眼科检查：视力右眼0.8，左眼0.6。双眼泪囊部轻度隆起，无皮肤红肿，可触及边界不清肿物，有弹性，泪道冲洗不通，有黏液性液体溢出，肿物随泪道冲洗而增大，按摩后肿物再次缩小，患者自觉有液体流入鼻腔。眼眶CT显示双侧泪囊部软组织肿物，边界清楚，无骨壁吸收、破坏。临床诊断：双侧泪囊黏液囊肿，双侧泪囊扩张。入院后行双侧鼻腔泪囊吻合术，术中见泪囊壁扩张明显，内容为黏液性，切除部分泪囊壁送病理检查。病理诊断：泪囊黏液囊肿。术后泪道冲洗通畅，肿物消失。随访观察3年无复发（图9-2-2）。

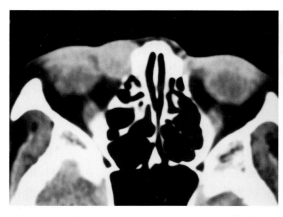
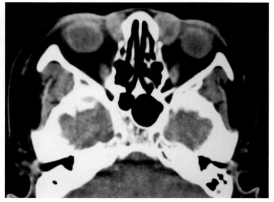

图9-2-1　右侧泪囊黏液囊肿，眼眶CT横轴位显示右侧泪囊窝肿块，无骨质改变

图9-2-2　双侧泪囊黏液囊肿，眼眶CT横轴位显示双侧对称性低密度泪囊肿物，无骨质改变

【图片点评】　病例1为右侧，病例2为双侧泪囊低密度软组织肿物，包膜完整，无炎症征象，肿物内密度低于囊壁，但仍高于水和玻璃体密度，无负值区。密度和囊内黏液成

分有关，主要和蛋白含量有密切关系。眼眶 CT 无明显骨质改变，鼻窦显示良好，可排除鼻窦继发性肿物。

【临床诊断提要】

1. 年龄 生后不久发现泪囊部囊性肿物常为先天性，易误诊为血管瘤。后天性多见于成年人。

2. 病程缓慢，长期溢泪或有慢性泪囊炎病史。

3. 肿物特征 皮肤无红肿，泪囊部局限性隆起，囊性感，有弹性，边界欠清。压迫或按摩泪囊时肿物缩小或消失，泪道冲洗时增大，是为泪囊弛缓扩张特征。

4. 泪道冲洗不通，因内容物黏稠呈脓性或黏液性，通常无分泌物反流或少有反流。

5. 后天性多为泪囊的慢性炎症或外伤引起鼻泪管阻塞或离断所致。常见有鼻窦炎症和骨折。

6. 影像学为泪囊部囊肿表现特点。

【临床与治疗分析】 泪囊黏液囊肿发病缓慢，多为先天性或后天性鼻泪管或泪总管阻塞，泪囊内液体长期潴留，或由于长期泪囊慢性炎症，泪囊壁收缩无力，弹性降低，囊壁扩张弛缓，囊内液体不能排出而潴留形成囊肿。

患者通常有较长时间溢泪病史，病程发展缓慢，随着泪囊壁的扩张弛缓和囊内液体潴留，泪囊逐渐膨胀性扩张，表现泪囊区包块隆起，肿物扪及呈囊性感，有弹性，有的触及质硬，边界欠清，皮肤表面颜色正常，类似泪囊肿瘤。冲洗泪道不通，根据泪囊内黏液浓稠程度不同，在泪道冲洗时表现不同，有的阻力很大，无分泌物溢出，有的冲洗时少量黏液或类似脓性透明液体自泪小点反流，或下冲上溢、上冲下溢。大部分泪囊黏液囊肿局部按摩后体积缩小，患者自觉有液体流入鼻腔，泪道冲洗时又复而增大。影像学表现泪囊呈囊性扩张，囊内为低密度，囊壁边界清楚，可一侧或双侧发病。原发性泪囊黏液囊肿一般无骨质改变，如继发于外伤、鼻腔炎症等因素，则可见鼻泪骨骨折、鼻窦腔炎症等改变，有的黏液囊肿呈哑铃形。

本文两例泪囊黏液囊肿为中青年患者，单侧和双侧患病各 1 例，无外伤及鼻窦慢性炎症，表现为长期的溢泪和缓慢增大的泪囊肿块，无泪囊脓性分泌物等泪囊炎的表现特征，尤其例 1 早期泪道冲洗通畅，其囊肿形成机制可能是：长期的鼻泪管狭窄或阻塞，泪液滞留于泪囊内，久而久之，使泪囊壁扩张，泪囊内液体不能排出形成黏液囊肿，如老年人由于轮匝肌收缩无力更会加重泪囊壁的收缩弛缓。

无泪囊分泌物的泪囊部包块极易误诊为泪囊肿瘤，新生儿还易误诊为血管瘤。但泪囊黏液囊肿的特点在临床表现上仅局限于泪囊区，由于泪囊壁扩张弛缓，不能正常引流泪液，压迫泪囊后使泪囊内负压增加，囊内液体强行排出可使肿物体积缩小，患者能感觉到有液体流入鼻腔，泪道冲洗时又复而增大，无血性分泌物自泪小点溢出，可作为与泪囊肿瘤的鉴别。泪囊肿瘤生长缓慢，有的以阻塞症状为主，早期表现类似慢性泪囊炎，也有表现为急性炎症的特征，但对抗感染治疗无效，并有明显实质性肿块，无弹性，压迫肿物不能缩小，肿物大小和泪道冲洗无关，恶性肿瘤可有骨质破坏、皮肤粘连、破溃、鼻窦侵犯、血性分泌物等特征。泪囊黏液囊肿眼眶 CT 显示肿物内容为低密度，边界清楚，无骨质破坏，容易和泪囊恶性肿瘤鉴别。Lioyd 认为血性分泌物、冲洗泪道不通畅的泪囊炎、内眦韧带上方的肿块为泪囊恶性肿瘤的三联征。在术前不能明确诊断时，B 超和眼眶 CT

检查对明确肿瘤来源、范围和骨质改变是非常必要的。可疑病例，泪囊造影也是重要的诊断手段。

治疗以重新建立鼻腔泪囊永久性引流通道为主，手术方式可选择使用鼻腔泪囊吻合术或鼻内镜下泪囊鼻腔造口术，术后泪囊内黏液直接流入鼻腔，可达到既保持泪道通畅又根治囊肿的"一箭双雕"的作用。对于其他原因引起的泪囊黏液囊肿，除恶性肿瘤所致外，此法也可适用。但术中均应切除部分泪囊壁组织行病理检查。

【作者思考】 泪囊黏液囊肿如为先天性泪道阻塞所致，可行泪道探通术，挤出黏液即可治愈。后天性肿物长期存在，需行鼻腔泪囊吻合术，或鼻内镜泪囊切开鼻腔引流术。本病预后较好，一般经手术治疗后均能治愈。

第三节　泪囊黏液表皮样癌

黏液表皮样癌是唾液腺常见恶性肿瘤，原发于泪囊的黏液表皮样癌罕见，它来源于泪囊上皮，由分泌黏液的瘤细胞和表皮样细胞构成。肿瘤的恶性程度主要取决于组织成分，一般认为，黏液细胞和表皮样细胞占优势的肿瘤恶性程度较低，表皮样细胞和中间型细胞占优势的肿瘤恶性程度高。

【病例摘要1】 患者女性，70岁，因右眼流泪3年，内眦部长肿物1年余入院。入院前因长期右眼溢泪，应用抗生素滴眼液治疗无效，1年前发现泪囊部皮肤肿胀，随后皮肤破溃糜烂，有黏液性分泌物，药物治疗不见好转。眼科检查：视力右眼0.4，左眼0.6。右眼上睑下垂，泪囊区可触及边界不清肿物，无活动感，肿物波及内眦韧带部位，质地较硬，内眦角皮肤糜烂、破溃，泪道冲洗有血脓性分泌物，右眼球呈外斜位，内转受限，其余未见明显异常。眼眶CT显示右侧泪囊区实性肿物，周围呈侵袭状，边界不清，眼睑受侵肥厚，骨质无明显破坏。临床诊断：右侧泪囊恶性肿瘤。入院后于全身麻醉下行右侧泪囊部肿物根治性切除术，术中将受侵犯眼睑、泪囊区及肿瘤附近眶内软组织广泛切除，咬除泪囊窝部骨质，内眦成形。病理诊断：右侧泪囊黏液表皮样癌，出院后于外院行局部放疗（图9-3-1）。

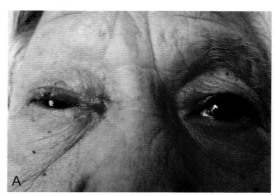
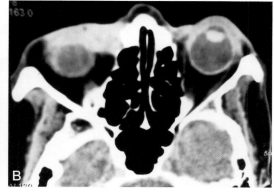

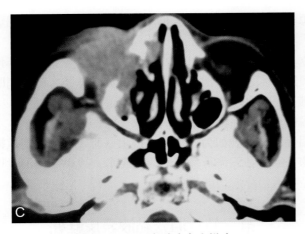

图 9-3-1　泪囊黏液表皮样癌

A. 患者右眼泪囊部皮肤糜烂，触及泪囊部硬性肿物；B ~ C. 眼眶 CT 横轴位显示右侧泪囊实性肿块，泪囊部骨质破坏，病变侵犯眶内及鼻窦

【病例摘要 2】　患者女性，68 岁，因右侧泪囊肿物术后半年复发入院。半年前因泪囊部肿物伴有溢泪 1 年，在当地行泪囊肿物切除术，术后病理诊断为泪囊黏液表皮样癌，未经放疗，近两个月内眦皮肤破溃，有脓性物，伴有溢泪、鼻塞及鼻涕带血。眼科检查：视力右眼 0.3，左眼 0.6。右眼内眦角畸形，下睑病变区组织糜烂、破溃，内眦部睑缘缺损，周围软组织质硬，皮肤肥厚，皮下有少量淤血，结膜充血，其余未见明显异常。眼眶 CT 显示泪囊部实质性肿物，密度一致，相邻骨质无明显破坏，肿物与眼球呈铸形改变，沿眶骨壁向后生长，和内直肌分界不清。MRI 显示病变 T_1WI 呈等信号，T_2WI 信号不均匀，大部分呈等信号，其内有低信号区，病变向眶内软组织浸润，边界不清，部分病变向前组筛窦侵犯，病变可被明显强化。临床诊断：右侧泪囊黏液表皮样癌术后复发。入院后于全身麻醉下行右侧泪囊肿物扩大根治术，术中切除周围软组织及相邻骨质，术后局部放疗。病理诊断：泪囊黏液表皮样癌（图 9-3-2）。

【图片点评】　该两例患者眼眶 CT 均表现泪囊部软组织实性肿块，前部眼睑受侵肥厚，边界不清，后部向眶内侵犯，骨质破坏。病例 2 中 MRI 显示 T_1WI 呈等信号，T_2WI 信号不均匀，病变侵犯眶内及前组筛窦，可被明显强化。MRI 清楚显示病变的侵犯范围及病变

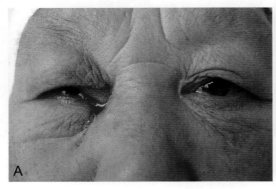

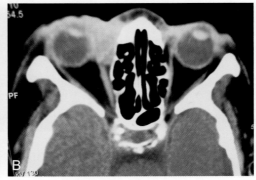

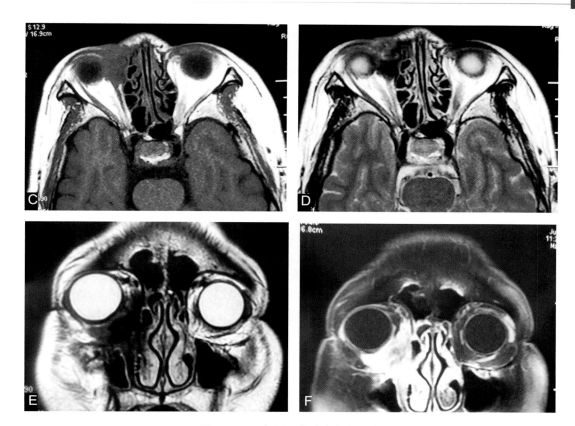

图 9-3-2 右侧泪囊黏液表皮样癌

A. 右眼内眦部皮肤糜烂，触及硬性肿物；B. 眼眶 CT 横轴位显示右侧泪囊实性肿块，无明显骨质破坏；C~F. MRI 显示病变 T_1WI 呈等信号，T_2WI 信号不均匀，病变侵犯眶内及前组筛窦，可被明显强化

与邻近组织的关系，MRI 证明肿物呈浸润性已向周围及筛窦侵犯。

【临床诊断提要】

1. 发病年龄以老年人多见。

2. 体征主要是泪囊部缓慢增大的肿块，质硬，和肿物组织广泛粘连。

3. 早期症状为流泪和黏液脓性或浆液血性分泌物自泪小点反流。

4. 眼眶 CT 有或无骨质破坏。

【临床与治疗分析】 黏液表皮样癌来源于泪囊上皮，在儿童和成人的唾液腺多见，眶内可见发生于泪腺，原发于泪囊的罕见，毕颖文等报道的 83 例原发性恶性泪囊上皮肿瘤中，黏液表皮样癌仅有 4 例，占 4.2%，其他多为个案报道，临床资料有限，病理上肿瘤主要含有表皮样细胞、黏液细胞和中间型三种细胞，组成大小不等的小管腺样或囊腺样构型，表皮样细胞主要是鳞状细胞，临床诊断需要首先排除易误诊的鳞状细胞癌，用黏蛋白卡红染色证明黏液细胞存在，否则易误诊。

黏液表皮样癌多表现为泪囊区无痛性相对发展缓慢的硬性肿物，伴有自发泪囊炎性的泪溢，肿瘤常侵犯到泪囊外，病变范围常超过内眦韧带，泪囊冲洗常有黏液脓性或血性液体反流。其分泌物的黏液特性可与泪囊鳞癌和未分化癌鉴别。邻近骨质可有破坏和局部偶然的疼痛，眼外肌受累时出现眼球运动受限和眼球突出。泪囊造影常可辅助诊断，眼眶

CT 肿瘤呈软组织高密度，可有骨质破坏，MRI 显示病变在 T_1WI 与 T_2WI 均呈等信号，病变内信号可不均匀。

泪囊的恶性肿瘤主要来源于外胚层和中胚层，多数为恶性，据报道恶性占 94.8%，以表皮外胚层占多数，泪囊黏液表皮样癌为表皮外胚层的恶性肿瘤，起源于泪囊上皮，其生长特性呈浸润性，大体上肿瘤切面可见大小不等的囊腔，腔内含有乳白色半透明黏液样物质，组织学上有低度恶性和高度恶性两种，低度恶性者黏液细胞和和表皮样细胞为主，肿瘤内有大小不等的囊腔，黏液细胞可形成实性团块和多层衬于囊壁内层，腔内有红染的黏液。高度恶性者以中间型细胞为主。

病例 1 为高龄女性，发病早期表现为溢泪，为肿瘤组织生长阻塞了泪道引流通道所致，因无明显泪囊部肿块，老年人对溢泪往往缺乏重视，就诊较晚，以至于出现泪囊部肿块时才来就诊，由于黏液表皮样癌为浸润性高度恶性肿瘤，病变的发展势必造成组织的侵袭性破坏，表现泪囊硬结、皮肤组织破溃、坏死等，如有继发感染，常出现脓性或血性分泌物，病变沿鼻泪管向鼻腔发展，可导致鼻腔受侵，出现鼻涕带血，这些都是泪囊部恶性肿瘤的发展结果。病例 2 的发展过程也是早期的溢泪，而后出现泪囊部包块，虽当地手术已证实为泪囊部黏液表皮样癌，但泪囊恶性肿瘤手术很难切除干净，早期局限性病变扩大切除，手术切除边缘术中冷冻切片监测病变范围可避免复发。复发后病变的浸润性生长破坏，造成皮肤硬结、肿块、皮肤破溃、出血。鼻腔出血也预示着鼻腔受侵，往往预后不良。

本两例患者均为高龄女性，本病是否女性多见尚无确切的临床资料，但老年人长期无痛性溢泪，或发展中出现泪囊部肿块、泪道阻塞、脓性分泌物时，应引起足够重视，特别是血性泪道分泌物常是泪囊恶性肿瘤的临床表现，必要的影像学检查显得非常重要，常能为临床提供可靠的诊断依据。

临床上主要易误诊的疾病是泪道阻塞和慢性泪囊炎。还需要和其他泪囊的恶性肿瘤进行鉴别，因其临床及影像表现类似，最后需病理诊断。

泪囊部恶性肿瘤常需要根治性手术，完全、彻底切除，为防止复发，对侵袭性肿瘤术后辅助放疗是必要的，明显的眼眶受累是眶内容剜除术的适应证。病变范围广泛或有转移的应联合全身化疗。本病死亡率高，预后差。病例 2 第一次术后未进行辅助治疗（放、化疗）也是复发的原因之一。

【作者思考】　泪囊部黏液表皮样癌恶性程度高，呈浸润性生长特性，其泪囊部硬结、肿块、皮肤破溃和泪道有黏液脓性或浆液血性分泌物是本病的表现体征，本病发展较其他泪囊恶性肿瘤相对缓慢。本两例均无明显骨质破坏，是否和本病的生物特性有关需要进一步探讨。

第四节　泪囊炎性假瘤

眼眶的非特异性炎症即炎性假瘤，可发生于眼眶的任何部位，以眼外肌、泪腺和眶内软组织比较多见，而泪囊的炎性假瘤多为眶内病变侵犯，原发性泪囊炎性假瘤少见，迄今尚未见有大综报道。病变以淋巴细胞、嗜酸性粒细胞和单核细胞等多种炎性细胞浸润为主。

【**病例摘要 1**】 患者女性，65 岁，右眼下睑及泪囊部反复肿胀伴溢泪 1 年余，曾按炎症治疗，时轻时重。眼科检查：视力双眼 0.6。眶压双眼 Tn。右侧眼球向上偏斜，无明显突出，下睑及泪囊部局限性隆起，可触及不规则肿物，边界不清，固定不活动，泪道冲洗不通，无黏液或血性分泌物反流，结膜轻度充血，晶状体皮质轻度混浊，其余大致正常。眼眶 CT 显示泪囊部边界不清的软组织肿块，密度均匀一致，下眼睑隆起肥厚呈软组织密度，冠状位眼眶 CT 显示泪囊窝局限性扩大，无骨质破坏。临床诊断：右侧泪囊肿瘤。入院后行右侧眼眶肿瘤切除术，术中见肿瘤边界不清，质硬呈实性肿块，和泪囊窝骨壁粘连紧密，术中将可见病变完全切除。病理诊断：右侧泪囊炎性假瘤（图 9-4-1）。

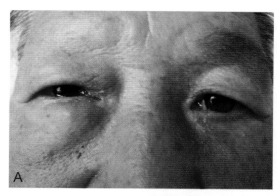
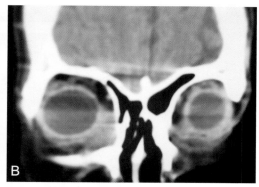
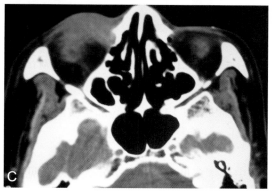

图 9-4-1 泪囊炎性假瘤

A. 右眼下睑及泪囊部局限性隆起；B~C. 眼眶 CT 显示右侧泪囊窝边界不清肿物，骨质变薄，泪囊窝扩大

【**病例摘要 2**】 患者女性，45 岁，因左眼泪囊部肿物 2 年入院。入院前 2 年泪囊部肿物缓慢生长，泪溢，无红痛，抗生素滴眼液治疗无效。眼科检查：视力右眼 1.0，左眼 0.8。右眼未见异常；左侧泪囊部局限性皮肤隆起，无炎性特征，扪及泪囊部较硬肿物，无边界，不活动，泪道冲洗不通。眼眶 CT 显示左侧泪囊部弥漫软组织密度影，相邻骨质吸收，无骨质破坏，病变向鼻窦侵犯。临床诊断：左侧泪囊部肿瘤。入院后行左侧泪囊肿瘤摘除。病理诊断：左侧泪囊炎性假瘤。出院后口服糖皮质激素治疗（图 9-4-2）。

【**图片点评**】 两例患者均为中老年女性，病程长，呈缓慢发病过程，早期因溢泪诊断

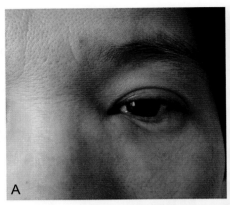
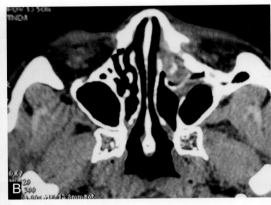
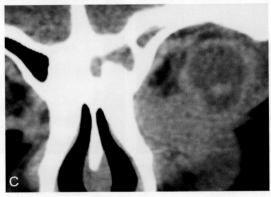

图 9-4-2　泪囊炎性假瘤

A. 左眼泪囊部局限性隆起；B~C. 眼眶 CT 显示肿物边界不清，呈软组织密度增高影，同侧筛额窦炎性改变

为泪道阻塞，保守治疗无效。眼眶 CT 均显示泪囊部实质性肿瘤，形状不规则，边界模糊，可伴有鼻窦炎症，无骨质破坏。

【临床诊断提要】

1. 年龄　发病年龄以中青年多见，儿童及老年人相对少见。

2. 病程　急性及亚急性病变发病快，可几天至几个月内发病，局部有明显炎症性表现特征。慢性型无急性发作史，病程可在几个月或几年。且易反复发作。

3. 局部表现　泪囊部隆起，可触及硬性肿物，边界不清，不活动，和周围组织广泛粘连。

4. 伴随症状　流泪、局部皮肤有或无红肿，有或无触痛，泪道冲洗不通。

5. 眼眶 CT 表现泪囊部软组织密度影，边界不清，可伴有鼻窦炎症，无骨质破坏。

【临床与治疗分析】　炎性假瘤是一种非特异性的肉芽肿形成，可发生于眶内任何部位和组织，主要病理特征为淋巴细胞、浆细胞等多形性炎性细胞浸润，也可能涉及器官的特异性免疫性疾病，导致疾病的原因很多，可以呈急性或亚急性发病。泪囊部也可发生本病，但少见。

早期溢泪伴有泪囊部硬性肿块为其特征，慢性型发病缓慢，局部可以轻度红肿，无明显疼痛感，易反复发作加重，眶内软组织受侵导致眼球突出移位，运动受限。急性型发病快，具有眼球前部及眶内急性炎症性特征，可伴有疼痛。炎性假瘤通常表现为泪囊部肿块，边界不清，可波及泪囊周围软组织，泪道冲洗多不通，病史长短不一，炎性假瘤糖皮质激素治疗可明显减轻症状，肿瘤缩小，但易复发。眼眶 CT 显示泪囊部为高密度软组织实性肿块影，边界不清。MRI 病变在 T_1WI 为中低信号，T_2WI 为中等信号，增强后可被强化。

该两例患者泪囊部炎性假瘤的发病过程为缓慢进展性，无急性炎症性特征，早期仅表现局部的肿胀和溢泪，炎症性肉芽肿形成是导致泪道阻塞的主要原因。虽然诊断为泪道阻塞，接受泪道探通术，但对泪道的非特异性增殖性病变无效，这种炎症肉芽肿性病变可产生浸润性疾病效应，破坏正常的生理解剖结构，导致组织结构固定，形成肿瘤效应，功能丧失。

炎性假瘤也具有恶性肿瘤浸润性生长的特性，虽然通常不发生骨质破坏，但邻近骨或发生于骨的病变可产生骨浸润或骨破坏，这在该两例患者得到了印证。病例 1 眼眶 CT 冠状位显示泪囊窝局限性扩大和骨缘的不规则，病例 2 眼眶 CT 横轴位显示炎性肿瘤向鼻窦内侵犯，鼻黏膜增厚，骨质有吸收性缺损改变。骨改变在眶内炎性假瘤时有所见，少数还可出现骨质破坏及颅脑沟通，应与恶性肿瘤相鉴别。

泪囊的炎性假瘤应和泪囊淋巴瘤、泪囊恶性肿瘤相鉴别。泪囊恶性肿瘤生长快，皮肤常有硬结、破溃、瘘管，泪道和鼻腔常有血性分泌物，肿瘤边界不规则、密度不均匀，增强后可明显强化，常有骨质破坏；泪囊淋巴瘤和泪囊炎性假瘤不易鉴别，如无全身淋巴瘤病史，需活组织病理定性。

明确诊断的泪囊炎性假瘤糖皮质激素治疗有效，局限性肿块可手术切除，反复发作、糖皮质激素治疗无效或不敏感的可局部放疗。

本病药物或手术治疗均难以根治，且易复发，反复复发病例可结合放疗。颜建华等利用药物、手术和放疗三种主要治疗方法治疗 209 例眶内炎性假瘤，随访 1 个月至 21 年，平均 1.5 年，治愈率 40%，部分治愈率 57%，总有效率 97%，复发率 43%。

【作者思考】　炎性假瘤是一种与自身免疫有关，但病因学上存在很大差异的非特异性炎性组织增生，其发病机制和受累形式可为临床诊断提供依据，组织学主要表现在炎性细胞浸润，病变可发生于眶内任何部位，以结缔组织增生和不断增加的肿块效应对眼眶结构造成隐匿性破坏。本病治疗棘手，目前的治疗仍以免疫性药物、手术、放疗等综合方式为主。泪囊炎性假瘤少见，主要应与泪囊的恶性肿瘤鉴别。

第五节　泪囊淋巴瘤

恶性淋巴瘤分为霍奇金淋巴瘤和非霍奇金淋巴瘤，霍奇金淋巴瘤是发生于淋巴结内的淋巴瘤，而非霍奇金淋巴瘤是发生于结外的淋巴瘤，或结外边缘带的淋巴瘤，因眼眶缺乏淋巴组织，故眼眶的淋巴瘤主要是非霍奇金淋巴瘤。

发生于眼眶的淋巴瘤多属于黏膜相关淋巴样组织淋巴瘤，临床常见，但发生于泪囊的淋巴瘤发病率不高，其发生原因不明，可能和病毒感染、免疫缺陷、遗传等有关，病理上为低度恶性。

【病例摘要】　患者男性，46 岁，因左眼泪囊部肿物术后 2 年复发再次入院。2 年前因左眼泪囊部肿物伴溢泪曾住院治疗，行左侧泪囊肿物手术摘除，病理诊断为泪囊淋巴瘤，未经放疗，术后因下睑肿胀5个月而再次入院。体格检查：周身浅表淋巴结未触及肿大，外周血常规正常，骨髓细胞学检查未发现淋巴瘤细胞，腹部超声未探及肝、胆、脾、胰、双肾及腹膜后异常。眼科检查：视力右眼0.8，左眼0.6。眼球突出度右眼14mm，左眼16mm，眶距93mm。右眼未见异常；左眼球轻度突出，向上方移位，下转受限，下睑隆起，可触及下方眶间隙及泪囊区边界不清质硬肿物，泪道冲洗不通。眼眶CT显示左侧泪囊窝扩大，无明显骨质破坏，泪囊窝及眶内可见软组织肿块影，边界不清。临床诊断：左侧泪囊淋巴瘤术后复发。入院后于全身麻醉下行左侧眼眶肿物切除术，术中可见泪囊部、下斜肌及周围软组织有肿物侵犯，边界不规则，和周围软组织粘连，尤其下斜肌异常增大，行扩大范围的泪囊部、下斜肌和病变周围组织切除。病理及免疫组织化学检查结果符合泪囊淋巴瘤的诊断。术后给予局部放疗，随访观察1年未见复发和全身受累（图9-5-1）。

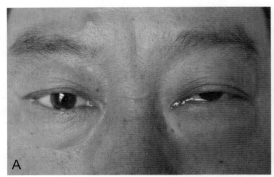
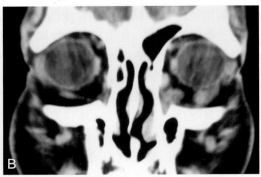
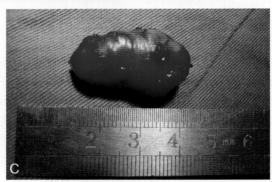

图 9-5-1　泪囊部淋巴瘤术后复发

A. 左侧下睑隆起，触及边界不清肿物；B. 冠状位眼眶CT显示泪囊肿物，下斜肌明显增粗肿大，鼻窦内有侵犯，无骨质破坏；C. 瘤体，为肿大的下斜肌，表面光滑

【图片点评】　本例患者因泪囊淋巴瘤术后1年复发再次入院，眼部表现有明显的下睑隆起和眼球向上移位，眼眶CT冠状位显示泪囊部不规则肿块，病变侵犯筛窦，下斜肌受侵明显增粗，无明显骨质破坏，符合眼眶淋巴瘤惰性生长特征。

【临床诊断提要】

1. 一般情况　年龄以老年多见，多在50岁以上。单眼或双眼均可发病。
2. 发展过程　发病隐匿，病程进展缓慢，眼部淋巴瘤可单独发病，或是全身淋巴瘤的一部分。眼眶淋巴瘤有 35% 最终发展为全身淋巴瘤。

3. 体征　早期可有泪溢，泪道冲洗有或无分泌物，易误诊为慢性泪囊炎，泪囊部逐渐可触及肿块，边界往往不清，质地硬，不活动。

4. 淋巴瘤可向鼻腔及眶内蔓延，通常少有骨质破坏。

【临床与治疗分析】　眼眶淋巴瘤近年来有逐年增加趋势，是眼眶病中最常见的实体性肿瘤之一，因眼眶内无淋巴结，仅结膜基质内和泪腺腺泡与导管之间存在正常淋巴组织，故发生于眼眶附属器的淋巴瘤多为结外淋巴瘤，目前对该病尚无统一的病理组织学分类方法，普遍被人能够接受的分类是将这一疾病谱系分为反应性淋巴细胞增生、非典型淋巴细胞增生和恶性淋巴瘤，有学者认为实际上这是一组疾病发展的不同阶段，有时将难以区分的反应性淋巴细胞增生和恶性淋巴瘤归类为非典型淋巴细胞增生。其诊断主要依靠病理和免疫组织化学，临床及影像学特征可提供参考价值。

眼眶内淋巴瘤多见于中老年人，发病隐匿，起病缓慢，往往有一个较长的发病过程，可累及皮肤、结膜或眶内任何软组织，临床表现以受累部位不同而异，眶前部病变可表现眼睑肿胀、下垂、结膜反复水肿、眶前部可触及硬性肿物等，泪腺受累可表现为单侧或双侧对称或不对称性泪腺无痛性肿大，边界不清，眶后部病变常表现眶内实性不规则肿块、眼外肌不规则肿大及与眼球的铸形征外观，常出现眼球突出、眼球运动障碍、复视、固定及视力下降等。眼眶 CT 对淋巴瘤的特征性改变可表现为和眼球的塑形生长、不规则的高密度影、内密度均匀、边界清楚等特征。B 超显示病变无压缩性。MRI 显示病变在 T_1WI 与 T_2WI 为中等高信号，这些淋巴瘤的临床表现特征类似于炎性假瘤。发生于泪囊的淋巴瘤少见，根据本例临床表现和影像特征，表现为泪囊肿物的缓慢发病过程，并伴有长期的溢泪，无急性炎症性特点，复发后的影像表现为病变不规则，病变向上沿眶内壁生长，并侵犯筛窦，下斜肌受累表现异常增粗，虽泪囊窝扩大，但无明显的骨质破坏，表明淋巴瘤的浸润性生长特性。眼眶淋巴瘤属于相对低度恶性，常表现为局限和无痛的特征，骨质破坏不像恶性肿瘤那样多见。

该例患者无全身淋巴瘤病史，曾有泪囊淋巴瘤手术病史 2 年，术后近 5 个月复发，第一次术后 2 年也未发现全身性受累，周身淋巴结未见肿大，骨髓造血系统及腹部检查正常，考虑是仅局限于泪囊的淋巴瘤，其发病原因，因眼眶的原发性淋巴瘤发生学临床一直存有争议，本例是否和前驱存在的泪囊非特异性慢性炎症有关，因为炎性病变引起淋巴细胞浸润，处于某一分化阶段的淋巴细胞由于基因突变等原因停止分化，发生恶性增生，病理学表现为恶性淋巴瘤。有认为长期的慢性泪囊炎可使泪囊上皮异常增殖而发生恶性变。

泪囊肿瘤往往具有肿块、溢泪或泪囊炎及血性分泌物三大特征，其诊断需要根据临床表现、影像学特征和病理定性，泪囊的淋巴瘤呈惰性发展方式，缺乏恶性肿瘤快速和破坏性生长特性，也不具有急性化脓性炎症的表现特点，临床无固有表现特征，常需病理明确诊断。在毕颖文等报道的 5 例泪囊淋巴瘤中，通常的临床表现为泪溢和泪囊肿块。眼眶 CT 显示为内眦和鼻根部密度均匀的肿块，边界不清，局部骨质无破坏，符合本例特点，检查为灰红色，切面质嫩，呈鱼肉状。病理特征为小到中等大的弥漫性淋巴细胞生长，细胞间距一致，细胞呈中心细胞样和单核细胞样，部分呈浆细胞样，伴有淋巴滤泡植入，肿瘤细胞浸润周围脂肪组织和肌肉组织。

泪囊淋巴瘤可发生于双眼，由于进展缓慢，骨质破坏少见，少数合并有全身淋巴瘤，不像其他的泪囊恶性肿瘤那样进展快和常有的骨质破坏。泪囊淋巴瘤和泪囊炎性假瘤临床及影像表现相似难以鉴别，两种疾病的共有特征表现为病程发展缓慢，大多无骨质破坏，肿瘤边界不清，均可双侧发病，影像学检查也少有特异性，且两者早期糖皮质激素治疗均有疗效，从形态上诊断极易误诊，往往需要组织病理学或免疫组织化学证实。

淋巴瘤不能明确诊断时可活组织检查明确诊断，已经明确诊断的淋巴瘤应肿瘤切除，淋巴瘤放射治疗敏感，术后检查无全身淋巴瘤可局部放疗或化疗，如有全身淋巴瘤的证据应全身化疗。手术治疗辅以放疗者病程可得到控制，文献报道局限于眼眶的淋巴瘤如无全身转移，放疗后100%患者可得到控制，预后良好，1~5年生存率100%，全身播散均发生在眼眶病变确定诊断后5年。

组织学分类对预后影响很大。局限于眼眶的淋巴瘤术后联合放疗效果好，但有35%的眼眶淋巴瘤最终发展为全身淋巴瘤，预后较差。黏膜相关性淋巴组织淋巴瘤生长缓慢，应密切随访。

【作者思考】　泪囊淋巴瘤属于眼眶附属器的结外淋巴瘤，临床发病少见，常因泪囊部肿块和泪溢就诊，经临床资料分析，本病发病缓慢，表现隐匿，骨破坏少见，合理的综合性治疗预后良好，但少部分眼眶淋巴瘤最终会发展为全身淋巴瘤，应注意预防。局限于眼眶的淋巴瘤可手术切除，单纯手术易复发，术后辅助局部放疗可提高治愈率。泪囊淋巴瘤的临床表现特征不同于泪囊的恶性肿瘤，但和泪囊炎性假瘤表现相似，应注意鉴别。泪囊无真正淋巴组织，泪囊的恶性淋巴瘤是否和泪道壁的淋巴细胞异常增殖有关，需要进一步研究。

参 考 文 献

1. Lund VJ. Malignant melanoma of the nasal cavity and paranasal sinuses. ENTJ, 1993, 22（3）: 285–290.

2. 陈利明，任春吾，郭波，等. 泪小管鳞状细胞乳头状瘤一例. 中华眼科杂志，2010，46（6）：560.

3. 宋国祥. 眼眶病学. 北京：人民卫生出版社，1999.

4. 邓丽贤，陈滨晖，赖一凡，等. 结膜鳞状细胞乳头状瘤切除联合眼睑缺损重建一例. 中国实用眼科杂志，2012，30（8）：1025–1026.

5. 刘小飞. 泪囊鼻腔造口术治疗泪囊黏液囊肿五例. 中国实用眼科杂志，2009，27（1）：90.

6. 王婷婷，陶海，王朋，等. 泪小管乳头状瘤致泪道阻塞一例. 中华眼外伤职业眼病杂志，2012，34（4）：316，308.

7. 吴中耀. 现代眼肿瘤眼眶病学. 北京：人民军医出版社，2002.

8. 徐良，吴桐，孙丰源，等. 泪囊区占位性病变43例病理及影像学分析. 中国实用眼科杂志，2011，29（12）：1293–1295.

9. 向施红，吴恋娟，赵红. 先天性泪囊黏液囊肿的临床分析. 中国实用眼科杂志，2011，29（5）：501–502.

10. 毕颖文，陈荣家，李霞萍. 原发性泪囊肿瘤的临床病理分析. 中华眼科杂志，2007，43（6）：499–504.

11. 王凤，高锦团. 原发性泪囊恶性淋巴瘤. 实用眼科杂志，1991，9（10）：624.

12. 严若华，刘劲芳，范寒桂，等. 泪囊恶性肿瘤. 中国实用眼科杂志，2003，21（11）：878-879.

13. 王琳，惠延年. 泪囊肿瘤. 国外医学眼科学分册，1991，15（4）：215-217.

14. Jack Rootman 编著，孙丰源主译. 眼眶疾病. 第 2 版. 天津：科技翻译出版公司，2006.

15. 朱婧，魏锐利. 眼附属器 MALT 淋巴瘤的临床分析，中国实用眼科杂志，2006，24（11）：1209-1213.

第十章 眼眶继发性肿瘤

第一节 眼睑皮肤及眼表肿瘤眶内侵犯

眼睑恶性肿瘤是指原发于眼睑皮肤及其附属器的恶性侵袭性肿瘤，主要是来源于眼睑皮肤的基底细胞癌、鳞状细胞癌；来源于眼睑腺体的皮脂腺癌和来源于黑色素细胞的恶性黑色素瘤。据报道，基底细胞癌占眼睑恶性肿瘤的 80%~90%，倪逴统计基底细胞癌占眼睑恶性肿瘤的 37.19%，睑板腺癌占 30.81%，鳞状细胞癌占 19.15%，黑色素瘤占 5.2%。眼睑恶性肿瘤其预后受多方因素影响，除肿瘤的解剖学范围外，还包括组织病理学分级、包膜外脉管浸润、病变发生部位、患者自身条件等。眼睑恶性肿瘤可局部蔓延、通过血液和淋巴系统发生转移，单纯手术切除不能治愈，需辅以放疗、化疗、基因治疗和其他综合治疗。

眼表肿瘤指发生在结膜、角膜和角膜缘的肿瘤，以结膜多见，季红等统计 141 例眼表肿瘤中，良性前三位依次为囊肿、皮脂瘤和色素痣。恶性肿瘤第一位是淋巴瘤，后依次为恶性黑色素瘤、原位癌和鳞状细胞癌。其他在文献统计的恶性肿瘤中，鳞状细胞癌是眼表恶性肿瘤的第一位。眼表恶性肿瘤均可向眶周围组织及眶内浸润性生长蔓延，出现眼球的突出移位、眶压增高和眼球运动受限，部分包绕眼球和眼外肌与眼球呈铸造形改变，最终视力破坏、远处转移而危及生命。

一、眼睑基底细胞癌眶内侵犯

眼睑基底细胞癌是发生于眼睑皮肤表面或其附件的基底细胞的恶性肿瘤，起源于眼睑皮肤表皮基底层上皮生发细胞，国外报道占眼睑恶性肿瘤的 80%，国人的发病率约占 37.6%，眶内侵犯少见，眼睑肿瘤切除不彻底或反复复发是眶内侵犯的主要原因之一，通常预示着病变已到晚期，有的侵犯鼻窦或累及面部，甚至发生远处转移。

【病例摘要 1】 患者女性，73 岁，因右眼睑基底细胞癌术后 15 年复发入院。15 年前发现右眼下睑内眦部肿物，如花生粒大小，当地医院按内眦部肿物切除，病理报告为眼睑基底细胞癌，5 年前原内眦部手术部位出现硬结，表面糜烂，近半年因眶部疼痛、鼻腔反复出血来我院就诊。眼科检查：视力右眼 0.3，左眼 0.6。右眼下睑内眦部软组织肥厚，眦角畸形，睑缘部分缺损，表面糜烂破溃，睑球结膜粘连，下睑肥厚，颊部隆起，皮下可触及边界不清硬性肿物，下眶缘骨质不光滑，睁眼受限，眼球向上轻度移位，下转不能，结膜轻度充血，晶状体皮质混浊，眼底视网膜动脉硬化，其余未见明显异常；左眼除晶状体轻度混浊、视网膜动脉硬化外，其余未见异常。眼眶 CT 显示右侧颊部和下睑皮下软组织肿物影，边界不清，上颌窦内充满软组织密度影，上颌窦内壁、上壁及眶内壁骨质破坏，肿物向眶内及筛窦侵犯。临床诊断：右眼睑基底细胞癌术后复发并眶内侵犯，双眼老年性白内障。入院后行右侧眶内肿物活组织病理检查，病理诊断：基底细胞癌。因患者拒绝行右侧上颌骨切除联合部分眶内容摘除术，回当地放疗，后失访（图 10-1-1）。

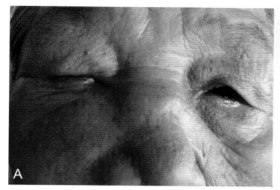
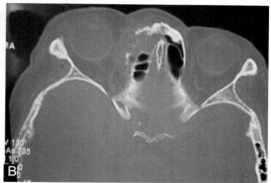
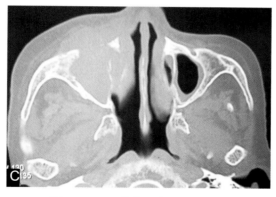

图 10-1-1　基底细胞癌眶内侵犯

A. 右眼内眦部下睑缘溃疡状糜烂，泪囊及颊部隆起；B ~ C. 眼眶 CT 横轴位显示鼻窦侵犯，眶内壁及眶底骨质破坏

【病例摘要 2】　患者女性，54 岁，因右眼下睑及颜面部肿物术后反复复发 5 年入院。患者 5 年前发现右眼内眦部皮肤溃疡性硬结，在我院行内眦部肿物切除术，病理诊断为基底细胞癌。1 年前复发，并向周围及鼻背皮肤扩散，行病变切除联合皮肤移植术，本次因再次复发入院。眼科检查：视力右眼 0.6，左眼 0.8。右眼内眦部溃疡性糜烂，有黑色痂皮覆盖，下睑外翻，睑裂闭合不全，病变向泪囊部、鼻背部、鼻翼和对侧皮肤多发性侵犯，右眼泪阜肥厚隆起，泪囊深部可触及质硬包块，不活动，眼球向外侧移位，内转受限，角膜透明，眼内检查无异常。全身检查无淋巴结及远处转移。临床诊断：右侧眼睑基底细胞癌术后复发并眶内及周围皮肤扩散。入院后于全身麻醉下行泪囊及眶内肿瘤扩大切除术，颜面部皮肤肿瘤局部切除联合皮肤移植术，术中咬除受侵骨质，切除边缘冷冻切片检测，术后行局部放疗。病理诊断：基底细胞癌。随访观察 1 年，未再复发（图 10-1-2）。

【图片点评】　两例患者初始原发病变均位于下睑内眦部皮肤，病变向周围软组织及眶内扩散。病例 1 病变早期首先侵犯皮下组织，继而侵犯上颌骨、鼻窦及眼眶，造成广泛骨

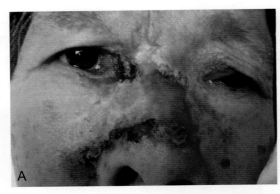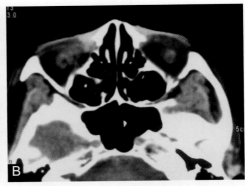

图 10-1-2　基底细胞癌面部及眶内侵犯

A. 病变向眼眶及周围皮肤多发性扩散；B. 眼眶 CT 显示泪囊部侵犯

质破坏。病例 2 为多发性浅表型，病变向颜面部皮肤发生散在的扩散，深部沿泪囊向眶内侵及，两例患者虽病史较长，术后多次复发，但均未发生淋巴结及全身转移。大多数基底细胞癌呈放射状扩展，在深部组织侵犯之前易先侵及周围组织，转移较晚或通常不发生转移是本病的特征性之一。

【临床诊断提要】

1. 老年患者多见；男性略多于女性。

2. 发病部位及形状　多位于下睑及内眦，初为小结节，逐渐中央出现溃疡，形状如火山口，基底硬，常有色素沉着。晚期向周围及眶内深部发展，引起广泛破坏。

3. 眼眶表现　常有眼球运动障碍、皮肤硬化、病变与眶骨膜粘连固定等组织结构受累特征。严重的出现眼球突出移位，面部也可广泛侵犯。

4. 自觉症状　复视是眼眶受累的早期表现之一，其他有疼痛、视力下降等。

5. 眼眶 CT 显示眶内软组织病变影，边界不清，与眼球关系密切、固定，眶壁可有破坏。

6. 可发生淋巴结、肺、肝脾、颅内等处转移，但远处转移少见。

【临床与治疗分析】　眼睑基底细胞癌又名基底细胞上皮瘤、毛母细胞癌，病理表现细胞较小，核分裂象少见，是可向鳞状细胞、皮脂腺、汗腺以及毛囊分化的恶性肿瘤，为眼睑最常见的恶性肿瘤之一，85%~90% 发生于老年人。陈建英等统计 139 例眼睑基底细胞癌表明，男性略多于女性，平均年龄 53.9 岁，发生于下睑最多占 56%，内眦部占 19%，上睑 12%，广泛者占 9%。周虹等报道 91 例眼睑基底细胞癌，发生于下睑 59 例，上睑 12 例，内眦 15 例，外眦 4 例，结膜 1 例。本病呈无痛性生长，使其有侵犯眼眶的可能，其眼眶的侵犯几率与鳞状细胞癌基本一致，但手术后局部易复发，通常不发生转移。眼眶受侵犯意味病变的晚期阶段、复发、多形性变异。紫外线照射、放疗、免疫缺陷、烧伤、局部慢性炎症、溃疡、慢性砒霜中毒等被认为是发生基底细胞癌的危险因素。董凤等报道一例电焊烫伤后继发一例眼睑基底细胞癌。

眼睑基底细胞癌常分为 4 种类型：结节溃疡型、硬化型、色素型和多发性浅表型。

结节溃疡型典型的临床表现以珍珠状和隆起的结节开始，多发生于下睑和内眦，早期为结节状隆起，质硬，生长缓慢，长大后常有结痂，肿瘤中央可破溃，逐渐形成如火山口状溃疡，并向周围放射状发展。溃疡底硬不平，边缘突起不齐，病变侵蚀结膜、鼻窦及周围组织，并向眶深部发展。结节溃疡型是最多见的类型。

临床上部分基底细胞癌因含色素而呈黑色外观，称色素性基底细胞癌，此型由于多在皮肤上出现一色素性结节，易误诊为黑色素瘤或黑痣恶变，这些黑色素结节早期生长缓慢，数年后可突然增大，出现溃疡和出血，有的为发现色素性肿块并迅速生长、破溃而广泛发展。

硬化型易发生扩散性生长，主要是因为临床和病理上边界不清。周边扩张的表征常为：覆盖的皮肤苍白、毛细血管扩张和附属器如睫毛的缺失。

表浅型是眼睑和面部最少见的基底细胞癌类型，病变表面平坦，鳞状伴有红斑。病变可向鼻部、颊部和对侧眼表皮肤多部位播散。眼眶及周围组织扩散多系在反复手术之后复发或未能完全切除的病例。疼痛预示着眶骨膜受侵。病例2即为此种情况。

大多数基底细胞癌倾向于环形生长，眼眶受累的症状之一是眼球活动受限、复视，肿物压迫眼球发生眼球移位，有时伴有眼球突出。

病例1有15年病史，虽早期局部手术切除，但术后10年再次复发，病变主要向深部发展，先侵犯周围软组织，继而累及上颌骨、泪骨、眼眶及鼻窦，造成上颌窦上壁、内壁和眶内壁骨质破坏，原发肿瘤术后复发主要是首次切除不彻底所致。通常眼眶侵犯之前多有眶前部受累表现及病变向周围组织侵犯的临床特征，如皮下组织的肿块性硬结、眼球运动的障碍等，本例复发后出现下睑肥厚、面颊部局限性隆起及眼球的运动障碍为眼眶受累的特征。近半年反复鼻腔出血和眼眶部疼痛预示着骨质破坏和鼻腔受累，这是晚期病变的表现。病例2为女性患者，下睑内眦部基底细胞癌，两年内经两次手术局部切除联合皮肤移植仍然术后复发，病变向泪囊部、鼻背部、鼻翼和对侧皮肤多发散在性扩散，因无淋巴结及远处转移，又进行第三次手术切除，为防止再次复发而术后放疗。

这两例患者的发病过程、治疗结果和临床特征表现有几个方面的特点：①本病多发于老年女性；②病史较长，进展缓慢；③病变首先侵犯周围软组织，继而向深部侵犯；④淋巴结及远处转移少见；⑤眶内侵犯常伴有骨质破坏；⑥术后易复发。初次切除不彻底是术后复发的根本原因。故近年来多主张眼表肿瘤切除采用显微Mohs化学手术新鲜组织技术，或术中冷冻切片监测切除边缘，力求一次性完全切除彻底是避免术后复发的有效疗法。

影像学诊断可帮助了解病变向眶内侵犯的深度和范围，病变多数边界不清，和眶缘有粘连，骨质破坏，部分病变有鼻窦侵犯。

临床主要鉴别的疾病有：①鳞状细胞癌具有角化特征，好发于皮肤与黏膜交界处的睑缘，很少含有色素，肿瘤恶性程度高，发展快，破坏性大，男性发病多于女性，老年人多于青年人。常发生淋巴结转移。②眼睑恶性黑色素瘤少见，但复发、转移和死亡率高，可以起源于表皮的黑色素细胞或原先存在的痣细胞恶性变，好发于眼睑的内外眦部，向结膜、皮肤等各方向生长，发展过程变异很大，有的在局部病灶时即已发生转移，恶性程度高，对放疗不敏感。③皮脂腺癌多见于上睑，为无痛性黄白色结节，表面皮肤常无溃疡，肿瘤呈分叶状，大片巢状，中心常有坏死。

基底细胞癌是低度恶性肿瘤，其治疗方法很多，基本方式有手术、冷冻、放疗和化疗。有作者认为，基底细胞癌一般不发生转移，且对化疗不敏感，故不采取全身化疗。

手术是最常用和最确切的方法，病变早期在眶内侵犯之前，在切除边缘处冷冻切片监视下的完全肿瘤切除，术后复发率在0~20%，肿瘤较大者切除后应做眼睑成形术，不完全切除极易复发，如范围较大已侵犯结膜或眼眶则应做眶内容切除术。据报道，近年来应用 Mohs 化学手术疗效甚好。眶内侵犯的基底细胞癌依据病变范围、大小和周围结构的关系，可综合治疗，包括局部切除或眶内容剜除术后辅以放疗或化疗，也有报道肿瘤范围较大无法彻底切除的先进行放疗"缩瘤"后再行手术。

通常基底细胞癌对放疗极为敏感，对肿瘤范围大或不能手术及术后有瘤细胞残留者可应用放疗，总量 4500rad（拉德），分 2~3 周治疗。放疗对色素型基底细胞癌不敏感，手术后是否补充放疗存有争议，术后放疗 10 年生存率无明显差异，对于那些肿块大、浸润范围广、不能彻底切除的肿瘤，术后放疗无效。

冷冻对基底细胞癌也有很好疗效，用于上睑中部及内眦部肿瘤不能手术的或放疗、手术后又复发的，冷冻可重复进行。

对于原发灶广泛、合并有眶骨、颅内或鼻窦的侵犯，有或无淋巴结转移的Ⅳ期病变（按国际抗癌联盟《TNM 恶性肿瘤的分类》）可结合手术、放疗并辅以化疗。

根据张峰伟等远期治疗观察，依不同的组织学分型，进行不同的手术方式及放、化疗，5 年生存率在 94%，10 年生存率 46%，预后较好。复发及死亡的有关因素包括：①病程长，未能及时治疗；②与肿瘤大小、范围有关；③肿瘤是否为色素型，色素型对放疗不敏感；④与组织分型有关，溃疡型和硬化型易复发，硬化型常致深层组织侵蚀，较易累及眶内组织及鼻窦。结节型术后不易复发；⑤与临床分期有关，Ⅲ、Ⅳ期患者易复发，死亡率高。

【作者思考】　Mohs 外科手术或术中冷冻切片监测切除边缘可以保证局部皮肤肿瘤的完全切除，明显降低肿瘤的复发和转移，并为手术后眼睑缺损的修复奠定良好的基础，但眶内侵犯的病变治疗棘手，常需要破坏性的根治性手术治疗，预后较差。故早期彻底手术切除是治疗的关键。

二、眼睑鳞状细胞癌眶内侵犯

眼睑鳞状细胞癌临床比较少见，约占眼睑恶性肿瘤的 9.2%，朱惠敏等报道占眼睑恶性肿瘤的 9.45%。本病恶性程度高，易发生转移，转移率高达 21%，发病年龄跨度很大，最小年龄 7 岁，最大年龄 81 岁，平均年龄 57.8 岁，男性多见。发病部位可见于上、下睑和内、外眦及睑缘部，此种肿瘤发展快，破坏性大，可广泛侵犯眼睑、眼眶及鼻窦，甚至颅内。

【病例摘要】　患者男性，67 岁，因左眼睑肿物 10 年，近 1 年加重入院。10 年前发现左眼下睑有"黑豆"大小的肿物生长，在当地医院行肿物切除，而未行病理定性，术后半年复发，因肿物生长缓慢未再进行任何治疗，近 1 年病变快速生长，反复破溃、结痂，病变范围逐渐增大，视力丧失。眼科检查：视力右眼 0.8，左眼光感。右眼外眼正常，晶状体皮质轻度混浊，其余无明显异常；左眼上下睑菜花状隆起，眼睑全层弥漫性糜烂，周围有棕黑色痂皮，边缘隆起，中央部高低不平，有乳头状和结节状隆起，表面有脓性分泌物，病变范围上至眉弓部，下至面颊部，鼻侧至对侧内眦角，颞侧达颞部皮肤，睑裂不能睁开，余因病变遮挡，眼球及结膜窥不见。眼眶 CT 显示病变侵及眶隔及眼球赤道前部位，病变和眼球呈铸造形，鼻根部皮肤全层受累，眶深部未累及，骨质无明显破坏。全身检查未见病变转移。临床诊断：左眼睑恶性肿瘤眶侵犯。入院后于全身麻醉下行眼睑、鼻部及眶周皮肤全层切除联合眶内容剜除术，皮肤切除边缘在病变外侧 5mm 以外，切除边缘术中冰冻监测以达到无癌细胞残留为止，缺损的鼻部和面颊部皮肤利用额部带蒂转移皮瓣修复，眶内及眶缘缺损用股内侧游离中厚皮片修复。术中冷冻切片监测，病理诊断：鳞状细胞癌，切除边缘无癌细胞残留。术后石蜡切片与冷冻切片诊断相符，术后加压包扎 1 周换药，建议 1 个月后眶局部放疗。出院后失访（图 10-1-3）。

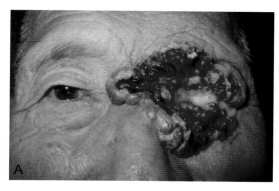 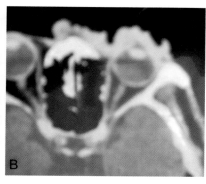

图 10-1-3　鳞状细胞癌眶内侵犯
A. 左眼上下睑溃疡状改变，继发感染；B. 眼眶 CT 显示病变沿球壁向后发展，眼球被挤压变形

【图片点评】　患者为高龄，发病早期表现以眼睑或睑缘皮肤结节性肿物或溃疡为主，病变范围逐渐扩大、破溃，扩展性溃疡有明显的结节状或水疱状突起，边缘肥厚隆起，病变扩展至上下眼睑，沿皮肤向四周侵蚀性生长，并向眶周及眶内侵犯。

【临床诊断提要】
1. 发生部位　好发于睑缘部及眦部。
2. 生长过程　生长缓慢，早期为粗糙的鳞状斑，常发生溃疡糜烂，发展迅速，可很快进展到真皮，继而侵犯病变周围、眶内软组织、骨膜和鼻窦。
3. 病变形态　可发生于癌前皮肤病和赘生物，可呈乳头状、菜花状、圆形结节状或疣状。
4. 眼眶表现　累及眼眶的病变多沿眶裂、脂肪垫生长，比基底细胞癌进展快，沿视神经生长可引起疼痛和眼外肌麻痹、眼球突出、运动及视力障碍。
5. 晚期表现　晚期常眼睑、眼球、眼眶及周围组织广泛破坏。
6. 全身表现　通常可发生淋巴结或远处转移，死亡率大约 15%。

【临床与治疗分析】　皮肤的鳞状细胞癌常发生于日晒和浅色皮肤人中，与紫外线的接触量和皮肤型、颜色有重要关系，在癌前或恶性角化患者中，皮肤损伤、化学物质刺激均能诱发鳞状细胞癌；和常染色体隐性遗传有关的色素性干皮病常见有发生鳞状细胞癌和基底细胞癌。眼睑肿瘤起源于表皮层，向深层浸润，呈巢状或索状分布，瘤细胞呈大多角形，胞质呈嗜酸性，核大，染色较浅。早期鳞状细胞癌被认为是光化性角化病，非典型细胞部分代替表皮，在表皮内间变期，从基底层到上皮层的复层成熟层次仍然存在。当分化过程被破坏，整个表皮由表皮内鳞状细胞癌或原位鳞状细胞癌所代替，表皮细胞呈明显的非典型性，但基底膜依然存在。真皮受累是侵袭性鳞状细胞癌的标志，表现不同的分化，细胞核深染，有异常角化，肿瘤内可见鳞状细胞坏死。

鳞状细胞癌根据恶性程度不同可分为 4 级：1 级为成熟细胞多于 75%；2 级成熟细胞多于 50%，少于 75%；3 级为成熟细胞多于 25%，少于 50%；4 级为成熟细胞少于 25%。有些病理报告按癌细胞分化程度分为Ⅲ级：Ⅰ级为高分化鳞癌；Ⅱ级为低分化鳞癌；Ⅲ级为未分化鳞癌。

眼睑鳞状细胞癌来自癌前皮肤病和赘生物，皮肤和结膜交界处的睑缘是该癌肿的好发部位，虽然能早期发现肿物，但较难判断早期诊断。早期病变常是无痛性疣状、结节状硬结，表面有粗糙鳞屑，常发生痂皮糜烂，以后裂开形成菜花状肿块或溃疡，溃疡基底硬、边界清、边缘隆起，溃疡较基底细胞癌发展迅速，进一步发展病变扩散至真皮后向深处侵及结缔组织和骨膜，甚至累及眼眶和面部，最后达到颅腔导致死亡。如果肿瘤位于上睑或外眦，通常转移到腮腺淋巴结，肿瘤在下睑或内眦，常转移至颌下淋巴结。眼眶神经受侵提示肿瘤颅内扩散。肿瘤侵犯结膜通过球壁进入眼球内或眶内组织受侵导致眼球突出、视力下降或失明，眼睑、面部、眼球或眼眶等处的广泛破坏，常继发化脓感染。累及眼眶的病变多沿眶裂、脂肪垫生长，比基底细胞癌进展快，沿视神经生长可引起疼痛和眼外肌麻痹，本病最终多因肿瘤转移而死亡，死亡率大约 15%。

鳞状细胞癌临床表现多种多样，除常见的溃疡型外，常表现乳头状瘤生长，即圆形结节或囊样病变、皮角、良性病变、疣、角化棘皮瘤，诊断范围过宽；其他恶性肿瘤、癌前病变，甚至良性肿瘤也可类似鳞状细胞癌，常引起误诊（图 10-1-4）。

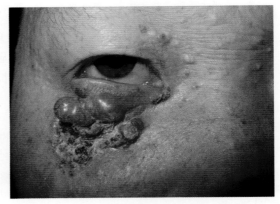

图 10-1-4 右眼下睑鳞状细胞癌，下睑皮肤呈圆形结节状和疣状

该文病例早期为眼睑或睑缘皮肤硬结性或溃疡性肿物，开始发展缓慢，容易被人忽视，尽管采取了手术治疗，而未行控制性彻底切除，也未行病理检查以明确性质，是造成病变复发的根源，复发后病变会逐渐向周围及深部侵袭状发展，范围逐渐扩大、溃烂，表现有结节状或水疱状突起，边缘肥厚隆起，形成眼睑鳞状细胞癌的典型临床表现特征，但临床发现，有些眼睑鳞状细胞癌表现不典型，除下睑缘溃疡性糜烂外，其余皮肤正常，形成边界清楚、表皮光滑的眶前部肿块，向眶内则侵犯整个眶腔，骨质破坏。可见鳞状细胞癌的表现形式有多样性一面，有时和其他眼睑肿瘤鉴别困难。

眼睑鳞状细胞癌恶性程度较高，发展快，转移性强，转移是死亡的原因之一。由于眼睑鳞状细胞癌常侵蚀眼睑皮肤、睑板、眼眶、眼球甚至颅内及全身淋巴结转移，且早期淋巴结转移罕见，故早期彻底切除肿瘤极为重要，术前应了解有无淋巴结及全身转移情况，手术中应切除范围够大，一般在手术切除边缘至肿瘤边缘 5~6mm，术中冷冻切片监测切除边缘有无癌细胞残留。该病例患者虽眼眶侵犯严重，但术前检查未发现周围淋巴结肿大及全身转移，和临床认为本病易发生全身转移不符，这可能和本文仅为个案或转移较晚有关。也有认为，虽然本病恶性程度高，但发生转移时间长短不一，短则数月，长则 10 余年不等。

需要鉴别的疾病有：①基底细胞癌临床表现和鳞状细胞癌类似，以珍珠状、隆起的结节开始，形成中央溃疡，并放射状发展，病变侵蚀周围组织后形成难看的病损。肿瘤可含有不等量的色素。该病通常不转移。②角化棘皮瘤特征性为充满角质的火山口样皮肤结节，镜下可见瘤团内脓肿或间质明显炎性细胞浸润，瘤细胞分化较好，犹如棘细胞，有丰富的嗜酸性胞质，可区别于鳞状细胞癌。③假癌性增生由慢性刺激导致假癌增生，其细胞团索虽然也向深层发展，但均止于汗腺分泌水平以上，细胞分化基本正常，细胞团索向下发展时方向一致，边缘平整，由宽转窄，同时伴有间质炎性细胞浸润。④内翻性毛囊角化病镜下可见向皮肤深层伸展的上皮团。上皮团中心多为棘细胞样细胞增生，边缘多为基底样细胞增生，两者之间有明显的分界带，伴有特征性"鳞状涡"结构出现。

治疗关键是早期诊断、早期治疗，并结合眼睑功能和美容的恢复。

1. 手术　完整的手术切除联合冷冻切片监视切除边缘，防止切除边缘残留肿瘤细胞及肿瘤扩散有较好的治疗效果，同时行眼睑成形术。也有成功地使用 Mohs 化学手术新鲜组织技术，如有手术禁忌，可用放射疗法、冷冻疗法或化学疗法。有转移的表浅淋巴结手术切除，结合钴疗更好，疗程 6~7 周，总量 8000rad。较大范围的浸润性鳞状细胞癌或复发病例，即使无明显的淋巴结肿大，也应对淋巴结进行预防性放疗，钴疗剂量为 6000rad。冷冻切片检测控制或 Mohs 技术有一定的局限性，肿瘤扩散至眶内脂肪组织时此法精确度小，无法保证监测效果。

2. 放射治疗　鳞状细胞癌对放疗无基底细胞癌敏感，但对分化低的鳞状细胞癌有效，因此放射剂量比基底细胞癌大，故对眼的保护十分重要。

3. 冷冻　病变侵犯穹隆结膜时冷冻可能失败或复发，故很少使用。多使用于局限的病变、手术复发者或放射治疗复发者。

4. 眶内侵犯的鳞状细胞癌应选择眶内容剜除术，术后辅以放疗。

5. 其他　局部化疗、免疫治疗、电干燥、光敏疗法等。

鳞状细胞癌预后差，5 年治愈率不超过 65%，手术切除后死亡率为 10%，其预后和多种因素有关，如：治疗方式、放射治疗和（或）剂量的选择、组织恶性程度、病变位置等。无论是否手术根除，抑或是放疗、冷冻术，均应在第一阶段治疗结束后密切随访，严密观察。

【作者思考】　眼睑鳞状细胞癌恶性程度高，侵袭力强，早期诊断和控制性彻底切除是避免复发和转移的首要问题。本病早期发展缓慢，深部及眶内侵犯可能早期表现隐匿，当出现疼痛、眼球运动障碍时应做眼眶检查。病例晚期眼眶及眼球广泛侵犯，后果不良。常需要根治性破坏性手术，或结合放、化疗。由于眼睑肿瘤切除后的睑板缺失会导致较多并发症和眼球损害，睑板的修复是目前眼睑重建手术存在的难点之一。寻找一种具有正常睑板生物学功能的睑板替代材料，是眼睑修复重建的发展方向。

三、眼睑皮脂腺癌眶内侵犯

眼睑皮脂腺癌是眼附属器的高度恶性肿瘤，主要起源于睑板腺和睫毛的皮脂腺，占我国眼睑恶性肿瘤的第 2 位，其侵袭性强，容易发生局部和眼眶扩散及淋巴结远处转移。

【病例摘要】　患者女性，65 岁，因右眼上睑缘无痛性肿物 3 年入院。入院前 3 年右上睑出现小的硬结，无红痛及破溃，抗生素软膏涂眼不见好转，肿物逐渐增大，在当地行肿物局部切除 2 次，均未做病理检查，近半年肿物生长明显增快到我院就诊。体格检查：浅表淋巴结未触及肿大。眼科检查：视力右眼 0.1，左眼 0.6。右眼上睑约 3cm×3cm×2cm 大小实性质硬肿物，边界欠清，表面不平，有破溃，睫毛脱落，病变沿睑板向穹隆部侵袭性生长，睑板肥厚，上穹隆部结膜粘连，结膜无充血，角膜透明，眼内组织无法检查；左眼晶状体混浊，眼底检查视网膜动脉硬化，其余未见明显异常。临床诊断：右侧眼睑肿瘤，眼睑皮脂腺癌不除外。局部麻醉行右眼睑肿瘤切除联合眼睑成形术，手术于肿瘤外侧 5mm 整个眼睑全层切除及上穹隆部结膜和局部眶内软组织切除，术中冷冻切片诊断为皮脂腺癌，切除边缘监测无癌细胞残留，眼睑缺损用异体巩膜代替睑板，皮瓣转移修复睑皮肤及肌层缺损，结膜面用术眼滑行结膜、对侧外上方结膜瓣共同修复。术后上下睑缘融合。病理诊断：右眼上睑皮脂腺癌。3 个月睑缘切开，发现上穹隆部结膜粘连，但病变无复发（图 10-1-5）。

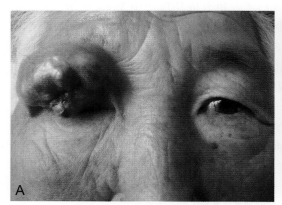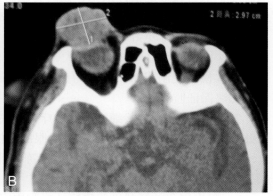

图 10-1-5　右眼上睑皮脂腺癌

A. 右上睑肿物，表面有结节和毛细血管扩张；B. 眼眶 CT 横轴位示眼球前部软组织广泛侵犯

【图片点评】　该例患者开始为右上睑结节状硬结，和睑板腺囊肿类似，以后肿物短期内生长加快，并有向周围组织侵袭性生长的态势，结合发病年龄，应考虑恶性病变。因病变已侵及上穹隆部结膜，故行全层眼睑切除及外上方穹隆部结膜和局部眶内软组织切除。本病对放疗不敏感，并有跳跃性生长特性，早期诊断、早期治疗非常重要。另外，睑板腺囊肿多发生于青少年，老年人酷似睑板腺囊肿的眼睑肿物一定要病理定性。

【临床诊断提要】

1. 年龄与性别　50~60 岁老年人多见，2/3 为女性。

2. 病变特征　多发生于上睑，早期表现局部呈硬性结节状，类似睑板腺囊肿，多数表面皮肤完好，长大后局部可出现疼痛、毛细血管扩张、睑缘睫毛脱落等，形成局限性或弥漫性斑块状增厚肿块，睑结膜相对处隆起。

3. 来自于蔡氏腺的皮脂腺癌局部充血类似睑板腺炎。病变向周围软组织发展，可侵犯整个眼睑、结膜、眼眶、泪阜等周围组织，有的表面溃烂、出血，眼睑及结膜充血增厚、形成菜花状，类似鳞状细胞癌。

4. 向眶深部及眶周扩散导致眼球突出、运动障碍，视力下降，鼻窦受侵犯致鼻阻和鼻出血，晚期向远处淋巴结、颅内等处转移。

势，或患者无美容要求，患者均未积极治疗，近 1~2 年色素痣快速生长，病变已广泛侵犯，视力严重损害时才来就医，延误了治疗的最佳时机。临床上当色素痣生长加快，甚至色素结节增大，或有斑驳状色素沉着，或病变增厚、出血、反复炎症等情况，提示进展为恶性黑色素瘤或预示色素痣恶变，应及时早期手术治疗。癌前病变或潜在的发展的病变及时治疗可降低发病率和死亡率。

因恶性黑色素瘤术后易复发，但对冷冻敏感，对结膜的恶性黑色素瘤基本的治疗应广泛扩大的手术切除，并结合冷冻病变组织及周围肿瘤边缘。切除边缘最好行冷冻病理监测，进行组织学观察，直至切除边缘无残留瘤细胞。有作者提出用非接触技术显微手术，手术器械不接触病变组织，防止肿瘤细胞种植和器械黏附瘤细胞，肿瘤切除后，摄子提起结膜创缘再冷冻两次，也有主张术后辅以放疗。有认为，术中应用丝裂霉素可减少术后复发。

眼眶内蔓延的恶性黑色素瘤，需要扩大的手术切除，有人提出眶内容剜除术并不能提高生存率，如同时眼睑皮肤有广泛侵犯，可行全眶内容剜除术，有淋巴结转移时应同时行淋巴结清扫。

本病预后和与肿瘤厚度、累及范围、单中心或多中心、发生部位、起源、首次确诊和治疗时间等有关。

【作者思考】结膜的恶性黑色素瘤可来源于不典型获得性黑变病、痣或原因不明者，原发病变的快速生长、增厚、出血等是恶变的特征，结膜恶性黑色素瘤因伴随着肿瘤细胞的浸润生长，局限性病变浅表手术往往不够，术后易复发，扩大范围手术切除联合冷冻是基本的治疗方法。累及眼球、眼眶的病变可根据病变的范围施行眼球或眶内容剜除术并受累淋巴结清扫术，然后补充冷冻、放疗或化疗。

五、结膜淋巴瘤眶内侵犯

正常眼眶的软组织内不存在淋巴组织和淋巴结，原发于结膜的淋巴瘤多属于结外淋巴瘤，90% 以上为非霍奇金淋巴瘤，绝大部分为 B 淋巴细胞来源，多数为低度恶性，结膜淋巴瘤常沿球周眶间隙向眶内蔓延，少数向球内侵犯。结膜下的霍奇金淋巴瘤十分罕见。

【病例摘要 1】 患者男性，70 岁，因右眼红痛、结膜肿胀 5 个月，眼球渐进性突出 3 个月入院。既往体健，无全身肿瘤病史。眼科检查：视力右眼 0.2，左眼 0.5。眼球突出度右眼 19mm，左眼 15mm，眶距 95mm。眶压右眼 T+1，左眼 Tn。右眼睑无红肿，眼球向前外方突出，各方向运动受限，右眼球结膜组织粉红色隆起，质硬，表面光滑，包绕眼球，边界不清，呈 "鲑肉斑" 样外观，无压痛，晶状体轻度混浊，其余未见明显异常；左眼晶状体轻度混浊，其余未见明显异常。周身浅表淋巴结无触及肿大，其他全身检查无阳性发现。眼眶 CT 显示右侧眼环增厚，眶内呈不规则形高密度块影，充满大部分眶腔，和视神经及眼外肌分界不清，内密度均匀，前部包绕眼球呈铸形。临床诊断：右眼结膜及眶内炎性假瘤，淋巴瘤不除外。手术行结膜囊入路肿瘤切除，术中见病变质脆，和巩膜间粘连松弛，但与结膜粘连紧密，不易分离，病变自上方穹隆部结膜下沿球壁向球后眶内蔓延，边界不清，视神经及眼外肌均有受累，因病变弥漫生长，行大部肿瘤切除。病理诊断：恶性淋巴瘤，免疫组织化学符合 B 细胞型淋巴瘤。术后骨髓及外周血检查正常，给予局部放疗和全身化疗，观察 2 年眶内病变稳定，未发现全身受累（图 10-1-9）。

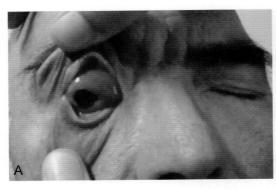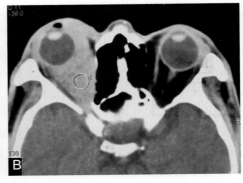

图 10-1-9　结膜淋巴瘤眶内侵犯

A. 右眼结膜淋巴瘤呈"鲑鱼肉"状外观；B. 眼眶 CT 显示结膜肿瘤眶内蔓延，与眼球呈铸造形

【病例摘要2】　患者女性，67 岁，因右眼红痛、结膜肿胀、视力丧失 1 周，左眼红、视物模糊 2 天入院。2 个月前因双眼红、视物模糊于本院诊断"双眼全葡萄膜炎"，经大剂量激素冲击治疗症状改善。1 周前右眼红痛、肿胀，视物不清，伴右侧眶区胀痛，于当地抗感染治疗，效果欠佳，呈进一步加重。2 天前出现左眼红，视物模糊。全身检查：脑神经及周围神经系统无阳性发现，痛苦面容，浅表淋巴结未触及肿大；红细胞 4.28×10^{12}/L，白细胞 5.1×10^{9}/L，中性粒细胞 75.4%，淋巴细胞 1.1×10^{9}/L。眼科检查：视力右眼手动，左眼 0.12。右眼球结膜组织肿胀，质硬，高度隆起，包绕眼球，边界不清，呈"鲑肉斑"样外观，压痛不明显，角膜轻度水肿，前房深浅正常，下方约 4mm 深白色沉积物。瞳孔约 3mm，部分后粘，瞳孔区可见部分灰白色渗出物覆盖，眼后节未窥清；左眼球结膜轻度水肿，鼻上结膜下组织轻度肿胀，色暗红，角膜清亮，内皮可见大量灰白色细小颗粒状KP，前房深浅正常，房闪（++++），瞳孔中度大，晶状体皮质灰白色混浊，眼底视盘界清，色正常，网膜呈豹纹状，血管细，黄斑区色素紊乱。B 超检查：右侧眼眶形状不规则的占位病变，环绕眼球，边界不甚清楚，内回声少，透声性中等，不可压缩。眼眶 CT 检查：右侧眼眶肿瘤与眼球呈塑形生长，病变呈不规则形高密度块影，边界欠清楚，内密度均匀，包绕眼球；左眼球壁增厚。临床诊断：双眼结膜炎性假瘤，双眼全葡萄膜炎，恶性淋巴瘤不除外。给予甾体与非甾体滴眼液滴双眼，地塞米松 10mg 每日一次静点，3 日后左眼球内炎症及结膜肿胀消退，右眼球内渗出物部分吸收，结膜肿胀无明显改善。为进一步明确诊断，行右眼结膜下组织活检，病理切片显示弥漫一致小圆形淋巴细胞，排列紧密，胞质少，核圆形，有核分裂象，少量浆细胞。免疫组织化学染色：CD3（＋），CD45RO（＋），CD20（－），CD79a（－），LCA（＋），desmin（－），EMA（－）。病理诊断：原发性结膜恶性淋巴瘤，合并眶内及球内侵犯。超声检查：胸膜、腹膜、肝、脾均未见淋巴结肿大。骨髓细胞学分析未发现异常。因右眼疼痛症状明显，视力丧失，取得患者同意，行右侧部分眶内容摘除及眼窝成形术。术后 7 天停用激素后发现左眼前节渗出物再次出现，转肿瘤科化疗，最后诊断：双眼结膜淋巴瘤眶内及球内侵犯（图 10-1-10）。

【图片点评】　病例 1 患者右眼结膜组织粉红色扁平肿物，表面光滑，包绕眼球，边界不清，呈"鲑鱼斑"样外观，因病程缓慢，向眶内发展的结果使眼球出现渐进性眼球突出，眼眶 CT 表现为眶内弥漫性肿物，与眶内视神经和眼外肌分界不清，前部与眼球呈铸造形改变。病例 2 表现为双侧病变，前部特征类似于病例 1，但其病变发展的结果是眼球内和眶

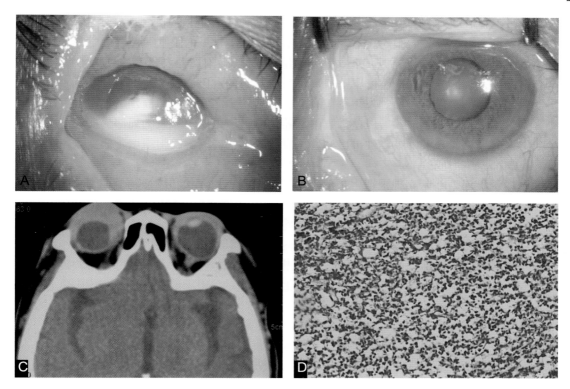

图 10-1-10　双眼结膜淋巴瘤眶内侵犯

A ～ B. 双眼球结膜呈"鲑肉斑"样外观，右眼前房积脓；C. 眼眶 CT 显示肿瘤包绕眼球呈塑形生长，侵犯眶内；D. 病理：弥漫一致小圆形淋巴细胞，排列紧密，胞质少，核圆形，有核分裂象，少量浆细胞

内组织的侵犯，表现为葡萄膜炎性特征，并出现前房积脓，病变沿球壁向眶内侵犯，和眼球呈铸造形。虽然眼球内无淋巴组织，本例眼内的淋巴瘤侵犯可能是球外病变通过巩膜壁的孔道或角膜缘蔓延所致。

【临床诊断提要】

1. 发病年龄　中老年女性多见。

2. 发病程度　起病隐匿，生长缓慢。

3. 临床表现　眼睑水肿、下垂，可见有无痛性结膜肿块，有眼干或异物感。病变可波及穹隆及睑结膜，结膜和巩膜表层血管扩张迂曲，呈螺旋状、束状或丛状。

4. 肿物特征　扁平粉红色肿物，表面光滑，边界不清，呈"鲑鱼肉"样外观。

5. 生长特性　肿物向前至角膜缘，向后沿球周间隙向眶内生长，和眼球常呈铸造形。

6. 晚期表现　蔓延至球周及眶深部时出现眶组织水肿和炎性浸润，表现眼球突出，视力下降及眼球运动障碍。

7. 影像学检查　B 超表现环绕眼球的不规则肿物，眼眶 CT 为均质的高密度肿物，和眼球呈铸形外观，眼眶 MRI 显示病变 T_1WI 与 T_2WI 为中等信号。

【临床与治疗分析】　眼眶淋巴组织主要存在于眶隔前的眼睑、结膜、泪腺等部位，分散于结膜基质中和泪腺的腺泡间，其结膜和眼眶黏膜相关淋巴组织淋巴瘤可能来源于眶内淋巴组织的胚胎残余，或与眼的前驱的炎性病变使眶内获得血液来源的淋巴组织有关。任何眶内淋巴样肿块均为异常，故眼附属器淋巴瘤均属于结外淋巴瘤，原发于结外的淋巴瘤多为非霍奇金淋巴瘤。而眼附属器非霍奇金淋巴瘤是最常见的眼眶恶性肿瘤之一，约占所有眼眶恶性肿瘤的 50%，占所有结外淋巴瘤的 10%。眼附属器淋巴瘤主要为 B 细胞非霍奇金淋巴瘤，小部分为 T 细胞淋巴瘤，而继发于全身的淋巴瘤少见。

眼附属器的淋巴瘤预后和发生部位有关，一般认为结膜的淋巴瘤预后最好，其次是眼眶，发生于眼睑的淋巴瘤预后最差。眼附属器的淋巴瘤可以是原发的局部病变，也可以是全身淋巴瘤转移而来，即继发性淋巴瘤，原发的眼附属器的淋巴组织增生病变是由于淋巴细胞在局部增生形成的一类疾病。

眶内的淋巴瘤临床表现根据生长部位不同出现相应的症状和体征，早期结膜的增生肥厚易与炎性假瘤相混淆，主要依赖免疫组织化学和病理定性。结膜淋巴瘤单侧发病多见，外观呈"鲑鱼肉"样，因缺乏纤维间质而质脆易碎是病变组织特征，而且结膜淋巴瘤可向球内和眶内侵犯，发生球内侵犯的淋巴瘤眼内表现类似葡萄膜炎。因眶内无淋巴组织，眶内的恶性淋巴瘤一般认为是来自结膜或泪腺淋巴组织的恶性变，其首发部位常为眶隔前的眼眶间隙及眼球附属组织，如眼睑、结膜、泪腺等，原发于局部的淋巴瘤多为中低恶性程度，高度恶性者常发生全身播散。

本文两例病例早期首先发现结膜肿物，呈扁平粉红色，表面光滑，边界不清，呈"鲑鱼肉样"外观，具有典型的本病特征，有时和结膜炎性假瘤临床表现类似，故易误诊。病例 1 发展的病变逐渐出现眼球突出和运动障碍，表明结膜淋巴瘤向球后发展导致眼外肌和球后组织侵犯。眼内虽然无淋巴组织，但病例 2 发生眼内淋巴组织侵犯，通常包括两种情况，一是原发性眼内淋巴瘤，二是全身淋巴瘤继发眼内，二者均可表现为葡萄膜炎的特征，最常见的症状为视力减退，角膜后可出现炎症性 KP，房水及玻璃体发生混浊，甚至前房积脓，视网膜和后部脉络膜可有炎症性受累的体征，根据本例患者发病过程，认为眼内淋巴瘤可能因结膜淋巴瘤的球内侵犯所致。同时病例 2 发现双侧眼环增厚，病变沿球壁向眶内发展，是结膜病变的眶内侵犯。

侵及眼眶深部的病变，常首先表现眼球突出和眼球运动障碍，肌锥外肿瘤可使眼球向一侧偏斜，球后病变常包绕眼球呈铸造形，类似于炎型假瘤，呈弥漫性浸润生长方式。病变常沿肌肉或肌锥间隙向眶尖部生长。泪腺部病变可触及泪腺肿大，边界不清，质硬，往往和周围组织分界不清，其生长方式和临床表现与泪腺炎性假瘤极为相似，若不通过病理检查，临床很难鉴别。

大多数眼眶黏膜相关性淋巴瘤为非霍奇金淋巴瘤，属于低度恶性的肿瘤，多数临床经过良好，生存期较长，预后良好。常首发于眼部呈孤立性病变，偶伴发全身淋巴瘤。故术前要进行全身检查，除外眶内病变的可能性。肿瘤切除后除行组织病理学检查外，还要进行免疫组织化学检查进一步定性，避免误诊。其预后和肿瘤类型、发病部位、临床分期等多种因素有关。

位于眼眶前部孤立性肿瘤应手术切除。怀疑眼眶淋巴瘤的病例，应行手术切除或活检，尽可能完全手术切除，病理证实后，术后联合局部放疗，防止复发和向高度恶性转化，需密切随访其变化。肿瘤范围广泛，不能一次性全部切除者或眶内肿瘤包绕视神经、眼外肌等眶内结构者，为避免较多的组织损伤和眼功能破坏，可行前路开眶活检或肿瘤大部摘除手术，明确病变性质后，术后加以放疗和（或）化疗。眼眶淋巴瘤术后放疗联合化疗能明显提高生存率。

预后和年龄、眼别、症状体征和淋巴细胞的类型等有关。临床发现年龄大的死亡率高；双眼发生系统性淋巴瘤的死亡危险性比单眼者高；淋巴瘤出现眼球突出、眼部肿块、复视、瞳孔传入障碍、眼部疼痛等，这些症状和体征意味着眼外肌、视神经和眼部的感觉神经受累，是预后不良表现。

【作者思考】　眼眶的淋巴瘤多数为 B 细胞性淋巴瘤，大多为惰性发展，恶性程度低，全身转移晚，早期治疗效果好，但部分眼眶淋巴瘤发展为全身淋巴瘤，预后较差。一旦确诊为眼眶淋巴瘤，术后应给予局部放疗，范围较大或合并全身淋巴瘤者，术后加以放疗和化疗可提高生存率。

第二节　球内肿瘤眶内侵犯

眼球内肿瘤繁多，良性肿瘤多生长缓慢，很少发生眶内侵犯，而恶性肿瘤由于其生物学特性，极容易向眼球外生长而进入眶内，造成眶内组织结构广泛浸润性破坏，甚至全身转移，危及生命。

一、视网膜母细胞瘤眶内侵犯

视网膜母细胞瘤是儿童期最常见的眼内恶性肿瘤，居眼内恶性肿瘤的第二位。本病的生物特性与其他恶性肿瘤一样，具有侵袭性和扩展性，视网膜母细胞瘤眼眶扩散是视网膜母细胞瘤眼外转移的表现之一，在发达国家，眼眶扩散已经很少见，但在发展中国家则占很大比重。

【病例摘要1】　患儿男性，2 岁，因发现右眼"黄瞳孔" 6 个月、眼球突出 1 个月入院。6 个月前患儿家长偶然发现患儿右眼瞳孔区有黄光，曾在多个医院就诊，均考虑为右眼视网膜母细胞瘤，建议行眼球手术摘除，但未行任何治疗，1 个月前出现右眼球突出，眼红。眼科检查：视力检查不合作。右侧眼压 T+2。右眼眼球突出，结膜可见粗大血管，角膜呈灰白色，眼内组织窥不清；左眼前节及眼底检查未见异常。眼眶 CT 显示右眼球内充满高密度占位性病变，可见钙斑，球壁扩张，外球壁不光滑，视神经增粗。眼眶 MRI 显示右眼球增大，球内病变 T_1WI 与 T_2WI 呈等信号，内有低信号区，病变蔓延至球后，肌锥内病变 T_1WI 与 T_2WI 均呈中等信号。临床诊断：右眼视网膜母细胞瘤眶内扩散，右眼继发性青光眼。术前给予全身化疗 1 个疗程以缩小肿瘤体积，控制发展，之后行右眶内容剜除术。病理诊断：右眼视网膜母细胞瘤眶内扩散。术后继续全身化疗，每 4 周 1 疗程，共 5 个疗程，终因半年后全身转移，死亡（图 10-2-1）。

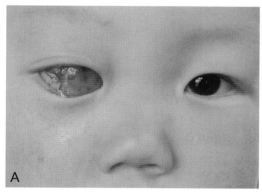
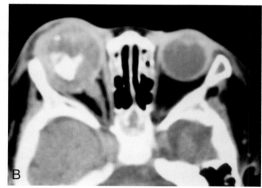

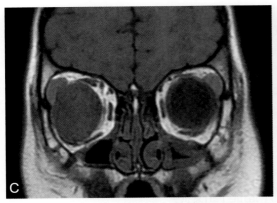
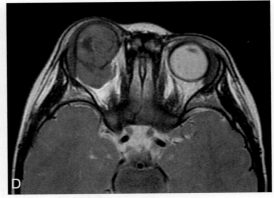

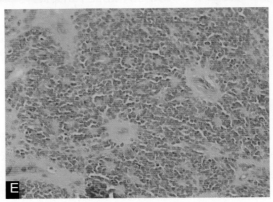

图 10-2-1　右眼球内视网膜母细胞瘤眶内侵犯

A. 右眼球突出，结膜充血，可见粗大血管，角膜混浊，有血管长入；B. 眼眶 CT 显示右眼球内高密度肿块，可见钙斑，视神经变粗；C ~ D. 眼眶 MRI 显示右眼球内病变，并向球后蔓延，T_1WI 与 T_2WI 大致呈等信号，内有低信号区；E. 病理：HE×100

【病例摘要2】　患儿女性，1.5 岁，因右眼视网膜母细胞瘤眼球摘除术后 6 个月，发现右眶内肿物 15 天入院。患儿 6 个月前因右眼球内肿物在我院行右眼球摘除术，病理诊断右眼视网膜母细胞瘤，右眼视神经受侵犯，术中未植入义眼台，出院后一直未行化疗，15 天前家长发现患儿右眼肿胀，逐渐加重。眼科检查：右眼睑水肿，皮下可触及质硬肿块，不活动，结膜重度水肿，突出于睑裂外，不能还纳；左侧眼前节检查未见异常，眼底检查不合作。眼眶 CT：右眼球缺如，眼眶内可见不规则软组织占位，充满眶腔，肿物向前突出。眼眶 MRI 显示肿物 T_1WI 与 T_2WI 均呈中等信号，其内含有低信号区。临床诊断：右眼视网膜母细胞瘤眶内侵犯。入院后行右侧眶内容剜除术，病理诊断：右眼视网膜母细胞瘤眶侵犯。术后给予化疗，随访 1 年未见明显肿物生长（图 10-2-2）。

【病例摘要3】　患儿男性，5 岁，因发现双眼黄瞳孔 3 年，左眼球摘除术后肿物复发 1 年就诊。患儿有家族性遗传性视网膜母细胞瘤病史。患儿在 2 岁时家长发现双眼黄瞳孔，医院诊断为双眼视网膜母细胞瘤，因左眼球内肿物广泛，于我院行眼球摘除术，建议保留右眼，给予全身化疗，但家长因担心化疗副作用，拒绝实施化疗等措施，2 年后发现右眼球逐渐萎缩变小，左眶内肿物复发，现因左眼肿物明显增大，肿物表面反复破溃、糜烂和脓性分泌物影响生活和饮食而到医院就诊。眼科检查：右眼视力无光感，萎缩的眼球表面有

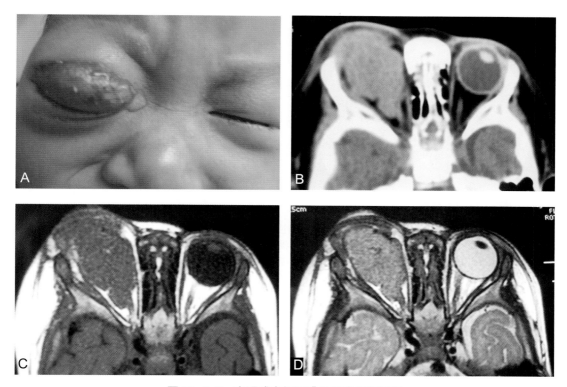

图 10-2-2　右眼球内视网膜母细胞瘤眶侵犯

A. 右眼睑肿胀，结膜高度水肿；B. 眼眶 CT 横轴位可见与视神经相连的不规则软组织肿物；C～D. 眼眶 MRI 显示肿物 T_1WI 与 T_2WI 均呈中等信号

菜花状肿物，有黑色痂皮遮盖，结膜水肿，其余窥不清。左眼眶腔饱满，眶前部可见一近圆形黑色肿物，大小约 6cm×6cm，表面破溃及脓性物，张口困难。头颅眼眶 CT 显示松果体孤立类圆形约 3cm×3cm 大软组织密度影，边界清楚，内密度均匀。眼眶 CT 显示右眼球萎缩，球壁不规则，眶内有肿物侵犯，视神经增粗，球内有钙化斑，左眶内充满软组织肿物，密度一致，肿物前部有钙化。全身检查发现左颈部淋巴结肿大。临床诊断：双侧视网膜母细胞瘤眶内扩散，右眼视网膜母细胞瘤自行萎缩，左眼视网膜母细胞瘤眼球摘除术后眶内复发，三侧性视网膜母细胞瘤。患者家属放弃治疗，3 个月后死亡（图 10-2-3）。

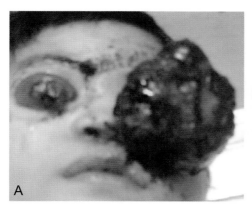

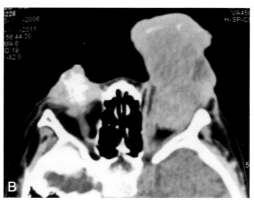

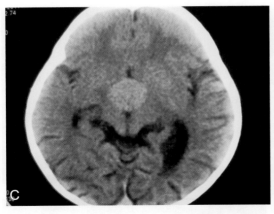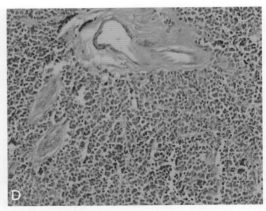

图 10-2-3 三侧性视网膜母细胞瘤

A. 患儿右眼球自行萎缩后复发眶内扩散，左眼球摘除术后眼眶扩散；B. 眼眶 CT 横轴位示右眼球萎缩，球内可见钙化，球外有不规则实性肿物，左眶内及眼前部有不规则实性肿物，突出于眶外，肿物前部有钙化；C. 颅脑眼眶 CT 横轴位显示松果体一圆形软组织肿物影；D. 病理：HE×100

【图片点评】 病例 1 患儿表现结膜的充血状态和角膜的雾状混浊，眼压升高，影像学显示明显的眼球扩张，肿物充满球内，视神经增粗，表明发展至眼外期，肿瘤扩散途径是通过视神经向眶内蔓延。病例 2 眼球摘除之后病理发现视神经断端有瘤细胞残留，应给予全身化疗和局部放疗，如不及时综合治疗，则会快速生长。病例 3 眼球自行萎缩后仍会眶内蔓延和全身转移，提示退行萎缩的视网膜母细胞瘤仍有肿瘤扩散的危险因素，有人认为，视网膜母细胞瘤自行萎缩后仍应摘除眼球。

【临床诊断提要】

1. 视网膜母细胞瘤多发于 3 岁以下儿童，出现眼眶扩散的年龄多偏大。

2. 已明确诊断的视网膜母细胞瘤未得到及时有效的治疗或诊断延迟是发生球外蔓延的关键因素。

3. 确诊的视网膜母细胞瘤出现眼球突出、眼球运动障碍、眶窝饱满、结膜充血水肿、精神萎靡、昏迷、高热、哭闹是眼眶扩散和颅内转移的主要特征。

4. 儿童或青少年无明确原因的眼球萎缩后突然出现眼球突出应首先考虑视网膜母细胞瘤眼眶扩散，既往有视网膜母细胞瘤眼球摘除病史，而后出现患侧眶窝饱满或不能放入义眼片时首先考虑此病的可能。

5. 已确诊的视网膜母细胞瘤未得到及时的治疗或治疗时已出现球外扩散即为晚期病例。

6. 晚期死亡以中枢神经转移为主要原因。

7. 影像学检查可见眶内肿物。

【临床与治疗分析】 据临床病理分类法将眼眶扩散分为两种：原发性视网膜母细胞瘤眼眶扩散和继发性视网膜母细胞瘤眼眶扩散。原发性视网膜母细胞瘤眼眶扩散是指诊断时临床或影像学检查（眼眶 CT 或眼眶 MRI）发现眼内视网膜母细胞瘤侵犯眼眶，伴或不伴眼球突出或菜花样肿物，包括眼眶软组织肿块和视神经明显增粗，本组病例 1 为原发性视网膜母细胞瘤眼眶扩散。继发性视网膜母细胞瘤眼眶扩散是指眼球摘除术或眶内容物剜除术后出现眼眶复发，如本病例 2、病例 3 为继发性眼眶扩散。

发生视网膜母细胞瘤眶内扩散多由于患儿就医较晚，未得到及时有效的治疗或放弃治疗所致，诊断时多为晚期病例。视网膜母细胞瘤主要通过三个途径向眼眶侵犯：①视神经：瘤细胞首先累及视盘、视神经，沿视神经纤维向眼眶扩散；②脉络膜巩膜：瘤细胞突破 Bruch 膜，浸润脉络膜和巩膜进入眶内；③房水通路：瘤细胞浸润睫状体和虹膜，进入前房，通过房水外流通路侵犯眼眶。原发性视网膜母细胞瘤眼眶扩散患者早期可表现为眼球突出，结膜充血，角膜由于新生血管长入出现混浊，血管化，眼前节结构分不清，随病情发展，眼球可突出于睑裂外，病变侵及球后组织造成眼球运动受限，由于暴露的眼球缺少眼睑保护，出现角膜干燥，眼结构分不清，发生眼球破溃，出血等情况。继发性视网膜母细胞瘤眼眶扩散早期呈膨胀性生长，大部分由于家长发现患儿义眼片隆起，眶内组织向前突出就诊，肿物多生长迅速，也有患儿由于肿瘤沿视神经侵犯至脑，出现昏睡、或高热等症状，行眼眶 CT 检查时才发现。笔者遇 1 例术后 1 个月复查时眶内未见任何异常，术后 2 个月患儿出现昏睡，行眼眶 CT 检查，发现眼眶及脑组织已经受侵犯。另 1 例患儿在眼球摘除 1 年后发生高热，头颅眼眶 CT 发现已经眼眶扩散。

影像学上，原发性视网膜母细胞瘤眶内扩散，B 超多表现为球内实质性肿块回声，多数肿块充满球内，且与球壁相连，较大范围坏死液化则后方回声增强、眼球壁回声欠清，如视神经受侵犯则其回声带增宽。继发性视网膜母细胞瘤眶内扩散则表现为眶内实质性肿块回声，内回声不均匀，大部分无钙斑存在，声衰减明显，可有囊性肿块回声。CDFI 检查均可见肿瘤内有丰富的彩色血流，多为高阻力型动脉频谱。眼眶 CT 原发性眶内扩散表现为与眼球相连的病变，球内可见钙斑，如果肿瘤沿视神经生长可见视神经增粗；也有表现为眼球萎缩，但有肿物眼外扩散的，此时肿物形状多不规则。继发性视网膜母细胞瘤眼眶扩散表现为眶内不规则或类圆形软组织影，其内多可见点状钙化影。眼眶 MRI 显示眶内病变于 T_1WI 与 T_2WI 均呈中等信号的软组织密度影。

3 例患儿视网膜母细胞瘤发生眶内肿瘤扩散均有不同之处，病例 1 为青光眼期；病例 2 在眼球摘除之后病理发现有视神经转移；病例 3 双侧视网膜母细胞瘤，一眼为自行萎缩后复发眶内扩散，一眼为眼球摘除术后眶内扩散。发生眶内扩散的主要原因是青光眼期和视神经转移，双侧视网膜母细胞瘤自行萎缩和眼球摘除后仍有可能复发或眶内扩散。眶内扩散的表现形式主要为视神经增粗和眶内肿块，一旦发生眶内扩散，则肿瘤生长迅速，导致一个大的肿块，影像学表现肿瘤充满球内，眼球扩张、视神经增粗和眶内占位。

早期认为眶内容剜除术是治疗眼眶侵犯的重要手段，杨华胜等认为对于视网膜母细胞瘤眼眶组织侵犯的患者（不包括仅限于视神经部分侵犯）应常规行眶内容剜除术，术中应剪除眶尖部视神经送病理检查，但其存活率很低。大剂量长疗程的化疗和眶外放疗，可提高患儿生存率，但放疗易出现外貌破坏及第二恶性肿瘤，有的学者提出全身化疗和眶部放疗来减少转移的风险，只有术前全身化疗不敏感的患者方施行眶内容剜除术。

眼球摘除术已不再作为视网膜母细胞瘤的首选治疗方式，化学减容疗法已成为发达国家中治疗眼内期视网膜母细胞瘤的常用方法并取得了很大成就，国外报道 95% 经治疗后可保存眼球。综合性个体化治疗已是目前的主要治疗方法，目前化疗方案的不断优化，化疗已成为视网膜母细胞瘤治疗的主要手段之一。化疗方案主要有：CEV 方案、VAC 方案、VC 方案、CE 方案等。在化疗 2 或 3 个疗程后加用局部治疗，以加速肿瘤的退缩，现通常行 6 个疗程的化疗，复发的再加 1~2 个疗程。罗鑫等提出全身 CEV 化疗（卡铂、依托泊苷和长春新碱）联合局部卡铂化疗的治疗方案，对眼眶视网膜母细胞瘤是有效和安全的，有可能减少或避免眶内容剜除术和眼外放疗。

除公认成功的全身化疗外，局部化疗也能成功地缩小或控制眼部肿瘤体积，同时避免严重的全身化疗并发症，部分情况可代替以往的眼球摘除、外放疗和全身化疗。眼球摘除仅适用于：单侧较大肿瘤，无有用视力；已有球外扩散指征；有视神经侵犯或继发性青光眼；虹膜红变、睫状体虹膜受累或肿瘤在玻璃体内广泛种植；双侧肿瘤，摘除肿瘤大的、发展严重的一侧，另侧较轻眼应行保守治疗；弥漫生长型有伪前房积脓，可摘除眼球。视神经断端尽可能切除 1cm 以上，断端要行病理检查，如断端有肿瘤侵犯，术后要给予放射治疗或化疗。近年来，为减少术后转移的几率，有主张化学减容疗法，即先给化疗缩小肿瘤后再摘除眼球。病例 2 和病例 3 在眼球摘除后均发现视神经断端有肿瘤侵犯而未经进一步综合治疗是术后眶内复发的主要原因。

据报道，视网膜母细胞瘤自行退化眼球萎缩后，组织病理学检查可见部分未完全退行，多为内生型、未分化型，其中仍可见残存的肿瘤细胞，这些细胞仍可继续生长，静止的肿瘤细胞重新活动、生长、播散及转移，故对自行退化的视网膜母细胞瘤要密切观察，警惕肿瘤复发，如有复发及时治疗，也有人认为自行退化的视网膜母细胞瘤为防止复发、转移，也应摘除眼球。

视网膜母细胞瘤眶内扩散多为晚期病例，预后极差，Reese 对 25 例眼眶复发的患者采用眼眶内容剜除术后放疗，无一人存活。Doz 等对 33 例眼眶软组织侵犯者采用静脉和鞘内化疗、放疗、眶内容剜除和眼球摘除术综合治疗，15 个月时生存率为 34%。罗鑫等报道采用眶周化疗的同时给予 6 次全身化疗，未采用眼外放疗，13 个月的生存率为 48.5%。视网膜母细胞瘤一旦转移到中枢神经系统，存活率几乎为零。

【作者思考】 视网膜母细胞瘤眶内扩散为视网膜母细胞瘤的晚期表现，死亡率极高。眼球摘除与眶内容剜除已不再作为视网膜母细胞瘤的首选治疗方式，如何对球内的视网膜膜母细胞瘤选择积极有效的个体化治疗方式，减少眶内蔓延和全身转移的发生率，提高患儿的生存率及生活质量，是目前研究的重要课题。早期诊断、综合个体化治疗是延长视网膜母细胞瘤眶内扩散患者生命的主要办法，根据视网膜母细胞瘤国际 IRC 分级（International Intraocular Retinoblastoma Classification）可以提供预后的评估和指导首选的治疗方法。在视网膜母细胞瘤治疗过程中，做好疾病的宣教工作，取得家长的重视和密切配合是不容忽视的。视网膜母细胞瘤眶内复发多在眼球摘除术后一年内发病，故术后一年内密切随诊是早期发现的重要手段。

二、脉络膜恶性黑色素瘤眶内侵犯

脉络膜恶性黑色素瘤是成年人球内最常见的一种恶性肿瘤，由于脉络膜血管丰富，极易发生转移，眶内侵犯是其最常见的眼外扩散形式。

【病例摘要 1】 患者男性，40 岁，因左眼视物不清 3 年，视物不见半年入院。眼科检查：视力右眼 1.2，左眼无光感。右眼检查未见异常；左眼球结膜中度充血，角膜及前房正常，瞳孔直径约 5mm，对光反射消失，玻璃体絮状混浊，眼底视乳头边界不清，视网膜呈半球形隆起，视网膜全脱离。眼眶 CT 显示左眼球后占位性病变；MRI 显示左眼后部脉络膜不规则增厚，T_1WI 呈高信号，T_2WI 呈低信号，病变突入玻璃体腔内，局部与眼环相连，球后肌锥内可见不规则异常信号影，T_1WI 呈中高混杂信号，T_2WI 呈低信号。临床诊断：左眼脉络膜恶性黑色素瘤眶侵犯。入院后行左眼球后占位病变活检术，术中冷冻切片病理检查，考虑为恶性黑色素瘤，遂行左眼眶内容剜除 + 眶腔填充术。术后病理诊断：左眼脉络膜恶性黑色素瘤，瘤组织穿破巩膜侵犯球外软组织。（图 10-2-4）。

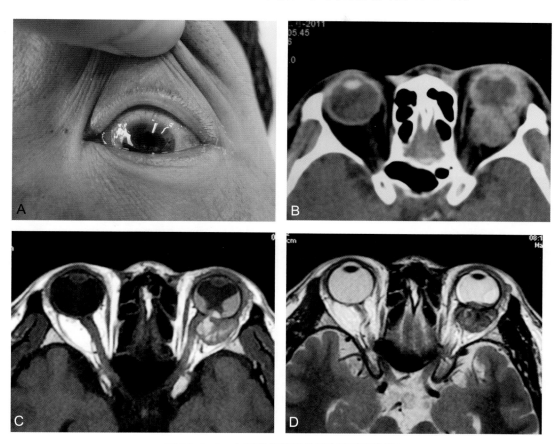

图 10-2-4　左眼脉络膜恶性黑色素瘤眶侵犯

A. 左眼球突出、结膜充血；B. 眼眶 CT 横轴位显示左球内后极部脉络膜占位，相应眶内类圆形肿物；C~D. 眼眶 MRI 显示左侧眼球内占位病变向眶内蔓延，病变 T_1WI 呈中高信号，T_2WI 呈不均匀低信号

【病例摘要 2】　患者女性，60 岁，因自幼左侧颜面部色素沉着，发现眶内肿物 10 天住院。患者自幼左侧眼睑长"太田痣"，后逐渐扩大至左颜面部，10 年前因左眼脉络膜恶性黑色素瘤行眼球摘除，病理检查发现左眼脉络膜恶性黑色素瘤侵犯结膜、巩膜，建议术后放疗，但未行任何治疗。10 天前发现左眼睑肿胀，眼眶 CT 显示左眶内占位病变。眼科检查：视力右眼 1.0，余未见异常。左侧眼球缺如，颜面部可见蓝黑色广泛黑色素沉着，上睑下垂，眶内可触及质中等硬肿物，不活动。B 超显示左眼眶内探及类锥状病变，向眶尖部延伸，病变前部可见密集团状中等信号，后部回声稀疏，后界未能探及。眼眶 CT 显示左眶内类圆形软组织占位影，边界清楚，密度一致。眼眶 MRI 显示左侧眼眶内肿物 T_1WI 呈高信号，T_2WI 呈低信号，其内可见明显低信号区。临床诊断：左侧眼眶内恶性黑色素瘤眶侵犯。入院后全麻下行左眶内容剜除术，剖开标本可见其内有烂泥样坏死区。病

理诊断：左侧眶内恶性黑色素瘤（图 10-2-5）。

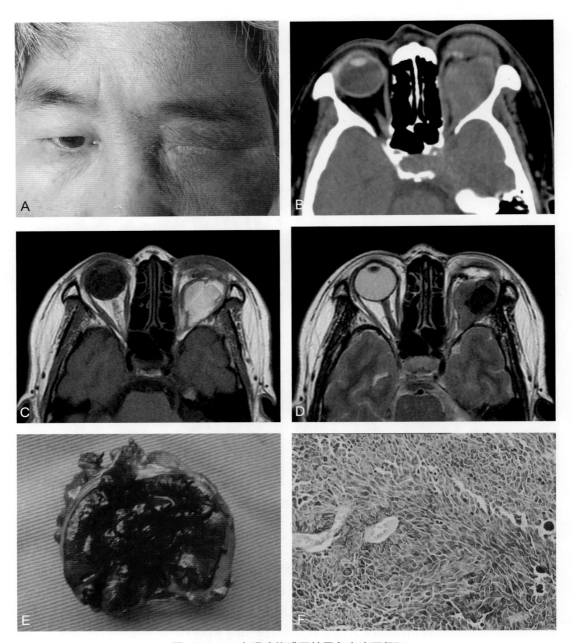

图 10-2-5 左眼脉络膜恶性黑色素瘤眶侵犯

A. 左面部太田痣，上睑下垂；B. 眼眶 CT 横轴位显示肿瘤充满眶腔，密度均匀；C ~ D. 眼眶 MRI 显示左侧眼眶内肿物 T_1WI 呈高信号，T_2WI 呈低信号，其内可见明显低信号区；E. 肿瘤内部呈黑色烂泥样，有假包膜；F. 病理：HE×100

【图片点评】 病例 1 脉络膜黑色素瘤呈扁平状隆起，缺乏多见的典型肿瘤形态特征，眼眶 MRI 显示球内肿瘤局限于脉络膜的后极部，较早地发生眶内扩散，表明脉络膜黑色素瘤眼外扩散与眼内肿瘤大小关系不大，而和肿瘤细胞类型和生长方向有关，上皮样细胞型、混合型和坏死型眼外扩散多见。眼眶 MRI 显示信号不均可能和组织内坏死、出血有关。病例 2 太田痣合并脉络膜黑色素瘤已行眼球摘除 10 年，当时病理发现有结膜和巩膜侵犯，本次眶内肿瘤生长应为继发改变。T_1WI 呈高信号、T_2WI 低信号为恶性黑色素瘤的表现特征，如有出血、坏死时可表现混杂信号。

【临床诊断提要】

1. 多发生于成年人。

2. 病变特点　明确诊断的脉络膜恶性黑色素瘤出现眼球突出、眼球运动受限应考虑眶内扩散。如有脉络膜恶性黑色素瘤眼球摘除病史，较快出现眼窝饱满或不能置入义眼片应提示眶内病变。

3. 太田痣患者如出现球内或眶内占位病变时，首先应考虑恶性黑色素瘤。

4. 术后组织病理学检查可明确诊断。

5. 影像学特点　与球内肿物相连的眶内肿物或单独的眶内肿物，眼眶 MRI 多表现 T_1WI 呈高信号、T_2WI 低信号。

【临床与治疗分析】　脉络膜恶性黑色素瘤是成年人中最常见的眼内恶性肿瘤，居眼内恶性肿瘤的第一位，美国发病率约为 1 ∶ 100 000，脉络膜恶性黑色素瘤眼眶扩散是常见的眼眶继发性肿瘤，何彦津统计其占恶性肿瘤的 3.66%。何为民等统计了 136 例眼眶继发性肿瘤，葡萄膜恶性黑色素瘤占眼眶继发性肿瘤的第二位。近年来，随着科学技术的发展、治疗技术的进步，眼眶扩散已比较少见。

文献报道脉络膜黑色素瘤转移至眼眶的年龄为 54.2~61 岁，从发现原发病变到发现眶部转移的主要时间为 6 个月 ~10 年，平均为 3 年，最长报道的为 40 年。通常脉络膜恶性黑色素瘤通过 3 个途径向眼眶扩散：①房水外流通路；②沿睫状神经、血管和涡状静脉通过巩膜通道周围的间隙；③直接浸润巩膜进入眼外和眶内。眼外扩散的瘤细胞多为上皮样细胞型、上皮样和梭形细胞混合型。但脉络膜恶性黑色素瘤也有其他的转移形式而表现多样化，文献报道有不显示球外扩散而直接转移至同侧眶骨的，也有经质子放疗后 12 年转移至另外一只眼的，而眼眶扩散的脉络膜恶性黑色素瘤多为黑色或棕黑色肿物，眼内可见黑色病变，眼外为结节状，肿物内部可有坏死灶，呈黑泥状，如坏死明显较多，提示肿物生长迅速。

有研究显示，视力下降或丧失、眼球突出、上睑下垂、眶压增高、眼球移位或偏斜是脉络膜黑色素瘤眼外蔓延的常见临床体征，影像表现上脉络膜恶性黑色素瘤具有其原发性肿瘤的特点，在 B 超上显示肿瘤前端回声密集，后部回声稀疏。眼眶 MRI 上由于黑色素细胞具有顺磁性，故 T_1WI 为高信号，T_2WI 为低信号，眼眶 CT 上肿瘤表现无特异性。

该两例患者中病例 1 在 3 年前自感视物不清，因缺乏其他明显症状而被忽视，近半年出现眼睑水肿，球结膜中度充血和视力丧失时才来就诊，影像学检查发现球内肿瘤呈局限扁平状且已向眶内蔓延，进展较快。有认为脉络膜黑色素瘤眼外扩散与眼内肿瘤大小关系不大，而 Shammas 认为眼外蔓延和细胞类型及肿瘤大小有关，扁平型、弥漫型易球外扩散。病例 2 自幼患太田痣，10 年前因脉络膜恶性黑色素瘤在我院行眼球摘除术，当时已发现左眼结膜和巩膜外受侵，未经进一步治疗，近 10 天突然结膜水肿、眼睑肿胀，影像检查有眶内占位，符合恶性黑色素瘤影像特征，临床考虑为眶内恶性黑色素瘤复发。太田痣可以合并有原发性恶性黑色素瘤，46% 的太田痣患者也可进展为黑色素瘤，但结合本例原发脉络膜黑色素瘤球外蔓延病史，本次眶内恶性黑色素瘤应为继发性改变。

脉络膜恶性黑色素瘤具有一些独特的生物学特性，在已知的球内肿瘤中有 10%~15% 发生巩膜外扩散，另有报道脉络膜恶性黑色素瘤眶内蔓延占 8%~14%，在眼球摘除时发现巩膜外结节或视神经侵犯，有的在眼球摘除多年后发生眶内复发，这为临床诊断和治疗带来困难，也是手术争论的焦点。有认为手术摘除眼球并不能提高生存率，术中对眼球的挤压可能增加眼外扩散的几率，当瘤体 >10mm，厚度 >6mm 时才考虑眼球摘除，小的肿瘤可局部切除或其他综合疗法。眶内蔓延最好的治疗方法是眶内容剜除术。但除非肿瘤有完整包膜，否则眶内容剜除术也难阻止肿瘤转移。

与皮肤黑色素瘤不同，因眼内没有淋巴引流系统，脉络膜恶性黑色素瘤不会转移到淋巴结，但由于眼内有丰富的血管，肿瘤多直接经巩膜导血管侵入眶内及经血运转移至全身其他部位，因此它们通常经血液转移至肝、肺、或脑，虽然早期发现有助于延长患者生命，但此病的预后极差，不管疾病如何发展，转移意味着不久将死亡，平均多在 1 年内死亡。脉络膜恶性黑色素瘤眼眶扩散的预后很差，Affeldt 等报道 3 年生存率为 37%，Shammas 等报道 5 年生存率为 27%，Pach 报道的为 52%，预后与肿瘤大小，细胞类型，眼外侵犯及核分裂有关。

【作者思考】 脉络膜恶性黑色素瘤由于位于脉络膜，其内有丰富的血管，此与视网膜母细胞瘤不同，疾病早期就易通过血液系统转移，故长期随诊及定期行肝脏及影像学检查是发现早期转移的有效办法。

第三节 鼻咽部及鼻窦肿瘤眶内侵犯

一、鼻咽癌

鼻咽癌是发生于鼻咽腔黏膜的恶性肿瘤，部位隐蔽，为耳鼻喉科恶性肿瘤之首，多数起源于上皮的鳞状细胞癌，少部分为黏膜下的小唾液腺腺样囊性癌、恶性多形性腺瘤、黏液表皮样癌等，出现眼部表现的占 25%~42%，因病变扩散的方式不同，可出现不同的眼部损害。

【病例摘要 1】 患者女性，67 岁，因右眼上睑下垂 1 个月入院。2 个月前因间断性头疼伴右耳听力下降，疑为老年性耳聋，未经检查与治疗，耳聋逐渐加重并伴右侧耳鸣、鼻涕带血丝等症状，给予药物治疗不见好转。1 个月后发现右眼上睑下垂并视力下降，以右眼动眼神经不全麻痹（原因待查）住院。眼科检查：视力右眼 0.4，左眼 0.7，不能矫正。眶压右 T+1，左 Tn。眼球突出度右眼 18mm，左眼 15mm，眶距 89mm。右眼上睑下垂，眼球上转及内转受限，结膜无充血，瞳孔轻度扩大，直径约 5mm，反应迟钝，其余未见明显异常；左眼未见明显异常。眼眶 CT 显示鼻咽部肿物，局部骨质破坏，肿物向颅中窝及右侧眶尖部侵犯，右眶内不规则占位病变，蝶骨破坏，眶上裂扩大；眼眶 MRI 显示病变 T_1WI 与 T_2WI 均呈中等信号影，可被明显强化，脂肪抑制时信号衰减不明显。临床诊断：鼻咽癌右侧眶内侵犯，右眼动眼神经不全麻痹。转至耳鼻喉科治疗，鼻咽活检病理证实为鼻咽癌，给予放疗（图 10-3-1）。

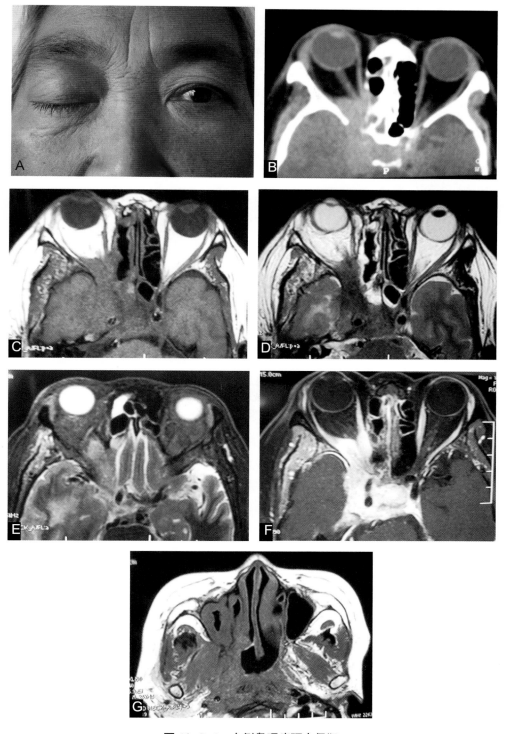

图 10-3-1 右侧鼻咽癌眶内侵犯

A. 鼻咽癌侵犯眼眶致右眼球突出、上睑下垂；B. 眼眶 CT 横轴位显示鼻咽癌肿瘤侵犯右侧眶尖部，病变呈软组织密度影，骨质破坏，眶上裂扩大；C~F. 显示病变 T_1WI 与 T_2WI 均呈中等信号影，可被明显强化；G. 鼻咽部肿瘤广泛侵犯，无明显边界

【病例摘要2】　患者女性，46岁，因鼻咽癌放、化疗后1年，右眼视物不清、复视伴头疼1个月就诊。眼科检查：视力右眼0.2，左眼0.6。球突出度右眼16mm，左眼14mm，眶距89mm。双侧眶压Tn。右眼内斜位，外转不能，瞳孔轻度大，反应迟钝，其余未见明显异常。左眼未见明显异常。眼眶CT显示右眼眶尖部可见边界不清的软组织密度增高影，内直肌轻度肿胀，和肿物分界不清，鼻咽部可见边界不清的软组织密度影，鼻咽旁颅底骨质破坏，视神经管部蝶骨受侵，病变向鼻腔侵犯。临床诊断：鼻咽癌右侧眼眶侵犯，右眼展神经麻痹。转专科医院建议进一步放、化疗（图10-3-2）。

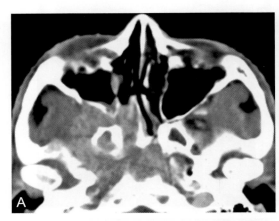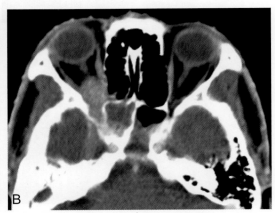

图 10-3-2　鼻咽癌放化疗后右眶内侵犯

A. 眼眶CT显示鼻咽部软组织密度影及颅底骨质破坏，病变向后鼻腔侵犯；B. 眼眶CT显示右侧眶内实质性肿物，内直肌轻度肿胀，和肿物分界不清，蝶骨骨质破坏

【图片点评】　鼻咽癌临床表现形式多样和缺乏特征性，该两例患者通过影像学检查了解了肿瘤的侵犯部位、程度和侵犯途径，病变已侵犯颅内、鼻窦及眶尖部，并造成受侵部位的骨质破坏。由于脑神经和鼻咽部的相邻解剖关系，肿瘤发展中常较早出现脑神经功能障碍，展神经最早受累为本病常见，所以影像学检查可为明确诊断提供可靠的依据，对不明原因的脑神经麻痹应想到鼻咽部检查。

【临床诊断提要】

1. 性别与年龄　多发生在40岁以上，男性多见。

2. 早期表现　部分患者可有鼻咽癌病史，无明确原发病史者，对不明原因的鼻塞、鼻腔血性分泌物、咽部不适、吞咽困难、唾液带血等应考虑本病。60%患者早期以颈部淋巴结肿大为首发症状。

3. 伴随症状　部分患者有慢性、顽固性疼痛及感觉障碍。不明原因的耳鸣、耳闭、鼓室积液、听力下降等耳部疾患要作鼻咽部检查。

4. 眼部特征　眼球常表现非轴性或轴性突出，伴有眼球外展受限、复视，视力下降等。晚期Ⅲ、Ⅳ、Ⅴ对脑神经均可受累，或表现眶上裂综合征。翼腭窝受侵时出现张口困难。

5. 影像学检查　鼻腔、咽部有软组织包块，眼眶及鼻窦骨质破坏，眶上裂或眶下裂扩大。

6. 病理检查　鼻腔或咽部活组织检查可明确诊断。

7. EB 病毒血清学检查。

【临床与治疗分析】 鼻咽癌的发病率为耳鼻喉科恶性肿瘤之首，男性多见，男女比例约为 2~3 : 1，中年人多见，好发年龄在 35~50 岁，国内统计有明显地区性，以南方人发病居多，尤其在广东人，有"广东癌"之称。鼻窦及鼻咽部肿瘤累及眼眶者 80% 为上皮性肿瘤。鼻咽癌是指发生于鼻咽黏膜的恶性肿瘤，可发生于鼻咽顶部、侧壁尤其是咽鼓管口的周围，眼眶受累及的原因是因为眼眶与鼻腔、鼻窦在上壁、内侧壁、下壁三处仅有薄薄的骨壁相隔，肿瘤可通过骨缺损、骨缝和骨壁的裂、孔以及穿过眶壁的血管、神经累及眼眶。鼻咽癌好发于咽隐窝，咽隐窝上方 1cm 即为破裂孔，癌肿易经此孔侵犯颅内。鉴于鼻咽部和眼眶的特殊解剖关系，眼眶肿瘤常继发于鼻咽部的恶性肿瘤，在郑卫权等报道的 110 例鼻咽癌原发病变中，有 12 例眼眶受侵；陈智聪等报道 28 例眼眶转移癌有 9 例来自于鼻咽癌。

鼻咽癌主要的侵入眼眶途径有：

（1）经颅内侵入眼眶，即癌细胞经由颈内动脉管或破裂孔侵犯海绵窦，之后向前由眶上裂入眼眶；

（2）经颅外扩展至眼眶：①癌细胞由鼻咽腔经翼管进入翼腭窝，再从眶尖至眶内；②癌细胞向前侵入到鼻腔，经蝶腭孔进入翼腭窝，再由眶尖或眶下裂入眼眶；③肿瘤细胞经破坏的筛窦纸样板进入眼眶。

鼻咽癌的发病原因主要有 3 种：遗传因素；EB 病毒感染；环境及其他因素，如维生素 A 缺乏、雌激素过多等。

迄今尚无国际公认的病理分类的统一方案，国内多数学者按生物学特征和组织学形态一般分为 3 类：①较高分化：包括鳞状细胞癌Ⅰ、Ⅱ级及基底细胞癌和腺癌类等，多不侵犯颅底，转移少见。②低分化：最多见，包括大圆细胞癌，易远处转移，梭形细胞癌易侵犯颅底，鳞状细胞癌Ⅲ级部分侵犯颅底和远处转移。③未分化类：临床少见，多形细胞癌，易向颅底侵犯和远处转移。

根据临床特征，眼眶转移癌有 4 种类型，即浸润型、肿块型、炎症型、功能障碍型。鼻咽癌转移至眼眶的临床表现多样，因早期部位隐蔽，不易发现而诊断困难，常因眼球突出首诊于眼科。以浸润型为主的病变常表现为非轴性眼球突出、眼眶部疼痛、感觉异常、视力下降和运动障碍等眼眶和眶周结构浸润症状。眶内病变主要位于眶鼻侧，单眼发病多见，眶前部病变可扪及质硬肿物，边界不清，活动度差。眼眶部红肿、疼痛、流泪等炎症特征也是常见的表现。眶后部病变因侵犯及眶尖部挤压视神经常出现轴性眼突，表现视力下降、眼球运动受限、眼外肌和提上睑肌的功能障碍、瞳孔对光反射异常等。有报道肿瘤经颅内转移会较早发生脑神经的症状和脑神经功能障碍，部分患者伴有鼻塞、鼻出血体征，鼻咽癌出现眼部体征代表病变已为晚期。眼眶转移的同时可能伴有或不伴有全身其他部位的转移。

鼻咽癌临床表现缺乏特征性，据报道，鼻咽癌发生眼部症状者占 29%，以第一为眼部症状首诊者占 30%，而易误诊为眼病，由于鼻咽部与颅内、海绵窦、眼眶的解剖关系，鼻咽癌在向周围组织浸润过程中，可使 12 对脑神经中任何一支受压呈现不同的症状和体征，咽隐窝附近的肿瘤可经颈内动脉或破裂孔侵及颞骨岩尖、圆孔、卵圆孔、海绵窦等结构引起Ⅲ、Ⅳ、Ⅴ、Ⅵ对脑神经受损，呈现侵入眼眶的症状和体征，尤其是展神经和动眼神经，患者常因复视而就诊，所以，临床遇有不明原因脑神经功能障碍的患者，应首先排除鼻咽癌的可能性。

该两例病例眼科就诊时均有明显的头疼和脑神经功能障碍，这是鼻咽癌脑神经损害的最常见表现，常作为第一主诉到眼科就诊。病例 1 为高龄患者，早期首发症状为耳聋和间断性头疼，后出现右眼上睑下垂、眼球运动受限和瞳孔扩大，呈典型动眼神经麻痹特征，表明鼻咽部肿瘤已发生脑神经受侵。因早期未做相关影像学检查，误为神经性耳聋和动眼神经麻痹，发病初期如能结合病史和临床表现特征，认真分析脑神经功能障碍的原因，并及行时影像学检查可能会早期发现病变而得到早期治疗。病变的发展使右眼球突出，视力下降，鼻涕带血丝，耳聋、耳鸣加重，表明肿瘤向颅内、眶内侵犯和晚期病变特征。鼻咽癌常早期首先出现脑神经功能异常，因此，对于原因不明的脑神经麻痹、复视或不断加重的脑神经功能障碍，应及时行鼻咽部影像学检查。病例 2 为鼻咽癌经治疗后 1 年发现眼球运动障碍、眼球突出和视力下降，提示眶内侵犯，展神经最早受累为本病常见。临床多有报道鼻咽癌首发体征表现为展神经麻痹，将鼻咽癌误诊为展神经麻痹屡见不鲜。因鼻咽癌常经破裂孔进入颅底引起展神经功能障碍，所以展神经麻痹应做鼻咽部常规检查。鼻咽癌眶内转移有多种表现，可发生于治疗前、治疗中或治疗后一段时间，眶内转移灶可单发或多发，可发生于眶内多种部位，如眶内鼻侧、颞侧、泪囊、眶尖部、视神经、眶前部等部位，本两例患者均为眶尖部受侵，可能和邻近器官直接侵犯相关。

鼻咽癌眶内侵犯在 B 超下显示肿瘤为低或偏低回声光团，大部分内回声不均匀，边界清或欠清，彩色多普勒多表现无明显血流信号，部分有明显血流信号，眼眶 CT 示病变为高密度影，或中等密度软组织影，骨质改变可有眼眶上、下裂增宽、蝶骨体及蝶骨大翼破坏、破裂孔或卵圆孔破坏或吸收扩大等。眼眶 MRI 显示病变在 T_1WI 和 T_2WI 均为中等信号，可被强化。通过影像学检查还能清楚地显示肿瘤的侵犯部位程度和侵犯途径，对侵入眶内的准确诊断在鼻咽癌的分期及临床治疗、放疗后预后有重要意义。两例患者影像表现均有明显的包括颅底在内的骨质破坏，影像学在本病诊断上有独特的优势。

鼻咽癌眶侵犯的诊断主要依据原发肿瘤病史，眼部检查、影像学表现和病理定性。应做好鉴别诊断，并进一步全身检查，常能发现原发病灶。CT 或 MRI 对监测肿瘤治疗后复发有重要作用，但 CT 增强难以区分肿瘤复发与放疗后纤维化，MRI 在一定程度上可鉴别放疗后纤维化和肿瘤复发病灶，对软组织分辨率高，在显示肿块、浸润咽旁范围、肌肉受侵等方面具有优势。

鉴别诊断应考虑几种疾病：①蝶骨翼脑膜瘤：强化明显，密度多较均匀，鼻咽部多正常。②鼻咽部纤维血管瘤：强化显著，边界清楚，邻近骨质、骨间隙呈压迫性膨胀扩大和压迫性吸收破坏。③颅外颅咽管瘤：囊性病变居多，实体部分可有各种形态钙化。④发生于颅底的囊腺瘤和淋巴瘤：有时表现类似鼻咽癌，可沿与鼻咽癌相同途径侵入眶内，需要病理活组织检查进行鉴别。

根治性放疗是目前早期治疗鼻咽癌首选和最有效的治疗方法，根治性放疗后生存率可达到 70%~80%，但仍有一部分患者预后不佳，主要原因是鼻咽癌局部复发或远处转移，放疗后 2~3 年内复发率达 70%~80%。为减轻病变对眼球的侵蚀破坏或控制病变发展，或为明确病变性质，也可作为手术适应证切除肿瘤，术中尽可能完整切除病变，术后进行放疗或化疗，如肿瘤与眶周组织发生广泛粘连的将无法完全切除，术后复发率较高。

鼻咽癌 90% 以上是低分化鳞癌和未分化癌，对化疗敏感，放疗联合化疗已成为局部晚期鼻咽癌治疗的标准模式，化疗方式有：①诱导化疗，即在放疗前进行 2~3 个周期的化疗，以缩小肿瘤体积；②同步放化疗，即放疗同时给予化疗；③辅助化疗，即在放疗结束后进行化疗；④姑息化疗，即对于远处转移或复发的，化疗是重要的姑息治疗方法，能够快速有效地缓解患者临床症状，延长患者生存时间。

鼻咽癌的自然病程差异很大，预后和年龄、性别、肿瘤的病理类型、临床分期和治疗方式等有关，放射治疗后 5 年生存率 8%~62% 不等，高能放疗可提高生存率 5%~10%，国内报道 5 年存活率为：Ⅰ期 80%、Ⅱ期 59.4%、Ⅲ期 49.1%、Ⅳ期 20%。再次复发二次放疗病例生存率明显下降。综合治疗（放疗、化疗、免疫治疗等）可提高生存率，随着放疗技术的改进，生存率不断增加。死亡原因主要是治疗后局部复发和远处转移。

【作者思考】 鼻咽癌 98% 为低分化鳞状细胞癌，恶性程度高，远处转移是主要死因，但眶内转移少见，常因临床表现多样性而造成漏诊、误诊。眼科最多见的误诊和漏诊原因是眼神经麻痹。眼眶转移可发生于治疗前、治疗中或治疗后一段时间，眶内转移灶可单发或多发，临床表现各异，眼眶转移可伴发或不伴发全身转移。因鼻咽部和眼眶、脑神经的解剖关系密切，任何出现眼部改变的脑神经功能障碍，应及时行鼻咽部影像学检查。

二、鼻窦肿瘤

鼻窦与眼眶关系密切，除眶外侧壁之外，其他眶壁均被鼻窦包绕，故鼻窦肿物易向眶内侵犯，对眼组织及视功能造成破坏，良性肿瘤中主要是黏液囊肿，恶性肿瘤以上皮性肿瘤多见，如鳞状细胞癌、腺样囊性癌等。

【病例摘要 1】 患者女性，50 岁，因渐进性左眼球突出 1 个月入院。患者 2 个月前出现左侧鼻塞，伴有鼻涕带血，自认为"感冒"，未经治疗，近 1 个月发现左侧眼球逐渐突出、流泪和视力下降。眼科检查：视力右眼 0.6，左眼视力 0.4。眶压右眼 Tn，左眼 T+1。眼球突出度右 15mm，左 18mm；眶距 90mm。右眼未见明显异常；左侧眼球突出，眼球内转受限，其余未见明显异常。眼眶 CT 显示左侧上颌窦、筛窦软组织占位，和颅底、颅中窝及眼眶沟通，泪骨、眶内壁、眶顶骨质破坏。眼眶 MRI 显示左侧鼻腔、鼻窦内异常信号影，T_1WI 呈中等信号，T_2WI 呈中偏高信号，肿物突入球后和前颅底，眼球和视神经向外侧移位。全身浅表淋巴结无肿大。腹部超声检查未见明显异常。临床诊断：筛窦肿物眶侵犯。入院后自鼻腔行肿物活检，病理诊断：鼻窦低分化鳞状细胞癌。术后给予局部放疗联合全身化疗（图 10-3-3）。

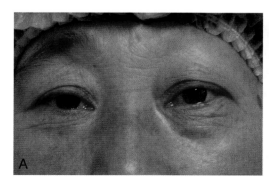 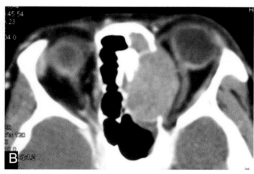

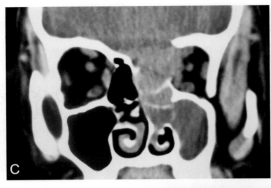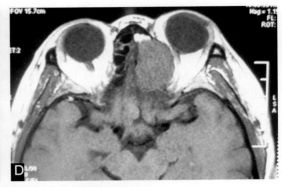

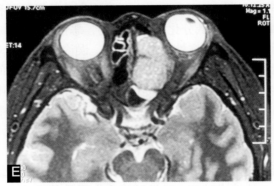

图 10-3-3 鼻窦鳞状细胞癌眶内侵犯

A. 患者左眼球突出；B~C. 眼眶 CT 显示左侧筛窦内肿物突入眶内，眼球和视神经受压向外侧移位；肿物向颅内及上颌窦侵犯，上颌窦开口扩大，筛顶及眶顶骨质破坏；D ~ E. 眼眶 MRI 显示病变 T_1WI 呈中等信号，T_2WI 呈中偏高信号

【病例摘要 2】 患者男性，62 岁，因左侧鼻塞 1 年、进行性眼球运动障碍半年入院。1 年前患者出现左侧鼻塞，有时鼻腔有血性分泌物，当地诊断为鼻窦炎，药物治疗无效，近半年出现左侧眶部及球后疼痛，视力下降，眼球运动受限，并进行性逐渐加重，影像学检查发现筛窦区肿物眶内侵犯。眼科检查：视力右眼 0.6，左眼 0.2。眶压右眼 Tn，左眼 T+1。眼球突出度右眼 16mm，左眼 18mm，眶距 91mm。右眼未见明显异常；左侧眼球向前外侧突出，眼球内转受限，鼻根部及内眦皮肤触及饱满，眶缘部有触痛，瞳孔反应迟钝，视乳头轻度萎缩，边界欠清，其余未见明显异常。眼眶 CT 显示前后筛窦为不透明区，密度均匀，眶内壁部分缺损，窦腔内肿物向眶内侵犯，内直肌受压移位。眼眶 MRI 显示左侧筛窦病变 T_1WI 时前部呈中等信号，后部呈低信号区，T_2WI 时前部呈中等信号，内混杂有高信号影，后部呈高信号区。鼻腔肿物活检，病理诊断：鼻窦鳞状细胞癌。手术行鼻窦根治术联合眼眶肿瘤摘除术，术后给予放疗（图 10-3-4）。

【图片点评】 两例均显示筛窦软组织密度影和膨胀性生长特性，因鼻窦和眶内、颅内相邻，肿物常造成骨质破坏，向颅内和眶内侵犯。肿物压迫或侵袭内直肌和视神经导致眼球运动障碍和视力下降。眼眶 MRI 可清楚显示肿物侵犯的范围和与周围的关系。

【临床诊断提要】

1. 不明原因的鼻塞、鼻腔出血或血性分泌物、牙痛、上睑下垂、眼球突出、眼球运动障碍、复视、视力下降等症状和体征要作鼻腔和影像学检查。

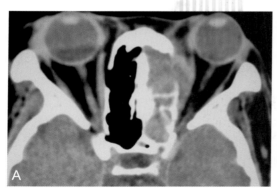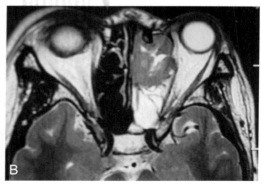

图 10-3-4 左侧筛窦鳞状细胞癌眼眶侵犯

A. 眼眶CT显示左侧筛窦肿物眶内蔓延，眶内壁骨质破坏；B. 眼眶MRI显示T₂WI时前部呈中等信号，
内混杂有高信号影，后部呈高信号区

2. 中老年男性多见，常以眼球突出为首发表现，对不明原因的单侧眼球突出或向一侧移位要考虑鼻窦肿瘤，根据眼球突出的方向，判断肿瘤的来源部位。

3. 不明原因的脑神经功能障碍，要积极寻找病因，鼻窦肿瘤常引起脑神经功能障碍。

4. 鼻腔及鼻窦有占位病变，鼻腔或窦腔穿刺活组织检查可定性。

5. 影像学检查 眼眶 CT 可显示鼻窦肿块、骨结构的破坏及颅内、颅底和眼眶的侵犯程度。眼眶 MRI 显示 T₁WI 呈中、低信号，T₂WI 中等偏高信号，肿瘤内部信号可不均匀。

【临床与治疗分析】 眼眶周围 5/6 被鼻窦围绕，额窦位于眶内上方，底壁构成部分眶上壁，筛窦位于眶内侧，筛骨纸板厚度仅 0.1~0.5mm，构成大部分眶内侧壁，上颌窦上壁构成眶下壁。蝶窦位于眶尖的后内方，外侧壁有视神经管，蝶鞍上方有颅内段视神经和视交叉，鼻泪管开口于下鼻道，邻近上颌窦内侧壁，蝶窦外侧壁与海绵窦及颈动脉密切相关，第 Ⅲ、Ⅳ、Ⅴ、Ⅵ脑神经在此壁和硬脑膜之间行经，故鼻窦肿物极易向眶内侵犯，是眼球突出常见的原因之一，易导致视觉器官和脑神经的功能障碍。张丽京报道 113 例鼻窦肿物，其中有 43 例伴有眼部症状和体征，其中不少患者最先就诊于眼科。杜军辉等资料统计，鼻、鼻窦肿瘤眶侵犯占眼球突出的 10.8%。据报道，来自于鼻窦的良、恶性肿瘤多见于鳞状细胞癌、黏液囊肿、骨瘤、腺癌、恶性淋巴瘤、恶性黑色素瘤等，其中恶性肿瘤以鳞状细胞癌最多见，占 35%~66%，其次为腺癌、腺样囊性癌、淋巴上皮癌、未分化癌、移行上皮癌、乳头状瘤恶性变、基底细胞癌、恶性黑色素瘤等。陈娟与魏素琴分别报道 52 例和 60 例鼻窦源性肿瘤侵犯眼眶，恶性肿瘤主要是腺样囊性癌和鳞状细胞癌，分别为 11 例和 14 例。邓建华报道 37 例鼻腔、鼻窦肿瘤眶内侵犯，其中恶性肿瘤以鳞状细胞癌最多，共 35 例，其次为腺癌 2 例。来源于鼻窦的鳞状细胞癌约 2/3 起源于上颌窦，约 65% 鼻窦恶性肿瘤侵犯眼眶。

早期鼻窦肿瘤常无明显症状，有时鼻部症状也缺乏特异性，易被忽略。侵犯眼眶的肿瘤预示病变的中晚期，鼻窦恶性肿瘤不论大小和分化程度，均具有侵袭浸润的特性，非常容易向眶内生长，眶部临床体征主要是眼球突出、运动受限、复视、视力下降、内眦部肿块、眼睑红肿等，眼球偏位的方向常能判断肿瘤的来源位置，主要表现为非轴性眼球突出和眶周结构浸润症状。

来源于鼻窦的恶性肿瘤多为上皮性肿瘤，单侧眼眶受累多见，偶有双侧发病。癌细胞起自鼻窦内黏膜柱状纤毛上皮，呈条索或小叶排列，组织学上大多数病例为中度分化的角质化的鳞状细胞癌，肿瘤破坏上颌窦上壁进入眼眶或破坏窦骨壁扩散至窦外。由于上颌窦和周围器官之间的相邻关系，临床症状包括口腔部、鼻腔部、眼部、面部。上颌窦鳞状细胞癌属中度低分化，预后不良。

来源于上颌窦的眼眶鳞状细胞癌，常因眼球突出而首诊于眼科，眼球向前上方移位，患者出现视力下降和复视，若和筛窦同时受累（图10-3-5），眼球向外上方突出移位。由于肿瘤侵及眶周结构和球后软组织，还常表现有眼睑肿胀、结膜水肿，但充血并不明显。肿瘤压迫或对神经的侵蚀，可表现有牙痛、张口困难、牙槽肿胀、鼻塞、鼻腔出血、面部感觉障碍、面部不对称、面部疼痛、耳鸣、耳痛等症状和体征。临床上，在出现首发症状时往往有部分病例已发生局部淋巴结转移。

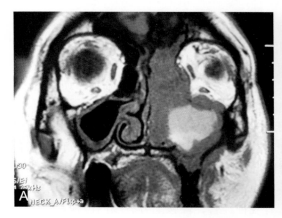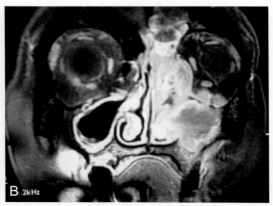

图10-3-5 上颌窦、筛窦鳞状细胞癌
A~B. 眼眶 MRI 显示左侧上颌窦、筛窦病变，眼球向外上方移位，肿瘤可被明显强化

筛窦鳞状细胞癌发病率仅次于上颌窦鳞状细胞癌，位居第二位。由于筛窦体积小，筛房骨壁甚薄，并与眼眶和前颅底紧密相连，而且有时骨板呈先天性缺损，故筛窦肿瘤易于扩散，侵犯眼眶内的鳞状细胞癌表现有眼球突出及眼球运动障碍、复视等。侵犯筛板或硬脑膜出现头痛，向鼻腔发展则出现鼻塞。肿瘤主要在眼眶内侧，引起眼球向外移位突出，后组筛窦肿瘤因侵犯球后及眶尖部，除引起眼球突出外，因压迫视神经、动眼神经和眶内静脉，导致眼运动障碍、复视、上睑下垂、视力下降、结膜充血水肿等。晚期肿瘤侵犯前、颅中凹引起剧烈头痛，侵犯筛窦前壁致鼻根部、内眦部隆起。

发生于额窦鳞癌少见，因眶顶骨壁破坏而进入眶内，表现眼球向外、下方移位，滑车受侵而出现上斜肌功能障碍、复视。病程后期，额窦前壁可触及隆起肿块，骨质侵蚀破坏则可扪及骨缺损区，因颅前凹累及出现头疼，肿瘤常沿淋巴管向颌下及颈深淋巴结转移。

蝶窦鳞癌罕有发生，常因侵犯周围结构而出现各种症状，如展神经、滑车神经和动眼神经麻痹，常有复视，进一步发展出现眼球运动障碍、视力下降、视野缺损等。早期蝶窦鳞癌无明显症状，继后出现血性鼻涕，也可在蝶筛隐窝区发现肉芽或息肉样组织，颅中凹受侵则出现枕部或眶后疼痛。

窦腔内软组织肿物影像表现缺乏特异性，鼻窦癌在 CT 可显示包括鼻窦局部或弥漫性结构的破坏，伴有肿块向周边组织浸润性生长，并显示鼻窦及眶内软组织肿块的大小、范围、密度及与周围结构的关系，有时显示颅内及颅底结构的侵犯。MRI 显示 T_1WI 和 T_2WI 呈低信号至高信号影，肿瘤内部信号不均匀，肿瘤内部可出现囊性变或坏死灶时 T_1WI 呈低信号，T_2WI 呈高信号。

图 10-3-5 是一位 56 岁女性患者，2 年前发现左侧面部麻木、张口困难，近半年出现左侧鼻塞，伴有鼻涕带血、牙疼和左侧眼球逐渐向前及外上方突出，眼球内转、下转受限，上睑轻度下垂，下眶缘部有触痛，影像学检查发现上颌窦及筛窦占位侵入眶内，眶内壁、泪骨和眶底骨质破坏明显，全身检查发现颈部淋巴结转移，鼻腔肿物活检，病理诊断为鼻窦鳞状细胞癌，因全身扩散给予局部放疗联合全身化疗，随诊 1 年，患者因全身转移死亡。

分析所述病例的发病和诊疗过程，发病年龄均为中老年患者，病例摘要 1 和 2 为来自于筛窦的鳞状细胞癌，早期的首发症状表现有鼻塞及鼻涕带血，而后出现渐进性眼球突出和移位，图 10-3-5 为上颌窦、筛窦同时受累，面部麻木、张口困难、鼻塞、牙痛为首发症状，当出现眼球突出、视力下降时已发现淋巴结转移，是鼻窦恶性肿瘤的晚期指征；来自蝶窦和后组筛窦的鳞癌往往较早地出现脑神经症状和体征，这些均表明不同来源的肿瘤临床表现不一。根据眼球突出的方向可以判断肿瘤的来源位置，眼部症状的轻重取决于病程长短、病变位置、肿瘤性质及骨破坏程度，临床表现症状和体征不尽相同，与眼部症状相比，早期鼻窦肿块的鼻部症状缺乏特异性，易被忽视，有些部位窦腔的病变早期可能表现隐匿，不易发现，使早期诊断困难。所以，对于患者的任何主诉和检查中发现的阳性体征都应仔细地认真分析，以便为诊断提供思路，减少误诊。

治疗以手术联合放疗效果较好，单纯手术效果不佳。放射治疗后使肿瘤缩小再切除肿瘤可收到相辅相成的效果。局部手术切除对大多数鼻窦恶性肿瘤都可适用，如果病变不太严重，鼻窦和眶内肿块可完全切除，手术切除满意者可不需要放疗，严重眶壁或眶内容受侵，术前放疗后仍有结膜肿胀、眼球运动障碍者，在切除肿瘤及受侵眶壁的同时，可行部分眶内容摘除。如果肿瘤充满眶腔，可行眶内容摘除。对有周围淋巴结转移而无远处全身转移的患者应积极治疗，行局部放疗后再切除鼻窦和眶内肿瘤及转移的淋巴结，远处转移者。同时应结合化疗。

眼眶骨膜和眼球筋膜是阻止鼻窦内肿瘤向眶内扩散的屏障。一般认为，如这一屏障未遭破坏，或未出现眶尖、眶上裂综合征时，多不主张做眶内容摘除术。多数临床医生认为，肿瘤侵犯眶骨壁可保留眼球，若眶骨膜受侵，则是眼球摘除的指征，术前或术后放疗；如术前影像学证实肿瘤明显侵犯眶脂体层，或不能确定者，则行术中探查或冷冻切片，如证实肿瘤侵犯眶脂体层，则行眼球摘除；如肿瘤侵犯颅底或颅内合并眶内侵犯，不能彻底切除颅内或颅底病变时，即使肿瘤突破眶筋膜，也可做局部切除，保留眼球局部放疗。也有学者提出，侵犯眼眶的鼻窦恶性肿瘤眼球摘除和保留眼球 3 年生存率和复发率无明显差异，认为肿瘤侵犯眶内骨膜时保留眼球是可行的，保留眼球的综合治疗逐渐受到重视。

鼻窦恶性肿瘤预后难以肯定，有报道单纯放疗 5 年生存率约 35% 或达到 46% 不等，放疗联合手术治疗的 5 年生存率可达 74%。上颌窦恶性肿瘤因早期无症状，发病晚、就诊迟，易侵犯邻近器官，治疗 5 年生存率只在 13%~52.8%，筛窦恶性肿瘤预后远比上颌窦者差。致死原因和无法根除局部病灶有关，生存率与性别、年龄关系不大，但和病理类型及临床分期有关。

【作者思考】　鼻窦内鳞癌早期无明显症状和体征，不易发现和诊断，侵犯眼眶的鼻窦恶性肿瘤为临床中晚期，随肿瘤发展逐渐侵犯眼眶及鼻腔，表现鼻塞、鼻腔出血、眼球突出移位、复视、神经功能障碍、面部不同部位肿胀等。因鼻窦还存在发生其他恶性肿瘤可能，所以穿刺活检、肿瘤切除以病理学定性非常重要。眼眶和鼻窦解剖关系密切，眼科和耳鼻喉科都应提高对鼻源性肿瘤的临床特点和危害的认识，怀疑眼眶侵犯的鼻源性肿瘤或不明原因的眼球突出及运动障碍应常规会诊，及早发现、明确诊断、合理治疗。

三、鼻窦黏液囊肿

黏液囊肿是起源于鼻窦呈缓慢进展的囊性病变，多因各种原因造成鼻窦口阻塞、分泌物聚集于窦腔内，并因持续产生黏液，充填于正常的通气空间，窦壁向邻近眼眶扩张而引起无痛性的眼球突出移位，是常见的继发性眼眶囊性病变。

【病例摘要1】　患者男性，49岁，因缓慢进展性右眼球突出3年入院。3年前无明显原因额部胀疼、鼻塞、黏涕等不适，曾按鼻窦炎及鼻中隔偏曲治疗不见好转，后发现右眼球逐渐突出、视力下降，当地医院眼眶CT检查发现右侧额窦占位，行前路开眶手术未能摘除。眼科检查：视力右眼0.6，左眼0.8。眼球突出度右18mm，左15mm，眶距98mm。眶压右眼T+1，左眼Tn。右眼球向上运动受限，鼻上方眶间隙触及饱满，可触及边界不清的囊性肿物，有弹性，无压痛，其余未见明显异常；左眼未见明显异常。鼻腔检查：鼻黏膜轻度充血，鼻中隔中段C形弯曲。眼眶CT显示右侧额窦扩大，眶内上壁骨质缺损，窦腔内可见圆形低密度囊性肿物影，呈膨胀性突入眶内，肿物囊膜密度增高，包膜完整，眶侧边界清楚。临床诊断：右侧额窦黏液囊肿眶侵犯。手术行鼻内、外联合入路额窦肿物摘除术，术中发现额窦下壁缺损，分离眶侧囊壁包膜时破裂，有黄棕色黏液溢出，刮勺清除窦内黏膜，吸除黏液，生理盐水冲洗干净，鼻内镜开放前组筛窦、鼻丘气房、额隐窝进入额窦囊腔，咬骨钳咬除额窦下壁不规则骨质，扩大窦腔引流通道，置硅胶引流管固定于下鼻甲，取部分囊壁黏膜送病理，术后2周拔出引流管。病理诊断：黏液囊肿（图10-3-6）。

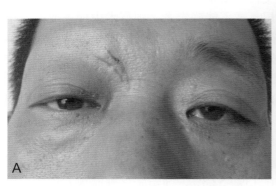
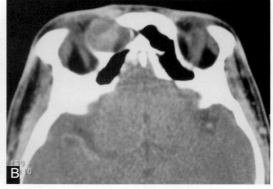

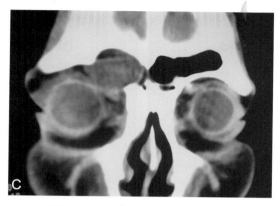

图 10-3-6　额窦黏液囊肿眶侵犯

A. 4 年前曾行右侧额窦肿瘤手术，现表现右眼球突出；B. 眼眶 CT 横轴位显示额窦低密度病变，呈膨胀性生长；C. 冠状位 CT 示右侧额窦扩大，额窦区骨质缺损

【**病例摘要 2**】　患者男性，64 岁。因右眼球逐渐突出 3 年入院。眼科检查：视力右眼 0.5，左眼 0.6。眼球突出度右眼 18mm，左眼 14mm，眶距 93mm。右侧眼球向前外侧突出移位，向内运动受限，鼻侧眶间隙增宽，内眦部饱满，深部可触及边界不清肿物，有弹性感，其余未见明显异常；左眼未见明显异常。眼眶 CT 显示右侧前组筛窦呈囊性膨胀性扩大，类圆形，内密度均质增高，眶内壁缺损，囊肿突入眶内，眼球向前、向外移位。眼眶 MRI 显示病变 T_1WI、T_2WI 均呈高信号，脂肪抑制时信号衰减明显。临床诊断：右眶内前组筛窦囊肿。手术行前路鼻侧眶缘皮肤切口暴露筛窦，行筛窦囊肿切除，重新建立筛窦 – 鼻腔引流通道，术后眼球复位，随访 4 年无复发（图 10-3-7）。

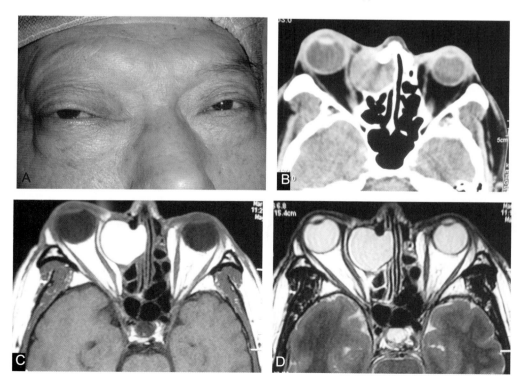

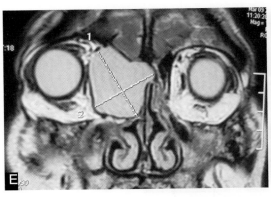
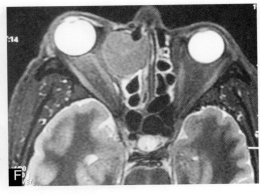

图 10-3-7 前组筛窦黏液囊肿眶侵犯

A. 右侧眼球向前外方突出；B. 眼眶 CT 显示前组筛窦向眶内膨胀性扩张，内密度中等；C ~ F. 眼眶 MRI 显示病变在 T₁WI、T₂WI 均呈高信号，脂肪抑制时信号衰减明显

【病例摘要3】 患者男性，40 岁，因右眼渐进性视力下降 1 年、眼球突出 3 个月入院。患者于 1 年前不明原因出现右眼视力下降，3 个月前发现眼球突出，未经任何治疗，因眼眶 CT 发现右侧后组筛窦占位病变而住院。眼科检查：视力右眼 0.2，左眼 0.8。眼球突出度右眼 16mm，左眼 13mm，眶距 95mm。右侧眼球向前突出，运动无受限，其余未见明显异常；左眼未见明显异常。眼眶 CT 显示右侧后组筛窦呈囊性扩张性占位病变，类圆形，内呈软组织均质密度，骨壁变薄，后部眶内壁缺损，内直肌及视神经受压移位。眼眶 MRI 显示病变在 T₁WI 呈高信号，T₂WI 呈中偏高信号，病变不被强化，脂肪抑制时信号衰减明显。临床诊断：右侧后组筛窦黏液囊肿眼眶侵犯。于鼻内镜行右侧囊肿切除术，病理诊断：黏液囊肿。术后 6 个月右眼视力恢复至 0.6，随诊观察 1 年无复发（图 10-3-8）。

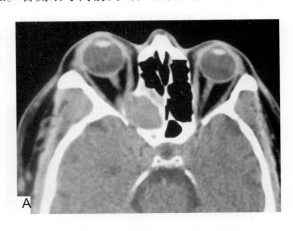

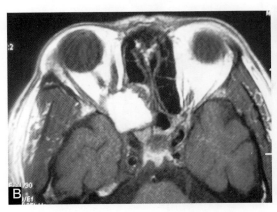
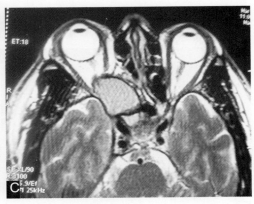

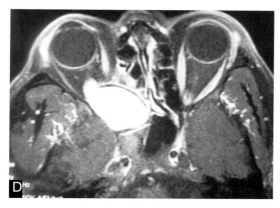
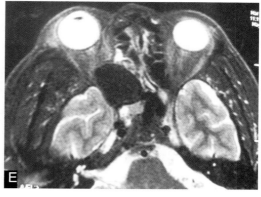

图 10-3-8　后组筛窦黏液囊肿眶侵犯

A. 眼眶 CT 显示后部筛窦软组织肿物，向眶尖部膨胀性扩张，视神经及内直肌受压；B～E. 眼眶 MRI 显示病变在 T_1WI 呈高信号，T_2WI 呈中偏高信号，病变不被强化，脂肪抑制时信号衰减明显

【病例摘要4】　患者男性，54 岁，因发现右眼球逐渐突出 3 年入院。入院前 3 年有鼻塞病史，曾按鼻炎治疗不见好转，因发现右眼球逐渐突出和视力减退就诊，无其他疾病史。眼科检查：视力右眼 0.4，左眼 0.8。眼球突出度右眼 15mm，左眼 12mm，眶距 89mm。眶压双眼 Tn。右眼球轻度向前突出，无运动受限，其余未见明显异常；左眼未见明显异常。眼眶 CT 显示右侧蝶窦腔膨胀性扩大，类圆形，内呈均质软组织密度，视神经管骨壁受压移位，部分骨壁吸收进入眶内，颅内侧骨壁缺损，病变突入颅内。眼眶 MRI 显示病变在 T_1WI 与 T_2WI 均为高信号，肿物侵犯后组筛窦并向眶尖部蔓延进入眶内。临床诊断：右侧蝶窦黏液囊肿眶侵犯。于鼻内镜下切开引流，术后恢复良好，右眼视力提高至 0.6。随访观察 1 年无复发（图 10-3-9）。

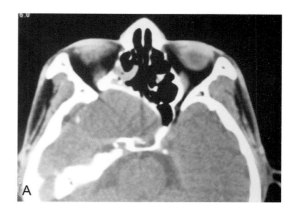

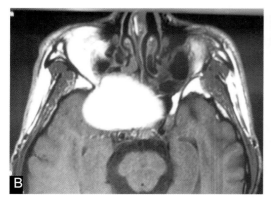
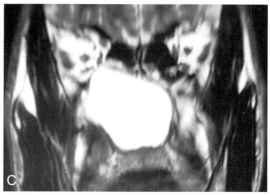

图 10-3-9　蝶窦黏液囊肿眶侵犯

A. 眼眶 CT 横轴位显示右侧蝶窦膨胀性扩大，颅内侧骨质缺损；B～C. 眼眶 MRI 显示病变在 T_1WI 与 T_2WI 均为高信号，肿物侵犯后组筛窦并向眶尖部蔓延进入眶内

【病例摘要5】　患者男性，65 岁，因发现右眼球轻度突出 2 年，视力减退 1 年入院。入院前 2 年发现右眼球逐渐突出，无红肿及疼痛，近 1 年视力减退，无外伤及手术病史。眼科检查：视力右眼 0.2，左眼 0.8。眼球突出度右眼 17mm，左眼 13mm，眶距 96mm。眶压右眼 T+1，左眼 Tn。右眼球向上方突出移位，下转运动受限，其余未见明显异常；左眼未见明显异常。眼眶 CT 显示右侧上颌窦腔膨胀性扩大，内呈均匀软组织密度，眶底骨壁受压缺损，肿物进入眶内，眼球及眼外肌受压向上移位，眶内可见等密度肿物影，眶下裂扩大。临床诊断：右侧上颌窦黏液囊肿眶侵犯。于鼻内镜下囊肿切除术，术后眼球突出复位，视力恢复良好（图 10-3-10）。

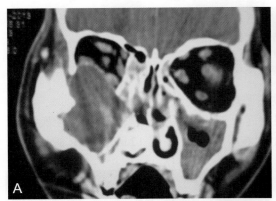
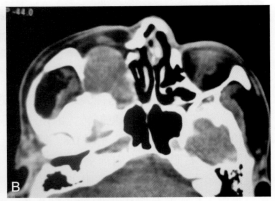
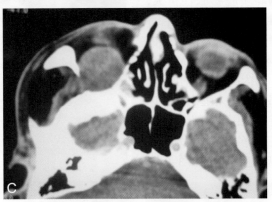

图 10-3-10　上颌窦黏液囊肿眶内侵犯

A. 眼眶 CT 冠状位显示右侧上颌窦软组织密度肿物，肿物通过眶底骨壁缺损进入眶内；B ~ C. 眼眶 CT 横轴位显示上颌骨外侧壁压迫性骨凹形成，上颌骨、腭骨后缘吸收，眶下裂扩大

【图片点评】　依据眼球向肿瘤对侧移位的原则，可大体确定肿瘤的来源部位，5 例鼻窦黏液囊肿来自不同的窦腔，有典型的临床特点与影像特征，诊断较易。眼眶 CT 均表现有不同程度的邻近结构受压变形特征，窦腔呈膨胀性扩大，窦壁变薄、吸收，囊壁边缘光滑，内密度和肌肉相比呈低或等密度，囊肿内黏液在眼眶 MRI 的信号强度取决于脂质及蛋白质的含量，和鼻窦的实体性肿瘤相比明显不同。

【临床诊断提要】

1. 年龄与性别　可发生于各年龄组，少数发生于儿童，多数在中老年，无性别差异。

2. 发病原因　慢性鼻炎、鼻息肉、鼻中隔偏曲或眼眶及鼻部外伤骨折等。

3. 病程　病情发展缓慢，平均 10 个月，提示良性病变。

4. 临床症状　不明原因头疼、鼻塞、鼻腔通气不良伴有眼球突出移位和运动障碍、球后疼痛等要考虑与鼻窦相关疾病。累及眶尖部的囊肿常出现脑神经症状。

5. 肿物特征　眶前部，尤其鼻根部、眶内上缘、内眦部饱满，可触到有弹性、柔软、边界不清肿物，常是本病特征。

6. 影像学检查　受累窦腔密度增高，呈囊性向眶内扩张，相邻骨质常有变薄、缺损。

7. 肿物穿刺物为黏液脓性可以定性，并和脑脊液鉴别。

【临床与治疗分析】　黏液囊肿是原发于鼻窦的囊性病变，有原发性和继发性两类，原发性囊肿来源于先天性窦口狭小窦黏膜黏液腺潴留，继发性多因炎症、外伤、骨折、肿物、鼻中隔偏曲等原因阻塞鼻窦开口导致黏液积聚，形成囊肿，在鼻源性良性肿瘤眼眶侵犯中是最为常见的，也是单侧性眼球突出常见原因之一。在宋国祥报道的 520 例单侧眼球突出病因分析中，有 31 例为来源于鼻窦的黏液囊肿。张虹统计报道眶内黏液囊肿占眼眶病变的 4.95%。鼻窦黏液囊肿多发生于额、筛窦，上颌窦少见，根据不同资料报道差异很大，Henderson 等报道 114 例黏液囊肿中，额窦占 50%，额筛窦占 31%，筛窦占 16%，上颌窦和蝶窦占 1%；王刚等报道 39 例鼻窦黏液囊肿，筛窦 13 例，占 33%，额 – 筛窦 9 例，占 23%，上颌窦 6 例，占 15%，蝶窦 5 例，占 13%，蝶 – 筛窦 1 例，占 0.25%。

鼻窦黏液囊肿的确切病因仍有争论，一般认为，鼻窦与眼眶间仅有薄层骨壁，当由于各种原因致正常鼻窦骨开口的阻塞及分泌性上皮细胞滞留，持续产生黏液，填充于正常的通气空间，对周围组织产生压力，导致正常间隔消失、鼻窦膨胀、黏液聚集而形成囊肿，继而囊肿压迫骨壁使骨质吸收或变薄，最终扩张进入邻近的眼眶、鼻咽或颅窝，引起眼球突出。最常见的原因是鼻窦慢性炎症、变态反应性水肿及息肉等，其他如肿瘤、先前的鼻窦手术、外伤等。另一种认为发生于鼻窦衬里的小囊肿或来源于肿胀的高脚杯细胞（goblet cell），当囊肿增大，最终使鼻窦关闭，囊肿压迫和侵蚀相邻骨质，此称为原发性黏液囊肿。还有作者研究认为黏液囊肿是由于鼻窦分泌物蛋白质含量过度所产生的一系列生化和免疫反应所致。

病理表现为窦内衬里的呼吸上皮萎缩，鼻窦黏膜受压变薄，正常纤毛及杯状上皮细胞丢失，由纤维包裹代替，大部分黏液囊肿的内容物为淡黄色、棕褐色或暗绿色的黏液物质，少数感染形成脓性内容物，部分为清亮液体，有时呈血性，内含胆固醇。囊肿逐渐增大，窦壁骨质受压变薄，较大的蝶窦囊肿还可压迫破坏相邻的视神经孔、眶尖、眶上裂、鞍背及筛窦等处骨质。晚期额窦黏液囊肿破坏额窦后壁，使黏膜与硬脑膜粘连形成硬脑膜外黏液囊肿。

大部分黏液囊肿发生于成人，少数为儿童，无性别差异，大部分囊肿累及额窦或筛窦，或两者皆累及，病变发展缓慢，病史长，特征为膨胀性生长的非浸润性肿块，额窦黏液囊肿使眼球向下向外移位并突出，筛窦黏液囊肿致眼球向外移位，额筛窦黏液囊肿则眼球向外向下移位，部分出现眼球运动障碍，常伴有内眦部或内上方眶间隙饱满，可触及边界不清肿物，压迫有弹性。如起自于蝶窦或后组筛窦的黏液囊肿常因累及脑神经导致球后疼痛、神经麻痹、视神经萎缩、视力下降或失明。上颌窦囊肿少见，可使眼球向上移位，因眶底的侵蚀缺损也可使眼球陷入扩张的眼眶，表现眼球向下移位和眼球内陷。黏液囊肿单眼发病多见，少数为双侧，表现双眼分开过度。

影像检查在 B 超下表现眶内上方或内侧类圆形或不规则占位病变，边界清楚，内回声少或缺乏，声衰减少，肿物有可压缩性。彩色多普勒在囊肿内部无彩色血流信号。眼眶 CT 显示鼻窦腔内不透明的软组织密度，肿物不规则，边界清楚，外形光滑，均质，可见眶壁骨质缺失，眶内和鼻窦内肿物相连，很少强化。眼眶 MRI 的信号强度取决于脂质及蛋白质的含量，蛋白质含量较少时，T_1WI 呈低信号，蛋白质含量高时 T_1WI 呈高信号，多数囊肿病程长，蛋白质含量高，T_1WI 为等信号或高信号，T_2WI 为高信号，可显示肿物在眶内或颅内的扩展情况。

该 5 例患者病变源自部位不同，分别代表了不同鼻窦腔黏液囊肿的基本临床特征，其共同临床及影像学特征表现有缓慢的发病过程、渐进性眼球突出和视力障碍，依眼球突出和移位的方向，可初步判断病变的所在部位和方向，从而为诊断提供信息。CT 共同点是中和低密度的软组织影，边界清楚、内密度一致，所有病例均为膨胀性窦腔扩大，常伴有骨壁缺损，这些特征为临床诊断提供了可靠的保证。

本病主要和脑膜脑膨出鉴别，脑膜脑膨出多发现于儿童，可有搏动性，常表现为双眼分开过度，颅腔骨裂明显，鉴别困难时可穿刺诊断，脑膨出是清亮脑脊液，黏液囊肿为黏液。

该 5 例鼻窦囊肿均采用手术治疗，这是目前最有效的治疗方式，手术入路的选择根据病变位置和囊腔的数量来决定。病例 1 因有外伤史，眶上壁解剖结构变异，故采用前路眉弓下皮肤切口，其余均鼻内镜下囊肿切除。大多数囊肿为单囊性的，多囊性少见，部分囊肿内有分隔，或伴有眶内独立囊肿，或巨大囊肿伴有颅底、眶壁破坏等情况，鼻内镜下手术的可控、可视范围也有一定的限制，有时采用联合入路比较合适。

治疗以手术为主，完整切除肿物，重建正常引流或闭塞鼻窦，手术通常有两种方法：①外路入路，可通过结膜入路或眶缘皮肤入路；②鼻腔内镜纤维手术。具体根据囊肿位置、容易暴露、操作方便的手术方式进行适宜选择，术中关键是完全彻底地去除囊肿黏膜，做好引流，在筛窦和中鼻窦之间建立新的骨性引流通道，避免术后复发。

鼻窦根治性囊肿切除，和鼻道之间建立新的引流通道一般预后良好，复发率极低，作者仅见 1 例术后复发病例。术后眼球复位，视力提高，但晚期囊肿造成的视力和神经功能障碍（如视神经萎缩、眼外肌麻痹）多难以恢复。

【作者思考】 鼻窦囊肿病程缓慢，部位隐蔽，早期无明显临床表现和体征，引起眼部改变最常见的体征是眼球突出、移位、复视和视力下降，故常首诊于眼科。不明原因的眼球突出移位和视力下降，应排除鼻窦黏液囊肿。影像学检查是诊断鼻窦黏液囊肿的可靠方法之一。手术应首选鼻内镜下入路切除，复杂和病变范围较大的病变眶内外入路联合手术。手术成功的关键是窦口开放、通气，建立永久性骨性引流通道。

参 考 文 献

1. 赵纯，范先群，罗敏. 眼睑恶性肿瘤的诊断和治疗进展及其存在问题. 中国实用眼科杂志，2008，26（11）：1173–1176.

2. 倪逴. 3510 例眼睑肿瘤的组织病理学分类. 中华眼科杂志，1996，32（6）：435–437.

3. 朱惠敏，孙英，徐乃江. 眼睑恶性肿瘤的临床分析. 中国实用眼科杂志，2006，24（4）：387-388.

4. 董凤，张汉滨，余磊. 电焊烫伤后继发左下睑基底细胞癌一例. 眼外伤职业眼病杂志，2010，32（2）：159.

5. 赵萍，康建丽，袁乃芬. 眼睑基底细胞癌眼眶受侵1例. 中国实用眼科杂志，2002，20（11）：821.

6. 张峰伟，柳银萍，王香云. 眼睑基底细胞癌远期疗效及观察. 临床眼科杂志，2001，9（3）：196-197.

7. 周虹，徐文荣，唐静，等. 眼睑基底细胞癌91例临床特征及病理学分析. 国际眼科杂志，2012，12（5）：997-999.

8. 张华，王旭，王峰，等. 肿瘤切除联合植皮术治疗眼睑基底细胞癌. 2004，22（5）：395.

9. 韩立坡，韩瑶，许厚银，等. 青年睑板腺癌误诊睑板腺囊肿一例. 中国实用眼科杂志，2011，29（2）：195.

10. 田琴，周善壁. 睑板腺癌的研究现状. 中国实用眼科杂志，2012，30（9）：1036-1039.

11. 俞嘉怡. 眼睑鳞状细胞癌一例. 中国实用眼科杂志，2010，28（4）：428.

12. 季红，孙丰源，唐东润. 眼表肿物141例临床分析. 中国实用眼科杂志，2010，28（12）：1322-1324.

13. 王炳亮. 眼表鳞状细胞癌97例临床分析. 中国实用眼科杂志，2008，26（5）：510-511.

14. 王丽丽，李永平，张文忻，等. 原发于眼睑皮肤恶性黑色素瘤的临床病理分析. 中国实用眼科杂志，2011，29（6）：583-586.

15. 王越，赵颖. 睑缘色素痣的临床特点和手术疗效观察. 中国实用眼科杂志，2011，29（6）：611-615.

16. 蔡幼妹，庄铭忠，黄松春. 结膜黑变病恶变为恶性黑色素瘤. 中国实用眼科杂志，2000，18（5）：311.

17. 李湧. 结膜鳞状细胞癌33例临床分析. 中国热带医学，2005，5（7）：1498-1499.

18. 张建东. 双眼眼眶内多发性淋巴瘤一例. 中国实用眼科杂志，2006，23（11）：1208.

19. 朱婧，魏锐利. 眼附属器MALT淋巴瘤的临床分析. 中国实用眼科杂志，2006，24（11）：1209-1213.

20. 李百周，杨文涛，周晓燕，等. 眼眶及眼附属器黏膜相关B细胞淋巴瘤中BCL10表达和染色体易位的检测. 中华眼科杂志，2008，44（6）：545-548.

21. Jack Rootman编著. 孙丰源主译. 眼眶疾病. 天津：天津科技翻译出版公司出版，2006.

22. 吴子镜，廖炳光，邓伟. 眼眶非霍奇金恶性淋巴瘤手术摘除二例. 眼外伤与职业眼病杂志，2010，32（3）：237.

23. 艾思明，吴中耀，庞友鉴，等. 眼部恶性淋巴瘤的治疗. 中国实用眼科杂志，2001，19（10）：763-764.

24. 游启生，李彬，周小鸽，等. 112例眼附属器淋巴增生性病变临床组织病理学初步分析. 中华眼科杂志，2005，41（10）：871-876.

25. 罗清礼. 眼眶恶性淋巴瘤的分类和治疗. 中华眼科杂志，2005，41，（10）：868-870.

26. 李玉诊，蔡计平，徐放，等. 眼附属器MALT淋巴瘤的临床特征及复发因素分析. 中国实用眼科杂志2012，30（10）：1193-1197.

27. 刘锐，秦伟. 眼眶恶性淋巴瘤的诊断治疗进展. 中国实用眼科杂志，2010，28（4）：231-232.

28. 许薇薇，张卯年，魏锐利. 眼附属器 MALT 淋巴瘤的临床分析. 中华眼科杂志，2010，46（4）：302.

29. 游启生，李彬. 眼附属器淋巴瘤预后研究进展. 国际眼科纵览，2007，31（2）：140-142.

30. 魏广川，刘名显，魏荣. 原发性眼眶恶性淋巴瘤 6 例分析. 中国实用眼科杂志，2004，22（11）：933.

31. 何为民，罗清礼，唐建. 136 例继发性眼眶肿瘤的临床病理分析. 华西医学，2006，21（01）：10-11.

32. 杨华胜，刘国颖，陈智聪，等. 儿童眼眶占位病变分类与临床分析. 中国实用眼科杂志，2008，26（01）：27-30.

33. Pandey M, Prakash O, Mathews A, et al. Choroidal melanoma metastasizing to maxillofacial bones. World J Surg Oncol, 2007, 5：30.

34. Kimura M, Ogata N, Shima C, et al. Choroidal melanoma with massive extraocular extensions through sclera. Clin Ophthalmol, 2012, 6：2081-2084.

35. George S, Cooke CA, Mc Ginnity GF, et al. Treated choroidal melanoma with late metastases to the contralateral orbit. Clin Med Pathol, 2009, 2：5-8.

36. 肖利华. 脉络膜黑色素瘤眼眶蔓延二例. 中华眼底病杂志，2003. 19（3）：186-187.

37. Shammas HF. Orbital extension of choroids and ciliary body melanoma. Arch Ophthalmol. 1977, 95（11）：2002.

38. 王刚，李娜. 鼻窦黏液囊肿 39 例临床分析. 青岛大学医学院学报，2009，45（4）：392-394.

39. 王毅，李月月，苏帆，等. 眼外蔓延的脉络膜黑色素瘤的临床观察. 中华眼科杂志 2011，47（3）：242-247.

40. 张虹，宋国祥，何彦津. 继发性眶黏液囊肿两种手术入路比较. 中国实用眼科杂志，2004，22（4）：301-302.

41. 罗鑫，杜毅，叶慧菁，等. 全身化疗联合局部化疗治疗视网膜母细胞瘤眼眶侵犯. 中国实用眼科杂志，2012，30（3）：310-314.

42. Antoneli CB, Steinhorst F, de Cássia Braga Ribeiro K, et al. Extraocular retinoblastoma：a 13-year experience. Cancer, 2003, 98（6）：1292-1298.

43. Reese AB, Tumours of the Eye. London：Cassell&, Company, 1951：138.

44. Doz F, Khelfaoui F, Mosseri V, et al. The role of chemotherapy in orbital involvement of retinoblastoma. The experience of a single institution with 33 patients. Cancer, 1994, 74（2）：722-732.

45. 杜军辉，王雨生，李夏. 583 例眼眶病致眼球突出的病因分析. 中华眼视光学与视觉科学杂志，2012，14（7）：425-428.

46. 陈智聪，吴中耀，杨华胜，等. 28 例眼眶转移癌的临床分析. 中国实用眼科杂志，2002，20（11）：837-840.

47. 马美，杜晓东. PET-CT 联合 EBV-DNA 在预测鼻咽癌复发中的研究. 中国耳鼻喉头颈外科，2013，20（1）：20.

48. 郑卫权，张雪林. 鼻咽癌伴眶内侵犯的 CT 诊断. 中国临床医学影像杂志，2000，11（5）：305-306.

49. 张浩，颜建华，吴中耀，等. 鼻咽癌眼眶转移临床分析. 中华眼科杂志，2006，42（4）：318-322.

50. 赵丽煊. 鼻咽癌致麻痹性内斜视. 中国实用眼科杂志，2006，24（8）：864.

51. 冼献清，谢民强，江刚. 鼻咽癌治疗现状及进展. 临床耳鼻咽喉头颈外科杂志，2013，27（3）：184-185.

52. 邓建华，王章峰. 鼻腔鼻窦肿瘤侵犯眼眶时的处理. 中华现代临床医学杂志，2009，7（12）：1086-1087.

53. 陈娟，魏锐利. 鼻窦源性肿瘤侵犯眼眶 52 例临床分析. 中国实用眼科杂志，2005，23（9）：935-937.

54. 魏素琴，杨恩英，陈秉昭，等. 鼻窦肿瘤的眼部表现分析. 中华眼科杂志，1995，31（4）：280-281.

55. 何彦津，宋国祥，丁莹. 3476 例眼眶占位性病变的组织病理学分类. 中华眼科杂志，2002，38（7）：396-398.

第十一章　眼眶转移性肿瘤

眼眶转移性肿瘤的多样性与原发性肿瘤的生物活性有关，其发病率随社会人口老龄化和患者寿命延长有逐年增加趋势。眶内缺乏淋巴组织，肿瘤细胞多经血液传播，由于解剖关系，眼动脉与颈内动脉分支是直角相交接，而不是锐角，因此肿瘤栓子经由血流进入眼眶较困难。脉络膜有20多条后短动脉，血流入口和出口狭小，血流进入脉络膜后速度变慢，肿瘤细胞的血行转移易于在此沉积，形成转移灶，所以恶性肿瘤常见转移至脉络膜，而转移至眶内少见。

第一节　概　　述

1. 发病率和好发部位　眼眶转移癌其原发部位各家报道不一，总结近几年国内大宗临床报道，原发部位以乳腺癌、肺癌、消化道癌占多数；女性多为乳腺癌，男性多为肺癌和消化道癌，儿童转移癌少见，多为神经母细胞瘤和肉瘤，国外报道11%为不明类型。眼眶转移癌发生率在国外报告为1%~14%，国内为1.4%~3%。1998年张虹报道3406例眼眶病中，转移癌41例，占眼眶病的1.2%。2002年何彦津对3476例眼眶病患者组织发生学分类，眼眶转移癌占1.44%，占眼眶恶性肿瘤的7.95%。转移癌以上皮源性多见，没有明显的眼别差异，多数为单眼发病，少数累及双眼。

笔者总结近年来国内6家文献病例报道共135例眼眶转移癌，得到不同种类原发瘤的患病率（表11-1-1）。

表 11-1-1　眼眶转移癌原发病变位置

报告者	时间	总例数	部 位							
			乳腺	肺	消化道/肝	鼻咽	甲状腺	神经母细胞瘤	其* 他	原因不明
陈智聪	2002	28	2	3	2	9	1		3	8
王　毅	2008	30	8	6	5		1		8	2
何为民*	2003	7	1	2	1	1	2			
林广杰	2001	21	4	3	5			2	5	2
宋国祥	1990	26	2	7	8				6	3
信惠敏	1994	23	2	8	9				4	

续表

报告者	时间	总例数	部位							
			乳腺	肺	消化道/肝	鼻咽	甲状腺	神经母细胞瘤	其他*	原因不明
总　计		135	19	29	30	10	4	2	26	15

* 报道眼部转移癌 14 例，其中眶内转移癌为 7 例，余 7 例为眼球内转移癌，未计数在内。

* 其他：包括黑色素瘤、骨肉瘤、脂肪肉瘤、关节肉瘤、转移性母细胞瘤、唇癌等眶内转移。

2. 眼眶转移癌原发病变发生率　眼眶转移癌的原发位置比较广泛，几乎所有部位的恶性肿瘤均有转移至眼眶的可能性。根据笔者统计，眼眶转移癌原发病变在国人最多见于消化道及肝癌，共 30 例，占 22.22%，其次为肺癌 29 例，占 21.48%，第三位为乳腺癌 19 例，占 14.07%。国外报道乳腺癌占 28.5%~51.4%，其次为肺癌占 4.28%~26.92%，第三位是前列腺癌占 17.14%，再次为膀胱癌占 8.43%。在欧洲，乳腺癌和前列腺癌分列第一位和第二位，肾癌和皮肤黑色素瘤并列第三。国内外对比显示原发病变有一定差异，这可能与国情及生活习俗、气候等因素有关。但很难说明转移到眼眶的原发肿瘤的真正分布，仅可反映大体的临床发病情况。

资料显示，患者就诊后大部分通过病史和体检能够明确原发肿瘤，但仍有部分不能发现原发病灶。在笔者上述统计中有 15 例不明病变类型，占总病例数的 11.11%，与 Henderson 报道吻合。值得注意的是，儿童的眼眶转移癌多来自于神经母细胞瘤，与成人相比，其原发病变的构成有显著不同。

3. 眼部发病时间及预后　自发现原发病至出现眼科症状而就诊，通常在 2 周~1 年半时间。由于转移癌进展快，多数在 2 个月之内因眼部症状和体征而就诊。但也有些肿瘤病史较长，如乳腺癌、甲状腺癌平均延迟 3 年以上。有些肿瘤生存率较低，在眼部表现之前或之后很短时间即被诊断，同时发展迅速，在眼科症状出来之后存活通常不超过 6 个月，因为这些肿瘤转移早，在原发肿瘤诊断以前患者就可能出现眼眶症状或全身衰竭而死亡。

眼眶转移癌就诊时，可同时合并全身多处转移，多数在半年内死亡，平均生存期 7 个月，但有些肿瘤经合理的治疗后生存期较长，即便生存时间有限的患者，保存视力、减轻痛苦、提高生存质量也很重要。

4. 眼眶转移癌影像学特征　眼眶转移癌有时明确原发部位是困难的，但通过影像学检查，根据眼眶受侵部位提供信息是有价值的。一般来讲，乳腺癌主要侵犯脂肪和肌肉，黑色素瘤对肌肉有很高的亲和力，转移到骨的肿瘤可产生骨和溶骨性改变，前列腺癌多数趋向于转移到骨质，特别容易产生骨增厚和密度增高的成骨性反应，而甲状腺癌通常致溶骨性反应。影像学检查是不可缺少的，是诊断眼眶转移性肿瘤的重要方法，可显示转移的部位、形态及和周围结构的关系，眶骨壁血液供应丰富，是转移灶容易累及的部位之一，多种肿瘤可转移至眼眶的上、外及下壁，在软组织肿瘤的周围形成严重的骨质破坏，有些肿瘤还可引起骨质增生。

转移性肿瘤可累及骨壁、泪囊、泪腺、眼外肌、视神经、眶脂肪、肌锥内外诸多眶内结构，影像学可显示包绕眼球浸润生长的软组织影，呈铸造形外观，眶内病变可表现边界不清，也可边界清楚，形状不规则。CT 影在肿块型可为孤立性实性肿块，边界清楚，轻度对比强化；弥漫型肿块边界不清，也可呈结节状，眼球内陷，病变呈中等或中低混合密度，增强后均匀或不均匀强化，球壁、眼外肌、视神经可同时受累；骨受累则有骨增生、溶骨破坏或两者均有；累及眼外肌的肿瘤常表现眼外肌不规则肥大，或呈半球形、团块型占位，通常边界清楚，光滑，或网状边缘，可一条或多条眼外肌受累，内直肌和上直肌受累多见。

MRI 可显示转移瘤的形态、受累部位、范围和对周围结构的影响，对软组织的分辨能力优于 CT，根据信号强度有助于区分炎症性病变、淋巴瘤和转移瘤。转移癌在 MRI 显示 T_1WI 与 T_2WI 多为低、中等信号，可明显强化，伴有囊性变或出血时可信号不均。

王毅等根据不同种类的肿瘤转移至眼眶的部位、形态、影像学表现大致分为 4 类：①位于骨膜下以眶骨壁为中心的软组织肿物，常伴有眶骨壁破坏；②眶前部软组织肿物，常包绕眼球，呈铸造样，可侵犯眼外肌；③肌锥内软组织肿物，可侵犯眼外肌至肌锥外，或侵犯眶尖；④眶内孤立性肿物。

第二节　消化道和肝肿瘤眶内转移

转移是恶性肿瘤的重要特征，多种全身恶性肿瘤均可转移至眼眶，眼科就诊前多数有全身恶性肿瘤病史，部分以眼科为首发症状，常提示着疾病的中晚期，预后不良。消化道的恶性肿瘤，如胃肠道和肝癌是眼眶转移癌的常见来源之一。

【病例摘要 1】　患者男性，46 岁，因右眼球突出 3 个月入院。2 年前因稀血便曾诊断为结肠癌手术治疗，术后当地化疗，近 3 个月发现右眼球突出伴有疼痛。全身检查：未触及浅表淋巴结肿大，心、肺、肝、肾等器官未见转移灶。眼科检查：视力右眼 0.2，左眼 0.6。眼压：右眼 T+2，左眼 Tn。眼球突出度右眼 21mm，左眼 15mm，眶距 97mm。右眼球向前下方突出，上转不能，内转受限，垂直性复视，上睑水肿，上方眶间隙饱满，触有边界不清软组织肿物，有轻度压痛，眼球未见异常；左眼未见异常。眼眶 CT 显示右眼球上方眶内不规则软组织占位，边界不清，无明显骨质改变。临床诊断：结肠癌右侧眶内转移不除外。入院后局部麻醉下行上眶缘皮肤切口眶内肿瘤活组织检查，见肿瘤质脆、边界不清，无包膜。病理诊断：转移癌，建议回当地眶局部放疗联合全身化疗（图 11-2-1）。

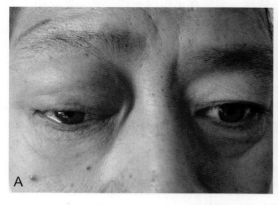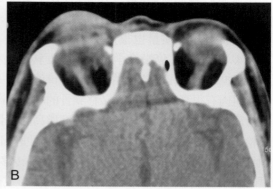

图 11-2-1　结肠癌眶内转移

A. 右侧眼球突出，上睑下垂，眼睑肿胀；B. CT 横轴位显示右侧上方眶内边界不清肿块

【病例摘要 2】　患者男性，64 岁，因贲门癌术后 1 年，双眼视物模糊 2 个月入院。患者 1 年前因贲门癌手术治疗，术后当地化疗。近 2 个月发现双眼视力下降，眼前有黑影飘

动，伴有头疼及眼部疼痛，当地按照脉络膜炎及眼内炎治疗不见好转，视力持续下降。全身检查：未触及浅表淋巴结肿大，心、肺、肝、肾等器官未见转移灶。眼科检查：视力右眼光感，左眼 1 尺指数。眼压右眼 17mmHg，左眼 14mmHg。眼球突出度右眼 15mm，左眼 13mm，眶距 100mm。眶压右眼 T+1，左眼 Tn。右眼球运动各方向轻度受限，左眼球运动正常，双眼结膜中度充血，角膜透明，前房深浅正常，瞳孔轻度大，对光反射迟钝，晶状体轻度混浊，玻璃体混浊，右眼视网膜窥视不清，左眼隐约可见视网膜有灰白色渗出，静脉血管扩张，其余看不清。眼眶 CT 显示双眼球内弥漫性密度增高，玻璃体混浊；右侧球后眶内不规则软组织占位，与后球壁呈铸造形，边界不清，视神经轻度增粗，左侧眼眶内无明显占位影，双侧眼眶无明显骨质改变。临床诊断：贲门癌术后双侧球内并右侧眶内转移，建议回当地继续化疗（图 11-2-2）。

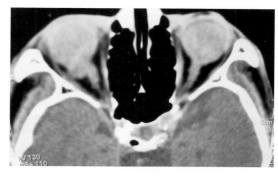

图 11-2-2　贲门癌双眼球内、右眼眶内转移，CT 横轴位显示双眼球内密度增高，均匀一致，右眼球后不规则占位，与球壁呈铸造形

【病例摘要 3】　患者男性 50 岁，因双眼视力下降 1 个月，右眼球突出 10 天入院。既往有酗酒史 20 余年，每日 250ml 左右。眼科检查：右眼视力 0.25，左眼光感。眼球突出度右眼 21mm，左眼 15mm，眶距 96mm。右眼上转受限，上方眶间隙触及边界不清肿物，质硬，角膜透明，眼底视乳头边界不清，颞侧可见视网膜皱褶；左眼上睑下垂，平视睑裂高度约 2mm，眼球各方向运动受限，瞳孔直接光反应消失，间接反应迟钝，眼底视乳头边界欠清，色稍淡。眼眶 CT 显示右侧上方眶内边界清实性肿物，密度均匀，可见骨质破坏。MRI 显示右侧眶内肿物 T_1WI 与 T_2WI 均为中等信号，边界不清楚，肿物压迫上直肌使之向下移位，且与上直肌分界清楚，肌锥内间隙被挤压缩小，眶尖部和周围组织分界不清，无明显颅内组织侵犯；左侧眶尖部病变 T_1WI 与 T_2WI 均为中等信号，边界不清占位病变，向颅内蔓延，海绵窦旁有异常信号影。临床诊断：双眼眶内肿瘤（转移癌不除外），左眼眶尖综合征。入院后全身检查，腹部 B 超及 CT 报告肝癌、肝硬化，继发性胆囊炎，双肾积水，腹水。右侧眶内肿物活组织检查，病理诊断：转移癌。最后诊断：肝癌双眼眶内转移。转肿瘤科治疗（图 11-2-3）。

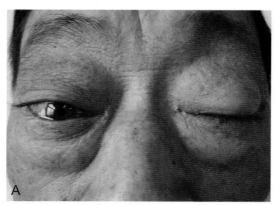

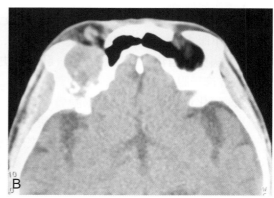

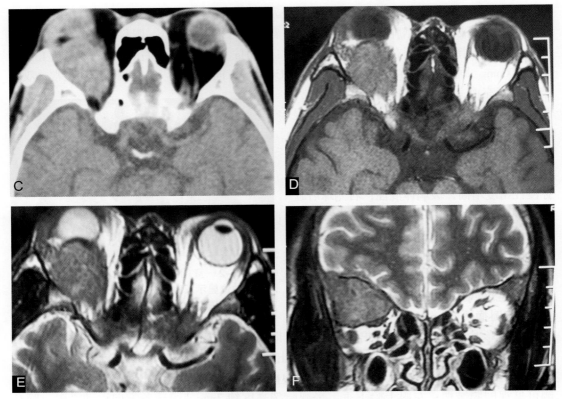

图 11-2-3　肝癌双眼眶内转移

A. 右眼球突出，左眼上睑下垂；B~C. CT 横轴位显示眶内上方实性肿物，有骨质破坏；D~F. MRI 显示右眼眶内、左眼眶尖部占位，T_1WI 与 T_2WI 均为中等信号，肿瘤压迫上直肌向下移位，肌锥间隙被挤压缩小

【图片点评】　前两例患者原发病变明确，以眼球突出和视力下降眼科就诊，影像学表现肿块不规则，呈浸润性生长态势，诊断容易。病例 3 以眼部为首发症状和体征就诊，影像显示右眶内软组织密度占位效应，有骨质破坏，左眶内肿物位于眶尖，向颅内蔓延生长，海绵窦旁有肿瘤侵犯，出现脑神经功能障碍，结合眼部体征，表现眶尖综合征特征，根据全身检查发现有肝癌，结合病理，诊断明确。

【临床诊断提要】

1. 年龄与性别　多发于中老年人，男女均可发病，男性多见。

2. 单眼多见，偶有双眼发病。

3. 病史　消化道或慢性肝炎、肝硬化史。多数有原发肿瘤病史或手术史，少数以眼部症状首诊于眼科。

4. 消化道症状　如上腹部隐痛、不适，吞咽梗阻、腹胀、腹泻、消瘦、呕血、黑便等。肝癌有肝区疼痛、上腹可触及肿块等。

5. 眼部体征　中老年患者较快或突然发生的眼球突出、眼球运动障碍、球周或眼眶软组织肿胀、上睑下垂、结膜充血等是转移癌的诊断基础。

6. 结合影像学特征。CT 可发现消化道及眶内不规则高密度影。

7. 血浆癌胚抗原值升高有助于诊断。

8. 必要时活组织检查。

【临床与治疗分析】 眼球突出和运动障碍是眼眶转移癌最常见的临床症状和体征。和其他类型的原发性眶内肿瘤相比，转移癌发展迅速，可发生与眼球突出程度不成比例的运动障碍。成人和儿童差异很大，男性多见于肺癌、消化道及肝癌、甲状腺癌、前列腺癌等，女性多见于乳腺癌，儿童以神经母细胞瘤和肉瘤多见。

大部分转移癌的临床表现具有共同性，多有全身恶性肿瘤病史，常有眼球突出、疼痛、视力下降、复视及眼球运动障碍。眼眶前部病变可扪及肿块，生长较快时可出现眼睑或眶周类似炎症表现，结膜充血、水肿，眼外肌受侵而不规则肿胀。眼眶后部肿瘤压迫视神经导致视乳头水肿、视神经萎缩。一般转移癌多发生于眼眶内上方，眼球向外、向下移位，较多乳腺癌和少数消化道癌引起眶内成纤维细胞增生、增殖，眶内纤维组织收缩致眼球内陷，眼球运动受限，由于肿瘤累及三叉神经分支，肿瘤侵蚀眶骨、骨膜而出现疼痛。

临床将眼眶转移癌分为 5 种类型：肿块型：有原发肿块体征，眶前部有肿块时可触及，眼球轴性或非轴性突出移位；浸润型：眼眶软组织弥漫性或局部浸润，表现为复视、眼球内移、眼球运动受限或眼球固定；功能型：与肿块或浸润不成比例的脑神经功能下降，包括 II、III、IV、V、VI脑神经；炎症型：表现急性或亚急性发作的炎症性症状或体征，如结膜充血水肿、眼睑肿胀、上睑下垂、疼痛等；静止型：缺乏眼眶症状，影像学检查或手术中偶然发现转移癌。

泪腺和眼外肌是眼眶转移癌的常见部位，眼外肌转移癌常因眼球运动障碍、复视而就诊，由于眼外肌肿大，易误诊为甲状腺相关眼病、肌炎型炎性假瘤等；而泪腺的转移癌需与泪腺原发肿瘤、泪腺炎症性病变等进行鉴别诊断。

由于目前消化道肿瘤发病率上升，晚期胃癌常发生远处转移，血行转移以肝、肺最多，其他脏器依次为胰腺、骨骼、肾上腺及肾脏等。肝癌和胃癌在我国发病率高，因此转移多见，在林广杰等报道的 21 例眼眶转移癌中占 23.8%，居乳腺癌和肺癌之后。眼眶转移多见于老年人，多数有肝癌原发病史，约 1/2 眼眶转移癌眼部症状早于原发肿瘤，临床表现以复视、眼球突出为主，可扪及肿块、疼痛、上睑下垂、结膜水肿等，通常发展迅速，眼部症状表现出来存活时间不超过 6 个月。病例 3 患者肝癌双侧眶内转移首发症状以眼部而首诊，表现双侧眶内不对称性肿块，右眶病变位于眶内上方，包绕提上睑肌，并和上直肌分界不清，肌肉受压移位，符合肝癌易侵犯眼外肌的特点。左眶内病变位于眶尖部，边界不清，肿瘤向颅内蔓延，并侵犯海绵窦旁，因脑神经受累而表现眶尖综合征，容易误诊为蜂窝织炎、肌炎和特发性炎性综合征，实际上在没有原发病史时，这种表现为炎性浸润性现象可能是转移癌的早期体征。双侧眶内转移癌少见，有报道占 7%，临床发现双侧不对称性快速发展的肿块应考虑转移癌可能。

消化道及肝癌常有胃食欲缺乏、肝区疼痛和腹部扪及肿物，超声和胃镜常能发现肿物，临床表现类似于其他眼眶转移癌，如眼球突出、眼睑水肿、视神经水肿等，常数月内全身转移。病例 1 为结肠癌术后 2 年眶内转移，病例 2 贲门癌术后 1 年双眼球内及右侧眶内转移，出现眼部症状分别为 2 个月和 1 个月，病程短，进展快，伴有不同程度的眼眶痛或头痛，影像学上均表现肿块不规则，密度均匀，和周围组织分界不清，呈浸润性生长态势，病变和眼球呈铸造形征，因眶内转移时间短，均无骨质破坏性改变，符合转移癌的特点，这不同于原发性眶内恶性肿瘤多有骨质破坏的特征。病例 2 同时有双侧眼球内病变，因表现双眼玻璃体混浊，影像学缺乏典型的球内肿物影，左眼可见视网膜水肿和渗出，如无原发肿瘤病史，极易误诊为眼内炎症，早期曾按脉络膜炎和眼内炎进行治疗。病例 2 右眼后球壁不规则，眼环不光滑，球内外病变呈连续性，是否为球内病变向眶内扩散所致，或为同时转移。

消化道癌多数属于低分化腺癌，可一侧或双侧眼眶转移，有人认为多数表现为眼外肌肿大，类似甲状腺相关眼病，从该 3 例患者的影像表现来看，显示胃肠道癌转移灶在眶内表现为多样性，眶内和球内均可发生转移，病变不规则，呈肿块型或弥漫浸润性生长态势。临床观察，虽然许多不同来源的转移癌对组织有不同的亲和力，但不排除有多样性表现特征。

对眼眶转移癌要兼顾局部和全身性治疗，争取延长患者生命。一般原则是全身化疗、局部手术及放疗，治疗方案因不同肿瘤而异。在全身化疗中附加各种生物制剂提高或增强患者的免疫力，有助于患者的康复。如各种转移性肿瘤已血行播散，根治非常困难，在诊治中认真细致地观察病情变化，尽早发现和积极的合理治疗，减轻患者痛苦，延长患者生命。

放射治疗是较为有效的，通常剂量为 30~40Gy，分次用于 1~2 周，可以改善眼部症状和体征，并延长患者生命，但注意眼球的防护措施，主要并发症是白内障。对肺癌、消化道癌、甲状腺癌、肾癌、乳腺癌、黑色素瘤及类癌等均有效。

因其疾病为全身性的，手术并不能达到彻底治愈，在某些转移性类癌病例中，因肿瘤发展缓慢，可视为孤立性肿瘤，手术可切除眶内病变，以缓解眼部症状，改善生存率。

转移性肿瘤代表恶性肿瘤已进入晚期，并不适合治疗性手术，因全身性的疾病手术基本不能达到治愈，放、化疗仅可缓解症状，远期大多数预后不良。信惠敏等观察治疗后平均存活时间 15.6 个月。王毅等对 15 例转移癌平均随访 14 个月，40% 预后较好，经放、化疗后病情稳定。林光杰等对 12 例转移癌随访 14 个月，43% 预后好。多数学者认为早期诊断、早期治疗，大部分经放、化疗治疗后可不同程度改善或缓解症状，减少患者痛苦，延长生命。

【作者思考】　消化道肿瘤眼眶转移大多数是腺癌，临床专题报道较少，单从转移性眼眶病变难以分辨来源位置，临床表现和其他转移癌类似。胃肠道癌早期治疗预后较好，发生转移即为晚期，预后较差，治疗给予全身化疗，眶局部病变应放疗，以延长患者生命，但多数患者死于肿瘤转移。

第三节　乳腺癌眶内转移

眼眶转移癌占眼眶肿瘤的 7% 左右，乳腺癌是发生眼眶转移较多的疾病类型，妇女最多见的眼眶转移癌是乳腺癌，多发生于乳腺癌手术之后，男性少见。

【病例摘要】　患者女性，51 岁，因右侧眼球突出伴进行性视力下降 7 个月入院。患者 4 年前因右侧乳腺癌于当地行根治性手术，周围及腋下淋巴结清扫，全身检查未见远处转移，术后给予化疗。近 7 个月自觉右侧眶部酸痛，发现眼球逐渐突出，上睑下垂和视力下降，影像检查发现右侧眶内肿瘤收入住院。眼科检查：视力右眼 0.6，左眼 0.8。眼球突出度右眼 18mm，左眼 16mm，眶距 95mm。右眼上睑下垂，轻度水肿，眼球上转明显受限，呈轻度下转位，结膜充血（＋），其余未见明显异常。左眼未见明显异常。CT 显示右眼内、外直肌轻度不规则增粗，视神经边缘不光滑，球后上方有欠规则实性肿物，密度均匀，和眶后部分界不清，无骨质破坏。临床诊断：右眼眶内肿瘤，右眶内转移癌不除外。入院后局部麻醉下前路开眶肿瘤活检术，术中见肿瘤包绕部分上直肌，和上直肌不能完全分离，术中尽可能切除病变组织，术后病理证实为乳腺癌眶内转移，免疫组织化学为低分化腺癌。术后给予全身化疗（图 11-3-1）。

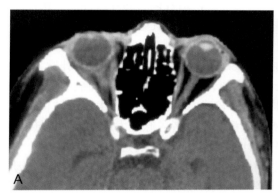
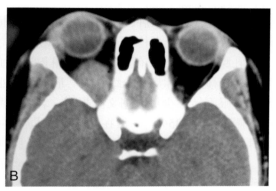
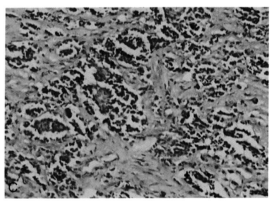

图 11-3-1 乳腺癌右眶内转移

A～B. CT 横轴位显示视神经及内外直肌增粗，球后上方肿物包绕上直肌，呈边界清的实性肿块；C. 病理：HE×100

【图片点评】 有人认为乳腺癌有转移较晚的特点，该患者有已知的乳腺癌病史 4 年，近 7 个月发现右侧眼球突出，应首先考虑眶内转移癌。CT 显示右眼内、外直肌和视神经增粗，边缘不光滑，眶内上方为不规则软组织肿块，包绕上直肌，无骨质破坏。转移癌的眶部肿块类型表现形状各异，无特异性，如无原发肿瘤病史，常需要病理帮助诊断。

【临床诊断提要】

1. 性别与年龄 多见于中老年女性，常在 40~60 岁发病。男性罕见。

2. 病史与病程 大部分有乳腺癌手术史或乳腺疾病史，眼眶转移缓慢，多在患病 2~5 年发生。

3. 眼部体征 较快或突然发生的眼球突出或内陷、眼球运动障碍、复视、球周或眼眶软组织肿胀、上睑下垂、疼痛和视力下降是乳腺转移癌的特征性表现。多为单眼发病，双眼发病少见。

4. 结合影像学表现。如无明确病史，乳腺检查可发现肿块。

5. 实验室检查。雌性激素受体测定、血清癌胚抗原测定等。

6. 必要时活组织检查明确诊断。

【临床与治疗分析】 乳腺癌系通过血行转移，女性多见，偶有男性发病，好发年龄在 40~60 岁，是眼眶转移癌最常见的类型。多有乳腺癌手术史，常表现迅速发生的眼球突出、复视、上睑下垂，少数眼球内陷，因眼外肌血运丰富，是转移癌的好发部位。视神经受侵时可见视乳头水肿，有时可发生双侧眼眶转移。部分无原发乳腺癌病史，以眼科症状而首诊，可通过全身检查及活检帮助诊断。

乳腺癌发展方式有局部扩散、淋巴道及血行转移，远处转移发生率与原发肿瘤大小、淋巴结转移数目和病理分级有关。最常见远处转移为肺、骨、肝、软组织、脑、肾上腺等部位，眼眶转移少见。据文献报道，乳腺癌眼眶转移较晚，最长 28 年发生眼眶转移，其中双侧占 14%~35%，一般在乳腺癌手术后 2~5 年发病。该患者乳腺癌术后 4 年眶内转移，较其他类型转移癌进展缓慢，但有的在乳腺癌确诊时约 5%~15% 已有远处转移。

根据眼眶转移癌的表现类型，该例患者眼部特征为眼球非轴性突出，上睑下垂、运动障碍、眶内实性占位影，应视为肿块型。不同于浸润型表现的眼眶软组织弥漫性或局部浸润、复视、眼球内陷、眼球运动受限或眼球固定，因无脑神经功能障碍及其他急性发作的炎症体征和表现，故也不同于其他类型表现的转移癌。肿块型和浸润型表现的眶内转移癌临床多见，乳腺癌出现眼球内陷是常见的明显体征，在其他类型乳腺癌也可见到，眼球内陷在转移性乳腺癌中大约占 80%，其机制为在弥漫性硬癌肿瘤中成纤维细胞收缩导致眼球向后牵拉所致，这种表现特征在诊断和鉴别诊断中有参考价值。

该病例根据影像学表现，CT 显示视神经和内外直肌有不同程度的浸润性肥厚改变，但主要的肿瘤特征是密度一致的肿块影，病变充满上方眶内的眶尖部位，这必然会导致提上睑肌和上直肌的功能障碍，所以患者首发体征表现在上睑下垂和眼球运动障碍，这种侵犯肌肉和形成肿块为特征表现的转移癌常见，乳腺癌尤为如此。乳腺癌主要侵犯脂肪和肌肉，转移的表现特点为快速发展的进行性眼球突出、眼球运动障碍、复视、黑矇、上睑下垂和疼痛，因为眼外肌肥大，有时易误诊为炎性假瘤或甲状腺相关眼病，有的因肌肉的硬化收缩导致眼球后退，这也是乳腺癌眶内转移的一大特征性表现。

乳腺癌全身转移采取全身化疗和激素治疗，激素治疗对前列腺癌和乳腺癌的眶内转移瘤效果良好。有报道可延长前列腺癌的生存时间，对转移性乳腺癌的大部分病例激素治疗有短暂反应。但因全身转移已为肿瘤晚期，预后不良。全身化疗结合局部放疗可提高生存率。

【作者思考】 乳腺癌是常见女性恶性肿瘤之一，尽管发现乳腺癌时 5%~15% 已有全身转移，但大多数转移较晚，部分以眼部症状首诊于眼科，临床表现特征有转移癌进展缓慢和进展性眼突，眼外肌受累多见，可发生眼球内陷等几大特征。发生转移的，化疗结合激素和眶局部放疗是目前主要治疗方式。

第四节　子宫内膜癌眶内转移

成人的眼眶转移癌临床上比较少见，大多数为腺癌，其原发位置多数来自于乳腺、肺、膀胱、胃肠道、肾、甲状腺和其他器官的上皮结构，但子宫内膜癌眶内转移罕见。

【病例摘要】　患者女性，54 岁，因左眼上睑下垂 20 余天入院。5 个月前行子宫内膜癌手术，术后病理诊断：子宫内膜癌Ⅲ期。1 个月前发现枕部有硬性结节状肿物，逐渐增大，行病理检查为转移癌。近半个月左侧肩胛部皮肤又有圆形肿物生长。患者 20 天前无明显诱因出现左眼上睑下垂，后逐渐眼球突出、眼睑红肿、眼痛、头痛等不适，未做任何治疗，眼睑肿胀逐渐加重，行眼眶 CT 扫描发现左侧眶内有卵圆形软组织块影。体格检查：左侧肩胛下可见 2cm×2cm 大小的圆形红色隆起。眼科检查：视力右眼 1.0，左眼 0.5，矫正不提高。眼球突出度右眼 12mm，左眼 17mm，眶距 93mm。右眼部检查未见异常；左眼上睑下垂伴轻度水肿，眼球向前下方突出，上方眶间隙可触及肿物前缘，边界不清，质中等硬度，不活动，无压痛，眼球向上方运动受限，眼球前节及内眼未见异常。眼眶 CT 显示左侧眶内软组织块影，边界清楚，内密度均匀，与上直肌融合。胸部 CT 显示双侧肺内散在大小不等的高密度软组织病灶，分布不均。临床诊断：子宫内膜癌左眼眶内转移。于局麻下左侧眶内肿瘤活检，病理证实为转移癌，建议回当地化疗。（图 11-4-1）。

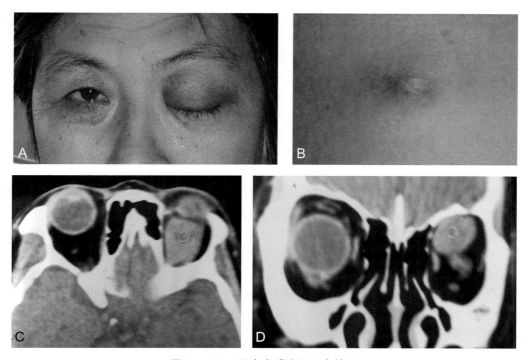

图 11-4-1　子宫内膜癌左眶内转移

A. 左眼球突出，上睑下垂；B. 左肩胛下皮肤可见 2cm×2cm 大小暗红色肿物；C～D. CT 横轴位显示左眼上直肌类圆形肿物，边界清楚，肿瘤和上直肌分界不清

【图片点评】　本例子宫内膜癌自发现原发病变至全身和左眶内转移仅半年时间，进展较快，眼部主要表现为上睑下垂、眼球突出和运动障碍。CT 显示眶内转移灶位于视神经上方，密度均匀、边界清楚，因包绕上直肌和提上睑肌，是造成上睑下垂和运动障碍的主要原因。本例转移癌发病时间短，故骨质改变不明显。

【临床诊断提要】

1. 多见于 50 岁以上绝经后女性。

2. 多有宫内膜癌手术史，部分以眼部症状首诊于眼科。可单眼或双眼发病。

3. 眶内转移缓慢，多在术后 2~5 年，80% 在 8 年内发病。

4. 临床表现为较快或突然发生的眼球突出、眼球运动障碍、球周或眼眶软组织肿胀、上睑下垂。同时可伴有身体其他部位转移灶。

5. 结合影像学表现。

6. 必要时活组织检查明确诊断。

【临床与治疗分析】 子宫内膜癌是起源于子宫内膜腺体的恶性肿瘤，又称子宫体癌，子宫内膜腺样癌，80%~90% 为腺癌，在女性生殖道恶性肿瘤中比较常见，是女性生殖器三大恶性肿瘤之一，发病年龄与宫颈癌比较年龄推迟约 10 年，多见于 50 岁以上，平均发病年龄 59 岁，75% 发生于绝经后，子宫内膜癌发病率上升的解释据认为和妇女平均寿命延长，使易感人群增加有关。

该患者自发现原发病变至全身和左眶内转移仅半年时间，进展较快，眼部出现症状之前即已发生其他部位转移灶，表明肿瘤已全身扩散，眼部转移首先表现为上睑下垂，其后出现眼球突出和运动障碍，这种情况体现在多数眼眶转移癌患者，疼痛和功能障碍往往是最常见的早期症状和体征，由于本例转移部位位于眶内上方，上直肌和提上睑肌首先受累，所以上睑下垂和向上运动障碍较早出现。

和其他器官的癌一样，子宫内膜癌其真正病因尚未完全明了，但临床表现与流行病学研究结果可能和下列原因有关：①未孕、未产、不孕，可能与未能被孕激素拮抗的雌激素长期作用有关，也有认为子宫内膜癌可能多在原发或继发不孕的状态下发病；②肥胖，宫内膜癌患者肥胖型居多，可能与雌激素代谢有关，雌激素蓄积在大量的脂肪内，使代谢产物自尿中排泄减慢；③由于代谢性疾病导致雌激素体内蓄积过多，内源性雌激素过剩。故女性具有上述发病因素的眶内转移癌应考虑子宫内膜癌的可能性。

子宫内膜转移癌可发生于眶内任何位置，如球内、泪腺、眼外肌及眶内各解剖间隙，单侧或双侧均可发生，但单侧多见。眼眶转移癌有 5 种类型：浸润型、肿块型、炎症型、功能障碍型、静止型。转移性病变依其在眼眶的位置不同而有不同眼征和表现，本例转移瘤位于眶内上方，包绕上直肌和提上睑肌，呈类椭圆形实性病变，为转移性上直肌肿瘤，因压迫眼球和提上睑肌受侵，故患者首发体征为眼球突出和上睑下垂，并眼球向前下移位。由于泪腺和眼外肌血运丰富，常是转移癌的好发部位。Char DH 等报道 31 例眶内转移癌中，有 7 例为眼外肌转移。肌肉型转移性肿瘤可为一侧眼眶单条或多条肌肉，如叶华等曾有前列腺癌发生内外直肌同时转移的报道，也有双侧眼眶多条肌肉受累的情形，但较为少见。

本例子宫内膜癌自发现原发病变至全身和左眶内转移仅半年时间，进展较快，其转移部位呈多发性，包括皮下、肺部、眶内（眶内无淋巴组织）等部位，符合血行转移特点，由于全身多发转移，手术难以达到彻底治愈，可以采取眶局部放疗和全身化疗，但仅可缓解症状，远期大多数预后不良。转移性肿瘤代表恶性肿瘤已进入晚期，及时诊断和选择性合理治疗，改善患者生活质量，缓解眼部症状，以达到延长患者生命的目的。

【作者思考】 子宫内膜癌复发转移多在术后 15.7 个月，多为 Ⅲ a 以上病例，复发转移率为 33.3%，转移部位以盆腔、骨、肺、肝多见，罕见有眼眶内转移，复发和年龄大小、组织病理类型、肿瘤分化程度等有关，年龄越大，病变侵犯子宫肌层越深复发转移率越高。早期对原发肿瘤的手术、放疗和化疗综合治疗可减少复发转移率。老年女性的快速增长的眶内肿块，应考虑到女性恶性肿瘤的转移。

第五节　胰腺癌眶内转移

胰腺无包膜且淋巴组织丰富，胰腺癌转移和扩散途径以淋巴结转移和局部浸润为主，转移部位主要是胰腺周围器官的淋巴组织，血行转移少见，因眼眶内缺乏淋巴组织，故胰腺癌眶内转移是非常少见的。

【病例摘要】　患者男性，53 岁，因双侧眼球突出 1 个月入院。既往有糖尿病病史 7 年，6 个月前因腹部酸胀、饮食减退内科就诊，影像学检查诊断胰腺癌，当地化疗，未行手术治疗。近 1 个月出现双眼球突出，视力减退，眶部疼痛，并逐渐加重。体格检查：颌下、腋窝淋巴结肿大固定。眼科检查：视力右眼 0.12，左眼 0.1。眼球突出度右眼 22mm，左眼 18mm，眶距 97mm。眶压右眼 T+2，左眼 T+1。右眼上睑下垂，上睑沟饱满，眼球正前方突出，各方向不同程度运动受限，上转明显受限，结膜充血水肿并突出睑裂之外，睑裂闭合不全，角膜透明，瞳孔大小正常，反应迟钝，眼底视乳头边界欠清，乳头旁静脉扩张。左眼轻度上睑下垂，眼球向上、向外运动受限，结膜充血不明显，其余未见异常。CT 显示双侧眶内不规则弥漫性软组织占位，边界不清，病变侵犯上直肌呈不规则增粗，无骨质破坏。MRI 显示右眼上、内、下直肌和左眼外直肌肥厚，双眼泪腺肿大，T_1WI 与 T_2WI 呈中等信号。临床诊断：胰腺癌全身及双眼眶内转移。建议继续肿瘤内科化疗（图 11-5-1）。

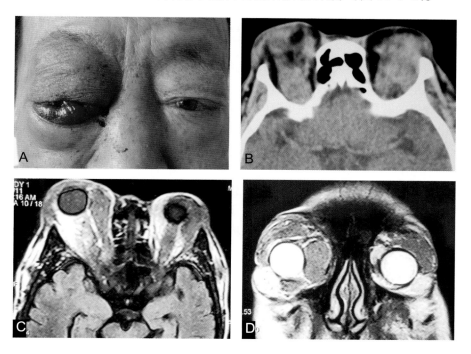

图 11-5-1　胰腺癌双眼眶内转移

A. 双侧眼球突出，右眼较著，结膜充血水肿；B. CT 横轴位显示双侧眶内软组织肿物，边界不清，呈浸润性特征。C~D. MRI 显示病变在 T_1WI 与 T_2WI 均为中等信号

【图片点评】 患者胰腺癌病史半年，呈快速进展性双眼眶内转移，眼部表现呈炎症型特点，类似急性眶内炎性综合征。影像学显示病变呈浸润性特征，侵犯双眼泪腺及多条眼外肌，CT 表现肿物不规则，和周围组织无明显界限，MRI 显示病变在 T_1WI 与 T_2WI 均为中等信号。

【临床诊断提要】

1. 多发生于 50 岁以上老年人，男女均可发病。

2. 本病恶性程度高、进展快，可较快发生全身淋巴结或血行转移。

3. 胰腺癌眼眶转移少见，单侧或双侧眼眶均可发病，眶内任何组织均可受累。

4. 眼眶转移前多有胰腺癌原发病史，或有胰腺炎、糖尿病、长期吸烟、饮酒、"三高饮食习惯"等。

5. 全身表现有食欲减退、消瘦、黄疸、恶性、呕吐、血糖增高、腰酸背痛等全身症状。

6. 较快发生的眼球突出、运动障碍，或类似眶内炎症性改变，应考虑到转移癌。

7. 实验室检查帮助诊断，包括酶学和免疫测定，如血清胆红素和肝脏酶类；胰腺癌相关抗原（PCAA）、胰癌胚胎抗原（POA）升高。

8. 影像学检查，必要时活组织检查明确诊断。

【临床与治疗分析】 胰腺癌是常见的胰腺恶性肿瘤，恶性程度高，诊断和治疗都很困难。90% 起源于腺管上皮的导管腺癌，发病率和死亡率近年来明显上升，5 年存活率不足 1%，预后较差。其发病原因很多，普遍认为和长期吸烟、饮酒、"三高饮食习惯"、或有胰腺炎、糖尿病、胆囊炎、胆石症等有关，多发于 50 岁以上人群，男女比例无明显差异。全身表现有上腹不适、食欲减退、消瘦、黄疸、恶心、呕吐、血糖增高、腰酸背痛、发热、肝胆肿大等全身表现和症状。

本例患者为 53 岁老年人，有长期糖尿病病史，近期出现的消化道和腰酸背痛等症状，即为胰腺癌的早期表现，内科全身检查明确诊断后，虽给予全身化疗，但仍较快的发生眼眶转移。胰腺癌的转移特点表现为更急的发病特征，眼部以炎症性表现出现，快速进展性的眼球突出、运动障碍、软组织的肿胀、水肿，更像眼眶的急性炎症，或表现为非特异性炎症特征，通过病史和眼部表现的综合分析，为疾病的临床诊断提供了思路。

眼眶转移癌以腺癌类较多，胰腺癌为腺癌，但眼眶转移极为少见，笔者尚未见有报道。胰腺癌转移主要有淋巴性转移、血行转移、局部浸润、沿神经周围转移 4 种方式。胰腺部淋巴组织引流丰富，胰周缺乏包膜，易于较早出现局部淋巴结转移，以胰腺周围、主动脉旁、腔动脉旁及门静脉旁多见。因眼眶内缺乏淋巴组织，故胰腺癌眶内转移主要为血行转移。

转移是恶性肿瘤的生物特性，和其他转移癌一样，胰腺癌眶内转移发展较快，根据眼眶转移癌常见的 5 种类型，本例患者的眼征和影像学表现符合为浸润型和炎症型特点，一是表现为快速进展的发病过程，眶内呈弥漫性软组织密度增高影，并伴有眶部疼痛，类似眶内炎性综合征，此种表现特点在眼眶转移癌常见，如不认真分析病史和全身检查容易误诊为眶内炎症。本病例另一特点为双侧眼外肌的广泛侵犯，表现双侧眼眶多条眼外肌肿大，这在临床少见。据文献报道，眼眶眼外肌转移癌单侧多见，病变常侵犯或包绕眼外肌，形状表现各异，有弥漫性、局限性或类圆形眼外肌肿大，本例患者表现双侧肌肉边界不规则，肌肉附着点部肿大明显，类似肌炎性假瘤，易与急性肌炎相混淆，但肌炎性假瘤一般病变发展较慢，糖皮质激素治疗效果很好，无全身肿瘤表现。

影像学检查对眼眶转移癌不仅可确定部位，而且对组织特性提供资料，转移癌的影像表现多样，可表现肿块，或累及骨质、肌肉及弥漫性侵犯，不同类型的转移癌对组织的亲和力表现不同，如乳腺癌易侵犯眼外肌，前列腺癌易侵犯骨质。CT 显示骨质改变具有优势，转移癌常表现广泛骨质破坏，MRI 能较好地反映软组织肿块和周围组织的关系，是否有周围结构侵犯，二者结合起来对病变结构的判断可有互补作用。但应提出的是，部分转移癌发展迅速，时间短，骨质改变不明显，仅表现软组织征，本例即如此，在诊断和鉴别诊断时应综合考虑。

胰腺癌眶内转移少见，本病恶性程度高、进展快，病史、临床表现和影像学检查对诊断至关重要，在不能明确原发病变来源时，相关的生化检查和免疫测定可为诊断提供依据，本病血清胆红素和肝脏酶类、胰腺胚胎抗原升高，但均缺乏特异性，胰腺癌相关抗原有较高特异性，随病情发展而升高。

大多数转移癌生存期较短，但生存期内不乏相应的治疗方法，维持视功能和提高生活质量极为重要，应根据患者的自身情况，采取个体性化疗、局部放疗等措施。

【作者思考】　胰腺癌是预后最差的消化系统恶性肿瘤，引起死亡的主要原因是胰腺癌转移。本例表现为双侧眶内以眼外肌肿大为特征的弥漫性肿瘤侵犯，如不结合全身病史，极易误诊为急性型炎性假瘤。转移性眶内恶性肿瘤常有骨质破坏，但本例无骨质改变，主要表现为软组织受累，可能和本病的生物特性有关。胰腺癌的转移特点和恶性黑色素瘤一样，常趋向于更急发病和更早的临床表现，眼球及眶部疼痛预示病变发展的晚期，预后不良。

第六节　肺癌眶内转移

在眼部的转移癌中，乳腺癌占首位，其次为肺癌，眼部的转移部位多数位于脉络膜，转移至眶内相对少见。近年来肺癌数量逐年增高，发生眼部的转移癌也有不断增加趋势。

【病例摘要】　患者男性，82 岁，因右眼球突出伴疼痛半月入院。既往体健，吸烟史40 年。1 个月前因咳嗽、痰中带血、胸闷，在当地医院检查，胸 X 线片显示双肺中下野密度增高影，纤维支气管镜活组织病理检查，诊断为支气管肺癌，近半月右眼球快速突出，伴有显著疼痛、视力下降。体格检查无浅表淋巴结肿大。眼科检查：视力右眼 0.2，左眼 0.4。眶压右眼 T+2，左眼 Tn。眼球突出度右眼 16mm，左眼 13mm，眶距 93mm。右眼上睑轻度水肿，外上方眶间隙触有质硬、边界不清肿物，和骨壁粘连紧密，结膜充血水肿明显，眼球运动障碍，角膜透明，晶状体皮质不均匀混浊，眼底视乳头边界清，视网膜动脉硬化，未见球内占位。左眼晶状体皮质混浊，视网膜动脉硬化，余未见明显异常。CT 显示右眼外上方眶内可见边界清楚的软组织密度增高影，和外直肌融合，肿物呈梭形，沿眶壁向眶尖部生长，肿物前部和球壁呈铸造形，视神经挤压向鼻侧移位，无骨质破坏。临床诊断：肺癌右眶内转移。局部麻醉下右眶内肿物活组织检查，病理诊断：转移癌。转肿瘤科化疗（图 11-6-1）。

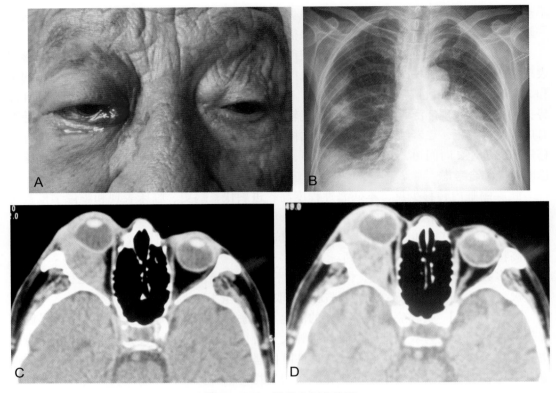

图 11-6-1 肺癌右眶内转移

A. 右眼球突出移位，结膜充血、水肿；B. 胸 X 线片显示双肺中下野密度增高影；C ~ D. CT 横轴位显示肿物外直肌转移，与眼球呈铸造形，视神经鼻侧移位，骨质无明显改变

【图片点评】 患者外观呈急性炎症性表现，眼睑及结膜充血、水肿是眶内转移癌常见的表现特征，这种急性炎症性特征容易误诊为眼眶炎性综合征。本例转移癌 CT 征为软组织密度的外直肌转移癌，表现为肿块型，边界清楚，和眼球呈铸造形，此种特征也可见于其他类型转移癌。

【临床诊断提要】

1. 发病年龄及性别　以中老年男性多见。

2. 眼别　单侧或双侧眼眶均可发病，单侧多见，双侧约占 7%。

3. 发病诱因　重度吸烟史、慢性肺病、长期有毒化学物质接触史的职业病、遗传、人体内在因素等。

4. 病史　多数有肺癌病史，少数以眼部症状和体征就诊。

5. 全身伴随症状有干咳、痰中带血、胸闷、胸痛、乏力、消瘦、发热、厌食等。

6. 眼部症状和体征为发病快、时间短、快速进展性眼球突出及眼球运动障碍，多有明显疼痛。

7. 全身检查有原发肿瘤及其他部位转移灶。

8. 诊断需要结合影像学表现。

9. 不能明确诊断的转移癌可活组织病理检查。

【临床与治疗分析】 原发性肺癌是最常见的恶性肿瘤之一，居肿瘤死亡率之首，肺癌转移途径有多种，发生眼部转移主要是血行转移，以脉络膜转移癌报道最多，但肺癌眶内转移少见。肺癌是转移癌的常见类型，主要是腺癌，多数以眼部为首发症状，文献报道66例肺癌眼眶转移中，首发为眼部症状的有43例，占65.2%。对中老年有吸烟史者，有咳嗽、咯血、胸痛病史的应首先怀疑肺癌。由于左侧颈总动脉来自主动脉弓，右侧颈总动脉来自无名动脉，所以左侧眼部转移几率比右眼高，眼球后极部是由睫状后动脉多条分支供血，血运特别丰富，是转移癌的好发部位，故肺癌发生球内脉络膜转移较眶内多见，这和血管的解剖因素有关。

　　和其他眼眶肿瘤比较转移癌发展快速，肺癌更具有急性发病和更早的临床表现，眼球突出和运动障碍、疼痛是常见症状和体征。本例患者均具有此类特点，自诊断肺癌至显示眼眶转移的表现体征仅半月时间，并有早期较为明显的疼痛，这和其他原发性眼眶恶性肿瘤晚期疼痛形成明显对比。源自肺癌的眼眶转移癌恶性程度高、侵袭性强，眼部疼痛出现早且剧烈是本病特点。临床上遇有原因不明的眶内软组织病灶伴有显著疼痛和功能障碍应提高警惕，进行仔细的全身检查，结合病史，以便对疾病做出准确诊断。

　　一旦发现眼眶转移癌，即预示着疾病的晚期，其治疗应根据原发肿瘤的情况制订适当的治疗方案，还应结合患者的心理承受能力、身体状况、年龄、眼及全身的并发症等诸多因素综合考虑，进行个体化治疗。总体讲源自肺癌的眼眶转移目前尚无有效的治疗方法，化学药物疗法、放射治疗、眶内容剜除术都达不到治疗的满意效果，患者的生存期多在1年之内。故治疗以改善患者生活质量，缓解眼部及全身症状，以达到延长患者生命的目的作为首选。

　　【作者思考】　肺癌常因眼部症状而首诊于眼科，不明原因的眼眶转移癌应常规肺部检查。转移癌预后较差，眼局部放疗结合全身化疗可延长患者生命。

第七节　肾透明细胞肉瘤眶内转移

　　肾透明细胞肉瘤是一种罕见的儿童恶性肿瘤，在没有将该肿瘤单独分类之前，常被误诊为肾母细胞瘤。本病好发于儿童，恶性程度高，发病率低，占儿童肾肿瘤的4%，预后较差，临床上具有高侵袭性和广泛转移的特点，骨转移最常见，眶内转移罕见。

　　【病例摘要】　患者男性，7岁，因左眼球突出、眶部疼痛1个月入院。2年前因血尿、食欲缺乏、消瘦、腹部肿块2个月，在当地医院入院手术治疗，手术后病理诊断为左肾透明细胞肉瘤，术后化疗。近1个月发现左眼球突出、眶部疼痛。体格检查全身浅表淋巴结无肿大。眼科检查：视力右眼0.6，左眼0.1。眼球突出度右眼15mm，左眼18mm，眶距93mm。眶压右眼Tn，左眼T+2。右眼未见异常。左眼上睑下垂，上睑沟饱满，睑轻度水肿，于上方眶间隙可触及边界不清肿块，质硬不活动，明显压痛，眼球前下方突出，各方向不同程度运动受限，上转明显受限，结膜充血水肿，其余未见明显异常。CT显示双侧泪腺肿大，右眼泪腺呈薄饼状，沿骨膜向后生长，左眼泪腺部类圆形肿物，密度均匀，边界清楚，眼球受压向下方移位，双侧眶壁无明显骨质破坏。MRI显示病变在T_1WI与T_2WI均为中等信号。CT显示左肾缺如，未发现胸、腹淋巴结和器官转移灶。临床诊断：双眼泪腺肿物，双眼眶内转移癌不除外。入院后行病变活检，病理诊断：肾透明细胞肉瘤双眼眶内转移，免疫组织化学结果：VimenTin（＋）、BCL-2（＋）、CK7（－）、WT-1（－）。转肿瘤科化疗（图 11-7-1）。

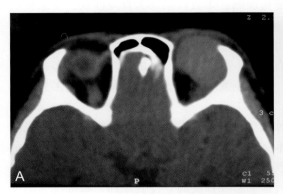
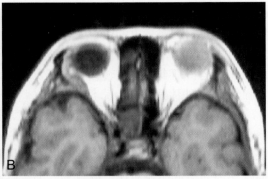
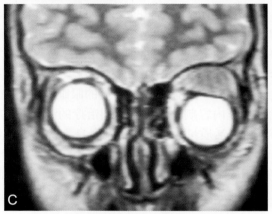

图 11-7-1　肾透明细胞肉瘤双眼眶内转移

A. CT 横轴位显示双眼泪腺区大小、形状呈不对称性软组织肿物，无骨质破坏；B ~ C. MRI 显示病变于 T_1WI 与 T_2WI 呈中等信号，冠状位病变呈半球状

　　【图片点评】　本例为肾透明细胞肉瘤双侧眶内转移，CT 表现双侧眶内病变形状不一，生长方式各异，瘤体主要累及骨膜，右眼呈扁平状沿骨膜向前后生长，左眼病变呈类圆形肿块，缺乏特异性体征。MRI 显示病变在 T_1WI 与 T_2WI 均为中等高信号，信号均匀，显示肿物边界清楚，未见骨质明显侵蚀性破坏，可能和病程较短有关。

　　【临床诊断提要】

　　1. 发病年龄多在 7 个月至 6 岁，男性多见。男女比约 1.3 ∶ 1.

　　2. 有原发肾肿瘤病史，或食欲缺乏、消瘦、腹部包块等症状。

　　3. 表现特征为进展快，恶性程度高，预后差，多发生骨转移，眼眶转移罕见。

　　4. 眼眶表现为单侧或双侧快速进展性眼球突出。

　　5. 影像学表现和其他转移性肿瘤无特异性。可有骨质破坏。

　　【临床与治疗分析】　肾透明细胞肉瘤是一种罕见的肾恶性肿瘤，约占儿童肾肿瘤的 3%，国内外仅有少数个案报道，多发生于 12 岁以下，平均 3.4 岁，男性多见，以腹部肿块伴有血尿为主要表现。肿瘤主要由小圆、卵圆形细胞组成，核仁不清楚，核分裂象不定，和其他肾恶性肿瘤，尤其是肾母细胞瘤在体征和影像学上不易鉴别，诊断主要依据病理形态学分析和免疫组织化学检查。该病 1970 年由 Kidd 首先报道，在没有将该肿瘤单独分类之前，常被诊断为肾母细胞瘤，过去曾作为肾母细胞瘤中的一个亚型。随着研究的深入，学者们一致认为肾透明细胞肉瘤是不同于肾母细胞瘤的一种具有特殊病理特点的恶性肿瘤，组织形态学表现多种多样，包括经典型、黏液型、囊肿型、血管周围细胞瘤、梭形细胞型、栅栏状型、上皮样型、硬化型、富于细胞型 9 种类型。

通常肾透明细胞肉瘤多为单侧性，至今尚无双侧肾发病的情况，该肿瘤以易发生骨转移为特点，转移部位多为肋骨、颅骨、脊椎骨、长骨等，其他转移部位有肺、肝、软组织和淋巴结，故又称为儿童骨转移性肾肿瘤，而发生双侧眼眶内转移是极为罕见的。

肾透明细胞肉瘤具有高侵袭性和广泛转移的特点，病程短，死亡率极高，发现转移几乎没有长期生存者，大部分死于骨转移。本例患儿自发病到发现眼眶转移仅 3 个月时间，临床以快速进展性眼球突出和眼球的运动障碍、眼睑肿胀、结膜充血水肿、疼痛表现在疾病的发展过程中，此类表现特点在横纹肌肉瘤、绿色瘤很常见，又类似于儿童的眶蜂窝织炎，表明肿瘤恶性程度较高和本病具有快速进展的侵袭性行为，符合儿童眼眶恶性肿瘤的表现特征。

本例肾透明细胞肉瘤发生双侧眼眶内转移，影像学特征和其他转移癌相比无特异性，CT 表现双侧眶内转移瘤形状不一，生长方式各异，右眼呈扁平状沿骨膜向后生长，左眼病变呈类圆形，瘤体主要位于眶内的软组织，表现了肿瘤的无特异性生长特性。但是，眼眶转移癌骨和软组织同时受累临床最为多见，影像学可提供骨质破坏和病变的侵犯位置及范围，本例患者未发现明显的骨质破坏，可能和病程较短有关。转移癌在 MRI 显示 T_1WI 与 T_2WI 多为低、中等信号，可明显强化，伴有囊性变或出血时可表现为信号不均。

本病预后差，治疗以手术、化疗和放疗为主，其他有基因治疗、免疫治疗等。本例患者已发生眼眶转移，预示着疾病的晚期，虽经全身化疗，仍 4 个月后死亡。

【作者思考】 和成人相比，发生于儿童的恶性肿瘤多为肉瘤而不是癌，眼眶转移较球内受累多见，除常见的儿童易发肿瘤——神经母细胞瘤、Ewing 肉瘤占儿童眼眶转移的绝大多数外，其他少见肿瘤也可发生。肾透明细胞肉瘤发病率低，眼眶转移少见，其临床特征和其他儿童恶性肿瘤相比有较多共同性，即恶性程度高、病程短、进展快、死亡率高，骨转移多见。对儿童转移性肿瘤应特别注意关注。

参 考 文 献

1. 王建六，魏丽惠，薛凤霞，等. 晚期子宫内膜癌 20 例复发转移特征及相关因素分析. 中国实用妇科与产科杂志，2003，19（9）：537-540.

2. Jack Rootman 编著，孙丰源主译. 眼眶疾病. 天津：天津科技翻译出版公司，2006：282-285.

3. 石美鑫，熊汝成，李鸿儒，等. 实用外科学. 北京：人民卫生出版社，1992.

4. 李月月，肖利华，魏红，等. 以"炎性假瘤"为表现的双眶转移癌临床分析. 武警后勤学院学报，2012，21（11）：920-921.

5. Shield JA, Bakewell B, Augsburger JJ, et al. Space-occupying orbital masses in children. A review of 250 consecutive biopsies. Ophthalmology，1986，93（3）：379-384.

6. 高占国，刘立民，庄成明，等. CT 显示双侧泪腺肿大的眼眶病分析. 中国实用眼科杂志，2012，30（2）：174-178.

7. 宋国祥. 眼眶病学. 北京：人民卫生出版社，1999.

8. 黑砚，康莉，李月月，等. 22 例眼眶转移癌临床病理分析. 眼科，2007，16（6）：403-406.

9. 陈智聪，吴中耀，杨华胜，等. 28 例眼眶转移癌的临床分析. 中国实用眼科杂志，2002，20（11）：837-840.

10. Char DH，Miller T，Kroll S. Orbital metastases：diagnosis and course. Br J Ophthalmol，1997，81（5）：386-390.

11. 王彩红，赵文英，潘晋兵，等. 儿童肾透明细胞肉瘤一例及文献复习. 山西医药杂志，2012，41（6）：591-592.

12. 刘宁朴. 眼底病疑难病例解析精选. 北京：人民卫生出版社，2013.

13. 孙为荣，牛膺筠. 眼科肿瘤学. 北京：人民卫生出版社，2004.

14. 张虹，宋国祥，何彦津. 3406 例眼眶病临床病理分类. 中国实用眼科杂志，1998，16（3）：172-174.

15. 信惠敏，宋国祥，肖利华. 眼眶转移癌 23 例报告. 中国实用眼科杂志，1994，12（11）：687-688.

16. 王毅，杨新吉，李月月，等. 眼眶转移性肿瘤的诊治分析. 中华眼科杂志，2008　44（8）：687-690.

17. 何为民，罗清礼，刘扬宏. 眼部转移癌 14 例临床分析. 华西医学，2003，18（1）：8-9.

18. 林广杰，孙瑞磊，王毅. 眼眶转移癌 21 例分析. 肿瘤研究与临床，2010，22（10）：707-708.

19. 尹树国，张锦华. 112 例神经母细胞瘤的眼部转移. 临床眼科杂志，1994，2（3）：143-144.

20. 毕积德. 肿瘤外科学. 北京：人民军医出版社，1995.

21. 王正敏，陆书昌. 现代耳鼻咽喉科学. 北京：人民卫生出版社，2001.

第十二章　甲状腺相关眼病

甲状腺相关眼病又称 Graves 眼病，是眼眶病中较为常见的病种之一，在眼眶病中的发病率占首位。本病发病机制尚未完全明了，目前认为是一种和甲状腺功能异常密切相关的器官特异性自身免疫系统紊乱所导致的疾病，疾病的病理过程主要是眼外肌和脂肪结缔组织的炎性反应。其发展主要依赖于眼眶成纤维细胞和 B 细胞、T 细胞的相互作用。1835 年 Graves 首先描述了甲状腺功能异常的患者表现有眼球突出，睑裂闭合不全，睁眼上方巩膜暴露，而称为 Graves 眼病。但经过眼科学家们的长期研究和观察，认为本病与甲状腺功能亢进关系密切，约 25%~50% 的 Graves 病患者发生甲状腺相关眼病，其中 3%~5% 的患者处于发展严重阶段，而甲状腺相关眼病患者中约 90% 合并 Graves 眼病，但也可发生于甲状腺功能正常或功能低下的患者，它们之间的相互关系尚不清楚，Weetman 于 1991 年正式提出甲状腺相关眼病这一命名，用甲状腺相关眼病来强调和甲状腺内分泌轴之间关系，故目前较多学者习惯称之为甲状腺相关眼病。由于本病确切的发病机制不清，为表明甲状腺相关眼病是一种器官特异性自身免疫性疾病，国内已引用甲状腺相关性免疫眼眶病称谓。

【病例摘要 1】 患者女性，65 岁，因双眼球突出、复视 2 年入院。5 年前患甲状腺功能亢进症，一直药物治疗，现甲状腺功能正常，近 2 年出现双眼球突出、复视，有时眼眶酸胀，眼部干涩，曾诊断为甲状腺相关眼病，使用糖皮质激素治疗，症状时轻时重，近半年病情稳定，但仍有复视。眼科检查：视力右眼 0.6，左眼 0.7。眼球突出度右眼 21mm，左眼 18mm，眶距 98mm。双眼上睑回缩、迟落，右眼向下斜位，左眼内上斜位，垂直复视，眼球运动各方向不同程度受限，以右眼上转、左眼下转明显，结膜无充血水肿，角膜透明，晶状体轻度皮质性混浊，眼底正常。CT 显示双眼多条眼外肌梭形肥大。临床诊断：双眼甲状腺相关眼病（静止期），双眼限制性斜视。因糖皮质激素治疗效果不明显，分期选择性施行右眼眶壁减压术、双侧限制性斜视矫正和 Müller 肌切除术（图 12-1）。

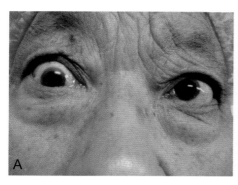 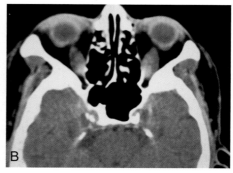

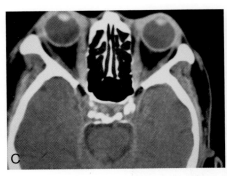
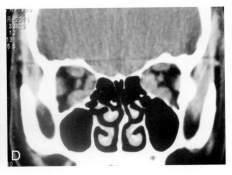

图 12-1　甲状腺相关眼病（静止期）

A. 右眼上睑退缩，左眼内上斜视；B~C. CT 显示双眼下直肌及双眼内直肌梭形肿大；D. 冠状位 CT 显示双眼多条眼外肌增粗

【病例摘要2】　患者女性，40岁，因双眼球渐进性突出2年入院。2年前在我院曾诊断为双眼甲状腺相关眼病，给予甲泼尼龙琥珀酸钠冲击治疗后改口服泼尼松，逐渐减量，停药后近1年病情稳定，除有轻度复视外，无其他不适，因眼球突出，眼睑回缩、迟落影响美观要求入院治疗。无甲状腺功能亢进症病史。眼科检查：视力双眼 0.6，矫正 1.0，眼球突出度：右眼 22mm，左眼 17mm，眶压右眼 T+2，左眼 T+1。双眼上睑回缩、迟落，眼睑轻度肿胀，眼球向外及下方运动轻度受限，近注视轻度复视，结膜无充血，角膜透明，眼底正常。CT 示双眼多条眼外肌肿大，右眼内直肌和下直肌肥大较著。临床诊断：双眼甲状腺相关眼病（静止期），为改善外观，行右侧眶下壁、内壁减压术，半年后行双眼 Müller 肌切除术，术后双侧眼球突出度均为 17mm，术后效果良好，观察 1 年病情稳定无复发，双眼上睑位置正常（图 12-2）。

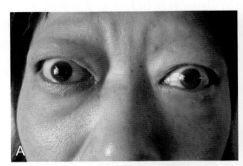
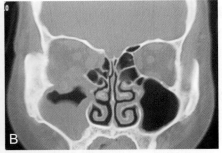
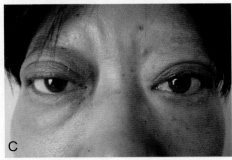

图 12-2　甲状腺相关眼病（静止期）手术前后比较

A. 甲状腺相关眼病静止期术前表现；B. CT 显示右侧眶内壁和下壁减压术后骨缺损，眶腔扩大，脂肪疝入鼻窦或间隙内；C. 眶壁减压和 Müller 肌切除术后

【病例摘要3】　患者女性，37岁，因双眼睑肿胀1年，眼红、眼涩4个月，右眼视力下降6天入院。患甲状腺功能亢进症2年，目前口服药物控制，甲状腺功能正常。眼科检查：视力右眼0.1，左眼0.6，眼球突出度右眼21mm，左眼23mm，眶距95mm。双侧眶压T+2，双眼睑肿胀，眼睑回缩、迟落，睑裂闭合不全，眼球向内、下转动中度受限，外转及上转重度受限，结膜充血水肿（++），双眼角膜下方灰白色点状混浊，前房正常，瞳孔正常大小，反应灵敏，眼底未见异常。眼眶CT显示双侧多条眼外肌梭形肥大，肌肉附着点正常，眶隔前移。临床诊断：双眼甲状腺相关眼病（重度活动期），双眼暴露性角膜炎。入院后给予注射用甲泼尼龙琥珀酸钠1.0g日一次静点，连用3天，停3天，为一疗程，共3个疗程，同时给予相应对症处理，治疗后病情明显好转，结膜充血消退，角膜恢复透明，视力提高，出院后改口服泼尼松片40mg日一次晨服，每2周减5mg，维持治疗4个月，待病情稳定后停药，以后定期复查（图12-3）。

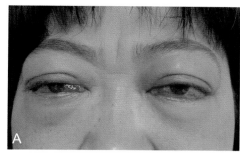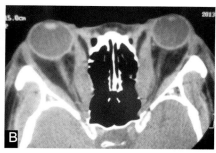

图 12-3　甲状腺相关眼病（活动期）
A. 活动期表现；B. CT横轴位显示双眼眼外肌梭形肿大

【病例摘要4】　患者女性，65岁，因左眼球突出伴视力下降4个月入院。患者有甲状腺功能亢进症史10年，用药控制，甲状腺功能正常。近4个月左眼球进行性突出，眼磨、干涩不适，视力逐渐下降，当地未经特殊治疗。眼科检查：视力右眼0.6，左眼0.2。眼球突出度右眼18mm，左眼21mm，眶距89m。右眼上睑轻度回缩，眼球内、外转略受限，结膜轻度充血，其余未见明显异常；左眼睑软组织肿胀，上睑回缩、迟落，睑裂闭合不全，眼球各方向运动受限，结膜充血水肿，泪阜肿胀，角膜点片状浸润混浊，其余未见明显异常。CT显示双眼多条眼外肌梭形肿大，左眼较重，双侧眶隔明显前移，左眼视神经受压。临床诊断：双眼甲状腺相关眼病（左眼中度活动期），左眼暴露性角膜炎。给予糖皮质激素冲击治疗后炎症减轻，但眼球不能复位，视力改善欠佳，考虑与视神经受压有关，行左侧眶内、外壁减压术，术后左眼球明显回退，视力左眼提高至0.5。出院后继续激素口服治疗，逐渐减量，术后6个月复查病情稳定，眼球突出无加重（图12-4）。

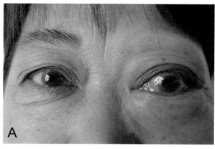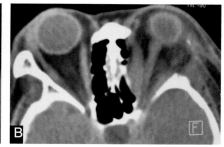

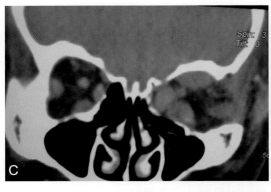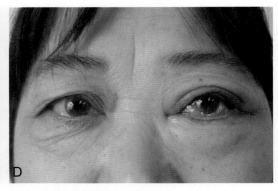

图 12-4　甲状腺相关眼病（活动期）手术前后比较

A.　术前眼部表现；B~C.　左眶内、外壁减压术后，CT 显示左眶内、外骨壁缺损，眶腔扩大，视神经受压缓解；D.　术后 6 个月眼突复位

【图片点评】　4 个病例摘要表现为不同的临床体征，病例 1 为甲状腺相关眼病经药物治疗后目前为静止期特征，表现为双侧多条眼外肌肿大、眼球突出、眼球运动障碍、限制性斜视及明显复视，近 1 年病情稳定，临床评估无活动性炎性指数，下一步可根据患者的接受程度分期选择功能性和美容性手术治疗。病例 2 为女性患者，其临床特点为中青年发病，无甲状腺功能亢进症病史，眼部表现历时 2 年，发病过程缓慢，无急性发病过程，临床评估为静止期，因右眼突出明显，为解决美容，分次行右眼眶壁减压术和双侧 Müller 肌切除术，术后外观满意。病例 3 发现甲状腺功能亢进症 1 年，双眼发病，表现眼睑软组织征、眼球突出、眼外肌肥大、结膜充血和角膜炎性病变，临床评估为重度活动性病变特征。首次眼科治疗，应用甲泼尼龙琥珀酸钠冲击治疗后效果良好。病例 4 为 65 岁女性患者，左眼处于中度活动性眼眶病变，入院后经激素治疗症状及炎症减轻，但眼球仍突出明显，睑裂闭合不全，角膜暴露、视力减退，眶尖部视神经受压，行左眶内、外壁减压术，术后眼球复位，视力增加。

【临床诊断提要】

1.　年龄与性别　可见于任何年龄，中青年多见，伴有甲状腺功能亢进的女性多见。无甲状腺功能亢进症者无明显性别差异。

2.　病变程度　有甲状腺功能亢进症者眼部表现往往较重，且多双眼发病，无甲状腺功能亢进症者可单眼发病或双眼先后发病，但程度较轻。

3.　病史　询问有无甲状腺功能亢进症病史，发病时甲状腺功能可正常、亢进或低下。但多数有甲状腺功能亢进病史。

4.　自觉症状　畏光、眼磨、流泪、眼痛、异物感、复视等。

5.　临床体征　①眼睑水肿，眼睑回缩、迟落；②眼球突出、运动障碍、复视；③一条或多条眼外肌肥大；④压迫性视神经病变，视力下降或丧失；⑤眶压增高；⑥眼压增高；⑦眼底视乳头水肿、视野缺损；⑧睑裂闭合不全，暴露性角膜炎。其中以前 4 条为主要体征。上述症状和体征可双眼同时或双眼先后发病，双眼严重程度也可不对称。

6.　伴有甲状腺功能亢进症者的全身表现　心率加快、甲状腺肿大、体重减轻、消瘦、震颤、无力等。

7.　静止期可有限制性斜视、复视。

8. 实验室检查 了解有无甲状腺功能异常。

9. 影像学检查 可从不同角度显示单侧或双侧多条眼外肌肥大、水肿与挛缩。

【临床病变程度分型】

Ⅰ型：非浸润型 多见女性及年轻患者，仅表现为眼睑回缩、迟落和单纯性眼突，炎症性表现不著，眼外肌病变可有间歇性或一个急性发病过程，而后停止稳定，肌肉中度肿大，很少出现严重的眼眶病疾患，病程多在 6 个月至 1 年以上（图 12-5）。

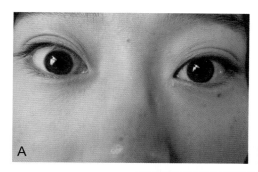
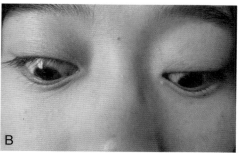
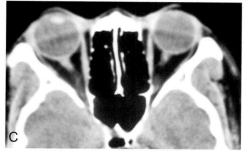

图 12-5 甲状腺相关眼病（非浸润性）

A~B. 24 岁女性，有甲状腺功能亢进症病史，右眼上睑回缩、迟落，无炎症表现；C. CT 示双侧内直肌轻度梭形肥大

Ⅱ型：浸润性 老年人多见，病变较重，发展快，呈进展性眼球突出，软组织肿胀明显，眼外肌肿大显著，可伴有压迫性视神经病变和复视，约 5%~6% 的患者发展为Ⅱ型严重的眼眶疾病（图 12-6）。

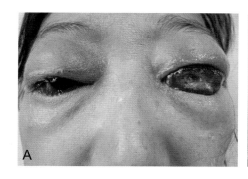
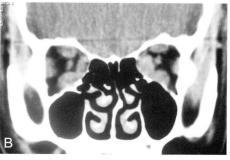

图 12-6 双眼甲状腺相关眼病（浸润性）

A. 女性 56 岁，活动期；B. CT 冠状位显示双眼多条眼外肌肥大

【临床病变分级】　为了判断患者的病情严重程度，1969 年 Werner 特提出甲状腺相关眼病眼部病变分级，即 NOSPECS 0~6 级分级标准：0 级无症状和体征；1 级：仅有眼征（眼睑回缩、迟落）而无症状；2 级：软组织受累；3 级：眼球前突；4 级：眼外肌受累；5 级：角膜受累；6 级：视力丧失。有学者将 0~1 级定为非浸润性（Ⅰ型），将 2~6 级定为浸润型（Ⅱ型）。

【诊断标准】　目前有 Frueh、Gorman 和 Bartly 诊断标准。普遍多采用 Bartly 诊断标准：

（1）眼睑退缩：只要合并下列客观检查证据之一即可确诊：①甲状腺功能异常或调节异常，患者血清中 TT₃、TT₄、FT₃、FT₄ 水平升高，TSH 水平下降；②眼球突出，其突度等于或大于 20mm；③视神经功能障碍；④眼外肌受累，眼球运动受限，CT 发现眼外肌增大。

（2）如无眼睑退缩，则必须有甲状腺功能异常或调节异常并合并下列临床体征之一：①眼球突出；②视功能障碍；③眼外肌受累。并排除其他原因引起类似的眼部体征。

【临床与治疗分析】　近年来，随着免疫组织化学、分子生物学和遗传学的迅速发展，对甲状腺相关眼病的病因有了新的认识，认为本病是一种多因素参与的疾病，可能和疾病基因、器官特异性自身免疫、眶内成纤维细胞活性、环境及遗传等有关。

甲状腺相关眼病的诊断主要依据眼部表现、实验室诊断和影像学检查。首先是病史询问和一般检查，了解发病年龄、性别、发病眼别、病程进展情况、全身情况、是否患有甲状腺功能亢进症、治疗及用药情况、家族史、吸烟史等。眼科检查包括眼睑征、眼球突出方向及程度、有无运动障碍、复视、视力是否下降、眼压、瞳孔、眼底、视野等；甲状腺相关眼病通常与甲状腺功能密切相关，甲状腺功能的实验室检查是必需的，包括血清促甲状腺激素（TSH）测定、血清 TT₃、TT₄、FT₃、FT₄ 的测定及 ¹³¹I 吸碘率测定和 TG-Ab、TPO-Ab 等自身抗体的检查，以确定甲状腺功能是否正常。通过影像学检查能客观地反映眶内软组织受累状况，包括眼外肌及视神经的宽度、眶内软组织和眼眶骨性结构、眼外肌受累程度、眶尖及视神经是否受累及活动性判断等。根据眼部症状和体征对疾病的严重程度和活动性准确地进行判断和评估，可为治疗方式的选择提供依据，是个性化有效治疗和预后评估的基础与保证。

甲状腺相关眼病的病程通常历经两个阶段，即早期的活动期和晚期的非活动期。

活动期主要表现为眼部淋巴细胞浸润、水肿和成纤维细胞的活化，其中 T、B 淋巴细胞产生诸多细胞因子，被细胞因子激活的成纤维细胞分泌糖胺聚糖，后者可以吸收水分导致眶组织水肿、眼肌肿胀而引起眼球突出。疾病的活动表现有眼睑和结膜的充血、水肿，眼部疼痛、肿胀、眼球突出、眼睑退缩、眼外肌浸润肿胀、眼球运动障碍、复视、球后疼痛、眶尖挤压综合征和视力减退等。活动期的持续时间在患者之间差异很大，大约经 6~12 个月的高峰期后逐渐消退，多数在 5 年后趋于稳定。活动期对糖皮质激素大剂量冲击或免疫抑制剂治疗效果较好，稳定期免疫抑制剂虽有疗效，但客观检查疗效不著，晚期对各种药物或放疗均不敏感，往往需通过手术治疗。

非活动期炎性细胞浸润现象非常有限，主要为不同程度的纤维化，也即经过一段长短不一的活动期后，出现眼部病情保持稳定而走向静止期，主要表现为纤维化和脂肪的沉积，泪腺的主要病理改变是淋巴细胞多灶性浸润和脂肪组织的明显增生。骨膜主要是纤维结缔组织和小血管增生，灶性钙化。大多数甲状腺相关眼病患者就诊时，结膜充血水肿不明显，或仅在肌肉附着点部轻度血管扩张、充血，这种情况可见于良性眼突或浸润性眼突的急性期药物控制以后，病情在静止期或稳定期。静止期的眼部改变并不能完全恢复到正常，稳定的病变后期需要通过手术解决眼球突出、限制性斜视和复视、眶尖挤压综合征及眼睑的退缩。

影像学检查对于甲状腺相关眼病的诊断和活动性判断非常重要，A 超可以根据眼外肌的回声强度判断疾病的活动性，在甲状腺相关眼病活动期，由于肌肉水肿和淋巴细胞浸润，眼肌反射率（EMR）数值较低，纤维化的眼外肌 EMR 较高。磁共振成像（MRI）在甲状腺相关眼病的不同阶段其信号强度发生变化，一般肌肉在 T_1WI 与 T_2WI 均为中高信号，在疾病的活动期，眶内脂肪和肌肉水肿，组织内水分增加，引起 T_1/T_2 时间延长，T_2WI 多表现高信号，免疫抑制剂治疗后信号减弱或消失，而 70% 的非活动性病变 T_2WI 为非高信号，肌肉肥厚纤维化的静止期，则肌肉 T_2WI 信号强度不增加或降低，高信号强度比率和正常大小肌肉说明为早期病变；高信号强度比率和肌肉肿大表明为后期活动性病变；肌肉肥大伴低信号强度比率为晚期静止性病变。信号强度与 Werner 分级、得分和眼外肌运动范围相比较，高信号强度比率与病变活动性高分数密切相关。

近年有报道眼眶核素扫描对于活动性评判也有较高价值，常用有 3 种类型：①奥曲肽扫描；② ^{67}Ga 扫描；③ ^{99m}Tc 标记人免疫球蛋白 G（$^{99m}TcHIG$）扫描。其他有自身免疫抗体测定，免疫调节分子测定等也可用于活动性评定参考。

眼外肌肥大作为诊断甲状腺相关眼病的临床特征之一尤其值得关注，很好地揭示眼外肌的受累情况至关重要，除下斜肌之外，所有眼外肌均起自于眶尖部的总腱环，分别与眼球的矢状轴和水平面成不同角度向前，跨过眼球赤道部，在距离角膜缘不同部位，以肌腱分别附着于眼球巩膜表面，要想反映各条肌肉的表现情况，应利用 CT 的横轴位、冠状位和矢状位从不同角度分析、比较、测量肌肉的形状和走行，对各层面的图像进行综合分析，有时需将三个方面的层面像加以比较，形成立体概念，单从一个角度分析容易漏诊和误诊，分析概念模糊，有的将肿大的下直肌误诊为肿瘤而行手术切除也非罕见。

甲状腺疾病的严重程度和眼眶疾病有一定关系，甲状腺功能亢进症的治疗方式和甲状腺功能亢进症的控制程度与眼眶疾病的发生和严重程度也有一定关系。有甲状腺功能亢进症的患者多双眼发病，且症状和体征较重，无甲状腺功能亢进症的患者病变程度较轻。经碘放疗的甲状腺功能亢进症患者出现严重的眼眶病和病情进一步发展的几率较高，但早期彻底地控制甲状腺功能亢进对眼眶病治疗至关重要，在治疗甲状腺功能亢进症时使用的糖皮质激素可减轻眼眶病的严重程度，这可作为预后判断的有利指标。

甲状腺相关眼病的发病因素和病变进展缓急受多方因素影响，可表现为急性和亚急性发作，有的发病隐匿、病程缓慢，呈一种慢性表现状态。那些炎症急性表现或亚急性发作的患者比病程缓慢、症状和体征较轻的患者更易发展为严重程度。

大多数甲状腺功能亢进症患者通过影像学检查可发现处于亚临床期表现的眼眶疾患，疾病很少继续发展，而将这些患者分为浸润性和非浸润性病变两组。由于病变不同期对免疫抑制治疗或放疗的疗效不同，寻找一些方法来评判病变的活动性，对治疗时机的选择和预后的估计有重要意义。

通过病例摘要 1~4 病例分析，本病眼部表现主要体现在 4 个方面，同时对病变的严重性应做出临床评估：①软组织征：即眼睑和眼眶软组织改变，其表现有眼睑回缩、迟落、流泪、眼睑肿胀、结膜充血水肿、泪腺肿大、脂肪脱垂等，有时伴有眶周或球后的不适和疼痛，在亚急性或慢性发病时可能表现轻微。在临床评估时要观察主观症状和客观检查的炎症指数，还要注意疾病的发展速度和表现程度，是轻度、中度还是重度；②眼外肌改变：其典型特征性改变为一条和多条眼外肌梭形肿大，依发生肌肉改变的频率多数是下直肌、内直肌、上直肌和外直肌，斜肌也可受累，表现为肌肉的炎性浸润、水肿、弹性下降和运动障碍，患者往往表现复视、注视困难和运动不适感，晚期肌肉僵硬，出现限制性斜视，肿大肥厚的肌肉压迫眼球可出现眼压增高，尤其在眼球运动时明显，常导致视功能损害和压迫性视神经病变，临床评估要分析视觉疲劳、注视困难程度和病情发展变化、单眼或双眼的运动检查结果和斜视方向；③眼球突出：是眶内组织充血水肿、静脉血回流障碍、肌肉肥大和眶脂肪增生肿胀的表征之一，眼球突出往往伴随着运动障碍，急性突出预示着疾病的活动性，亚急性或慢性发作则眼球突出呈缓慢过程，临床评估要注意眼球移位或偏斜方向、眶压高低、突出程度和进展性、发病缓急、眼睑闭合程度、有无角膜暴露等情况；④视神经病变：即挤压性视神经病变，这是一种最严重的结果，预示着眶压增高和软组织水肿的持续发展，常伴有泪腺肿大、软组织水肿、肌肉病变和淤血的体征。病变的发展程度和严重性决定了视神经病变的损害指数。除中心视力外，视野和视觉电生理检查也可作为视功能损害的判断指标。

　　病例 1、2 均为静止期，病例 1 有明确的甲状腺功能亢进症病史，经药物治疗后甲状腺功能恢复正常。双眼发生的甲状腺相关眼病经药物治疗后表现为静止期，但有明显眼球突出、运动障碍、复视和眼睑回缩。为了解决眼球突出、限制性斜视、复视等，可考虑手术治疗。病例 2 无甲状腺功能亢进症病史，表现为进展缓慢的眼球突出，近 1 年病情稳定，为改善美容的要求，实行了右侧眶壁减压和双眼上睑 Müller 肌切除术，效果满意。

　　病例 3 和 4 处于活动期，其治疗方式应个体化掌握。病例 3 发病时间短、进展快，表现为急性发病特征，虽出现角膜的炎症性改变，视力下降，但对于糖皮质激素治疗敏感，药物治疗后效果显著，故未采取手术方式。病例 4 活动期病变药物治疗后症状减轻，但眼球突出不能复位、睑裂闭合不全，视力下降，考虑为眶尖部肌肉挤压所致，行左侧眶壁减压后，眼球突出复位，视力提高。

　　鉴别诊断主要依据甲状腺相关眼病的眼睑退缩、眼球突出和眼外肌肥大三大特征。非甲状腺相关眼病也可见于眼睑退缩，如神经源性、肌源性、机械性先天性异常、外伤或手术后瘢痕等。除甲状腺相关眼病外，眶内各种原发性、继发性、转移性、血管性、炎症性肿瘤及眼外伤等多种疾病均可导致眼球突出，要根据病史、临床检查和影像学阳性特征进行鉴别。眼外肌肥大多见于颈动脉海绵窦瘘、眶内炎性假瘤、眼外肌转移癌、淋巴瘤、血管瘤等疾病。颈动脉海绵窦瘘多数有外伤史，发病突然，眶部和耳际可听到与脉搏一致性吹风样杂音，结膜血管螺旋状瘀曲扩张，影像学检查眼上静脉明显增粗。眶内肌炎性假瘤肌腹和肌腱均肿大，边界不规则，眼环增厚，肌肉附着点部增厚明显。

　　目前，甲状腺相关眼病的治疗以保护患者的视功能和心理功能的对症治疗为主，包括糖皮质激素冲击、免疫抑制剂、球后组织放疗、眶减压术、斜视矫正术和眼睑退缩矫正术等，对于不同患者需要不同的治疗方法，充分掌握好治疗时机的选择。

　　1. 活动期治疗　对于症状和体征较轻，发病时间较短，分级属 Ⅰ ~ Ⅱ 级，视功能和眼球运动正常的非浸润性甲状腺相关眼病，可观察并对症局部治疗。其他可按照疾病的活动性和严重程度进行治疗性干预。药物治疗可根据疾病的活动性、严重性及药物的耐受性选择性个体化治疗。临床用药首选糖皮质激素治疗，根据不同的临床分期选择球周局部注射、口服或静脉点滴。

（1）球周注射：单独球周注射糖皮质激素，其治疗效果不如全身应用糖皮质激素效果好。刘桂琴等研究证实，单纯眶周注射曲安奈德和眶周注射曲安奈德联合口服泼尼松对改善甲状腺相关眼病Ⅱ级的上睑红肿、上睑退缩和迟落较单纯口服泼尼松起效快、疗效高。笔者认为，为减少和避免全身应用激素的并发症，对于早期轻、中度单眼病变或双眼轻度病变可采用球周给药方式；或在全身应用糖皮质激素有禁忌证时，单纯眶周注射曲安奈德和口服泼尼松相比可取得相同疗效。也可在全身应用激素的同时联合球周局部注射作为补充治疗，以加强药物作用和疗效。据笔者临床经验，曲安奈德注射液 20~40mg+ 地塞米松磷酸钠注射液 5mg+2% 盐酸利多卡因注射液 0.5ml 球周注射，每 4 周注射 1 次，连续注射 3~4 次，双眼患者可交替注射，对减轻炎性水肿反应疗效良好。也有报道，曲安奈德 20mg 颞下或鼻下象限球周注射，每周一次，连续 4 次，可有效地减轻甲状腺相关眼病初发期患者的复视及眼外肌的大小，且无眼部和全身副作用。但有注射曲安奈德注射液引起视网膜中央动脉阻塞的个案报道，注射时注意勿将药物误入血管内，避免并发症。

（2）口服：如无全身禁忌证，在活动期应全身使用糖皮质激素，口服以大剂量、长疗程方案，泼尼松片 60~100mg 日一次晨服，每周减 10mg，待病情稳定后以每日 5~10mg 最小剂量维持治疗 2 个月，如病情无反复即停药。

（3）静脉给药：从临床病例中发现，对活动期、复视出现在 1 个月以内的患者，甲泼尼松冲击疗法效果良好，而对Ⅳ~Ⅵ级非活动期患者效果欠佳。大多数使用剂量为 5~6g，一般甲泼尼龙静脉使用为每日 500~1000mg，连续数日，达到预计数量后停药，继之改口服泼尼松。何彦津认为，糖皮质激素冲击疗法适用于未经糖皮质激素正规治疗，Werner分级为 2~6 级患者，使用甲泼尼龙 500~1000mg 每日静脉滴注，连续 3 天，间歇 4 天为一疗程，可重复 2 次，之后泼尼松片 60mg 日一次晨服，逐渐减量至 5mg 日一次，维持 3~6个月。笔者在临床工作中常采用此种静脉冲击给药方式治疗活动期甲状腺相关眼病，但重复 2~4 个疗程，以后改为口服效果较好。此外，可联合应用环孢素。对糖皮质激素疗法无效者，可选用免疫抑制剂，长春新碱 1.5~2.0mg，环磷酰胺 400~600mg，每周 1 次。应注意药物禁忌证和不良反应。

（4）放射治疗：其机制主要杀伤眼外肌及眼眶组织中的致炎淋巴细胞，减少眶内成纤维细胞的分泌。对糖皮质激素药物治疗效果不好或有药物禁忌证者，或由于肌肉肿大导致视神经病变者，可行眶局部放射治疗。

（5）手术治疗：重度眼病的应手术治疗，轻、中度视神经压迫且有眶部放疗或药物治疗禁忌证者，或显著突眼造成美容缺陷而要求纠正者，可行眶减压术。

（6）其他治疗方法：核素治疗药物、生长抑素受体靶向治疗、静脉用免疫球蛋白（IVIG）、细胞因子拮抗剂等。

2. 静止期治疗

（1）眼眶减压：眼眶减压适应证，根据高国红等提供，当药物或放射治疗无效时，可考虑手术减压，适应证主要有：①美容需要（图 12-7）；②压迫性视神经病变；③暴露性角膜炎；④复视；⑤作为其他后续眼科治疗的辅助治疗；⑥压迫性视神经病变合并暴露性角膜炎等。具体手术方式选择：

1）眶脂减压：重度眼突，适用于眶脂肪体积增加为主的甲状腺相关眼病；无明显眼肌病变及压迫性视神经病变的患者可行眶脂肪减压。

2）眶壁减压：对重度眼球突出、睑裂闭合不全、暴露性角膜炎、压迫性视神经病变致视力下降的患者应及时眶壁减压（图 12-8）。根据眼部病变和眼球突出程度可选择性 1~4 壁减压，通常为 1~3 壁减压。一壁减压用于病情较轻者，可使眼球退后约 2mm，效果不好，一般不采用，术中可同时行眶脂减压，以加强效果；二壁减压可使眼球后退 3~5mm，可选择外壁联合内壁或内壁联合下壁；三壁减压可使眼球后退 6~10mm，为眶下壁、内壁、外壁同时减压；四壁减压可使眼球后退 10~15mm，较少用。眼眶骨性减压是通过扩大眶腔达到使眼球向后移位、缓解眼球暴露和眶内压力的目的。现应用较为广泛的是内外壁平衡减压。手术入路有多种选择，眶外壁减压可选择外眦部水平切口或眉弓外上方的 S 形切口；眶内壁减压可采取内眦皮肤垂直切口、经泪阜结膜切口或鼻内镜切口。

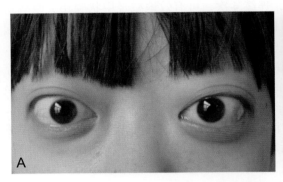
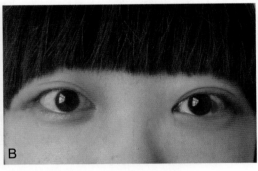

图 12-7　双侧眶内、外壁减压术前后比较
A. 眶壁减压前眼征；B. 眶壁减压后眼征

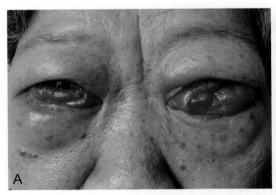
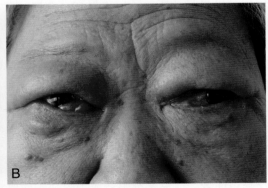

图 12-8　双侧眶内、外壁减压术前后比较
A. 眶壁减压前眼征；B. 眶壁减压后眼征

3）鼻内镜眼眶减压术：对视神经经常受压处的眶尖减压非常有效。此手术方式有效果好、创伤小、并发症少等优点而被广泛应用。缺点是术野小，组织分辨率差，费时间。

（2）眼肌手术：甲状腺相关眼病进入稳定期，由于眼外肌纤维化，导致眼球运动受限和复视是主要的临床特征之一。小于 $10^{\triangle}$ 小度数斜视可用三棱镜矫正，或肉毒素眼外肌注射治疗，手术时机包括限制性斜视、复视，三棱镜无法矫正的，眼外肌功能改变基本稳定 3~6 个月以上的静止期；眼无充血、红肿及视力下降；甲状腺功能正常；激素治疗 3 个月以上病情无好转，则可行斜视矫正。眶减压的患者应术后 3~6 个月再行手术，如眼压升高、视野缺损为肌肉机械性挤压眼球引起，可适当提前手术。

1）手术指征：患者有明显的斜视、复视，或患者尽管第一眼位无明显斜视，但因有双侧眼球运动明显障碍，致明显的代偿头位，严重影响工作和生活（图 12-9，图 12-10）。

2）手术量的计算及手术方式：手术前要作详细眼科常规检查，包括眼位、眼球运动、被动转动试验及影像学检查，决定手术肌肉、手术方式通常采用首选受累肌的退后手术，而忌行对抗肌的缩短术，这是松解限制性斜视的主要手段。但由于肌肉挛缩，受累肌肉的程度和病理改变不同，肌肉退后 1mm 所矫正的斜视度数差异很大，手术量不能按照常规手术量设计手术。国外有的采用术中放松的方法，使眼球的前后轴垂直于冠状面，让离断的肌肉自然状态下的位置即为直肌固定的位置。有报道采用调整缝线来解决手术效果，马慧芝报道采用直肌悬吊术进行术中眼位缝线调整解决手术困难的状况，认为效果可靠。有人认为，调整缝线对于限制性下斜视一般掌握在原在位眼位欠矫 5° 为宜；限制性上斜视考虑到下方为功能眼位，矫正到原在位正位；内斜术后易过矫，一般可在术中保留 5° ~10° 内斜较合适。甲状腺相关眼病限制性斜视时患者眼外肌发生了纤维化，手术不可能使患者 9 个诊断眼位均获得双眼单视，手术只解决重要的功能眼位，即正前方和正下方的阅读视野无复视或复视基本消失，残余的复视可用三棱镜矫正。术后要常规口服泼尼松 30mg/d，晨一次顿服，每周减 5mg，视眼部稳定程度 2~3 个月停药。因甲状腺相关眼病有反复复发与加重的特点，故术后要定期观察眼位变化。

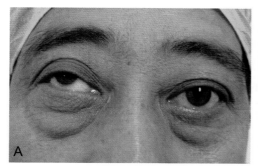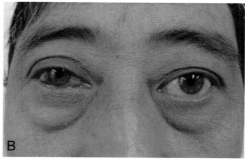

图 12-9　限制性上斜视手术前后比较

A. 术前右眼上斜位，有明显垂直复视；B. 右眼上直肌后退术后，斜视及复视基本消失

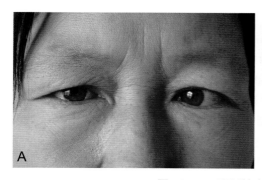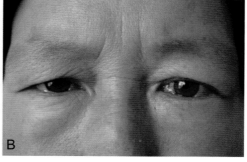

图 12-10　限制性内斜视手术前后比较

A. 术前左眼内斜位，有明显水平复视；B. 左眼内直肌后退术后基本正位，正前方双眼单视

（3）上睑退缩手术：病情稳定 6 个月以上，上睑退缩暴露上方巩膜 2mm 或以上，可行 Müller 肌切除术。上睑退缩 3~5mm 之间时，在 Müller 肌切除术同时行提上睑肌后徙术或提上睑肌腱膜后徙术，以改善患者突眼外观，达到美容效果（图 12-11）。

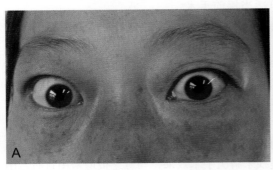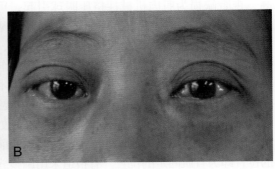

图 12-11　Müller 肌切除术前后比较
A. 术前双眼上睑退缩明显；B. 术后双眼上睑位置正常

同一患者需行多种手术的，其顺序是先眼眶减压手术，再眼肌手术，最后眼睑手术。

【作者思考】 甲状腺相关眼病是一种难以治疗的自身免疫性疾病，其病理学特征主要是眶脂肪及肌肉组织肥大，糖皮质激素作为首选药物广泛应用于临床，但其副作用多而且某些患者使用受到限制，其他免疫抑制剂疗效不确切，眼眶放疗副作用大，寻找临床治疗甲状腺相关眼病的新途径是目前重要的研究课题，生长抑素类似物有效率也低于糖皮质激素，目前静脉用免疫球蛋白（IVIG）、细胞因子拮抗剂、血浆置换等治疗方法具有重要的临床应用价值，被逐渐应用于临床，其有效性和安全性有待进一步观察和评价。近年来单克隆抗体治疗也已成为具有一定前景的新方法。

甲状腺相关眼病发病机制不清，临床表现多样性，无统一的固定治疗方案，应根据不同情况个体化治疗，制定长期治疗方案，有的需要综合方法治疗。手术治疗的时机要掌握疾病的活动性、严重性、视功能和美容性等多方面综合分析。

参 考 文 献

1. Henfelder AE. Pathogenesis of ophthalmopathy in autoimmune thyroid disease. Rev Endocr Metab Disord, 2000, 1（1-2）：87-95.

2. Bartalena L, Pinchera A, Marcocci C. Management of Graves' ophthalmopathy：reality and perspectives. Endocr Rev, 2000, 21（2）：168-199.

3. Wiersinga WM. Prummel MF. An evidence based approach to the treatment of Graves' ophthalmopathy. Endocrinol Metab Clin North Am, 2000, 29（2）：297.

4. 王浩，魏锐利. COX-2 在甲状腺相关眼病眶脂肪增生中的作用. 国际眼科纵览，2012, 36（5）：336-340.

5. 吴中耀. 现代眼肿瘤眼眶病学. 北京：人民军医出版社，2002.

6. 刘红霞，吴中耀. 抵抗素与甲状腺相关眼病. 国际眼科纵览，2006, 30（3）：210-213.

7. 罗清礼. 甲状腺相关眼病. 北京：人民卫生出版社，2005.

8. 黑砚，康莉，李月月，等. 甲状腺相关眼病眼眶组织的病理改变. 中华眼科杂志，2008，44（5）：423-426.

9. 罗兴中，罗红强，杨海军. 甲状腺相关眼病的治疗现状. 中国实用眼科杂志，2012，30（3）：236-239.

10. 刘桂琴，吴中耀. Graves 病相关因素. 中国实用眼科杂志，2003，21（11）：801-804.

11. 孙斌，李重文，宋补昌，等. Graves 病与 Graves 眼病的 FT3、FT4、STSH、TGAb、TMAb、TRAb 检测及临床意义. 中国实用眼科杂志，2005，23（5）：537-539.

12. 何剑峰，吴中耀，杨华胜. 甲状腺相关眼病 339 例临床分析. 中华眼科杂志，2004，40（6）：368-372.

13. 宋国祥. 眼眶病学. 北京：人民卫生出版社，1999.

14. 孙华. 甲状腺相关眼病活动性评判及病情的影响因素. 国外医学内分泌学分册，2005，25（1）：39-41.

15. 高剑波，成金罗，李德，等. 眶部 99Tcm-Octreotide，SPECT 断层显像在甲状腺相关性眼病活动度评判中的意义. 中国实用眼科杂志，2006，24（4）：401-403.

16. 张朝霞，孙斌. 甲状腺相关眼病与 99Tcm- 生长抑素类似物眼眶显像. 国外医学眼科学分册，2005，29（4）：270-274.

17. 李文华，王滨，王振常，等. 眼科影像学. 北京：人民卫生出版社，2004.

18. 史大鹏，李舒茵，石玉发. 眼科影像诊断学. 郑州：河南医科大学出版社，1997.

19. 许根贵，吴艺君，朱秀影. 甲状腺相关眼病患者生存质量的研究现状. 国际眼科纵览，2012，36（5）：331-336.

20. 卢敏，马文芳，颜建华，等. 下直肌后退术治疗甲状腺相关眼病性眼外肌病变. 中国实用眼科杂志，2009，27（12）：1366-1368.

21. 王秀生，李国良，王强，等. 云克联合雷公藤多苷治疗甲状腺相关眼病临床研究. 中国实用眼科杂志，2009，27（12）：1369-1371.

22. 李东豪，丘红红，张金山，等. 生长抑素治疗甲状腺相关性眼病的疗效分析. 中国实用眼科杂志，2009，27（12）：1369-1371.

23. 吴中耀，颜建华，杨华胜，等. 甲状腺相关眼病眼眶减压术的疗效分析. 中华眼科杂志，2002，38（7）：399-401.

24. 何彦津. 充分认识眼眶病治疗中的复杂性和特殊性. 中华眼科杂志，2004，40（6）：361-363.

25. Jack Rootman 编著. 孙丰源主译. 眼眶疾病. 天津科技翻译出版公司，2006.

26. 朱承华. 眼科查房手册. 南京：江苏科学技术出版社，2004.

27. 查优优，蔡季平，李由，等. 甲状腺相关眼病 210 例临床资料分析. 中国实用眼科杂志，2011，29（10）：1084-1087.

28. 陈海冰. Graves 眼病的免疫抑制剂治疗. 国外医学，眼科学分册，2004，28（4）：279-281.

29. 李建军. 球周注射曲安奈德治疗甲状腺相关性眼病. 国外医学，眼科学分册，2005，29（1）：71.

30. 高国红，魏锐利. 甲状腺相关眼病的眼眶减压术治疗现状. 中国实用眼科杂志，2012，30（4）：368-372.

31. 孙斌，姚国敏，段春青，等. 甲状腺相关性眼病眶部 99Tcm- 生长抑素类似物受体显像与 CAS 评分的相关性研究. 中国实用眼科杂志，2008，26（12）：1305-1308.

32. 孙斌，武珺，李险峰，等. 99Tcm-生长抑素类似物眼眶显像在药物治疗甲状腺眼病疗效观察中的应用价值. 中国实用眼科杂志，2010，28（10）：1086-1091.

33. 马慧芝，李宁东，赵堪兴，等. 直肌悬吊术在治疗甲状腺相关性眼病手术中的应用. 中国实用眼科杂志，2007，25（7）：796-798.

34. 高国红，沈亚，程金伟，等. 眼眶放射治疗对 Graves 眼病疗效的 Meta 分析. 中国实用眼科杂志，2012，30（6）：710-714.

35. 吴中耀，颜建华，杨华胜，等. 甲状腺相关眼病性眼外肌病变的手术治疗. 中国实用眼科杂志，2002，20（10）：760-762.

36. 刘桂琴，贾惠丽，周凤，等. 手术治疗甲状腺相关眼病限制性斜视. 眼科，2007，16（6）：414-417.

37. 刘桂琴，曾平，颜波，等. 眶周注射曲安奈德治疗甲状腺相关眼病的临床研究. 中国实用眼科杂志，2006，24（1）：28-31.

38. 艾立坤. 甲状腺相关眼病限制性斜视的治疗. 眼科，2012，21（6）：367-370.

39. 张朝霞，孙斌. 生长抑素类药物治疗甲状腺相关性眼病的研究进展. 国际眼科纵览，2011，35（5）：303-306.

40. 王毅，赵海萍，苏帆，等. 切除眼眶外侧和内侧骨壁的减压术治疗甲状腺相关眼病二例. 中华眼科杂志，2010，46（9）：846-848.

41. Hagg E，A splund　K. ls endocrine ophthalmopathy related to smoking. Br Med J，1987，295（6）：634-635.

42. Hughes DA，Haslam PL，Townsend PJ，et al. Numerical and functional alterations in circulatory lymphocytes in cigarette smokers. Clin Exp lmmunol，1985，61（2）：459-466.

43. 段春青，孙斌. 眼眶成纤维细胞在甲状腺相关性眼病发病机制中的作用. 国际眼科纵览，2013，37（6）：419-423.

第十三章　眼眶淋巴组织增生性病变

　　眼附属器淋巴组织增生性病变主要包括反应性淋巴细胞增生、非典型淋巴细胞增生和淋巴瘤，是眼眶常见占位性病变之一，占眼眶肿瘤的 10%~15%。眼附属器淋巴瘤属于结外淋巴瘤，原发于结外的淋巴瘤多为非霍奇金淋巴瘤，是最常见的眼眶恶性肿瘤之一，占眼眶恶性肿瘤的 34%~49%。眼附属器淋巴瘤多发生于成熟的 B 淋巴细胞，其中以黏膜相关淋巴组织结外边缘区 B 细胞淋巴瘤最为多见，国内报道其占淋巴瘤的 81.3%~91%，国外报道则占 52%~78%。

　　目前眼眶淋巴瘤最常采用的分类方法是修正的欧美淋巴瘤分类，分 5 类：①眼眶黏膜相关淋巴样组织淋巴瘤或淋巴边缘带淋巴瘤；②淋巴浆细胞样淋巴瘤；③滤泡性淋巴瘤；④弥漫性大 B 细胞淋巴瘤；⑤其他组织类型淋巴瘤。其预后与眶外病变出现的频率有关，恶性程度由低至高依次为黏膜相关淋巴样组织淋巴瘤、淋巴浆细胞样淋巴瘤、滤泡性淋巴瘤、弥漫性大 B 细胞淋巴瘤、其他组织类型淋巴瘤。2001 年 WHO 在此基础上，提出WHO 淋巴瘤分类，即 B 细胞淋巴瘤、T/NK 细胞淋巴瘤、霍奇金淋巴瘤。眼附属器淋巴瘤可发生于眼睑、结膜、泪腺和眼眶组织中，不同部位其临床症状不同。随着平均生存年龄的提高和免疫缺陷、免疫抑制患者的增加，眼附属器淋巴瘤的发病率有逐渐增加趋势，加上本病临床多样化的表现，为本病诊断和治疗带来一定难度。

　　【病例摘要 1】　患者女性，63 岁，因反复发作左眼睑肿胀 2 年，发现左眼睑肿物 1 年入院。全身检查状况良好，未触及浅表淋巴结肿大。眼科检查：双眼视力0.6。右眼眶外上缘可触及质硬肿物，大小约 1cm×1cm，边界清楚，不活动，无压痛，其余未见明显异常；左眼上睑外侧轻度隆起，眶外上缘可触及质硬肿物，大小约 1.5cm×0.5cm，边界清楚，不活动，无压痛，其余未见明显异常。眼部超声显示左侧泪腺较右侧肿大，CDFI 未见明显血流信号；眼眶 CT 显示右侧泪腺轻度增大，左侧泪腺增大明显，边界欠清，和眼球呈铸形，外直肌增粗，局部骨质无破坏；眼眶 MRI 显示双侧泪腺区占位影，T_1WI 与 T_2WI 均呈等信号，边界基本清楚，肿物可被轻度强化。血常规各指标基本正常。临床诊断：双眼泪腺占位病变。入院后第 3天，于局麻下行左侧泪腺肿物切除术，术中见肿物边界基本清楚，质韧，肿物连同局部骨膜一并切除。免疫组织化学显示：AE1/AE3 上皮（+），CD3（+），CD20（+），CD21（+），bcl（+），Ki-67 生发中心（+）。病理诊断：左眼泪腺反应性淋巴细胞增生。术后骨髓细胞学分析未发现淋巴瘤细胞。腹部超声：肝、胆、脾、胰、双肾及腹膜后淋巴结未探及异常。术后给予相应对症处理，建议定期观察；术后复查 1 年，未见病变复发（图 13-1）。

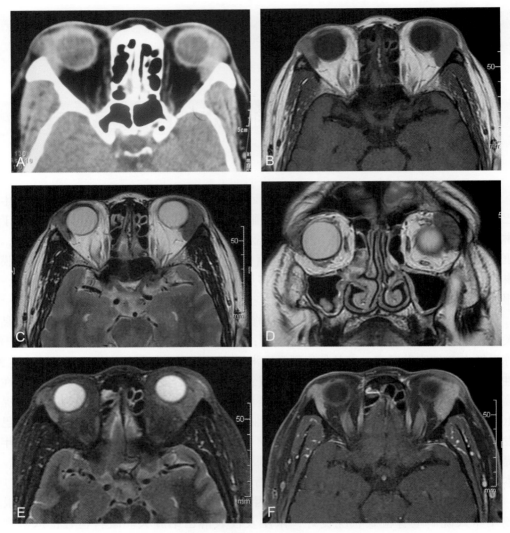

图 13-1 反应性淋巴细胞增生

A. 眼眶 CT 显示双眼泪腺增大；B~F. 眼眶 MRI 显示双眼泪腺占位影，T_1WI 与 T_2WI 均呈等信号，边界基本清楚，肿物可被轻度强化

【病例摘要2】 患者女性，39岁，因发现左眼睑皮下肿物生长6个月入院。既往体健，目前全身状况良好，未触及浅表淋巴结肿大。眼科检查：视力右眼 0.8，左眼 0.6。左眼球轻度突出，向外上方移位，下睑皮下可触及质硬肿物，大小约 2.5cm×2.0cm，形状不规则，边界基本清楚，与皮肤无粘连，其余检查未见明显异常。眼眶 CT 显示左眶内鼻侧、下方可见形状不规则占位影，边界欠清楚。眼眶 MRI 显示肿物在 T_1WI 与 T_2WI 均呈等信号，边界不清，肿物轻度强化。临床诊断：左眼眶内肿瘤。术前血常规检查各指标基本正常。入院第3天，于全麻下行左侧结膜入路眶内肿物切除术，术中发现肿物主要位于眼球下方，淡红色，形状不规则，边界欠清楚，质韧，分离并切除大部肿物。免疫组织化学显示：CD3（+），CD20（+），CD79α（+），Kappa（+），Lamda 相应细胞（+），Ki-67（滤泡外 1%+）。病理诊断：左眼眶内非典型性淋巴组织增生。术后骨髓细胞学检查未发现淋

巴瘤细胞，腹部超声未探及肝、胆、脾、胰、双肾及腹膜后异常。术后给予相应对症处理，建议定期观察。随访 1 年，未见肿物复发（图 13-2）。

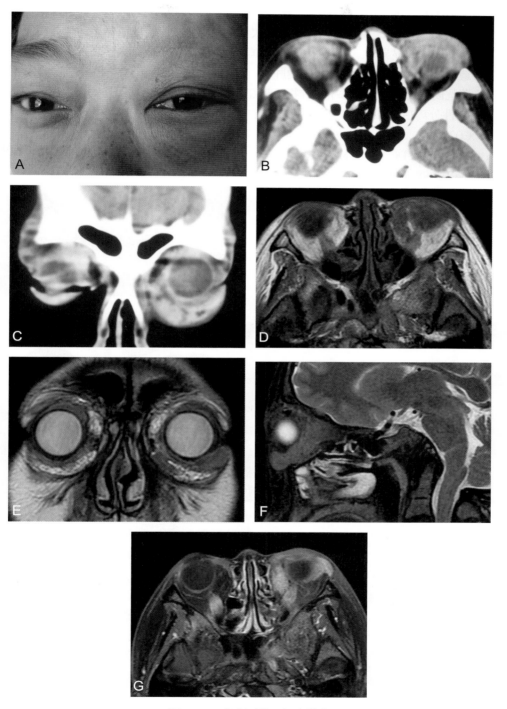

图 13-2　非典型淋巴细胞增生

A. 左眼下睑肿胀；B~C. 眼眶 CT 显示左眼眶内眼球鼻侧与下方占位病变；D~G. 眼眶 MRI 显示病变在 T_1WI 与 T_2WI 均呈等信号，可被轻度强化

291

【病例摘要3】 患者男性，53岁，因左眼球突出5年，加重1年入院。5年前曾于当地医院行左眼部肿物切除，但未做病理检查，近1年眼球突出加重，目前全身状况良好。眼科检查：双眼视力1.0，右眼前节与眼底未见明显异常；左眼球中度突出，下睑皮下可触及质韧肿物，大小约3.0cm×1.5cm，形状不规则，边界欠清楚，活动度欠佳，眼球运动各方向无明显受限，其余检查未见明显异常。眼眶CT显示左眶内球后及下方不规则占位影，边界欠清楚，与眼球呈铸造形改变。临床诊断：左眼眶内肿瘤。血常规检查正常。入院第3天，于全麻下行左侧结膜入路眶内肿物切除术，术中见肿物呈暗红色，质硬而脆，形状不规则，边界欠清楚，沿肿物周围钝性分离后摘除肿物。免疫组织化学显示：CD20（＋），CD79α（＋），Bcl-2（＋），lambda（＋），CD21FDC（＋），Ki-67 ＜ 10%（＋），Kappa（－），CD3（－），CD10（－），CD30（－），CD38（－），CyclinD-1（－）。病理诊断：眼眶黏膜相关B细胞淋巴瘤。骨髓细胞学分析未发现淋巴瘤细胞，腹部肝、胆、脾、胰、双肾及腹膜后超声未探及异常及淋巴结肿大。术后给予局部放疗，随访9个月，左侧眼眶肿物无复发（图13-3）。

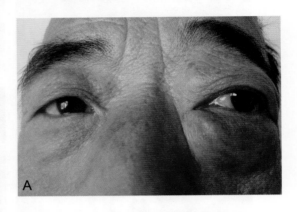

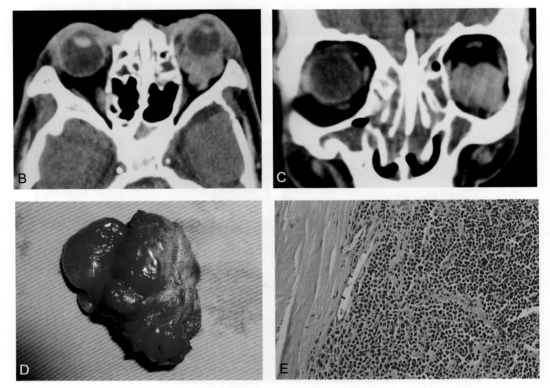

图 13-3 眼眶黏膜相关B细胞淋巴瘤

A. 左眼下睑肿胀、隆起；B~C. 眼眶CT显示肿物大部分位于球后，与眼球呈铸造形改变；D. 术中可见肿物形状不规则，呈暗红色；E. 病理：HE×100

【**病例摘要 4**】　患者女性，59 岁，因发现双侧眼睑轻微肿胀 10 个月入院。既往体健，体格检查全身状况良好。眼科检查：视力双眼 0.8。右侧眼球轻度突出，颞侧移位，眼睑轻度水肿，下睑皮肤微红，鼻侧皮下可触及质硬肿物，大小约 2.0cm×1.5cm，形状不规则，边界欠清楚，活动度欠佳，其余检查未见明显异常；左侧眼球轻度突出，眼睑轻度水肿，上、下睑皮肤微红，眶缘未触及肿物，其余检查未见明显异常。眼眶 CT 检查显示右侧眶内眼球鼻下方形状不规则占位影，边界欠清楚，与眼球呈铸造形改变，眼球轻度突出，向颞侧移位；左侧眼眶内眼球后外侧形状不规则占位影，边界欠清楚，与眼球呈铸造形改变，眼球轻度突出。眼眶 MRI 显示双侧眼眶内形状不规则占位信号，T_1WI 与 T_2WI 均呈等信号，边界欠清楚。血常规检查正常。临床诊断：双眼眶内肿瘤。入院第 3 天，于全麻下结膜入路右侧眶内肿物切除术，术中可见肿物位于眼球内侧，与眼球紧密相连，暗红色，形状不规则，边界欠清楚，肿物易碎，行肿物尽可能切除。免疫组织化学显示：CD20（+），CD79α（+），CD3（+），CD45RO（−），CD10（−），Bcl（−），CD5（±），Cyclind1（−），Ki-67（10%~30%），CD23（FDC 网 +），CD21（FDC 网 +）。病理诊断：非霍奇金淋巴瘤，考虑黏膜相关淋巴组织结外边缘区淋巴瘤。术后骨髓细胞学分析未发现淋巴瘤细胞，腹部超声未探及肝、胆、脾、胰、双肾及腹膜后异常。术后于外院行双侧眶局部放射治疗。随访 9 个月，右侧肿物无明显复发，左侧肿物减小（图 13-4）。

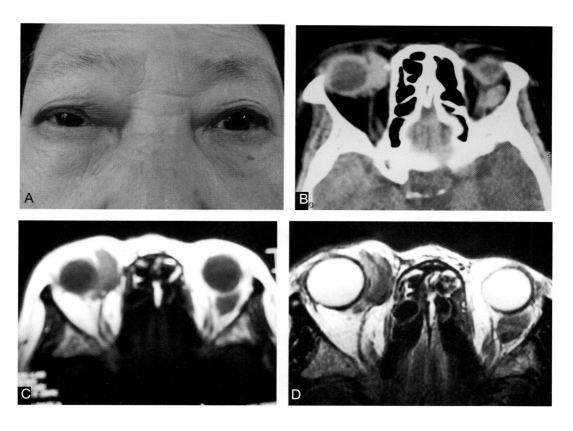

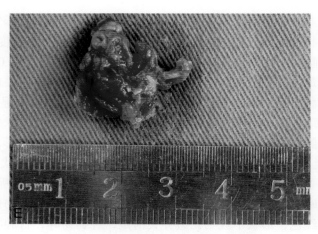

图 13-4　双眼眶内非霍奇金淋巴瘤

A. 双侧眼睑轻度肿胀；B. 眼眶 CT 显示双眼眶内占位病变；C~D. 眼眶 MRI 显示病变 T_1WI 与 T_2WI 均呈等信号；E. 术中可见肿物形状不规则

【图片点评】4 例典型病例显示，眼眶淋巴组织增生性病变表现为一组主要由密集的淋巴细胞构成的组织病理改变，反应性淋巴细胞增生、非典型淋巴细胞增生及非霍奇金淋巴瘤临床及影像学表现类似，无特异性，多数位于眶前部，边界不清楚，与眼球呈铸造形，MRI 显示病变 T_1WI 与 T_2WI 均呈等信号，单凭影像学很难鉴别各种类型病变性质，与非特异性眼眶炎症也难以区别，组织活检技术和免疫组织化学在明确诊断及区分良、恶性质显得十分重要。

【临床诊断提要】

1. 年龄　多发生于 40~70 岁之间。

2. 发病过程　隐匿发病，病程缓慢。少数有全身淋巴瘤病史。

3. 眼部特征　单侧或双侧发病，单侧多见，病变可发生于眶内任何部位，无痛性肿块导致眼球突出与移位。

4. 肿瘤特征　不规则，无明显边界，与眼球常呈铸造形。

5. 影像学检查　B 超表现不规则，彩色多普勒探查多数病变内可见丰富血流信号或仅见少许血流信号。CT 示肿物密度均匀，常包绕眼球呈铸造样外观，增强后轻至中度强化，眶骨多无破坏。MRI 显示病变 T_1WI 与 T_2WI 均呈等信号，增强后大多肿瘤呈均匀中等度强化。

6. 部分病例发展为全身淋巴瘤。

7. 需要病理及免疫组织化学明确诊断。

【临床与治疗分析】　眼眶淋巴组织增生性病变占眼眶实体性肿瘤的 10%~15%，尽管目前眼附属器淋巴瘤分类很多，但尚无统一的分类标准，在国内应用最多的是 Knowles 和 Jakobiec 根据疾病谱系的分类，将侵犯眼部的眼眶淋巴组织增生病根据恶性程度分为 3 种基本类型：良性反应性淋巴组织增生、非典型性淋巴组织增生和恶性淋巴瘤。但在病理诊断上将这些肿瘤区完全区分为良恶性类型有一定困难，它们在细胞形态的发展变化上可能有一个连续的过渡过程，有些最后可能发展为恶性淋巴瘤。非典型增生实为病理诊断中的灰色区域，有资料证实，良性反应性淋巴细胞增生的患者在 5 年内有 15%~20% 的机会同时发生或最终发展为全身性病变；29%~40% 的确诊为非典型淋巴增生性病变发展为全身性淋巴瘤。符合非典型性淋巴瘤的病例越来越少，其中大部分被确诊为淋巴瘤，极少部分归为反应性淋巴细胞增生。对组织形态学及良、恶性病变鉴别困难的患者，势必会给临床治疗和预后带来困境。近年来，根据临床特点、组织病理学、基因表达、分子遗传学、分子生物学、免疫组织化学和细胞表面标记等方面研究的发展，眼科学家们不断提出更为详细和完善的多种分类方法，对它的发生机制不断有新的认识。

眼附属器淋巴瘤的确切病因尚不完全清楚，有证据表明一些 B 淋巴细胞的发生与微生物或者自身抗原的长期慢性刺激有关。国内外部分学者认为鹦鹉热衣原体、肺炎衣原体和丙型肝炎病毒可能在眼眶黏膜相关淋巴组织的发生发展过程中扮演重要角色。近年来，分子生物学的发展使人们对淋巴瘤的发生发展机制有了更深刻的认识，人们已在眼附属器淋巴增生性病变中检测到多种遗传性异常。有些最常见遗传学异常形成的新的基因具有凋亡抑制作用，被认为与黏膜相关组织淋巴瘤的发生密切相关。目前认为促凋亡基因的失活使细胞逃逸凋亡分子介导的凋亡，从而使细胞永生化，可能是黏膜相关组织淋巴瘤发生的中心环节。在临床工作中，很难发现相应的致病因素以及与之可能有关的情况，故在今后的工作中，应加强相应的流行病学调查，以明确可能的致病因素。

不同类型的眼眶淋巴组织增生性病变临床表现相似，无特异性，根据病变部位不同，表现各有差异。主要为无痛性、隐匿进展的眼眶肿块，少数表现为快速浸润性生长。眶前部病变由于肿瘤压迫，眶组织水肿和炎性浸润，表现有眼睑水肿、眼睑下垂、局部肿块。结膜可见呈弥漫橙红色或粉红色增厚，如"鲑鱼肉"样外观，边界不清，病变常波及穹隆及睑结膜，结膜和巩膜表层血管扩张迂曲，呈螺旋状、束状或丛状，有眼干或异物感，有或无疼痛。眼眶深部的病变，表现眼球突出，视力障碍，眼球运动障碍。肌锥外肿瘤可使眼球向一侧偏斜，球后病变常包绕眼球呈铸造形，类似炎型假瘤，呈弥漫性浸润生长方式。病变常沿肌肉或肌锥间隙向眶尖部生长。泪腺部病变可触及泪腺肿大，边界不清，质硬，需与泪腺上皮性肿瘤和泪腺炎性假瘤相鉴别。肌锥内及眶尖部病变挤压或侵蚀视神经，可使视神经水肿、缺血或萎缩，最终视力下降或失明。

眼眶淋巴组织增生性病变影像学特征同样无特异性，B 超示不规则形状占位影，边界不清，球周肿瘤可包绕眼球壁，和眼球呈铸造形特征。彩色多普勒探查多数病变内可见丰富血流信号或仅见少许血流信号。CT 可显示肿瘤位置、形态、大小、边界及和周围组织的关系，肿瘤多位于眶周肌锥外间隙，可包绕眼球生长，常沿肌锥外间隙向后生长，肿块后缘呈锐角，一般无骨质破坏，无液化、坏死及钙化等特征。泪腺区肿瘤显示泪腺弥漫性增大，肿瘤常侵犯眼外肌使之增粗。因肿瘤无包膜，而呈弥漫浸润性生长方式。少数肿瘤通过眼眶上、下裂向邻近组织扩散。MRI 显示淋巴瘤常和眼外肌、眶间隙及其他软组织分界不清，多数肿瘤在 T_1WI 和 T_2WI 呈中等信号，且信号均匀，增强后呈中等至明显均匀强化。

综合本组病例显示，眼眶淋巴组织增生性病变在眼部表现、眼眶相关影像学检查方面的差别无明显特异性，均表现为眼眶占位性病变，以及因占位引起的继发改变，划分它们的良性、恶性非常困难，与其他隐匿生长的无痛性肿瘤也难以区别，影像学表现病变同周围组织分界不清及与眼球的铸造形是最为常见的表现特征，除眼眶炎症性病变外，常代表恶性或浸润性病变，因此其最终诊断应根据病理及免疫组织化学定性。

　　该 4 例病例肿块发生部位以眶前部为主，这符合我们所见的多数淋巴组织增生性疾病，眶深部及眶尖部少见，隐匿无痛性进展的眼眶肿块是最多见的临床表现体征，他们可能有几个月或几年的病史，表现惰性进展特征，直到手术仍表现局部病变，无全身淋巴瘤和骨质改变，这反映了眼眶淋巴组织增生性病变低度恶性的生物学行为，治疗后预后多数良好。

　　从我们的临床资料发现，泪腺是眼眶淋巴组织增生性病变最常发生的部位，而肌锥内和视神经周围罕见，影像学表现与泪腺炎性假瘤类似，常发生临床误诊，应用激素后症状减轻、肿块缩小，但不能治愈，最终手术后明确为眼眶淋巴组织增生性病变。因此，本病诊断仍依赖于病理免疫组织化学和个人经验，如何提高临床医师的诊断水平是避免误诊的重要问题。在不能完全定性泪腺炎性假瘤时，需行免疫组织化学检查，以排除淋巴瘤的可能性。

　　眼眶淋巴组织增生性疾病主要应与炎性假瘤、泪腺肿瘤、眼眶转移癌相鉴别。炎性假瘤为多克隆性病变，是慢性炎症刺激结果，病程发展快，伴有眼球突出、眶部疼痛、眼睑红肿、结膜充血、眼球运动障碍等表现，病变以淋巴细胞和浆细胞浸润为主，无未成熟的淋巴细胞存在，病情易反复发作，迁延不愈，激素治疗有效，MRI 上 T_1 呈等或略低信号，T_2 呈略低、等或略高信号，肌腱常受累。早期泪腺良性肿瘤局限于泪腺窝内，较大的泪腺肿瘤可有骨质压迫征，表现泪腺窝限局性扩大凹陷，肿瘤呈圆形或椭圆形，边界清楚，和眼球相切，无或少有铸形征。恶性泪腺肿瘤可伴有骨质改变。眼眶转移性肿瘤多有原发病史，常有骨质破坏。

　　非霍奇金淋巴瘤属于低度恶性的肿瘤，多数临床经过缓慢，生存期较长，预后良好。常首发于眼部呈孤立性病变，偶有伴发全身淋巴瘤。故术前要进行全身检查，除外眶外病变的可能性。肿瘤切除后除行组织病理学检查外，还要进行免疫组织化学进一步定性，避免误诊。

　　位于眼眶前部孤立性肿瘤应手术切除。怀疑眼眶淋巴瘤的病例，应行手术切除或活检，尽可能完全手术切除，病理证实后，术后联合局部放疗，防止复发和向高度恶性转化，需密切随访其变化。肿瘤范围广泛不能一次性全部切除的或眶内肿瘤包绕视神经、眼外肌等眶内结构的，为避免较多的组织损伤和眼功能破坏，可行前路开眶活检或肿瘤大部摘除手术，明确病变性质后，加以放疗和（或）化疗。淋巴瘤对放疗敏感，根据病变大小、范围和部位高度个体化治疗，个体化设计放疗计划，保证放射治疗的疗效和毒副作用的最小化。黏膜相关组织淋巴瘤属于低度恶性肿瘤，局限性肿瘤对放射治疗效果好，滤泡性淋巴瘤及淋巴浆细胞样淋巴瘤多局限在眶内，以其低度恶性优先考虑局部放疗，低度恶性肿瘤推荐小于 30Gy 的放射治疗量。对于高度恶性类型或侵蚀性较强的淋巴瘤（如前驱 B 淋巴母细胞性淋巴瘤、弥漫大 B 细胞淋巴瘤）、或有全身表现的中低度淋巴瘤可应用全身化疗。对于检测鹦鹉热衣原体阳性的患者，可给予相应的抗生素治疗，脱氧土霉素对于眼及附属器淋巴瘤是一种起效快而安全的治疗药物。

　　其预后评估与淋巴细胞的类型密切相关。此外，年龄大的死亡率高，双眼比单眼预后差，其发生系统性淋巴瘤的死亡危险性双眼者高；病程长的预示病程进展缓慢，预后好，淋巴瘤常出现眼球突出和眼部肿块，少见复视、瞳孔传入障碍、眼部疼痛等，但这些症状和体征意味着眼外肌、视神经和眼部的感觉神经受累，是预后不良表现，发生全身淋巴瘤和淋巴瘤相关死亡的危险性大。艾思明等报道 73 例眼眶淋巴瘤治疗效果，发现手术后未经放、化疗的 10 例患者复发率达 80%，而 59 例术后加放疗或化疗的复发率为 10.2%，Olga Esik 等报道 37 例眼眶淋巴瘤 10 年无病生存率在手术组为 0，化疗组为 42%，放疗组为 100%；可见眼眶淋巴瘤术后放疗能明显提高生存率。

【作者思考】 眼眶淋巴组织增生性病变是一组临床较为常见的疾病，临床表现极为相似，影像学检查无明显特异性，其主要诊断较为复杂，主要依靠组织病理学检查，结合免疫组织化学染色检查，甚至分子遗传学等方法，并需密切结合其临床特征，方能做出最终判断；淋巴组织增生性病变目前仍以手术切除为主，大部分非霍奇金淋巴瘤为惰性发展，可暂时不给予化疗，但应密切观察；部分侵袭性淋巴瘤，可给予化疗和（或）局部放疗，以提高治愈率，防止病变复发。

眼眶淋巴组织增生性病变的病因、各型间的关系及其与全身性恶性淋巴瘤的关系问题仍无定论，有望通过免疫病理学、遗传免疫学等基础研究和新技术的发展与应用得到解决。

参 考 文 献

1. Bardenstein DS. Ocular adnexal lymphoma：classification，clinical disease，and molecular biology. Ophthalmol Clin North，2005，189（1）：187-197.

2. Bayraktar S，Bayraktar D，Stefanovic A，et al. Primary ocular adnexal mucosa-associated lymphoid tissue lymphoma（MALT）：single institution experience in a large cohort of patients. Br J Haematol，2010，152（1）：72-80.

3. Esik O，Ikcda H，Mukai K，et al. A retrospective analysis of different modalities for treatment of primary orbital non-Hodgkins lymphoma Radiother Oneol，1996，38（1）：13-18.

4. Ferry JA，Fung CY，Zukerberg L，el al. Lymphoma of the ocular adnexa：a study of 353 eases. Am J Surg Pathol，2007，31（1）：170-184.

5. Goyal S，CoMer A，Camporeale J，et al. Intensity-modulated radiation therapy for orbital lymphoma. Radiat Med，2008，26（10）：573-581.

6. Rootnmn DB，Mavrikakis I，Connors JM，et al. Primary，unilateral ocular adnexal lymphoma：disease progression and long-term survival. Ophthal Plast Reeonstr Surg，2011，27（2）：405-409.

7. Jakobiee FA. Ocular adnexal lymphoid tumors：progress in need of clarification. Am J Ophthalmol，2008，145（5）：941-950.

8. 朱婧，魏锐利. 眼附属器 MALT 淋巴瘤的临床分析. 中国实用眼科杂志，2006，24（11）：1211.

9. 艾思明，吴中耀，庞友鉴，等. 眼部恶性淋巴瘤的治疗. 中国实用眼科杂志，2001，19（10）：763.

10. 侯秀玉，高鸿，李明昱，等. 眼眶原发恶性淋巴瘤的临床分析. 中华放射肿瘤学杂志，1999，8（3）：147.

11. 李百周，杨文涛，周晓燕，等. 眼眶及眼附属器黏膜相关 B 细胞淋巴瘤中 BCL10 表达和染色体易位的检测. 中华眼科杂志，2008，44（6）：546-547.

12. 李玉诊，蔡计平，徐放，等. 眼附属器 MALT 淋巴瘤的临床特征及复发因素分析. 中国实用眼科杂志，2012，30（10）：1196.

13. 林锦镛. 规范眼附属器淋巴瘤的病理诊断和分类. 中华眼科杂志，2012，48（11）：965-967.

14. 刘锐，秦伟. 眼眶恶性淋巴瘤的诊断治疗进展. 中国实用眼科杂志，2010，28（4）：231-232.

15. 罗清礼. 眼眶恶性淋巴瘤的分类和治疗. 中华眼科杂志，2005，41（10）：869.

16. 宋国祥. 眼眶病学. 北京：人民卫生出版社，1999.

17. 孙丰源主译. 眼眶疾病. 天津：天津科技翻译出版公司，2006.

18. 魏广川，刘名显，魏荣. 原发性眼眶恶性淋巴瘤6例分析. 中国实用眼科杂志，2004，22（11）：933.

19. 吴子镜，廖炳光，邓伟. 眼眶非霍奇金恶性淋巴瘤手术摘除二例. 眼外伤与职业眼病杂志，2010，32（3）：237.

20. 许薇薇，张卯年，魏锐利. 眼附属器MALT淋巴瘤的临床分析. 中华眼科杂志，2010，46（4）：302.

21. 游启生，李彬，周小鸽，等. 112例眼附属器淋巴增生性病变临床组织病理性分析. 中华眼科杂志，2005，41（10）：875.

22. 游启生，李彬. 眼附属器淋巴瘤预后研究进展. 国际眼科纵览，2007，31（2）：140.

23. 张建东. 双眼眼眶内多发性淋巴瘤一例. 中国实用眼科杂志，2006，23（11）：1208.

第十四章 眼眶外伤

眼眶外伤在眼科临床极为常见，是眼眶病重要的组成部分，由于车祸、棍棒打击、坠落、异物等意外伤害的发病率逐年增加，现代医学影像学检查方法的广泛应用，使得人们对眼眶外伤的认识与重视程度和正确诊断率大为提高，同时，也为视神经损伤、眼眶骨折的修复、重建等治疗及手术方法开辟了新的前景。眼眶外伤种类繁多、错综复杂，既可以单独发生，也可伴有眼球、鼻窦、颅脑及颌面部的损伤，最常见的眼眶外伤是眼眶骨折和视神经的损伤，常表现出多种临床症状和体征。眼眶骨折在临床中较为常见，其分类方法较多，按力的作用方式可分为直接性骨折、间接性骨折；从骨折的部位可分为眶缘骨折、眶顶骨折、爆裂性骨折和复合型骨折等。

第一节 眶 缘 骨 折

眶缘骨折是指由于外力直接作用于眶缘，导致眶缘骨质连续性受到破坏，引起眼睑损伤、眶缘结构受损以及骨质移位引起的一系列变化，在临床工作中较为常见。

【病历摘要1】 患者男性，38岁，因右眼眶缘碰伤6天，肿胀2天入院。患者6天前不慎碰伤右眼，曾于当地县医院就诊，给予右眼睑皮肤伤口清创缝合等处理，眼眶CT横轴位显示右侧眼眶外上缘骨折，2天前出现右眼眉弓外侧隆起、疼痛。入院时患者全身状况好。眼科检查：视力双眼1.0。右眼眉弓外侧可见长约3cm皮肤伤口，对合尚可，无明显红肿，但可触及囊性肿物，直径约3cm，触痛明显，有波动感，触及眶外上缘骨质不连续，其余未见异常。左眼眼前节与眼底未见异常。眼眶CT显示右侧眼眶外上缘粉碎性骨折，上眼睑颞侧皮下囊性肿物，边界欠清，其内密度不均，可见骨折片存留。临床诊断：右侧眼眶外上缘骨折，右眼睑皮下脓肿。入院后第2天，于局麻下行右侧眼眶清创缝合术，于原伤口切开，见囊腔内有黄白色脓性物，术中彻底清除脓肿与坏死组织，并取出细小骨折碎片，未放置引流条，脓液送细菌学检查，显示为金黄色葡萄球菌。术后给予抗生素，以及相应对症处理，术后7天拆线，伤口愈合良好。术后1个月复查感染无复发（图14-1-1）。

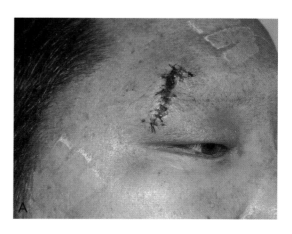

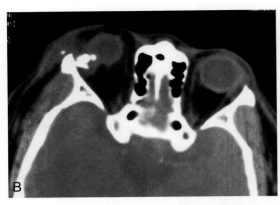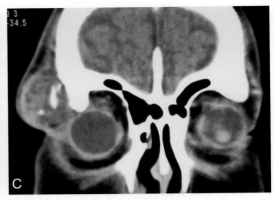

图 14-1-1　眶缘骨折

A. 右眼眉弓外侧伤口；B. 受伤时眼眶 CT 显示眶外缘粉碎性骨折；C. 伤后 6 天时眼眶 CT 显示脓肿形成

【病例摘要2】　患者男性，因车祸后左眼视物不见，面部畸形 15 天入院。患者 15 天前因车祸导致颜面部损伤，曾昏迷 1 小时，于当地医院神经外科急诊，行颜面部伤口清创缝合，并给予相应对症处理，神志清醒后发现左眼视力丧失，现病情稳定，因左眼视物不见，面部畸形来我院就诊。眼科检查：患者全身状况好，神志清楚，视力右眼 1.0，眼前节与眼底未见明显异常；左眼无光感，左侧眼眶明显畸形，眶外上缘、下缘明显凹陷，眉间部隆起，鼻梁塌陷，眼眶上、外、下缘可触及骨质不连续，前额部至左侧上睑可见长约 7cm 皮肤瘢痕，眼球内陷，且向内下移位，眼球运动各方向均受限，结膜下淤血，角膜透明，前房深度左侧，瞳孔圆，直径约 4mm，直接对光反射消失，间接对光反射灵敏，晶状体透明，视盘色淡，边界清，其余未见明显异常。眼眶 CT（横轴位、冠状位、视神经管位）：右侧眼眶上壁、内壁骨质结构不连续；左侧眼眶内壁、上壁、外壁骨质不连续，眼眶变形，左侧视神经管内上壁、外下壁骨质结构不连续；双侧鼻区骨质不连续，且存在塌陷。头颅 CT：双侧额骨及蝶骨骨质断端错位，邻近颅骨内板下可见条状高密度影，额叶可见片状低密度影。临床诊断：双侧眼眶多发骨折，鼻部骨折，颅骨多发骨折，硬膜外血肿，脑挫裂伤。排除手术禁忌后，于全麻下行左侧眼眶骨折修复术，切开原额部及上睑皮肤陈旧伤口，钝性分离，暴露骨折处，用骨膜分离器剥离骨膜，将眶外上缘塌陷骨折块游离复位，钛板连接，钛钉固定；眶内壁骨折自鼻侧结膜切口，钝性向鼻侧眶缘分离，切开眶缘骨膜，在骨膜下分离暴露骨壁缺损处，嵌顿或突入之鼻窦的软组织游离并还纳入眶内，Medpor 人工骨板按需要大小切削植入缺损处骨膜下，医用耳脑胶固定，观察眼球内陷矫正程度满意，结膜切口连续缝合，皮肤切口分层间断缝合，术后给予相应对症处理。因患者无呼吸困难等症状，且鼻骨塌陷性、粉碎性骨折，耳鼻喉科建议半年后行鼻部假体植入隆鼻术。出院后 2 个月复查，眼眶外形基本良好（图 14-1-2）。

【图片点评】　两例患者均为直接外力作用于眼眶，导致眶缘单纯性骨折或合并有复合性骨折，面部相应部位常有开放性损伤。病例 1 单纯性骨折伴有开放性伤口及骨折片游离导致继发性感染，清创后一期愈合。病例 2 具有复杂性，眶缘骨折累及颅眶和鼻部复合性骨折，造成眶缘及眶腔变形，合并有脑组织及视神经损伤，治疗比较困难，常需要骨折手术修复，以恢复眼眶容积及完整性。CT 三维重建，不但可以清楚地观察各部分骨质的改

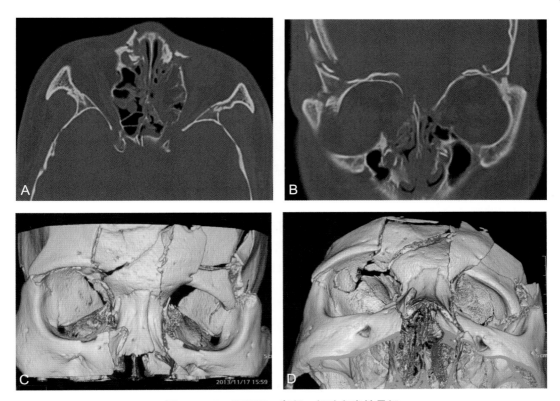

图 14-1-2 双眼眶、鼻部、颅脑多发性骨折

A. 眼眶 CT 横轴位显示双侧眼眶、鼻部骨折；B. 眼眶 CT 冠状位显示双侧眼眶内壁、上壁骨折，双侧额骨及蝶骨骨质不连续，断端错位；C~D. 眼眶 CT 三维重建显示双侧眼眶、鼻部、前额部骨折畸形

变，而且对病情的评估、术前准备、手术的设计，以及预后判断均有重要意义。

【临床诊断提要】

1. 病因 有外伤史，尤其是直接作用于眶缘的损伤。

2. 临床表现 多数患者存在不同程度眼睑开放性损伤，触诊可发现眶缘骨质不连续，肿胀消退后可出现眶缘畸形，明显的骨折可致眼球受压移位、眼球运动障碍，眼球突出或内陷，眶周麻木感，视神经损伤可致视力下降，甚至无光感。

3. 伴随体征 眶缘骨折因骨折部位不同而使症状与体征存在较大差异，主要表现在软组织裂伤、粉碎性骨折、眼球损伤、神经损伤、眶内其他软组织损伤以及相邻的鼻窦与颅脑损伤等。

4. 影像学检查 眼眶 CT 检查可见眶缘骨质不连续，甚至粉碎性骨折，伴或不伴有眶壁骨折、颅底骨折等。

【临床与治疗分析】 车祸、斗殴、坠落及其他意外伤时，外力以一定速度和力量直接作用于眶缘导致骨折。骨折后，眶缘较对侧塌陷或异常隆起，触诊可发现眶缘连续性中断。眶缘骨折多为粉碎性骨折，常累及颅面部多处骨质。

主要临床表现为：①软组织裂伤：致伤物作用于眶缘，由于挤压及切割力的作用，可造成局部皮肤挫裂伤、肌肉挫伤或断裂及骨膜破裂。伤口不规则，伴出血和肿胀，可合并内眦韧带、泪小管断裂或泪囊损伤。②粉碎性骨折：伤口周围可触及骨折，触诊可发现眶缘连续性中断，陈旧性损伤可触及眶缘畸形。③眼球损伤：致伤物在造成眼眶骨折的同时，还可作用于眼球导致眼球破裂伤或眼球挫伤，或骨折片直接刺伤眼球，视力下降或丧失。④神经损伤：外力传导至眶尖部，可导致视神经管区骨折和视神经挫伤，致视力下降或丧失。眶上神经损伤同侧前额和头顶区麻木，眶下缘骨折致眶下神经损伤出现面颊部、口唇及牙龈知觉障碍。⑤眶内软组织损伤：损伤早期由于眶内出血、水肿和软组织肿胀，可表现眼球突出，晚期由于眶腔扩大可表现为眼球内陷。提上睑肌损伤可致上睑下垂，眼外肌损伤可引起眼球运动障碍及复视。⑥鼻窦损伤：鼻窦可与开放性骨折沟通，可见鼻出血及眶内和颅内气肿，可有继发感染。晚期愈合后，还可继发鼻窦黏液囊肿。⑦颅脑损伤：严重的眶上缘或额骨骨折，可伴硬脑膜裂伤、颅内出血、脑脊液外溢或脑脊液鼻漏，严重者引起脑膜炎危及生命。

眼眶 CT 是眼眶骨折的最佳检查方法，可同时显示眶内软组织损伤、鼻窦和颅脑损伤情况。根据检查目的和部位加以选择，包括水平扫描、冠状扫描和眶矢状重建。此外，螺旋 CT 开发了三维重建软件，利用二维像的数据形成三维像，通过界面各部亮度差异，给人以真实的立体感，骨性眼眶和眶内软组织均可形成三维像；三维 CT 对立体定位及选择眼眶手术进路、眼眶畸形后的修复、整形以及填充物的选择等方面有很大帮助；在手术前精确地显示出骨组织受损情况，从而可以明显提高手术的准确度；另外，可以计算眼眶容积，对比两侧眼眶容积的差异，为手术中所需植入材料的体积提供参考，目前已广泛应用于临床工作中。

MRI 在揭示眼眶与颅脑软组织损伤方面有很大的优势，它可以同 CT 扫描那样显示病变的空间位置，MRI 的横轴位、矢状位、冠状位三维立体扫描，可准确、清楚地显示出损伤与眼外肌、视神经、眶壁的关系，尤其是眶颅鼻腔复合性损伤，可以弥补 CT 对软组织损伤程度判断方面的缺陷，但因 MRI 不能很好地显示骨质改变，故应用于眼眶骨折的临床诊断与治疗存在一定的局限性。

眶缘骨折时，由于致伤原因不同，力的大小、作用点不同，导致临床表现差异极大，部分患者因受力轻微，表现为眶周部皮肤开放性损伤，骨质移位不明显，仅眼眶 CT 可发现骨折的存在。但大部分患者因作用力较大，或伤情较重，导致不同部位的复合性损伤，出现较为严重的眶腔畸形和眼球内陷或移位，治疗比较困难。该组病例中，病例 1 仅表现为单纯性眶缘的粉碎性骨折，如无开放性伤口，骨折未引起眼球功能障碍或眶缘畸形，骨折可不需处理，但处理开放性伤口时应彻底清创，不能修复的碎骨片应当取出，本例伤口处理不当造成感染和脓肿形成。病例 2 受伤部位着力面积较大，外力较强，导致眶缘骨折累及颅眶和鼻部复合性骨折，眶缘及眶腔变形，合并有脑组织及视神经损伤，颜面部严重畸形、视力丧失、昏迷等改变，常需要神经外科和颌面外科配合处理，利用影像学检查，尤其三维 CT 成像可很好地显示骨折部位、眶腔大小及骨折周围关系，对眶腔修复有重要指导价值。

眶缘骨折治疗方法主要包括：①一般治疗：开放性损伤，容易发生感染，需要给予破伤风抗毒素注射及大量广谱抗生素预防感染。脱水剂用于严重脑组织损伤，减轻组织水肿，如给予 20% 甘露醇静脉滴注。有出血倾向者，给予止血药物。②伤口的处理：应立即行清创和探查术。伤口污染较重，使用过氧化氢溶液（双氧水）冲洗和抗生素生理盐水冲洗，去除异物及坏死组织，解剖复位各层组织。必要时放置引流条。③骨折的处理：污染严重的游离碎骨片可去除，连有骨膜的骨片应将其复位，如缝合骨膜仍不能将其复位，可用固定材料复位。眶缘骨折移位明显时，待组织肿胀消退后，用钛板和钛钉内固定修复。④鼻窦处理：眶上缘骨折额窦破裂或压缩变形，可以将额窦黏膜刮除，取真皮脂肪瓣、脂肪、肌肉或骨蜡填充，闭塞额窦。眶内缘骨折筛窦破裂时，筛骨纸板多与骨膜相连，将骨膜缝合后多可复位。如骨膜缺损较多，筛骨不复位可去除骨片。⑤其他损伤处理：如合并脑脊液漏和颅脑损伤，应请神经外科医师处理。严重的额面骨骨折、颌骨骨折、面部畸形，应由颌面外科医师处理。

【作者思考】　眼眶直接外力导致损伤因致伤原因不同，力的大小、作用点不同，导致临床表现差异极大，可为单纯眼眶部损伤，也可能涉及口腔颌面、耳鼻喉及颅脑等部位损伤；临床治疗时应根据相关检查，评估患者损伤的不同程度以及可能出现的并发症，综合考虑，必要时多学科配合治疗，才可能达到满意的治疗效果。

由于眼眶解剖结构复杂，目前，计算机辅助诊断技术和眶骨折修复技术为眼眶骨折的治疗提供了强大的保障，通过三维 CT 能够显示眶骨折的三维形态，术前应用计算机图像处理和图像测量技术，可为骨折的修复提供重要参考。

第二节　眼眶爆裂性骨折

眼眶爆裂性骨折是临床上常见的眼眶外伤，是由和眼部接触面积较大的外力作用于眼眶软组织和眶缘，导致眶内压突然增高，使眶壁骨折、塌陷、眶内软组织疝出或移位等变化引起的一组综合征。

【病例摘要 1】　患者男性，31 岁，因左眼被他人用膝盖顶伤后 5 小时入院。全身状况好。眼科检查：视力右眼 1.0，左眼 0.8。右眼前节与眼底未见明显异常；左眼睑肿胀明显，睑皮下淤血，眼球无明显突出，外转受限，结膜下出血，角膜透明，瞳孔圆，直径约 2mm，直接、间接对光反射灵敏，其余未见明显异常。眼眶 CT 显示左侧眶内壁骨折，内直肌增粗，向鼻侧移位，无肌肉嵌顿，颅内积气。临床诊断：左眼眶爆裂性骨折，颅内积气。入院后预防性应用抗生素，复方苯海拉明滴鼻剂滴鼻，并给予止血祛瘀以及神经肌肉营养药物。5 天后眼部肿胀基本消退，检查左眼外转轻微受限，正前方无明显复视，14 天后眼部肿胀完全消退，左眼球运动无受限，无复视，眼球突出度测量：右眼 13mm，左眼 12mm，眶距 98mm。痊愈出院（图 14-2-1）。

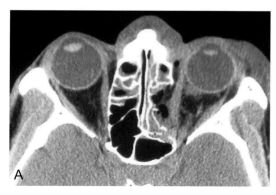
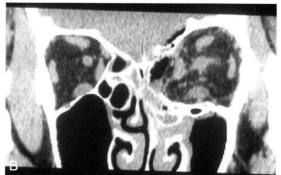

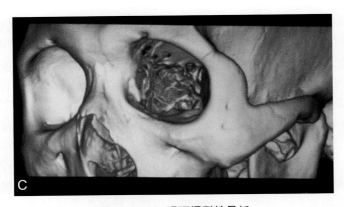

图 14-2-1 眼眶爆裂性骨折

A~B. 眼眶 CT 横轴位、冠状位显示眶内壁骨折；C. CT 三维重建显示眶内壁骨质缺损

【病例摘要 2】 患者男性，11 岁，因右眼被他人用拳头打伤后 2 天入院。2 天前被他人用拳头打伤右眼，伤后右眼红、疼痛，出现明显视物重影。全身状况好。眼科检查：视力双眼 1.0。眼球突出度右眼 11mm，左眼 12mm，眶距 90mm。右眼颞侧皮肤轻微挫伤，眼球上转、下转明显受限，下直肌牵拉实验阳性，结膜充血，角膜透明，瞳孔圆，直径约 3mm，直、间接对光反射灵敏，其余未见明显异常；左眼前节与眼底未见明显异常。眼眶 CT 显示右侧眼眶下壁骨折，下直肌嵌顿于骨折缝。临床诊断：右侧眼眶爆裂性骨折。入院后急诊行右侧眼眶壁骨折修复联合 Medpor 植入术，自下方穹隆部结膜入路，水平剪开下方穹隆部结膜及外眦角，钝性向下眶缘分离，暴露下眶缘并沿眶缘水平切开骨膜，在骨膜下分离暴露骨壁缺损处，术中见下直肌嵌夹于骨折缝处，下直肌呈紫色，术中将骨折缝扩展，复位下直肌，游离并还纳嵌顿或突入之鼻窦的软组织于眶内，Medpor 人工骨板按需要大小切削植入缺损处骨膜下，医用耳脑胶固定，观察眼球内陷矫正程度满意，缝合眶缘骨膜，连续缝合球结膜，外眦角对位缝合，术后给予相应对症处理，加强眼球运动训练。术后 3 个月复查，患者视力状况良好，眼位正，眼球运动无明显受限。眼球突出度：右眼 13mm，左眼 12mm，眶距 90mm（图 14-2-2）。

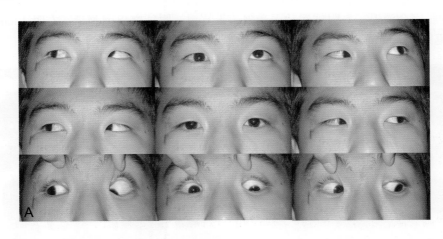

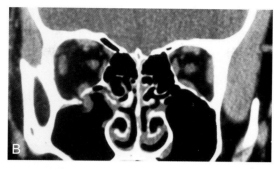

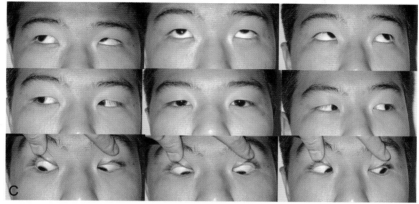

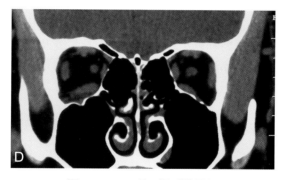

图 14-2-2　眼眶爆裂性骨折

A. 术前患者右眼球上、下转明显受限；B. 术前眼眶 CT 显示眶下壁骨折，下直肌嵌顿；C. 术后 2 个月患者眼位基本正常；D. 术后 2 个月眼眶 CT 显示下直肌位置基本正常，植入物位置好

【病例摘要 3】　患者男性，31 岁，因车祸后视物重影 12 天入院。眼科检查：视力双眼 1.0。眼球突出度右眼 14mm，左眼 11mm，眶距 97mm。右眼前节与眼底未见明显异常。左眼球内陷，上转、外转受限，结膜下出血，角膜透明，瞳孔圆，直径约 2mm，直、间接对光反射灵敏，其余未见明显异常。眼眶 CT 显示左侧眼眶内、下壁骨折，内直肌与下直肌增粗、移位，有软组织嵌顿。临床诊断：左侧眼眶爆裂性骨折。入院后第 3 天给予手术治疗，手术方式为左侧眼眶壁骨折修复联合 Medpor 植入术。全身麻醉下睑缘下方 2mm 平行睑缘延长切口，分离皮下组织达眶缘，分离暴露眶下壁骨缺损处，切开骨膜，用骨膜分离器剥离骨膜，在骨膜下暴露骨缺损处，嵌顿或突入之鼻窦的软组织游离并还纳入眶内，Medpor 人工骨板按需要大小切削植入缺损处骨膜下，医用耳脑胶固定，缝合眶缘骨

膜，间断缝合皮肤切口。眶内壁骨折自鼻侧结膜切口，钝性向鼻侧眶缘分离，切开眶缘骨膜，在骨膜下分离暴露骨壁缺损处，嵌顿或突入鼻窦的软组织游离并还纳入眶内，Medpor人工骨板按需要大小切削植入缺损处骨膜下，医用耳脑胶固定，观察眼球内陷矫正程度满意，结膜切口连续缝合，术后给予相应对症处理，加强眼球运动训练。术后 6 个月复查，患者视力状况良好，眼位基本正，左眼球运动无明显受限。眼球突出度：右眼 14mm，左眼 13mm，眶距 97mm（图 14-2-3）。

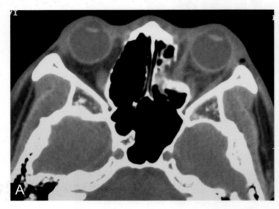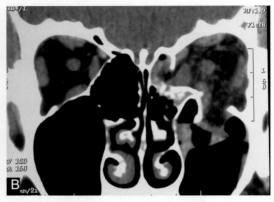

图 14-2-3　眼眶爆裂性骨折
A. 眼眶 CT 横轴位显示眶内壁骨折；B. 眼眶 CT 冠状位显示眼眶内壁、下壁骨折

【图片点评】　3 例患者分别为眶内壁、眶下壁与眶内、下壁骨折，影像学显示眶壁骨质连续性中断，眶腔扩大，肌肉和软组织嵌顿或疝入骨裂缝及鼻窦内，表现为眼球运动障碍和复视，因筛骨纸板和眼球赤道后眶下沟处眶下壁薄弱，是骨折最常见的部位。修复眶壁骨折、解除嵌顿直肌和软组织可完全恢复眼球的运动功能。

【临床诊断提要】

1. 病因　明确的外伤史，尤其是拳击等受力面大于眼眶的外力。

2. 症状和体征　多数患者有眼睑肿胀、复视、鼻腔血性分泌物或痰中带血等症状，损伤早期眼睑肿胀明显，擤鼻等动作导致眼部肿胀加重，皮下淤血或积气，眼球运动障碍、复视等，肿胀消退后可出现眼球内陷等。

3. 影像学检查　常见有内壁和（或）下壁骨折，眼外肌增粗、移位，或肌肉连同软组织嵌顿和（或）疝入鼻窦内。

4. 儿童眼眶爆裂性骨折与成人患者表现存在一定程度差异。

【临床与治疗分析】　爆裂性骨折是由于眼眶前部钝力打击引起的，如拳击，坠落，车祸等，打击力经软组织传导至眶壁，在眶壁最薄弱处发生骨折。发生机制主要为液压传导和坍塌作用。一般儿童多见眶下壁眶下沟、管处骨折，成年多见眶内壁骨折，或内、下壁联合骨折，很少见眶外、上壁骨折。

眼眶爆裂性骨折就损伤而言主要是骨折，但临床表现和治疗对象主要是眶内软组织损伤。观察软组织，特别是眼外肌改变在爆裂性骨折中最为重要。眼外肌损伤常引起复视，而眶腔扩大、眶内容疝出多表现为眼球内陷，间接的外力作用还可引起眶内其他软组织损伤性改变，如视神经损伤、视神经管骨折等。

Furuta 等曾报道，眼眶爆裂性骨折的临床症状和预后，与骨折类型、眼外肌和骨折缘粘连数量有关。在笔者的观察中，眼外肌不但表现为与骨折缘粘连或骨折缝嵌夹，还可见自身的增粗，形状和位置改变，而且相当一部分可见眼外肌走行有不同程度旋转，至于此类改变与临床症状的关系需要进一步研究。此外，上直肌提上睑肌复合体及外直肌变化多由于钝性损伤引起，而非骨折直接导致。

眼眶爆裂性骨折还可伴有眼睑皮下淤血、皮下气肿、眶内血肿、眶下区域感觉减退、眼球运动障碍、复视、被动牵拉试验阳性等软组织损伤性改变，该组病例发现眼眶内出血较少的原因，可能为患者就诊较晚，出血部分已被吸收。而眶内气肿，则多取决于患者发病后是否有用力擤鼻等引起鼻腔压力增高的动作，以及伤后就诊时间，故其发生率难估计。临床发现，部分患者伴有眼上静脉增粗，主要原因可能是外力作用致使眶尖部压力增高，眶内静脉回流受阻，应和颅内海绵窦等部位受损引起颈动脉 - 海绵窦瘘相鉴别。

通过本组病例可以看出，眼眶爆裂性骨折的临床表现有很大差异，主要基于骨折的部位、骨折的范围以及眶内软组织损伤的程度，其中软组织的损伤与临床表现的差异关系最为密切；病例 1 因眶内软组织损伤较轻，主要为眼外肌的肿胀，故表现为轻度复视症状；病例 2 因眼外肌嵌顿于眶下壁骨缝中，故眼球运动受限及复视症状明显；病例 3 骨折涉及 2 个眶壁，且范围较大，眶内软组织向鼻窦移位，且内直肌、下直肌与周围组织存在粘连，故表现为眼球内陷与复视并存。

在爆裂性骨折中，因未成年患者下壁发育不甚完全，儿童与成年人表现不同，下壁开窗式骨折引起的下直肌嵌顿在儿童常见，由于眼外肌嵌顿，血液供应障碍，眼外肌肥厚不明显，甚至因缺血变细，此时倘若不能及时处理，长时间肌肉缺血，会导致眼外肌纤维化，即使之后眼外肌嵌顿情况解除，其功能也很难恢复，故在儿童的肌肉嵌顿应列为眼科急症，及早处理。

CT 扫描在观察眼眶爆裂性骨折中有重要的价值，眼眶冠状位扫描不但可以观察骨折类型，骨折严重程度，而且可以清楚显示各种软组织变化，特别是在眼肌肥厚、走行旋转、局部转角等方面有独特价值。横轴位能精确显示内直肌形态，矢状重建影像可见下直肌走行，特别是当有下直肌嵌顿或疝出者，结合横轴位及矢状重建可以更加全面观察眼眶各组织改变，为诊断与治疗提供依据。CT 扫描虽可以清楚显示眼眶软组织变化，但对组织水肿及纤维化鉴别困难，故可考虑行 MRI 检查，以协助诊断与治疗。

眼眶爆裂性骨折治疗方案主要包括：

1. 非手术治疗　对于眼眶 CT 扫描未发现明显眼外肌的嵌顿与粘连，眶内软组织疝入鼻窦较少，无明显临床症状，或复视程度较轻，预计可以自行恢复者，可采用非手术治疗。此时眼眶创伤一般主要是由于水肿和炎症反应造成，可以给予较大剂量糖皮质激素，配合其他消肿药物和神经肌肉营养药物，减轻炎症反应，消除水肿，促进眼外肌功能的恢复，此外，尽早嘱咐患者进行眼外肌功能训练，防治眼外肌与周围组织粘连，促进其功能的恢复。

2. 手术治疗　眼眶爆裂性骨折手术主要是为了尽量消除复视及矫正眼球内陷，消除或减少其并发症，主要手术指征为：眼球运动明显障碍，复视较为明显者；眼球内陷大于 2mm，影响患者外观者。眼球内陷是眼眶爆裂性骨折最常见并发症，主要是由于眶壁破裂、外移，使骨性眶腔容积增大，应用充填材料修复眶壁缺损，则可改善眼球运动障碍和复视，手术时机一般选择在受伤后 2 周左右，眼部肿胀基本消退以后，但如果有影像学检查证实眼外肌嵌顿于骨折缝，可能引起眼外肌缺血坏死者应尽早进行手术治疗；伤后时间太久，局部粘连及瘢痕形成，分离松解嵌顿的软组织会发生困难，术后功能恢复受到影响，故笔者认为如有手术适应证的眼眶骨折或骨壁缺损，手术宜早不宜迟。主要手术入路方式可选择眶下缘或睑缘下切口、穹隆结膜切口等进行眶壁骨折修复，联合各种修复材料（如 Medpor、肽网等）植入术重建眼眶壁。

为了达到良好的手术效果，可利用建立眼眶容积三维测量方法，通过计算两侧眼眶容积的差值，得到眶壁骨折外移所致的眶容积增加量，眶容积的测量为手术植入材料选择和眶内植入材料的体积、数量提供依据。目前部分学者采用鼻内镜下实施手术，避免了手术切口，较为美观，但应严格掌握适应证，并且操作者应具备熟练应用内镜的能力，能够很好掌握眼眶与鼻部相关解剖知识，灵活处理各种并发症的能力，避免并发症的发生。

病例 1 患者眶内壁骨折主要表现在肌肉的轻微损伤，无肌肉嵌顿，无明显限制性眼球运动障碍，经过合理的保守治疗，结合眼球运动训练，完全可以恢复，故采取非手术治疗；病例 2 儿童患者出现眼外肌嵌顿，存在肌肉缺血表现，故选择及早手术，行右眼眶壁骨折修复联合 Medpor 植入术，解除眼外肌嵌顿，避免了肌肉缺血纤维化的出现，术后效果较好；病例 3 因同时存在肌肉嵌顿、复视及眼球内陷，手术指征较为明确，选择在伤后 2 周左右实施手术治疗，同时解决相应问题。

【作者思考】　复视是眼眶爆裂性骨折最常见并发症，晚期眼眶重建手术对矫正复视效果差，合理掌握手术时机非常重要。尽早诊断，及时采取有效的治疗措施，是避免发生严重并发症的关键。计算机眼眶容积测量方法的应用，可对眶壁骨折的治疗方案的选择和眶内植入材料的体积、数量提供依据。

目前临床应用于眼眶骨折的各种修复材料有多种，如自体骨、硅胶、羟基磷灰石、Medpor 及肽网等，但仍存在一定的局限性，不断研究和发现新的复合材料、组织工程材料、纳米材料将会提高眼眶骨折修复的整体水平。

第三节　视神经损伤

视神经损伤可由挫伤、颅脑外伤、额部及眉弓部钝伤、视神经骨折、继发性视神经管内血肿、鞘内出血、视神经间接扭伤等引起。其发生机制可为直接损伤或间接损伤，常伴有眶壁、鼻窦及颅骨的骨折，即使眼球未受损伤，也可出现同侧视力严重减退或视力丧失。

【病例摘要】　患者男性，17 岁，因摔伤后右眼出血、疼痛 7 天，发现视物不见 3 天入院。7 天前不慎从屋顶摔下，伤后神志清楚，右足活动受限，于当地医院行右侧眼睑伤口缝合，3 天前眼睑肿胀明显消退时发现右眼视物不见，给予神经营养类药物治疗，无好转。眼科检查：视力右眼无光感，左眼 1.0。右眼上睑皮肤可见 2cm 长愈合伤口，角膜透明，瞳孔直径 6mm，直接对光反射消失，间接反射存在，其余未见异常。左眼未见异常。CT 显示右眼眶多发性骨折，右眼视神经管骨折，右足骨折。全身其他部位检查无异常。临床诊断：右眼视神经损伤，右眼眶多发性骨折，右眼视神经管骨折，右足骨折。入院后全身给予糖皮质激素冲击治疗，并给予神经营养类、改善微循环类药物及其他对症治疗，因考虑右眼视力无光感，视神经管减压难以提高视力，且患者拒绝手术，经保守治疗，右眼视力无好转出院（图 14-3-1）。

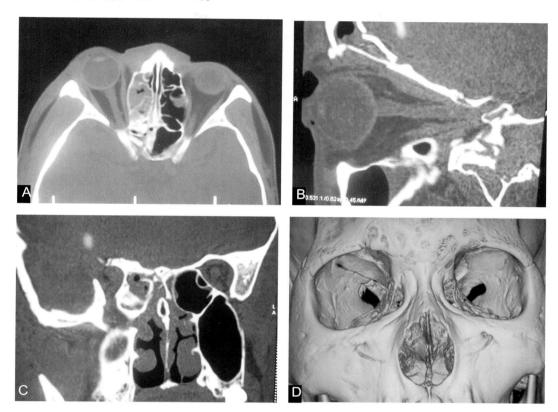

图 14-3-1　右侧视神经损伤及眶壁多发性骨折

A. CT 横轴位显示视神经管骨折、移位；B. CT 矢状位显示眶上壁及视神经管骨折，眼外肌及视神经肿胀；C. CT 冠状位显示蝶骨骨折；D. 三维重建显示眶壁多发性骨折

【图片点评】　该患者头颅外伤后右眼视力无光感，瞳孔传入性功能障碍，眼底无明显异常，影像学显示视神经管和邻近眶壁多发性骨折，为诊断提供了可靠依据。CT 横轴位和冠状位能很好地揭示骨折的部位、程度和范围。而 MRI 虽在诊断骨折时作用不大，但可反映视神经的异常改变。

【临床诊断提要】
1. 年龄与性别　中青年，男性多见。
2. 病史　有明确外伤史，常见为颅脑、颌面部、额部、眼眶及眉弓部的钝伤。
3. 伴随体征　意识丧失、昏迷、呕吐等脑挫裂伤表现。
4. 伤后视力减退或丧失，晚期视神经萎缩。
5. 瞳孔直接光反射减弱或消失，间接反射存在。
6. 影像学检查可发现合并有眶壁或视神经管等处骨折。

【临床与治疗分析】　视神经的损伤有直接因素和间接因素，直接损伤可由锐器、子弹、异物、骨折片直接伤及视神经所致；间接损伤多由颅脑、颌面部、额部、眼眶及眉弓部的钝伤。外力通过骨骼变形及传导作用于视神经，常因视神经的撕脱、扭转、视神经管骨折、视神经挫伤后的水肿、鞘内出血、血液循环障碍等造成视力减退或丧失，即使没有明显视神经管骨折，由于视神经管狭窄，视神经本身也可因水肿、出血造成损伤，血管功能不全是创伤性视神经病变广为接受的发病机制，这种视力减退或丧失可发生于受伤当时或延迟发生，且大多数是不可逆转的。1979 年 Berlin 首先详细报道此病，并将这种视力障碍归因为视神经管的骨折，Walsh 和 Hoyt 认为视神经骨折与否不是视力障碍的直接原因，因此将这种视神经损伤称为外伤性视神经病变。

由于解剖原因，视神经的颅内段、管内段、眶内段及眼内段在走行过程中，周围有脂肪、脑膜等组织的保护，颅内段和眶内段视神经有一定的活动余地，一般不会受到损伤，而视神经管内段固定于骨管内，无活动余地易受损伤；眶内侧壁是由上颌窦额突、泪骨、筛骨眶板、额骨和蝶骨体等组成，处于鼻、眼及前颅底的交界，其外侧有走行多变的筛血管神经丛和内直肌，内侧构成筛、蝶窦的外侧壁，上与前颅底接近，后紧邻视神经，因此颌面部及头颅外伤极易造成视神经管骨折或视神经挫伤。

视神经损伤的临床诊断主要依靠明确的外伤史、视力下降和影像学检查。视神经损害严重的表现为视力障碍，轻者可在 0.1 以上，重者可仅存光感或完全失明。如为继发性视神经损伤，则视力下降可延迟发生。单侧视神经损伤可引起相对性传入性瞳孔障碍，应和动眼神经麻痹相鉴别，动眼神经麻痹直、间接瞳孔反应均消失。视神经损伤眼底早期表现可正常，当合并有颅底骨折使视神经鞘内出血时，眼底可见视乳头水肿、视网膜出血、静脉怒张，晚期出现视神经萎缩；当有视神经撕脱时，可见视乳头下陷或凹陷加深，视盘周围出血、血管消失。电生理检查，视觉诱发电位（VEP）振幅下降或消失，视野检查可出现广泛视野丧失，有时仅残留周边视岛。

视神经管骨折的 CT 成像，直接征象表现为视神经管骨壁连续性中断，可分为 5 型：凹陷型、嵌入型、粉碎型、线状型及混合型。间接征象表现为蝶窦及筛窦积液、视神经增粗、颅内血肿、眶内外壁骨折、蝶骨大小翼骨折等。CT 检查体位认为横轴位和冠状位扫描是外伤后显示视神经管的常规体位，只是横轴位扫描易漏诊视神经管上壁、下壁、蝶窦上壁、筛板的骨折，冠状位可清楚显示视神经管各壁、蝶窦上壁及眶尖骨折情况，层厚1.5mm。当层厚大于 3~5mm 时易造成视神经管骨折的漏诊。高分辨率 CT 薄层扫描及重建技术可清晰显示视神经管的结构，为临床掌握手术时机、制订合理的手术方案提供影像学诊断依据。

该例患者摔伤后眼眶多发性骨折及视神经管骨折，视力丧失原因考虑为视神经管骨折对视神经的直接性损伤，这些部位骨折极易造成视神经的移位和永久性视力丧失。此类患者的眼底表现多正常，诊断主要依靠病史、骨折和瞳孔的相对性传入性瞳孔障碍。CT 检查清楚地显示骨折的结构、部位、程度及与周围软组织损害严重程度。当合并有颅脑外伤时，因患者常伴有神志不清、昏迷或脑震荡及眼睑肿胀，早期很难发现视力受损，部分患者在几天甚或更长时间意识清醒后才发现视力丧失，往往失去了早期诊断及药物和手术（如视神经管减压术）治疗的最好时机。本患者伤后 3 天发现视力完全丧失，且药物治疗无效，虽通常认为对于此类患者手术是否有效存有争议，但药物治疗无效的视神经损伤还是应该争取手术的治疗，尤其是迟发性视力丧失的患者，药物联合视神经管减压术预后较好。

外伤性视神经管骨折应包括药物治疗、手术治疗和药物联合手术治疗。目前认为，早期应用大剂量糖皮质激素和视神经管减压术是治疗外伤性视神经损伤的主要手段。公认的视神经管减压术适应证应包括外伤性迟发性视力障碍、糖皮质激素治疗好转后再度减退、影像学检查有视神经管骨折及视神经受压者。

外伤后早期（24 小时内）发现视力减退或视力丧失，可用 20% 甘露醇 250ml 静脉滴入脱水治疗，缓解视神经水肿，甲泼尼龙 500mg 静脉滴注，并于 6~8 小时后重复使用，伤后 48 小时后可以酌情减量，同时给予止血药物、神经营养药物，一旦影像学检查发现有手术指征时，除上述药物治疗外，应当及时行视神经管减压手术。以往有学者认为视神经管减压只有当伤后仍有残存视力的患者手术治疗才有意义，而那些伤后视力立刻消失的患者，说明视神经已经严重受损或完全死亡，治疗也不会恢复视力，手术的疗效与损伤程度、手术时机选择、术中减压范围及手术技巧密切相关，与年龄和是否存在视神经骨折无关。居富年等报道，伤后无光感者手术疗效不理想，伤后 7 天内手术优于 7 天后患者，也有通过综合评估受益和风险认为，对于外伤后立即视力完全丧失并经大剂量糖皮质激素治疗无效的视神经病变不提倡视神经管减压术。但近年来研究表明，对于大部分外伤性视神经损伤，都应该积极的视神经管减压术。外伤性视神经病变，特别是视神经管骨折，最好在伤后 24 小时内进行，也有认为越早越好，越早术后视力恢复的有效率越高，3 周后手术几乎无效，也有认为最迟也不迟于 1 个月，该病外伤后经明确诊断并及时经手术治疗后，视力提高者可达 76%~80%。

间接性视神经损伤是外伤性视神经病变最常见类型，占闭合性脑外伤的 0.5%~5.0%，而面部骨折的患者中视神经损伤发生率达 14%，相当一部分患者因此而失明。目前对改善间接视神经损伤的有效方法仍存有争议，国际视神经病变损伤学组提出糖皮质激素治疗与视神经骨减压术均不是治疗间接视神经损伤的金标准，并指出是否采取治疗与视力预后的差异无统计学意义。张颖等报道，视力无光感、昏迷、视神经管骨折、颅脑伤、视力首次好转时间延迟为间接视神经损伤患者视力预后的危险因素，伤后残留视力情况直接关系到患者的视力预后，视神经管减压术有利于伤后残留视力眼的预后，药物联合视神经管减压术优于单纯药物治疗。

手术减压术的路径包括开颅手术；鼻外筛、蝶窦径路减压；鼻内镜下筛、蝶窦径路减压；眶内径路减压等。减压以去除视神经管周围周径 1/2 以上为佳，减压纵深最好达骨管全长。

【作者思考】 视神经损伤临床多见，每个患者视力损伤的发病机制不同，部分患者合并有视神经管或邻近部位骨折，因视力损伤程度不同，治疗方式的选择无统一标准，视神经管减压术的有效性和安全性存有争议。笔者认为，单纯性视神经损伤如有残存视力，治疗应首选糖皮质激素大剂量冲击，如无反应，应积极地行视神经管减压术，尤其是有残存视力并治疗后视力恶化者。无光感、特别是糖皮质激素治疗无效的患者视神经管减压术也应考虑，但效果不理想。药物联合视神经管减压术优于单纯药物治疗。

第四节 眶 内 异 物

眶内异物是临床上常见的一种眼外伤形式，除穿通道造成的组织损伤之外，由于异物穿入眼眶并存留于眶内可引起许多难以处理的并发症，严重者影响视功能，因其异物种类繁多，性质各异，临床表现多种多样，影像表现也不尽相同，因此掌握眶内异物的临床及影像特点，及时做出正确的诊断和治疗，是对眼科医生的一个挑战。

【病例摘要1】　患者男性，22岁。因右眼被黄油枪划伤后出现眼睑肿胀、疼痛2天入院。患者2天前工作时不慎被黄油枪划伤右眼上睑，伤后右眼上睑皮肤出血，未曾治疗，次日出现右眼上睑肿胀伴疼痛，当地诊所给予抗生素口服治疗无好转，自感眼睑肿胀不断加剧而入院治疗。眼科检查：视力双眼1.0，右眼眉弓内下方可见一长约5mm皮肤伤口，上睑下垂，不能睁眼，伤口局部红肿、疼痛，触及有中等硬度异物感，眼球向上运动受限，结膜充血，其余眼球前节未见异常，眼底不能检查，左眼检查未见异常。眼眶CT显示右眼上睑高度肿胀，皮下及眶内可见形状不规则高密度影，边界清楚，周围软组织密度增高，边界不清。临床诊断：右侧眶内异物，右侧眼眶蜂窝织炎。入院后自原皮肤穿通伤口切开探查，发现伤口深部形成窦腔，有大量脓液及半固体状黄油外溢，窦腔深达眶隔后方，周围软组织糜烂坏死，吸除脓液及黄油，清除周围坏死组织，抗生素生理盐水反复冲洗伤口，伤口内置橡皮引流条，术后全身给予抗生素及糖皮质激素等治疗，炎症逐渐消退，伤口愈合出院（图14-4-1）。

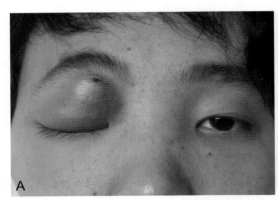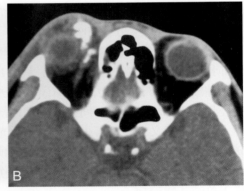

图14-4-1　眶内异物

A. 患者右眼睑肿胀明显，上睑可见皮肤伤口；B. 眼眶CT横轴位显示眶内高密度异物影，异物周围有低密度区

【病例摘要2】　患者女性，6岁，因右眼被圆珠笔头扎伤4天入院。患者4天前右眼上睑被圆珠笔头扎伤，伤后在当地医院行右眼睑伤口清创缝合术，术后CT检查发现右眶内异物。眼科检查：视力双眼1.0，右眼上睑颞侧见长约1.0cm已缝合伤口，双眼前节及眼底检查未见异常。眼眶CT横轴位显示右眶内球后高密度异物影，边界清楚，异物有伪影，骨窗冠状位CT显示异物仍呈高密度。临床诊断：右侧眶内异物（金属性）。入院后完善术前检查，全麻下行右侧眶内异物取出术，术前自原眉弓下皮肤伤口沿异物通道放入探针，扩大异物穿通道伤口，在探针引导下向眶深部探查，于探针盲端仔细分离，顺利取出圆珠笔头一只。术后伤口恢复良好，视力无降低（图14-4-2）。

【图片点评】　眶内异物性质不同，CT密度差异很大，金属异物的密度最高，一般多在+2000Hu以上，CT值均在400Hu以上，而非金属异物根据性质和化学成分不同而密度各异。病例1显示患者右眼睑有明显穿通伤口，眼睑肿胀，眶内可见高密度不规则异物

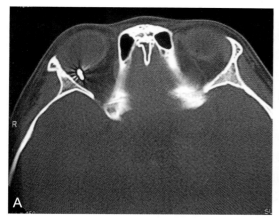
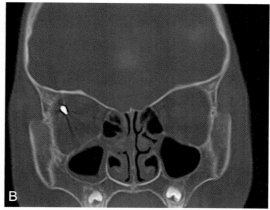
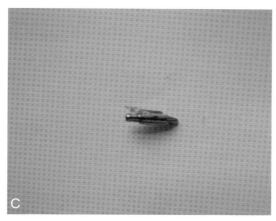

图14-4-2　右侧眼眶内异物

A. CT横轴位显示眶内球后异物，周围可见伪影；B. 眼眶CT冠状位显示肿物位于眶内外上方；C. 手术取出异物

影，根据病史，考虑为固体状黄油，该物质含有金属成分，故密度较高，异物周围低密度区为脓液。病例2异物为圆珠笔头，属非磁性金属异物，CT显示高密度，并有伪影，骨窗对金属异物的大小和形状显示较好。

【临床诊断提要】

1. 发病原因　多数有明确外伤史，应了解外伤时间、原因及治疗经过。

2. 致伤物　了解致伤物的性质、大小、形状和作用方向。

3. 临床表现　有明确的穿通伤口，眼球突出、运动障碍、眶内出血，视神经损伤可出现视力减退、视神经萎缩等。

4. 伴随症状　根据伤口大小、位置和穿通道走行不同所出现不同症状和体征。伴有感染者可出现眶内炎症、眶内脓肿、瘘管形成等。

5. 影像学检查　CT是诊断眶内异物的金标准。影像检查多数可发现眶内高密度异物影，金属异物常有伪影，植物性异物随时间不同，可表现为低密度、高密度或管状影，如内有坏死液化、脓腔，B超和CT均可发现低密度区。

【临床与治疗分析】　眶内异物伤约占眼眶外伤的1/6，眶内异物类型多样，常见异物

313

有金属性、非植物性和植物性异物。

眶内异物对眼部造成的损伤包括：①直接外力所致的机械性损伤：如眼睑、结膜及眶内血管、神经、眼外肌等组织的损伤；②感染性损伤：如异物导致的感染造成眶内组织的损伤；③化学性损伤：如铜异物造成局部的眶内无菌性脓肿等。外伤后眶内异物存留，还可因眶内异物性感染和软组织反应增生，增生组织包裹异物或形成肉芽肿，类似眶内炎性肿瘤，这种慢性炎症往往长期持续不退。

眶内异物造成的眼部损伤表现多种多样，依据异物位置深浅、化学性质不同，千变万化。异物进入眶内均有穿通伤口，眶隔前异物可出现结膜水肿，上睑下垂及异物周围结构的损伤；眶深部异物由于眶内软组织、眼外肌、神经和血管的机械性损伤、眶内感染造成组织粘连，出现眼球突出、运动障碍、复视及视力下降；眶上裂或眶尖结构损伤，则出现眶上裂或眶尖综合征。植物性或污染性异物多数由于致伤物造成眶内感染，引起眼眶急性炎症，有的形成脓肿、脓腔或瘘管。

CT扫描被认为是诊断异物的金标准，它对检测异物的密度分辨率非常高，能快速实施，适用广泛，对磁性异物没有驱动力，是目前发现异物及异物定位的主要方法之一，通过CT对不同材料影像特征的了解，对评估损伤是非常重要的。金属异物在CT上是高密度，一般CT密度在+2000Hu以上，CT显示较好，因有伪影，诊断有特异性。植物性异物一般为负值，CT表现为低密度，若异物在眶内存留时间较长，吸收眶内炎性渗出物后，密度增高，表现为密度不均匀占位病变。有的植物性异物CT表现为管状影，如内有坏死液化、脓腔，B超和CT均可发现低密度区。最困难的评估是不显影的物质。在CT上，塑料、木头和鱼骨等是可透过射线的，木头在CT上有时误认为是空气，容易造成误诊和漏诊。MRI对CT上透光的异物诊断可以作为一个补充检查手段，但眶内磁性异物则是做MRI检查的一个禁忌证。

分析该两例患者异物伤的临床特征和影像学表现特点，具有较多不同，病例1眶内异物伤后2天发生眼睑红肿及疼痛，触及有边界不清的软组织硬结，CT表现为眶腔软组织内有骨样高密度不规则异物影，周围有低密度区，切开原穿通伤口后，发现有大量脓液及半固体状黄油外溢，窦腔深达眶隔后方，周围软组织糜烂坏死，表明异物继发眶内化脓性感染。黄油学名润滑脂，为油脂状半固体，主要成分为矿物油和稠化剂，工业用于不易流动的机械部件，有密封和防锈作用，含有锂、钙、锌、铅、锰、铝等的金属皂，有的还含有石墨、炭黑、石棉等成分，耐磨、耐高温，因含有金属成分，故CT表现为高密度影，而周围脓液表现为低密度。黄油与机油不同，机油为油脂性液体，CT显示为低密度。病例2为非磁性金属异物，CT表现为高密度，有伪影，因金属异物性质稳定，除非污染的异物存留，人体耐受力高，感染少见，但不包括铜类异物，非金属异物尤其植物性和其他有机物常导致眶内炎症。

眶内异物需要解决的问题主要是异物类型和组成，特别是区分有机和无机物，病史最有帮助，但放射学特性同样能帮助明确。笔者发现大部分并发症是由有机物导致的，了解有机物的可能并发症是很重要的，有机物通常能导致明显的炎症反应，更可能导致严重的继发眼眶感染，Fulcher等发现有机物感染机会较无机物明显增多。相反，无机物导致的损伤通常是它直接外伤而不是并发症，金属通常是插入眼眶软组织，Ho等回顾43例保守治疗的患者中，仅发现2例并发症（限制性斜视和无菌性脓肿）。

治疗要考虑不同因素，如植物性、塑料、橡胶等异物几乎需要立刻取除，由于它们有潜在的致炎和感染源，长期的异物存留会导致眶内严重感染，危害视功能。相反，外伤后反复化脓性感染的患者，要考虑异物的可能。临床医生对于不明原因的红肿、瘘管和影像学异常，需要手术探查，并将异物作为鉴别诊断之一，手术时应认真仔细，防止异物残留。对于金属、玻璃或石头等异物，假如体积小、位置较深、组成无害，无机械性损伤、异物性质稳定，不影响眼球功能、手术困难、且手术有可能造成眼组织损伤，则治疗可保守一些，甚至可定期观察；较大的异物，或对视功能有影响的小异物应当手术取出。然而，金属、玻璃或石头异物同样有迟发后果，包括局部和全身的炎症性和毒性反应，所有未取出的眶内异物均应密切观察。

手术取出眶内异物是最常推荐的方法，但容易损伤眼部器官，尤其当异物位于高危部位，手术可能导致的伤害比临床观察更大，手术方式要依据受伤史、致伤物的性质、术前定位及眼部受伤的情况来设计。选择距离异物最近的手术切口，循软组织粘连、机化条索寻找异物，或于巩膜穿通口瘢痕附近寻找，有瘘管形成的以瘘管或肉芽肿为线索，切开瘘管顺其管腔探查，避免盲目操作，尽量减少并发症。植物性异物由于进入眶内后可以碎成数块，故取出时要仔细探查，不能只满足于取到一块异物，而应当将异物尽量取净。

眶内侧壁及眶深部的异物，应用鼻内镜有利于术者对较深部位的异物进行观察，并可在直视下手术，减少了盲目性，它术野清晰、操作精细准确、损伤小，减小了术后组织水肿等并发症，在眶内异物取出术中发挥了一定的作用。

【作者思考】 眶内异物为一种特殊类型的开放性眼眶外伤，临床表现与治疗原则因其异物性质不同而异。首先应根据病史、影像学检查明确异物性质和位置，依异物大小不同、性质不同、位置不同而个体化选择治疗方式。了解异物的基本知识，熟悉眼眶解剖结构，掌握影像诊断，选择最佳手术入路方式是治疗成功的关键。

第五节　眶上裂及眶尖综合征

神经系统与眼密切相关，眶上裂和眶尖综合征主要是脑神经受损而表现出相应的一组眼征，发病原因有眶内炎症、眼眶外伤、异物、眶内或颅内肿瘤压迫等。临床以Ⅱ、Ⅲ、Ⅳ、Ⅴ、Ⅵ对脑神经损害为主。

【病例摘要1】 患者男性，53岁，因树枝扎伤右眼18天入院。伤后在当地应用抗生素药物治疗，眼睑红肿不见好转。眼科检查：视力右眼无光感，左眼0.8。眼球突出度右眼18mm，左眼13mm，眶距99mm。右眼眉弓内侧有2cm长陈旧性瘢痕，上睑鼻侧局限性紫红色隆起，质软，有波动感，上睑下垂，眼球固定，各方向运动不能，结膜轻度充血，角膜透明，角结膜感觉迟钝，瞳孔散大，光反射消失，晶状体透明，眼底黄斑中心反射消失；左眼无其他异常。CT显示右侧眶内鼻侧斜形高密度管状异物嵌入筛窦，异物碎片伤及眶上裂及眶尖部结构，眶内壁及视神经管骨折。临床诊断：右侧眶尖综合征，右侧眶内异物。入院后行局部麻醉下异物取出术，术中见异物为植物性，边缘不整，相连有碎木片，周围有化脓性感染，刮除异物通道内碎木片，窦腔内抗生素生理盐水冲洗，伤口缝合，术后继续抗生素、糖皮质激素及神经营养剂治疗，伤口愈合，炎症消退，但视力无改善，眼球仍运动受限（图14-5-1）。

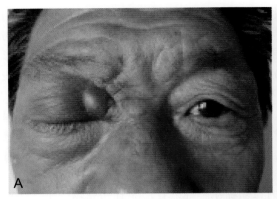
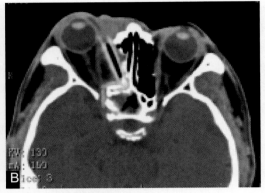
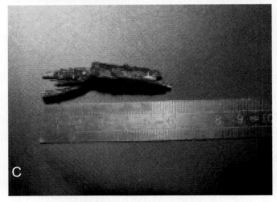

图 14-5-1 右眼眶尖综合征

A. 异物穿通性皮肤瘢痕；B. CT 横轴位显示眶内低密度管状异物及骨折；C. 植物性异物标本

【病例摘要 2】 患者男性，63 岁，因额颞部碰伤后眼球突出 3 天入院。3 天前因一氧化碳中毒不慎跌倒，额颞部着地碰伤，第二天清醒后发现右眼球突出和视力丧失。眼科检查：视力右眼无光感，左眼 0.6。眼球突出度右眼 20mm，左眼 14mm，眶距 96mm。右侧眶前部无搏动性血管杂音，上睑下垂，眼球突出固定，各方向运动完全受限，结膜充血水肿，角膜透明，眼睑皮肤及角膜感觉迟钝，瞳孔散大，光反应消失，晶状体皮质混浊，眼底视乳头边界不清，视网膜灰白色水肿，动脉细，静脉轻度怒张，黄斑中心反射消失。左眼晶状体皮质混浊，其他无异常。B 超显示右眼筋膜囊积液水肿。CT 显示右眼内、外及下直肌增粗，眼上静脉正常，未见眼眶骨折。临床诊断：右侧眶尖综合征。因拒绝入院治疗，患者遵医嘱回当地药物治疗。于当地医院应用糖皮质激素、血管扩张剂及神经营养剂治疗，两周后门诊复查，右眼球突出复位，眼球运动较前好转，但视力仍无光感，上睑下垂无改善，眼底检查视乳头颜色淡白，边界不清，视网膜动、静脉血管普遍变细，视网膜轻度灰白色水肿，黄斑中心反射消失，无樱桃红（图 14-5-2）。

【图片点评】 两例患者眶尖综合征均为外伤所致，表现Ⅲ、Ⅳ、Ⅴ、Ⅵ脑神经功能障碍、眼球突出固定、瞳孔散大和视力丧失，构成了眶尖综合征的典型临床特征，但两例发病机制不同，病例 1 为眼眶、鼻窦异物贯通伤，造成眶内壁、视神经管骨折及眶上裂和眶尖部组织损伤，为异物的直接损伤所致；病例 2 额颞部碰伤，虽无眼眶及视神经管的骨折，但间接性的眶尖部损伤和神经血管的血流动力学改变是产生脑神经功能障碍与视力丧

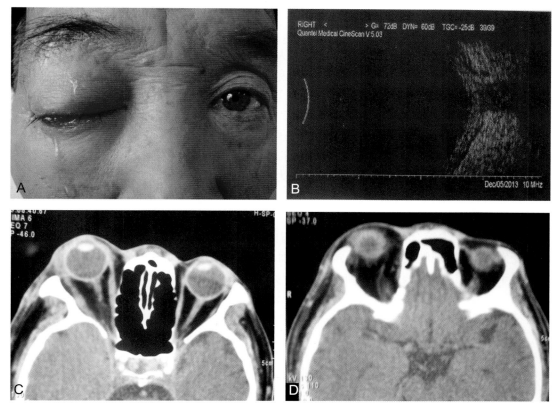

图 14-5-2 右眼眶尖综合征

A. 右眼球突出固定，上睑下垂，结膜充血水肿；B. B超显示筋膜囊积液和视神经呈 T 形征；C~D. CT 横轴位显示右眼眼外肌肿胀，眼上静脉正常

失的发病机制。

【临床诊断提要】

1. 有明确的头颅或眼眶外伤病史。

2. 脑神经改变　以Ⅲ、Ⅳ、Ⅴ、Ⅵ对脑神经损害为主或伴有视神经损害的神经麻痹。

3. 视力　伤后当时或随后出现视力下降或视力丧失。

4. 临床特征　上睑下垂、眼球突出固定、运动障碍、复视、瞳孔光反应减弱或消失，眼表、皮肤感觉障碍，如伴有视神经损伤则视力减退或丧失。

5. 视野　中心暗点、向心性缩小、颞侧偏盲等。

6. 眼电生理检查表现为 VEP 振幅下降或消失。

7. 影像学检查可发现眼眶或颅底骨折，明确骨折部位、程度及和周围组织的关系。

【临床与治疗分析】　眶尖区为眼眶四壁向后交汇及眶腔与颅内交通之处，有许多重要神经和相关血管由此通过，包括视神经、动眼神经、滑车神经、三叉神经第一支分出的眼支、展神经、视网膜中央动脉、眼上静脉等。其中除视神经、眼动脉和几个交感神经分支通过视神经管外，其他均通过眶上裂，任何损害眶上裂的病变如炎症（特异性或非特异性炎症）、肿瘤、外伤等均可引起一系列脑神经的功能障碍，形成眶上裂综合征，如果病变进一步影响到视神经造成视力的损害，则构成眶尖综合征。因此，眶尖综合征是整体和临床称谓，眶上裂综合征代表了解剖的概念，二者在发病过程中有互为联系的结果。

　　眶上裂综合征的临床表现特点主要是Ⅲ、Ⅳ、Ⅵ脑神经麻痹及眼眶静脉回流受阻，导致上睑下垂、眼球突出和运动障碍、瞳孔散大及光反应减弱或消失，第Ⅴ脑神经第一支麻痹则出现额部皮肤、角膜感觉障碍，易引起麻痹性角膜炎。如果出现视力下降、视乳头水肿、视网膜静脉回流障碍、晚期视神经萎缩等视神经受累表现时，则构成了眶尖综合征。眶上裂综合征和眶尖综合征的病因基本相同，鉴别是有无视神经损害和视力下降。

　　眶上裂及眶尖综合征在外伤中所占比例虽未见详细报道，但邱鹗报道视神经损害的发生率在0.5%~4%，可发生于眼球及眼眶的穿通伤、异物伤、钝挫伤，外力可通过眶壁传导致眶尖区骨折及神经血管损伤，眶尖部受力多来源于额颞部或颧弓部，外力沿眶周传导至眶尖部引起骨折，压迫视神经及眶上裂组织引起。未产生骨折的由于产生骨的一过性移位导致眶尖部水肿，也可发生压迫效应。

　　眶上裂及眶尖综合征的诊断主要依靠病史、临床表现、体征及影像学检查，外伤性的病变CT常能发现眶尖部骨折、异物、出血、水肿等阳性体征及视神经受损特征，结合MRI对于了解眶尖部病变形态、血管异常和与海绵窦的关系、有无合并脑脊液漏及周围组织的改变有重要诊断价值，高分辨率CT和三维重建技术的广泛应用提高了眶上裂及眶尖综合征的诊断率。

　　该例1患者外伤后出现上睑下垂，眼球突出固定，角结膜感觉迟钝，瞳孔散大及传入性功能障碍，均为脑神经受损的临床表现特征，通过CT检查，可明确病变的部位和损害程度，由于异物直接造成眶内壁、视神经管骨折并累及眶上裂，是造成眶尖综合征的直接原因，植物性异物的化脓感染，也可使眶尖部软组织密度增高，在眶尖部形成炎症性病变，而产生占位效应，累及眶尖部的神经、血管而出现眶上裂及眶尖综合征，这种情况也可见于眶尖部炎性假瘤。

　　病例2额颞部碰伤后发生短暂性意识障碍，第二天发现上睑下垂、眼球固定不动和视物不清，影像学检查未发现颅眶骨折及其他阳性体征，笔者认为可能和如下原因有关：通过眶上裂的脑神经和走行于视神经管内的视神经相对固定，活动度受到限制，来自于额部的外力通过骨骼变形及传导作用于眶尖部的神经和血管，间接性引起眶尖部及眶内软组织的挫伤，引起颅内或眶内压急剧升高，眶尖部各神经的扭曲、牵拉、剪切损伤是引起眶尖综合征的主要原因；其次为外力作用于眼眶后发生眶内血管功能不全，神经供血血管发生痉挛或破裂，引起视神经供血障碍、急性眶内软组织水肿，进一步加重了脑神经的变性坏死，影像学检查表现有多条眼外肌肿胀、视神经增粗、筋膜囊积液，眼底检查视乳头及视网膜水肿均为组织急性缺血水肿性改变特征，虽无视神经管骨折及眶内血肿压迫，但视神经鞘膜的水肿、积液和眶内各种软组织的肿胀同样会产生对神经组织的压迫作用导致神经细胞的坏死和功能障碍。患者就诊时无光感，眼球固定，大量糖皮质激素治疗可有效缓解眶内组织压力，但视力恢复多数无望，预后较差。本患者回当地应用糖皮质激素、血管扩张剂及神经营养剂治疗两周后复查，右眼球突出复位，眼球运动较前好转，但视力仍无光感，上睑下垂无改善，眼底检查视乳头颜色淡白，边界不清，视网膜动静脉血管普遍变细，视网膜轻度灰白色水肿，黄斑中心反射消失，无樱桃红，分析本例眶尖综合征的发生机制应和间接性外力导致的眶尖部神经和血管的动力学改变有关。本例患者影像学检查眼上静脉正常，B超无动脉化血流频谱，眶部无搏动性血管杂音，因此可排除颈动脉海绵窦瘘。

需要和眶上裂及眶尖综合征鉴别的疾病主要有：①海绵窦综合征，除眶尖综合征的表现外，还包括第Ⅴ脑神经第二支以及眼交感神经损害；②Tolosa-Hunt综合征，阵发性眼眶疼痛，伴有Ⅲ、Ⅳ和（或）Ⅵ脑神经中一条或多条麻痹，可反复发作和缓解交替。

眶上裂及眶尖综合征的治疗原则是针对病因不同治疗，既往多采用保守疗法，包括降低眶压、应用血管扩张剂、神经营养药物、维生素及糖皮质激素冲击疗法，大部分患者有效，但对有骨质压迫者无效，需要手术解除骨质压迫，重度眶尖综合征应综合治疗。眶尖综合征由于骨折的加压作用产生眶尖部水肿，压迫视神经及眶上裂和总腱环，仅行视神经或眶上裂减压往往不够，而且减压范围要大，以保证对眶尖组织的完全减压。手术方式有冠状切口额部开颅、翼点开颅和半冠切经额下硬膜外入路。手术前要通过影像学检查明确骨折片与周围结构的关系再确定手术方案。

【作者思考】　随着工农业生产的快速发展，外伤导致的眶上裂及眶尖综合征患者逐年增加，诊断时要颅内和眼部表现同时考虑，认真分析脑神经表现特征，影像学检查为诊断骨折的部位和损伤程度提供依据。治疗方式应综合考虑，原则是不同病因不同治疗。

参 考 文 献

1. 吕衡发，周炳华，苏略. 眼眶断层解剖学研究. 解剖与临床. 2007，7（1/2）：5-7.

2. Nagasao T，Miyamoto J，Nagasao M，et al. The effect of striking angle on the buckling mechanism in blowout fracture. Plast Reconstr Surg. 2006，117（7）：2373-2380.

3. Rothman MI，Simon EM，Zoarski GH，et al. Superior blowout fracture of the orbit：the blowup fracture. AJNR Am J Neuroradiol. 1998，19（8）：1448-1449.

4. Furuta M，Yago K，Iida T. Correlation between ocular motility and evaluation of computed tomography in orbital blowout fracture. Am J Ophthalmol. 2006，142（6）：1019-1025.

5. Kwon JH，Moon JH，Kwon MS，et al. The differences of blowout fracture of the inferior orbital wall between children and adults. Arch Otolaryngol Head Neck Surg. 2005，131（8）：723-727.

6. Burm JS，Chung CH，Oh SJ. Pure Orbital Blowout Fracture：New Concepts and Importance of Medial Orbital Blowout Fracture. Plastic and Reconstructive Surg. 1999，104（3）：878-882.

7. Okinaka Y，Hara J，Takahashi M. Orbital blowout fracture with persistent mobility deficit due to fibrosis of the inferior rectus muscle and peri-muscular tissue. Ann Otol Rhinol Laryngol. 1999，108（12）：1174-1176.

8. 张效房. 眼内异物的定位与摘出. 北京：科学出版社，2001：204-216.

9. 刘立民，高占国，常金房，等. CT显示为管状密度影眶内植物性异物一例. 中华眼科杂志，2011，47（04）：358-359.

10. Ho VH，Wilson MW，Fleming JC，et al. Retained intraorbital metallic foreign bodies. Ophthal Plast Reconstr Surg，2004，20（3）：232　236.

11. Callahan AB，Yoon MK. Intraorbital foreign bodies：retrospective chart review and review of literature. Int Ophthalmol Clin. 2013，53（4）：157-165.

12. 朱豫，张效房. 应当以眼科急症来处理外伤性视神经病变. 中华眼科杂志，2008，44（8）：673-

675.

13. 居富年，王中亮，关兵，等. 鼻内镜下视神经管减压术治疗外伤性视神经损伤的疗效观察. 中国眼耳鼻喉科杂志，2007，7（6）：377-378.

14. 廖建春. 外伤性视神经管骨折的解剖与治疗. 解剖与临床，2013，18（2）：152-155.

15. 魏世辉，李晓艳. 视神经管骨折的 HRCT 诊断. 中国实用眼科杂志，2008，26（2）：120-121.

16. 郑颖，王振豫. 外伤性视神经管骨折的高分辨率 CT 诊断. 眼外伤与职业眼病杂志，2007，29（3）：196-199.

17. 张颖，张卯年. 间接视神经损伤的治疗和视力预后分析. 中华眼科杂志，2007，43（3）：217-221.

18. 称金伟，魏锐利. 外伤性视神经病变手术治疗之我见. 中华眼科杂志，2011，47（8）680-682.

19. Ashar A，Kovace A，Khan S，et al. Blindness associated with midfacial fractures. J Oral Maxillofac surg，1998，56（10）：1146-1150.

20. Steinsapir KD，Goldberg RA. Traumatic optic neuropathy. Surv Ophthalmol，1994，38（3）：487-518.

21. 傅继第，宋维贤，张天明，等. 眶尖减压术治疗外伤性眶尖综合征. 中华眼科杂志，2004，40（12）：804-807.

22. 王海燕，邱锷. 外伤性眶尖综合征的手术治疗与护理. 现代护理，2007，13（29）：2851-2852.

23. 李耀峰，孙霞. 彩色多普勒在间接性视神经损伤中的应用. 眼外伤职业眼病杂志，2008，30（6）：444-446.

24. 朱豫，李志刚，张效房. 24 例眼眶异物诊断和治疗分析. 中华眼科杂志，2008，44（8）：676-680.

25. 史大鹏，李舒茵，石玉发. 眼科影像诊断学. 郑州：河南医科大学出版社，1997：210-211.

26. 王毅，李月月，王巍，等. 眶内非金属异物 25 例临床分析. 中华眼科杂志，2011，47（8）：688-692.

27. 冯洁，吕学森，王志安，等. 眼眶爆裂性骨折早期立体视觉改变的观察. 中华眼外伤职业眼病杂志，2013，35（12）：881-883.